U0396747

———————

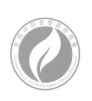

广西科学技术出版社

广西中药资源大典

GUANGXI ZHONGYAO ZIYUAN DADIAN

广西中药资源普查专家委员会 = 编著

缪剑华 余丽莹 刘演 = 总主编

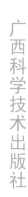

平乐卷

陆昭岑 黄俞淞 许为斌 刘演 主编

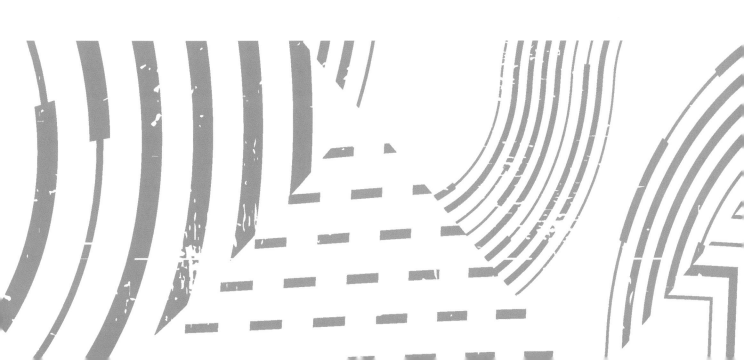

图书在版编目（CIP）数据

广西中药资源大典.平乐卷/陆昭岑等主编.—南宁：
广西科学技术出版社，2022.12
ISBN 978-7-5551-1778-0

Ⅰ.①广… Ⅱ.①陆… Ⅲ.①中药资源—中药志—平
乐县 Ⅳ.① R281.467

中国版本图书馆 CIP 数据核字（2022）第 196784 号

广西中药资源大典·平乐卷

陆昭岑 黄俞淞 许为斌 刘 演 主编

责任编辑：黎志海 韦秋梅 封面设计：李寒林
责任印制：韦文印 责任校对：夏晓雯

出 版 人：卢培钊
出版发行：广西科学技术出版社 地 址：广西南宁市东葛路 66 号
邮政编码：530023 网 址：http://www.gxkjs.com

经 销：全国各地新华书店
印 刷：广西民族印刷包装集团有限公司
地 址：南宁市高新区高新三路 1 号 邮政编码：530007

开 本：890 mm×1240 mm 1/16
字 数：640 千字 印 张：27
版 次：2022 年 12 月第 1 版 印 次：2022 年 12 月第 1 次印刷
书 号：ISBN 978-7-5551-1778-0
定 价：248.00 元

版权所有 侵权必究

质量服务承诺：如发现缺页、错页、倒装等印装质量问题，可直接向本社调换。

《广西中药资源大典》编委会

总主编

缪剑华　余丽莹　刘　演

学术委员会

主 任 委 员： 黄璐琦　肖培根

副主任委员： 段金廒　赵润怀　缪剑华　朱　华
　　　　　　　　李　锋　余丽莹

委　　员（按姓氏笔画排序）：

韦松基　韦家福　邓家刚　刘　演

李　力　李　彤　范航清　林　江

周　放　冼寒梅　莫运明　黄荣韶

黄瑞松　梁士楚　梁学金　童万平

温远光　赖茂祥　滕红丽　潘红平

平乐卷编委会

主　　编：陆昭岑　黄俞淞　许为斌　刘　演

副主编：蒙　涛　邹春玉　陈海玲　黄雪玉

委　　员（按姓氏笔画排序）：

王燕飞　韦素娟　叶　凡　农时越

农素芸　牟光福　苏钰岚　李亚玲

李述万　李健玲　杨　平　邱振军

陈　海　林　娟　林文宏　林春蕊

夏荣光　黄兴发　黄金华　董莉娜

蒋裕良　覃　营　曾宪棋　潘仲达

主　　审：韦发南

凡 例

一、《广西中药资源大典》是第四次全国中药资源普查广西普查成果著作，分为综合卷、县卷、专题卷和山脉卷。

二、综合卷为广西中药资源普查的总体情况总结分析及规划。

三、县卷按县（区、市）行政区划划分，共108卷；专题卷为广西新增普查的壮药卷、瑶药卷、海洋药卷，共3卷；山脉卷为十万大山卷、大明山卷、九万山卷、大瑶山卷、岑王老山卷，共5卷。

四、县卷总论内容为各县（区、市）自然地理概况、自然资源概况、药用资源多样性、药用资源应用、药用资源保护与管理等。

五、县卷各论中的植物药各科的排列，蕨类植物按秦仁昌1978年系统编排，裸子植物按郑万钧、傅立国1977年《中国植物志》系统编排，被子植物按哈钦松1926年、1934年系统编排。

六、县卷各论中药材条目内容包括药材名、基原、别名、形态特征、分布、性能主治、采收加工、附注等，依次著述，资料不全者项目从略，并附有药材基原植物的彩色照片。

1. 药材名为药用部位的名称，优先选择《中国药典》收载药物的药材名称，如无收载则依次参考《中华本草》《广西中药志》等权威本草著作及地方药志收录的药材名称。

2. 基原为该药材的原植物学名，附拉丁名，并注明药用部位。学名首选《中国药典》收载的学名，其次参考《中国植物志》中文版和英文版（FOC）。

3. 形态特征描述基原植物的主要特征。

4. 性能主治描述该药材的性味、作用及主治功能，参考《中国药典》《中华本草》《广西中药志》等权威典籍、本草著作、药志、标准等。

5. 采收加工主要描述该药材的采收时间、季节以及初加工的方法。

6. 附注根据资料整理情况而定，可以是标准收录情况、药材流通、民间使用及利用情况等。

7. 基原植物的彩色照片包含植株、花、果实、种子和药用部位等。

七、县卷总名录包括药用植物名录、药用动物名录、药用矿物名录。药用植物名录，按照门、科、属、种进行排序，种的内容包括中文名、别名、学名、凭证标本、功效、功效来源等。名录以第四次全国中药资源普查的结果为基础，同时通过搜索国家标本平台

（NSII）和中国数字植物标本馆（CVH）中收载的全国各标本馆的馆藏标本，筛选分布地在县域内的凭证标本进行比对和补充。

1. 一般植物不写药材名。

2. 学名按照《中国药典》、地方标准、《中国植物志》、FOC的优先顺序进行排列。如FOC有修订，且确为行业热议的类群或物种，如苦苣苔科、新发表的物种按照旧的分类方法进行排序。

3. 凭证标本格式为采集人、采集号和馆藏标本馆缩写。

4. 功效记录用药部位及其作用特征。

八、药用动物名录，属于广西新增普查范围涉及的县域的，则以第四次全国中药资源普查结果为准，如不涉及则整理第三次全国中药资源普查的结果。按门、纲、目、种进行排序，内容包括中文名、学名、功效来源。

九、药用矿物名录，内容包括药材名（按拼音首字母排序）、主含成分、功效、功效来源等。

十、通用参考书籍未列入参考文献，通用参考书籍为《中国药典》（2020年版）、《中华本草》、《广西中药志》、《中国植物志》中文版和英文版。参考文献格式按照《信息与文献　参考文献著录规则》（GB/T 7714—2015）的要求著录。

前　言

　　中药资源是中药产业和中医药事业发展的重要物质基础，也是关系国计民生的战略资源。20世纪60年代、70年代、80年代，我国先后开展了3次全国性的中药资源普查。除矿物药外，中药资源作为可再生性资源，具有周期长、分布地域广、动态性强的特点，易受人为因素及自然力的影响，蕴藏量易发生变化，为此，国家中医药管理局于2011年组织开展第四次全国中药资源普查，旨在通过新一轮的普查来摸清中药资源的家底，形成中药资源调查、研究、监测和服务体系。

　　中医药的传承与发展全靠丰富的中药资源支撑。广西地跨北热带、南亚热带和中亚热带，地形地貌复杂，水热条件优越，土壤类型多样，为各类生物的生存繁衍提供了有利的因素，孕育了丰富的中药资源，中药产业发展潜力巨大。根据第三次全国中药资源普查结果统计，广西中药物种已记载有4623种，其中药用植物4064种，中药物种不仅数量位居我国第二，而且道地药材也十分丰富，民族特色突出鲜明。广西2012年启动第四次中药资源普查，先后分6批对全区108个县（市、区）组织开展了普查，并在对普查成果全面总结的基础上，组织编写《中国中药资源大典》系列重要著作《中国中药资源大典·广西卷》，同时，还组织编写《广西中药资源大典》县域卷。

　　平乐县是广西启动中药资源普查的第三批县域，自2017年实施至2020年通过国家验收，在历时3年时间里完成了全县中药资源文献整理、药用物种种类调查、重点物种资源量调查、栽培药用植物调查、药材市场流通及传统知识调查、中药发展规划编制、数据汇总上传、标本提交等工作。平乐县中药资源调查取得了丰硕成果，记载到中药资源1765种，药用资源总数比第三次中药资源普查增加801种，全面摸清了平乐县中药资源的家底，在此基础上，平乐县中药资源普查队组织编写了《广西中药资源大典·平乐卷》（以下简称《平乐卷》）。

　　《平乐卷》包含总论、各论与总名录三部分。总论介绍平乐县的自然地理、人文资源、社会经济、药用资源等情况；各论收录300种区域内重要的药用植物的药材名、基原、形态特征、分布、性能主治及采收加工等，并附有彩色照片；总名录共收录平乐县中药资源1765种，其中药用植物1520种、药用动物233种、药用矿物12种。《平乐卷》是一部首次全面反映平乐县中药资源现状的专著，可作为了解平乐中药资源的工具书。《平乐卷》的编研出版，对于推广中药资源普查成果，传承和发展民族医药传统文化，深入开展中药资源研究、保护与利用，服务本地区中药产业高质量发展具重要意义。

平乐县中药资源普查工作的开展以及《平乐卷》的编写，是由国家中医药管理局、广西壮族自治区中医药管理局立项，广西壮族自治区中国科学院广西植物研究所作为技术依托单位，联合平乐县卫生健康局、平乐县中医医院等单位共同完成的；在实施过程中，还得到了中国科学院植物研究所、中国科学院华南植物园、中国科学院昆明植物研究所、上海辰山植物园、广西大学、广西师范大学、广西药用植物园、广西中医药研究院、平乐县林业局等单位及人员的大力支持，在此谨致以衷心的感谢！在野外考察和资料整理编研过程中，还得到国家自然科学基金项目（31560088、41661012）、广西植物功能物质与资源持续利用重点实验室项目（ZRJJ2015-6）、广西重点研发计划项目（GK-AB22080057）、桂林市科技重大专项项目（20180102-4）等的资助。

中药资源涉及种类多，内容广泛，鉴于编者的知识水平有限，书中错误和遗漏之处在所难免，敬请读者批评指正。

编著者

2022年10月

目　录

总名录

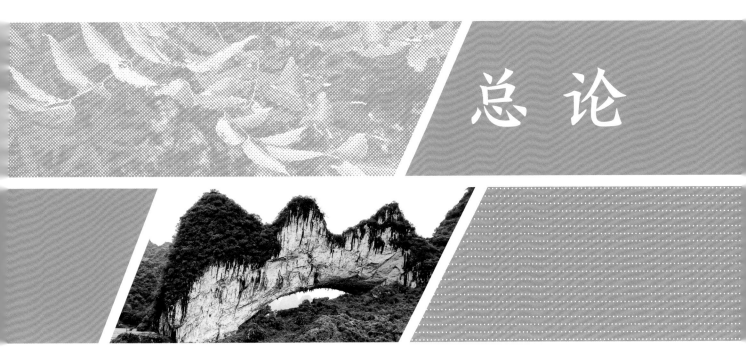

总 论

第一章 自然地理概况

一、地理位置

平乐县位于广西东北部、桂林市东南部，东临钟山县，南接昭平县，西靠荔浦市，西北毗邻阳朔县，北连恭城瑶族自治县。地理坐标为东经110°33′13″~111°02′38″，北纬24°15′46″~24°53′50″。县境南北纵长71 km，东西横跨49 km，全县总面积1919.34 km²。平乐县辖6镇4乡，即平乐镇、沙子镇、二塘镇、张家镇、同安镇、源头镇和阳安乡、青龙乡、桥亭乡、大发瑶族乡。县城设于平乐镇，荔江、漓江、茶江汇于县城西面，称"桂江"，桂江自西北向西南纵贯全境。桂林至梧州的公路自西北向东南穿越出境，梧州至柳州公路经县城向西出境。

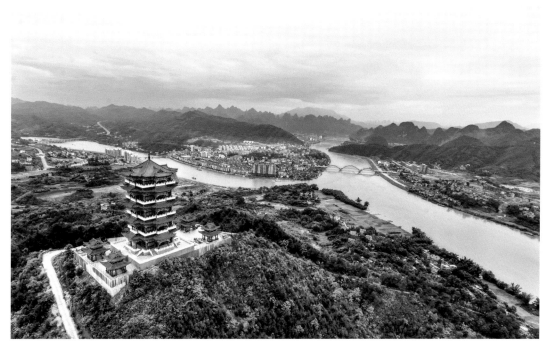

平乐县三江汇合

二、地质地貌

平乐县地处南岭南部，地势东南高，西北低，东西窄，南北长，四周多山。县境内地貌按形态可分为丘陵、平原、台地、山地、石山等类型。丘陵面积649.43 km²、平原面积390.15 km²、台地面积62.70 km²、山地及石山面积774.03 km²。

县境东南及西南被山脉环绕，属南岭之一都庞岭的分支。东部山脉呈南北走向，主峰石榴界为境内最高点，海拔1372.1 m。西南部山脉向南蜿蜒，主峰为龙河岭，海拔1149.6 m。北部和中部为峰丛洼地、峰林谷地等岩溶区及丘陵区。莲花山山脉自二塘镇南部的谢家村向西南延伸，主峰为莲花山，海拔953.4 m。境内海拔在1000 m以上的山峰共有9座，分别是石榴界、狮子山、葫芦顶、盘皇山、九十九堆、龙河岭、天堂山、向南坪、天鹅塘。大发瑶族乡的滩底村附近河面为最低点，海拔仅72 m。

三、气候

平乐县属中亚热带季风气候，雨量充沛，因受境内复杂的地形影响，降水量分布很不均匀，由南向北，降水量逐渐减少。南部源头镇南面的中低山区为全县降水中心，北部的沙子镇为少雨区。降水量的年际变化分布不均匀，3月后降水量逐渐增多，5~6月常为一年中降水量高峰期，4~6月的总降水量占全年降水总量的50%以上；1~2月、9~12月降水量较少，常造成秋冬季干旱。暴雨主要发生在4~8月，以5月、6月为多。

境内气温高，日照时间长，热量充足，雨量较充沛，干湿明显。冬半年（10月至翌年3月）盛行偏北风，夏半年（4~9月）盛行东南风。春夏多雨，常造成洪涝和渍涝；秋冬降水量骤减，出现干旱现象。全年无霜期长，有短酷热的桂南气候兼冬寒微雪的桂北气候。太阳辐射强，光能资源丰富，但日照在各月的分配很不均匀，其中6~11月日照较充足，7~9月是太阳辐射量最多的月份；1~4月阴雨天气多，光照较少。

全县气候四季分明，夏长冬短，日平均气温稳定大于22 ℃为夏季，小于10 ℃为冬季，介于两者之间为春秋季。温度自1~7月逐渐上升，3~5月增温较大，8~12月气温逐渐下降，其中11月降温较大。年内日最高气温常出现在7~9月，12月至翌年2月均可能出现日最低温度小于0 ℃的低温天气。

四、土壤类型

平乐县土壤主要分为6个类型，分别为水稻土、红壤、黄壤、石灰土、紫色土、冲积土。水稻土有154.33 km²，主要分布在丘陵及平原区。红壤有843.10 km²，主要分布在海拔500 m以下的丘陵山地。黄壤有20.61 km²，全县各乡镇均有分布。石灰土有9.02 km²，多分布在海拔150~500 m的石灰岩山地。紫色土有124.57 km²，主要分布在除张家镇外各乡镇。冲积土有3.81 km²，主要分布在二塘镇、沙子镇、平乐镇、源头镇、阳安乡、张家镇等地。

五、水文

境内河流属西江水系，有大小河流共29条，集水面积在50 km²以上的河流有14条，总长533.33 km。全县可分为东南部水系和西北部水系。东南部水系是以榕津河为干流呈叶脉状伸展的河网系统，以东江河为主流，东为同安河，西南为上吕河（亦称西江河），三河相汇于榕津河，并由南向北至沙子镇水南村汇入茶江。西北部水系是以荔江、漓江、茶江为过境河流组成的呈树枝状的河汊系统，北为干流漓江自西北部的浦口村入境，东北以支流茶江自北部的二塘镇白沙洲入境，西为支流荔江自西部的平乐镇石龙村入境，三江汇合于县城西成桂江，南流经昭平、梧州汇入西江。东南水系和西北水系相连，在境内平面上呈人字形。境内河流年径流总量为17.8 km³。

　　桂江属西江支流，发源于兴安、资源交界处的猫儿山，主源为六洞河。在县城西北南洲村由漓江、茶江、荔江相汇后称"桂江"，流经平乐镇、大发瑶族乡，经大发瑶族乡黄龙村往南流入昭平至梧州。桂江在平乐县境内长74.5 km，天然落差28.5 m，集水面积1737 km²。榕津河是境内最长的内河，全长78.93 km。境内地下水较为丰富，可分为裂隙水、孔隙水、岩溶水。裂隙水主要分布在大发瑶族乡、源头镇、青龙乡、桥亭乡交汇地带的沙页岩中，储量1.83 km³。孔隙水分布在河谷的冲积层及其山前地带的洪积层。岩溶水是境内储量较大的地下水，以井泉、暗河、岩溶湖的方式排泄于地表，其分布受地形、构造、岩性等综合因素影响。

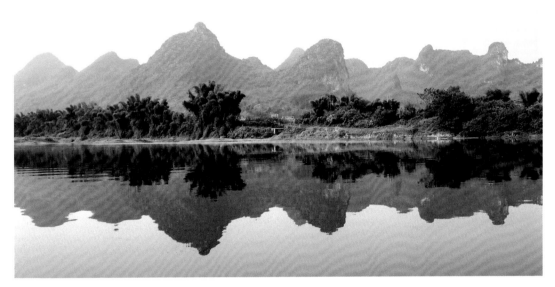

漓江风光

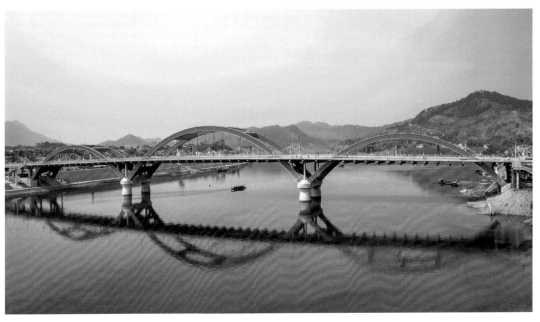

南洲大桥

第二章　自然资源概况

一、植被资源

境内森林植被属中亚热带常绿阔叶林。由于人为活动频繁而发生演变，大部分原生植被被杉木*Cunninghamia lanceolata*、马尾松*Pinus massoniana*、油茶*Camellia oleifera*、油桐*Vernicia fordii*或次生阔叶林替代。森林覆盖率最高的是广运林场，最低的是沙子镇。

县内森林植被主要是壳斗科Fagaceae、山茶科Theaceae、樟科Lauraceae、木兰科Magnoliaceae等常绿阔叶林树种，主要分布于源头镇、青龙乡、阳安乡、桥亭乡及二塘镇。植被状况随海拔高度而异，800 m以上地段，主要树种有栲*Castanopsis fargesii*、锥*Castanopsis chinensis*等；400~800 m地段，多为常绿阔叶林，主要树种有杉木、马尾松、苦竹*Pleioblastus amarus*等；400 m以下多为油茶、油桐、板栗*Castanea mollissima*等经济林，桂江沿岸植被则以撑篙竹*Bambusa pervariabilis*为主。北部、中部及东部丘陵、岩溶区，多为杉木林、马尾松林、毛竹林等覆盖，人工植被有板栗、柿子*Diospyros kaki*、柑橘*Citrus reticulata*、甜橙*Citrus sinensis*、柚*Citrus maxima*等，此类经济果木林以二塘镇、同安镇、沙子镇、张家镇、源头镇等地种植较多。岩溶地区多为石山灌丛，有黄荆*Vitex negundo*、青冈*Cyclobalanopsis glauca*、云实*Caesalpinia decapetala*等。村落附近有樟树*Cinnamomum camphora*、榕树*Ficus microcarpa*、槐树*Sophora japonica*、枫香*Liquidambar formosana*、银杏*Ginkgo biloba*等大树及珍贵树种。

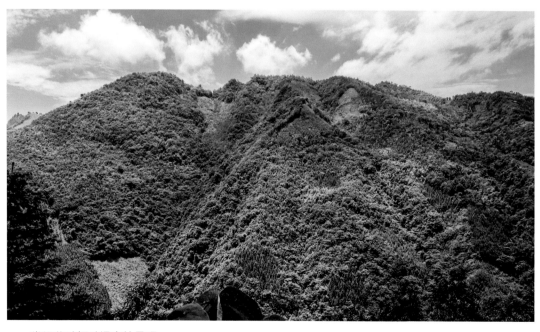

常绿落叶阔叶混交林景观

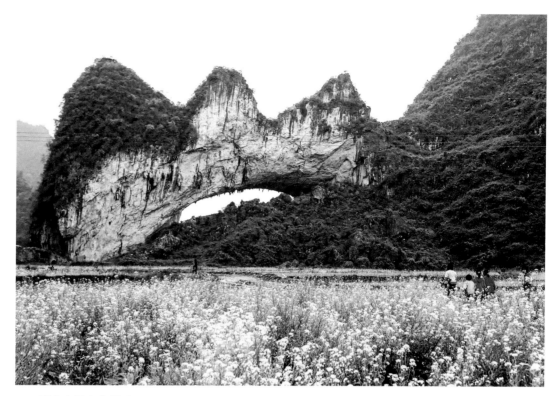

青龙乡月亮山景观

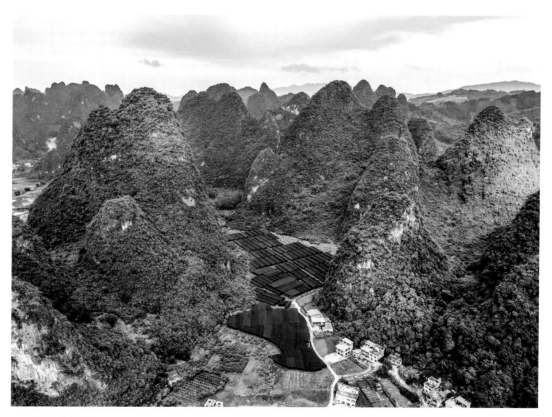

喀斯特景观

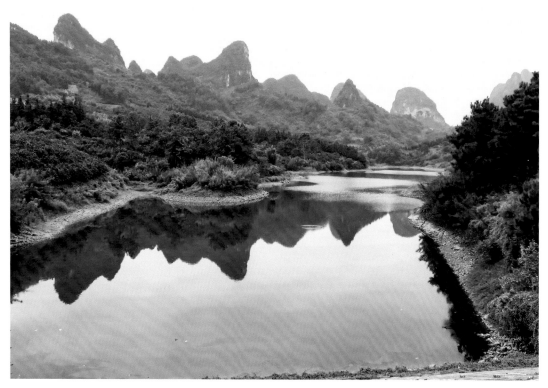

桥亭乡河流景观

二、植物资源

境内常见的乔灌木树种有50多科，百余种。乔木以松科、壳斗科、樟科、木兰科等为主。灌木多由杂竹、檵木、桃金娘、黄荆等组成。植物种类涵盖木本类、竹类、果树类、茶树类、药用类、花草类。

木本类植物主要有松、杉、桉、樟、椿、苦楝、槐、榕、酸枣、红锥、鸭脚木、油茶、油桐、乌桕、山苍子、桑树等。竹类植物主要有毛竹、撑篙竹、单竹、苦竹、观音竹等。果树类植物主要有甜橙、山楂、杨梅、柠檬、石榴、柑橘、柚等。茶树类植物主要有四冲茶、河口茶、石崖茶、藤茶、甜茶等。境内药用植物种类较多，常见的有191种，有白茅根、陈皮、骨碎补、千斤拔、威灵仙、射干、田基黄等。花草类植物有金盏菊、鸡冠花、叶子花、月季花、红背桂、苏铁等。

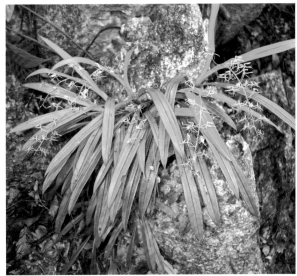

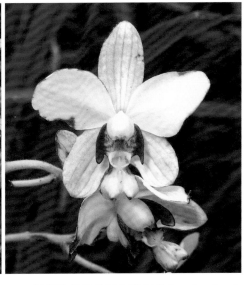

广西重点保护植物大花羊耳蒜*Liparis distans*

广西重点保护植物苞舌兰*Spathoglottis pubescens*

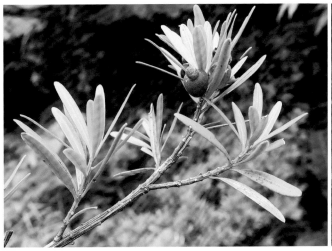

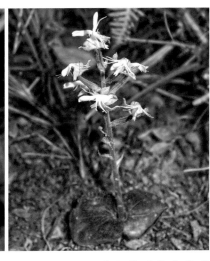

国家二级重点保护植物短叶罗汉松*Podocarpus macrophyllus* var. *Maki*

国家二级重点保护植物金线兰*Anoectochilus roxburghii*

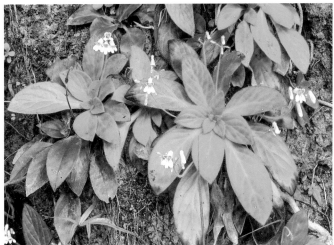

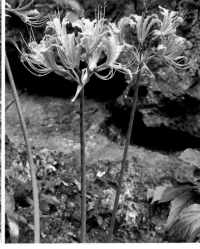

广西特有植物药用报春苣苔*Primulina medica*

忽地笑*Lycoris aurea*

第三章　人文资源概况

一、历史文化

平乐古称"昭州"，为历代州府之地，有着1750多年的历史。三国吴甘露元年（265年）始建县。唐武德四年（621年）平乐县设乐州，辖4县；唐贞观八年（634年），改乐州为昭州；唐天宝元年（742年），改昭州为平乐郡；唐乾元元年（758年），复置昭州。清代平乐府辖10县。1949年12月12日，平乐县人民政府成立，属平乐专员公署管辖；1951年平乐专员公署从八步撤到平乐镇，辖11县；1958年7月撤平乐专员公署，平乐此后属桂林管辖至今。

纵观平乐历代都统辖数县，彰显其在桂北南部政治、经济、文化中的重要地位。漓江、荔江、茶江在此汇合成桂江穿境而过，上可通湖南，下可达广州，故平乐有"广右咽喉"与"两粤通衢"之称，是岭南地区重要的水陆交通枢纽和商贸重镇。

二、民俗文化

平乐县境内除汉族外，还有壮、瑶、苗、回、侗、仫佬、毛南、满、塔塔尔、土家、布依、普米、黎、朝鲜等14个少数民族，除回族聚居县城正西街外，其余少数民族均分布于全县10个乡镇。

1. 主要民族

（1）壮族

早在三国时期以前，就居住着越人的2个支系，即西瓯与骆越。这些土著民族后来发展为壮族。至今，壮族在生产生活的许多方面，仍反映出与古骆越人的各种渊源关系。平乐县壮族人口较多，主要分布在平乐镇、二塘镇、张家镇、同安镇、沙子镇、源头镇、青龙乡、桥亭乡、阳安乡等9个乡镇。

（2）瑶族

全县瑶族聚居区共93个自然村，其中沙子镇3个、二塘镇24个、张家镇5个、同安镇8个、源头镇14个、大发瑶族乡25个、平乐镇14个。大发瑶族乡是全县唯一的瑶族乡。

（3）汉族

平乐县汉族总人口260686人，占全县总人口的76.47％，主要散居在平乐镇、张家镇、沙子镇、阳安乡、青龙乡等地。生活习俗与其他地区的汉族基本相同，与各族人民友好相处。

2. 民族习俗

（1）食物

平乐各族人民日常生活中的食物，肉类有牛肉、猪肉、狗肉、羊肉、鸡鸭肉、鱼虾等；油常以猪油为主，还有茶油、花生油；主食除了米饭和玉米，还有红薯、芋头等。平乐有各种自制的酒，如大米酒、糯米甜酒、葡萄酒、桃金娘酒、青梅酒、柿子酒、板栗酒等。

（2）节日

春节：农历正月初一为春节，是各族人民最重要的传统节日，有办年货、祭祖、探亲访友和文娱体育等活动。办年货从腊月下旬开始，择吉日杀年猪，做腊肉、腊肠、酿酒、米花、甜酒、耳块粑，缝制新衣，买爆竹等用品。祭物除酒、肉外，还有一个专门祭祖用的大粽粑，用2.5~5 kg糯米制成，形状和规格大如祭盘，还摆上大红薯。

三月三：农历三月初三是壮族、苗族、仫佬族等民族共同的节日。当天，各民族都用密蒙花、枫叶、九头狮子草等给糯米饭染色，做成三色或五六色糯米饭，各民族分别以不同方式祭神祈福，停止农事活动3天。节日期间，人们将欣赏到舞龙舞狮、彩调、桂剧、山歌独唱、山歌对唱、篮球比赛等民间艺术、具有民俗风情和传统文化等场面宏大的表演。

端午节：农历五月初五为端午节。壮族、汉族人民认为五月初五采的草药最好，过节时除杀鸡、买肉、包粽子或做糯米饭外，还会开展中草药的采集、交流和病疫防治活动。壮族懂草药的人，当天大量采集各种草药，有的加工备用，有的拿到市场出售。在节日期间，有的拿菖蒲、艾草挂在大小门上，有的将菖蒲根与雄黄泡酒备用，还有的把菖蒲根串起来给小孩戴，以此驱邪，促进身体强壮。

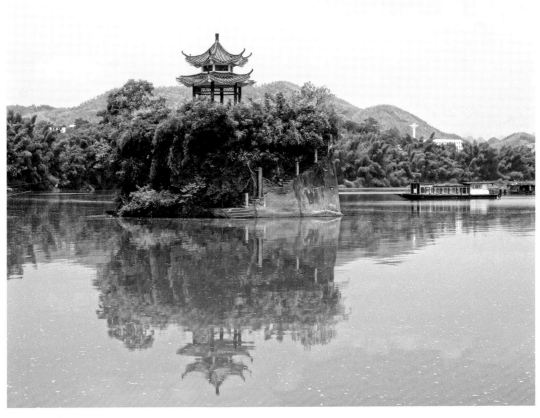

印山亭

盘王节：盘王节是祭祀祖先盘古、盘庚、盘瓠的重大节日，每年的农历十月十六日，祭祀的男女老少都要穿上自己民族的节日盛装，聚集在一起唱歌、跳舞，欢度盘王节。他们唱的歌是以《盘王歌》为主的乐神歌；跳的舞则是每人手持长约80 cm的长鼓群舞，一般为双人或四人对舞。盘王节、盘王歌以及长鼓舞均源远流长。三年一届的"盘王节"祭祀活动是大发瑶族乡最具特色的民族文化活动。

妈祖节：妈祖是流传于中国沿海地区的传统民间信仰。平乐榕津、同安华山的当地村民大都是广东、福建沿海地区的移民。为了纪念妈祖，当地村民把每年农历三月廿二日定为纪念日，故自明清以来，妈祖文化一直在此盛行流传。如果遇上三年一次的"太婆"（妈祖，当地人尊称"太婆"）出游，庆祝活动更为盛大。

第四章　社会经济条件

一、经济发展

2021年，平乐县生产总值完成127.38亿元，同比增长10.3%，增幅在桂林市17个县（市、区）中排名第一，创造了历史性的好成绩。规模以上工业总产值和增加值分别增长230.5%和138.3%，增幅均名列广西和桂林市第一。组织财政收入同比增长11.2%，税收收入同比增长53.5%。城镇、农村居民人均可支配收入分别同比增长7.3%、10.3%。城镇新增就业2973人，实现失业人员再就业1500人。

二、人口概况

据第七次全国人口普查的数据，截至2020年11月1日，平乐县常住人口有340921人。全县共有家庭户数125002户、集体户1352户，家庭户人口为332432人，集体户人口为8489人。全县常住人口中，男性人口为174821人，占51.28%；女性人口为166100人，占48.72%。全县常住人口中，城镇人口为101187人，占29.68%；农村人口为239734人，占70.32%。

三、城镇化建设

平乐县聚力于"打基础促宜居"，不断优化人居环境，全县常住人口城镇化率达30.1%。城镇化建设步伐加快，统筹推进棚改、城市更新等项目。老旧小区改造和新安街旧城改造项目完成投资2240万元，铺设污水、雨水、供水管网6.96 km。大力推进南洲、同乐新区配套基础设施建设。同乐新区安置小区及配套基础道路，南洲东区综合管线及次干道工程、市政道路二期工程，嘉乐安置区一期工程等项目有序推进。积极创建国家卫生县城、自治区文明城市，连片整治县城外围至二塘工业园区国道两侧"五乱"现象。持续改善农村人居环境，打造了上河、大面山两个自治区级乡村风貌改造示范村。加快推进青龙乡新型城镇化示范乡镇建设。启动漓江平乐段18 km及县城花化美化工作，打造平乐花城。

交通体系逐步完善，2021年全县交通基础设施完成投资11.8亿元，同比增长42%。桂林港平乐港区珠子洲作业区码头项目一期工程和平乐至黄龙公路改建工程列入自治区"十四五"规划统筹推进重大项目；柳州经贺州至韶关铁路择经平乐；积极争取途经平乐的湘桂运河东1线方案。阳朔至平乐二级公路等项目基本完工。灌平高速、富川柳家至平乐二塘公路等建设稳步推进。

四、环境保护

平乐县进行封山育林，采育结合，保持生态平衡，开展保护森林活动，并把封山育林，保护水源林的任务分配到各乡镇，层层落实植树造林活动。全县生态环境持续优化，积极开展生态修复工作，2021年完成植树造林2.5万亩，投入4224万元全力做好漓江流域上下游生态保护治理工程。严厉打击滥采乱挖，打造"山水林田湖草沙"综合治理先行示范区。创新利用矿山生态修复土地建成工业园区获得广西国土空间生态修复典型案例通报表扬。强化扬尘管控、露天焚烧和烟花爆竹燃放管理，全年空气质量优良率达98.9%，地表水环境质量达标率100%。全面推进河长制，加大桂江流域和县城饮用水源地环境保护力度，保持"一江清水向东流"。大力推进土壤污染防治，严厉打击非法倾倒、焚烧垃圾的行为，加快村屯绿化美化提升，做好做活山水文章。

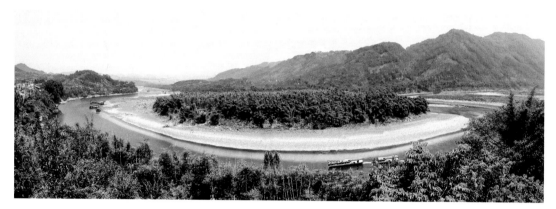

大发瑶族乡景观

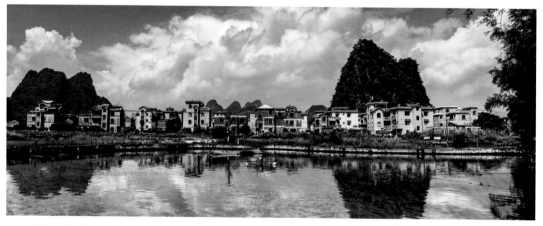

青龙乡景观

第五章　药用资源多样性

一、药用植物资源

药用植物资源是自然资源的重要组成部分，是我国传统医学宝库的物种基础。平乐县生境多样，既有岩溶石灰岩生境，也有酸性土形成的阔叶林、针叶林生境，群落类型多样，孕育了丰富的植物多样性。通过系统的野外资源调查、数据整理和统计，平乐县药用植物有1520种（包括种下单位，下同），隶属217科816属。其中非维管药用植物13种，隶属12科12属，包括药用菌类6种，隶属5科5属，药用苔藓植物7种，隶属7科7属；维管药用植物1507种，隶属205科803属，包括药用蕨类植物73种，隶属34科47属，药用裸子植物16种，隶属8科13属，药用被子植物1418种，隶属163科743属（表5-1和表5-2）。

表5-1　平乐县药用植物种数统计表

类别	科	属	种
平乐县药用植物	217	816	1520
广西药用植物	324	1512	4064
平乐县药用植物占广西比例（%）	66.98	53.97	37.40

数据来源：《广西中药资源名录》。

平乐县药用植物以维管药用植物为主，占药用植物总种数的99.14%，而非维管药用植物占比不足1%。通过对平乐县维管药用植物科、属、种数量与广西药用植物科、属、种数量进行比较可知（表5-2），平乐县维管药用植物资源在科、属、种方面所占比例均较大，说明其县域内药用植物较丰富。各分类群在科、属水平上所占比例均达到50%以上，特别是广西分布的药用裸子植物在科、属水平上，平乐县大部分均有分布；在药用蕨类植物的科、属水平上，50%以上的广西药用蕨类植物的科、属在平乐县有分布。在种的水平上，广西30%以上的药用蕨类、药用裸子及药用被子植物种类在平乐县有分布。

表5-2　平乐县维管药用植物分类群统计

分类群		平乐县	广西	占广西比例（%）
药用蕨类植物	科	34	46	73.91
	属	47	88	53.41
	种	73	225	32.44
药用裸子植物	科	8	9	88.89
	属	13	17	76.47
	种	16	34	47.06
药用被子植物	科	163	212	76.89
	属	743	1326	56.03
	种	1418	3680	38.53

数据来源：《广西中药资源名录》。

（一）野生药用植物

1. 分布特点

野生药用植物的分布及丰富程度与其所处的生态环境状况关系密切。通常原始森林区具有多样的生态环境及极高的森林覆盖率，从而蕴含更为丰富的物种多样性。平乐县西部、西南部多为原始的常绿阔叶林及常绿落叶阔叶混交林，主要为壳斗科、山茶科、樟科、木兰科等树种，或为混生杉科、松科等针叶树种。该区域是平乐县原生性植被的主要分布区，野生药用植物多样性高。平乐县北部、中部及东部丘陵、岩溶地区多为石山灌木丛，由于人为活动频繁，大部分原生性植被被替代。该区域人工植被有油茶、板栗、柿、柑、橙、柚等。村落附近有樟树、榕树、槐树、枫香、银杏等大树及珍贵树种。该区域以次生植被和人工植被为主，分布着常见及常用的野生药用植物。

2. 种类组成

平乐县药用植物以野生为主，经统计，野生药用植物有1312种，栽培药用植物有208种。通过药用植物资源统计，平乐县野生药用植物种数共计1312种，隶属198科698属。其中野生非维管药用植物13种，隶属12科12属；野生维管药用植物1299种，隶属186科685属，其种数占县域野生药用植物总种数的99.01%。在野生维管药用植物中，蕨类植物73种，隶属34科47属；裸子植物9种，隶属5科6属；被子植物1217种，隶属147科632属（表5-3）。

表5-3　平乐县维管野生药用植物分类群统计

分类群	科	属	种
野生药用蕨类植物	34	47	73
野生药用裸子植物	5	6	9
野生药用被子植物	147	632	1217
总和	186	685	1299

根据野生药用植物各科所含种数的多少及其所占的比例，把平乐县野生维管药用植物186科分成4个等级，其中一级为多种科，含20种以上，二级为中等种科，含11~20种，三级为寡种科，含2~10种，四级为单种科，仅含1种。据统计，处于一级的科有15个，包括蓼科、唇形科、禾本科等；处于二级的科有15个，包括伞形科、葡萄科、茄科等；处于三级的科有111个，包括里白科、商陆科、防己科等；处于四级的科有45个，包括百部科、蜡梅科、列当科等（表5-4）。从统计结果看，处于三级的科数最多，所含的种数仅次于一级的科，占野生维管药用植物总种数的37.88%。含种数最多的为多种科，种数达553种，仅隶属于15个科。说明平乐县野生维管药用植物科的组成以寡种科和单种科为主，优势科现象非常明显。

表5-4　平乐县维管野生药用植物科内种的数量结构统计

类型	科数	占野生总科数比例（%）	含种数	占野生总种数比例（%）	代表科
单种科（1种）	45	24.19	45	3.46	槲蕨科、杉科、列当科、百部科、蜡梅科
寡种科（2~10种）	111	59.68	492	37.88	里白科、商陆科、防己科、榆科、冬青科
中等种科（11~20种）	15	8.06	209	16.09	伞形科、葡萄科、茄科、山茶科、百合科
多种科（>20种）	15	8.06	553	42.57	菊科、蓼科、樟科、唇形科、禾本科
合计	186	100	1299	100	

（二）栽培药用植物

平乐县药用植物资源以野生资源为主，栽培品种不多。目前县境内种植较多的药材种类有八角、甜茶叶、栀子、艾草、铁皮石斛、牛大力、石参、天冬、生姜（表5-5）。其中八角、甜茶叶、栀子、艾草、铁皮石斛这5种药材的种植面积均有100多亩，大多种在生境较好的大发瑶族乡。石参、天冬、生姜的种植面积不大，均不足10亩，且种植历史不长。其他药材品种有千斤拔、佛手、黄花倒水莲、郁金、姜黄等，均有零星种植，种植规模不大。

表5-5　平乐县药材种植情况统计

序号	药材名	基原中文名	学名	种植地（乡、镇）	种植面积（亩）
1	八角	八角	*Illicium verum*	大发瑶族乡	520
2	甜茶叶	甜茶	*Rubus chingii* var. *suavissimus*	大发瑶族乡	500
3	栀子	栀子	*Gardenia jasminoides*	大发瑶族乡	300
4	艾草	艾	*Artemisia argyi*	同安镇	150
5	铁皮石斛	铁皮石斛	*Dendrobium officinale*	平乐镇	130
6	牛大力	美丽崖豆藤	*Miuettia speciosa*	源头镇	50
7	石参	猫尾草	*Uraria crinita*	二塘镇	5
8	天冬	天门冬	*Asparagus cochinchinensis*	源头镇	4
9	生姜	姜	*Zingiber officinale*	大发瑶族乡	4

（三）珍稀濒危及特有药用植物

1.珍稀濒危物种

根据野外调查，对所采集标本鉴定与室内资料整理，对平乐县国家与自治区重点保护野生药用植物进行统计。根据《国家重点保护野生植物名录》（第一批）及《广西壮族自治区重点保护野生植物名录》（第一批），对平乐县有分布的野生珍稀濒危药用植物进行统计。

　　平乐县有珍稀濒危药用植物37种，其中药用蕨类植物4种、药用裸子植物2种、药用被子植物31种；国家二级重点保护植物17种，自治区级重点保护植物20种。根据《中国物种红色名录》（第一卷），结合IUCN濒危植物红色名录分级标准体系（3.1版）以及IUCN物种红色名录标准在地区水平的应用指南（3.0版），对平乐县37种重点保护野生药用植物进行初步评估，划分等级：灭绝（EX）、野生灭绝（EW）、极危（CR）、濒危（EN）、易危（VU）、近危（NT）、无危（LC）、数据不足（DD）和未予评估（NE）。评估结果详见表5-6。

5-6　平乐县重点保护野生药用植物

序号	科名	中文名	学名	保护等级	濒危程度
1	观音座莲科	福建观音座莲	*Angiopteris fokiensis*	二级	LC
2	蚌壳蕨科	金毛狗脊	*Cibotium barometz*	二级	LC
3	桫椤科	桫椤	*Alsophila spinulosa*	二级	NT
4	水蕨科	水蕨	*Ceratopteris thalictroides*	二级	VU
5	罗汉松科	短叶罗汉松	*Podocarpus macrophyllus* var. *maki*	二级	VU
6	罗汉松科	百日青	*Podocarpus neriifolius*	二级	VU
7	樟科	闽楠	*Phoebe bournei*	二级	VU
8	马兜铃科	金耳环	*Asarum insigne*	二级	VU
9	蓼科	金荞麦	*Fagopyrum dibotrys*	二级	LC
10	蝶形花科	野大豆	*Glycine soja*	二级	LC
11	延龄草科	华重楼	*Paris polyphylla* var. *chinensis*	二级	VU
12	兰科	金线兰	*Anoectochilus roxburghii*	二级	EN
13	兰科	钩状石斛	*Dendrobium aduncum*	二级	VU
14	兰科	重唇石斛	*Dendrobium hercoglossum*	二级	NT
15	兰科	细茎石斛	*Dendrobium moniliforme*	二级	NT
16	兰科	石斛	*Dendrobium nobile*	二级	VU
17	禾本科	拟高粱	*Sorghum propinquum*	二级	EN
18	榆科	青檀	*Pteroceltis tatarinowii*	广西重点	LC
19	兰科	梳帽卷瓣兰	*Bulbophyllum andersonii*	广西重点	LC
20	兰科	长距虾脊兰	*Calanthe sylvatica*	广西重点	LC
21	兰科	大序隔距兰	*Cleisostoma paniculatum*	广西重点	LC
22	兰科	兔耳兰	*Cymbidium lancifolium*	广西重点	LC
23	兰科	半柱毛兰	*Eria corneri*	广西重点	LC
24	兰科	高斑叶兰	*Goodyera procera*	广西重点	LC
25	兰科	线瓣玉凤花	*Habenaria fordii*	广西重点	LC
26	兰科	橙黄玉凤花	*Habenaria rhodocheila*	广西重点	LC
27	兰科	镰翅羊耳蒜	*Liparis bootanensis*	广西重点	LC
28	兰科	大花羊耳蒜	*Liparis distans*	广西重点	LC
29	兰科	见血青	*Liparis nervosa*	广西重点	LC
30	兰科	纤叶钗子股	*Luisia hancockii*	广西重点	LC
31	兰科	西南齿唇兰	*Odontochilus elwesii*	广西重点	EN
32	兰科	齿唇兰	*Odontochilus lanceolatus*	广西重点	EN

续表

序号	科名	中文名	学名	保护等级	濒危程度
33	兰科	龙头兰	*Pecteilis susannae*	广西重点	LC
34	兰科	细叶石仙桃	*Pholidota cantonensis*	广西重点	LC
35	兰科	石仙桃	*Pholidota chinensis*	广西重点	LC
36	兰科	苞舌兰	*Spathoglottis pubescens*	广西重点	LC
37	兰科	绶草	*Spiranthes sinensis*	广西重点	LC

2. 特有药用植物

经统计，平乐县特有药用植物257种，隶属于94科180属。其中广西特有药用植物5种，分别为木犀科Oleaceae白萼素馨*Jasminum albicalyx*、忍冬科Caprifoliaceae三脉叶荚蒾*Viburnum triplinerve*、苦苣苔科Gesneriaceae药用报春苣苔*Primulina medica*及羽裂小花苣苔*Primulina bipinnatifida*、百合科Liliaceae广西蜘蛛抱蛋*Aspidistra retusa*。中国特有药用植物252种，详见表5-7。

表5-7　平乐县特有药用植物

序号	科名	中文名	学名	特有程度
1	木犀科	白萼素馨	*Jasminum albicalyx*	广西特有
2	忍冬科	三脉叶荚蒾	*Viburnum triplinerve*	广西特有
3	苦苣苔科	药用报春苣苔	*Primulina medica*	广西特有
4	苦苣苔科	羽裂小花苣苔	*Primulina bipinnatifida*	广西特有
5	百合科	广西蜘蛛抱蛋	*Aspidistra retusa*	广西特有
6	银杏科	银杏	*Ginkgo biloba*	中国特有
7	松科	铁坚油杉	*Keteleeria davidiana*	中国特有
8	松科	马尾松	*Pinus massoniana*	中国特有
9	杉科	水杉	*Metasequoia glyptostroboides*	中国特有
10	柏科	柏木	*Cupressus funebris*	中国特有
11	柏科	侧柏	*Platycladus orientalis*	中国特有
12	木兰科	含笑	*Michelia figo*	中国特有
13	木兰科	深山含笑	*Michelia maudiae*	中国特有
14	八角科	八角	*Illicium verum*	中国特有
15	五味子科	绿叶五味子	*Schisandra arisanensis* subsp. *viridis*	中国特有
16	番荔枝科	瓜馥木	*Fissistigma oldhamii*	中国特有
17	樟科	毛桂	*Cinnamomum appelianum*	中国特有
18	樟科	川桂	*Cinnamomum wilsonii*	中国特有
19	樟科	黑壳楠	*Lindera megaphylla*	中国特有
20	樟科	香粉叶	*Lindera pulcherrima* var. *attenuata*	中国特有
21	樟科	薄叶润楠	*Machilus leptophylla*	中国特有
22	樟科	建润楠	*Machilus oreophila*	中国特有

续表

序号	科名	中文名	学名	特有程度
23	樟科	云和新木姜子	*Neolitsea aurata* var. *paraciculata*	中国特有
24	樟科	鸭公树	*Neolitsea chui*	中国特有
25	樟科	大叶新木姜子	*Neolitsea levinei*	中国特有
26	樟科	闽楠	*Phoebe bournei*	中国特有
27	樟科	石山楠	*Phoebe calcarea*	中国特有
28	樟科	檫木	*Sassafras tzumu*	中国特有
29	毛茛科	打破碗花花	*Anemone hupehensis*	中国特有
30	毛茛科	钝齿铁线莲	*Clematis apiifolia* var. *argentilucida*	中国特有
31	毛茛科	裂叶铁线莲	*Clematis parviloba*	中国特有
32	小檗科	阔叶十大功劳	*Mahonia bealei*	中国特有
33	小檗科	十大功劳	*Mahonia fortunei*	中国特有
34	木通科	白木通	*Akebia trifoliata* subsp. *australis*	中国特有
35	木通科	野木瓜	*Stauntonia chinensis*	中国特有
36	马兜铃科	广防己	*Aristolochia fangchi*	中国特有
37	马兜铃科	地花细辛	*Asarum geophilum*	中国特有
38	马兜铃科	金耳环	*Asarum insigne*	中国特有
39	胡椒科	山蒟	*Piper hancei*	中国特有
40	胡椒科	小叶爬崖香	*Piper sintenense*	中国特有
41	白花菜科	马槟榔	*Capparis masaikai*	中国特有
42	堇菜科	柔毛堇菜	*Viola fargesii*	中国特有
43	远志科	黄花倒水莲	*Polygala fallax*	中国特有
44	远志科	香港远志	*Polygala hongkongensis*	中国特有
45	远志科	狭叶远志	*Polygala hongkongensis* var. *stenophylla*	中国特有
46	景天科	凹叶景天	*Sedum emarginatum*	中国特有
47	蓼科	大箭叶蓼	*Polygonum darrisii*	中国特有
48	蓼科	愉悦蓼	*Polygonum jucundum*	中国特有
49	凤仙花科	黄金凤	*Impatiens siculifer*	中国特有
50	瑞香科	长柱瑞香	*Daphne championii*	中国特有
51	瑞香科	毛瑞香	*Daphne kiusiana* var. *atrocaulis*	中国特有
52	瑞香科	北江荛花	*Wikstroemia monnula*	中国特有
53	山龙眼科	网脉山龙眼	*Helicia reticulata*	中国特有
54	海桐花科	短萼海桐	*Pittosporum brevicalyx*	中国特有
55	海桐花科	卵果海桐	*Pittosporum lenticellatum*	中国特有
56	葫芦科	两广栝楼	*Trichosanthes reticulinervis*	中国特有
57	秋海棠科	紫背天葵	*Begonia fimbristipula*	中国特有
58	秋海棠科	癞叶秋海棠	*Begonia leprosa*	中国特有
59	山茶科	尖萼川杨桐	*Adinandra bockiana* var. *acutifolia*	中国特有

续表

序号	科名	中文名	学名	特有程度
60	山茶科	亮叶杨桐	*Adinandra nitida*	中国特有
61	山茶科	心叶毛蕊茶	*Camellia cordifolia*	中国特有
62	山茶科	连蕊茶	*Camellia cuspidata*	中国特有
63	山茶科	尖萼毛柃	*Eurya acutisepala*	中国特有
64	山茶科	翅柃	*Eurya alata*	中国特有
65	山茶科	微毛柃	*Eurya hebeclados*	中国特有
66	山茶科	黑柃	*Eurya macartneyi*	中国特有
67	山茶科	长毛柃	*Eurya patentipila*	中国特有
68	山茶科	四角柃	*Eurya tetragonoclada*	中国特有
69	山茶科	尖萼厚皮香	*Ternstroemia luteoflora*	中国特有
70	猕猴桃科	黄毛猕猴桃	*Actinidia fulvicoma*	中国特有
71	猕猴桃科	两广猕猴桃	*Actinidia liangguangensis*	中国特有
72	猕猴桃科	美丽猕猴桃	*Actinidia melliana*	中国特有
73	桃金娘科	轮叶蒲桃	*Syzygium grijsii*	中国特有
74	野牡丹科	叶底红	*Bredia fordii*	中国特有
75	野牡丹科	锦香草	*Phyllagathis cavaleriei*	中国特有
76	使君子科	风车子	*Combretum alfredii*	中国特有
77	金丝桃科	衡山遍地金	*Hypericum hengshanense*	中国特有
78	杜英科	薄果猴欢喜	*Sloanea leptocarpa*	中国特有
79	梧桐科	翻白叶树	*Pterospermum heterophyllum*	中国特有
80	梧桐科	粉苹婆	*Sterculia euosma*	中国特有
81	大戟科	绿背山麻杆	*Alchornea trewioides* var. *sinica*	中国特有
82	大戟科	石山巴豆	*Croton euryphyllus*	中国特有
83	鼠刺科	厚叶鼠刺	*Itea coriacea*	中国特有
84	绣球花科	罗蒙常山	*Dichroa yaoshanensis*	中国特有
85	绣球花科	临桂绣球	*Hydrangea linkweiensis*	中国特有
86	绣球花科	星毛冠盖藤	*Pileostegia tomentella*	中国特有
87	绣球花科	钻地风	*Schizophragma integrifolium*	中国特有
88	蔷薇科	桃	*Amygdalus persica*	中国特有
89	蔷薇科	柔毛路边青	*Geum japonicum*	中国特有
90	蔷薇科	小叶石楠	*Photinia parvifolia*	中国特有
91	蔷薇科	李	*Prunus salicina*	中国特有
92	蔷薇科	全缘火棘	*Pyracantha atalantioides*	中国特有
93	蔷薇科	火棘	*Pyracantha fortuneana*	中国特有
94	蔷薇科	软条七蔷薇	*Rosa henryi*	中国特有
95	蔷薇科	悬钩子蔷薇	*Rosa rubus*	中国特有

续表

序号	科名	中文名	学名	特有程度
96	蔷薇科	华南悬钩子	*Rubus hanceanus*	中国特有
97	蔷薇科	白叶莓	*Rubus innominatus*	中国特有
98	蔷薇科	深裂悬钩子	*Rubus reflexus* var. *lanceolobus*	中国特有
99	蔷薇科	灰白毛莓	*Rubus tephrodes*	中国特有
100	蔷薇科	无腺灰白毛莓	*Rubus tephrodes* var. *ampliflorus*	中国特有
101	蔷薇科	中华绣线菊	*Spiraea chinensis*	中国特有
102	蜡梅科	山蜡梅	*Chimonanthus nitens*	中国特有
103	苏木科	小叶云实	*Caesalpinia millettii*	中国特有
104	苏木科	皂荚	*Gleditsia sinensis*	中国特有
105	蝶形花科	香花鸡血藤	*Callerya dielsiana*	中国特有
106	蝶形花科	亮叶崖豆藤	*Callerya nitida*	中国特有
107	蝶形花科	丰城崖豆藤	*Callerya nitida* var. *hirsutissima*	中国特有
108	蝶形花科	藤黄檀	*Dalbergia hancei*	中国特有
109	蝶形花科	黄檀	*Dalbergia hupeana*	中国特有
110	蝶形花科	降香	*Dalbergia odorifera*	中国特有
111	蝶形花科	中南鱼藤	*Derris fordii*	中国特有
112	蝶形花科	中华胡枝子	*Lespedeza chinensis*	中国特有
113	蝶形花科	美丽胡枝子	*Lespedeza formosa*	中国特有
114	蝶形花科	褶皮黧豆	*Mucuna lamellata*	中国特有
115	蝶形花科	木荚红豆	*Ormosia xylocarpa*	中国特有
116	金缕梅科	杨梅蚊母树	*Distylium myricoides*	中国特有
117	金缕梅科	金缕梅	*Hamamelis mollis*	中国特有
118	金缕梅科	半枫荷	*Semiliquidambar cathayensis*	中国特有
119	黄杨科	大叶黄杨	*Buxus megistophylla*	中国特有
120	杨柳科	响叶杨	*Populus adenopoda*	中国特有
121	桦木科	亮叶桦	*Betula luminifera*	中国特有
122	壳斗科	栲	*Castanopsis fargesii*	中国特有
123	壳斗科	钩锥	*Castanopsis tibetana*	中国特有
124	榆科	青檀	*Pteroceltis tatarinowii*	中国特有
125	榆科	银毛叶山黄麻	*Trema nitida*	中国特有
126	桑科	藤构	*Broussonetia kaempferi* var. *australis*	中国特有
127	桑科	珍珠榕	*Ficus sarmentosa* var. *henryi*	中国特有
128	桑科	岩木瓜	*Ficus tsiangii*	中国特有
129	荨麻科	盾叶冷水花	*Pilea peltata*	中国特有
130	冬青科	满树星	*Ilex aculeolata*	中国特有
131	冬青科	海南冬青	*Ilex hainanensis*	中国特有

续表

序号	科名	中文名	学名	特有程度
132	冬青科	细刺枸骨	*Ilex hylonoma*	中国特有
133	冬青科	广东冬青	*Ilex kwangtungensis*	中国特有
134	冬青科	毛冬青	*Ilex pubescens*	中国特有
135	冬青科	四川冬青	*Ilex szechwanensis*	中国特有
136	卫矛科	过山枫	*Celastrus aculeatus*	中国特有
137	卫矛科	灰叶南蛇藤	*Celastrus glaucophyllus*	中国特有
138	卫矛科	圆叶南蛇藤	*Celastrus kusanoi*	中国特有
139	卫矛科	大果卫矛	*Euonymus myrianthus*	中国特有
140	翅子藤科	无柄五层龙	*Salacia sessiliflora*	中国特有
141	茶茱萸科	马比木	*Nothapodytes pittosporoides*	中国特有
142	铁青树科	华南青皮木	*Schoepfia chinensis*	中国特有
143	桑寄生科	桑寄生	*Taxillus sutchuenensis*	中国特有
144	桑寄生科	大苞寄生	*Tolypanthus maclurei*	中国特有
145	桑寄生科	棱枝槲寄生	*Viscum diospyrosicola*	中国特有
146	鼠李科	大叶勾儿茶	*Berchemia huana*	中国特有
147	鼠李科	铜钱树	*Paliurus hemsleyanus*	中国特有
148	鼠李科	钩齿鼠李	*Rhamnus lamprophylla*	中国特有
149	鼠李科	薄叶鼠李	*Rhamnus leptophylla*	中国特有
150	鼠李科	皱叶雀梅藤	*Sageretia rugosa*	中国特有
151	葡萄科	蓝果蛇葡萄	*Ampelopsis bodinieri*	中国特有
152	葡萄科	羽叶蛇葡萄	*Ampelopsis chaffanjonii*	中国特有
153	葡萄科	三裂蛇葡萄	*Ampelopsis delavayana*	中国特有
154	葡萄科	蘡薁	*Vitis bryoniifolia*	中国特有
155	芸香科	宜昌橙	*Citrus cavaleriei*	中国特有
156	芸香科	蜜茱萸	*Melicope pteleifolia*	中国特有
157	芸香科	九里香	*Murraya exotica*	中国特有
158	芸香科	秃叶黄檗	*Phellodendron chinense* var. *glabriusculum*	中国特有
159	芸香科	枳	*Citrus trifoliata*	中国特有
160	芸香科	裸芸香	*Psilopeganum sinense*	中国特有
161	芸香科	岭南花椒	*Zanthoxylum austrosinense*	中国特有
162	芸香科	刺壳花椒	*Zanthoxylum echinocarpum*	中国特有
163	无患子科	黄梨木	*Boniodendron minus*	中国特有
164	无患子科	复羽叶栾树	*Koelreuteria bipinnata*	中国特有
165	省沽油科	锐尖山香圆	*Turpinia arguta*	中国特有
166	漆树科	黄连木	*Pistacia chinensis*	中国特有
167	山茱萸科	狭叶桃叶珊瑚	*Aucuba chinensis* var. *angusta*	中国特有

续表

序号	科名	中文名	学名	特有程度
168	山茱萸科	毛梾	*Cornus walteri*	中国特有
169	八角枫科	小花八角枫	*Alangium faberi*	中国特有
170	八角枫科	阔叶八角枫	*Alangium faberi* var. *platyphyllum*	中国特有
171	珙桐科	喜树	*Camptotheca acuminata*	中国特有
172	五加科	长刺楤木	*Aralia spinifolia*	中国特有
173	五加科	变叶树参	*Dendropanax proteus*	中国特有
174	五加科	细柱五加	*Eleutherococcus nodiflorus*	中国特有
175	桤叶树科	单毛桤叶树	*Clethra bodinieri*	中国特有
176	桤叶树科	贵州桤叶树	*Clethra kaipoensis*	中国特有
177	杜鹃花科	毛果珍珠花	*Lyonia ovalifolia* var. *hebecarpa*	中国特有
178	乌饭树科	黄背越橘	*Vaccinium iteophyllum*	中国特有
179	乌饭树科	江南越橘	*Vaccinium mandarinorum*	中国特有
180	柿科	野柿	*Diospyros kaki* var. *sylvestris*	中国特有
181	柿科	油柿	*Diospyros oleifera*	中国特有
182	紫金牛科	九管血	*Ardisia brevicaulis*	中国特有
183	紫金牛科	剑叶紫金牛	*Ardisia ensifolia*	中国特有
184	安息香科	陀螺果	*Melliodendron xylocarpum*	中国特有
185	安息香科	赛山梅	*Styrax confusus*	中国特有
186	安息香科	白花龙	*Styrax faberi*	中国特有
187	山矾科	黄牛奶树	*Symplocos cochinchinensis* var. *laurina*	中国特有
188	马钱科	醉鱼草	*Buddleja lindleyana*	中国特有
189	木犀科	华素馨	*Jasminum sinense*	中国特有
190	木犀科	女贞	*Ligustrum lucidum*	中国特有
191	木犀科	光萼小蜡	*Ligustrum sinense* var. *myrianthum*	中国特有
192	木犀科	桂花	*Osmanthus fragrans*	中国特有
193	夹竹桃科	筋藤	*Alyxia levinei*	中国特有
194	夹竹桃科	毛杜仲藤	*Urceola huaitingii*	中国特有
195	萝藦科	朱砂藤	*Cynanchum officinale*	中国特有
196	萝藦科	柳叶白前	*Cynanchum stauntonii*	中国特有
197	萝藦科	吊山桃	*Secamone sinica*	中国特有
198	茜草科	剑叶耳草	*Hedyotis caudatifolia*	中国特有
199	茜草科	羊角藤	*Morinda umbellata* subsp. *obovata*	中国特有
200	茜草科	华腺萼木	*Mycetia sinensis*	中国特有
201	茜草科	白毛鸡矢藤	*Paederia pertomentosa*	中国特有
202	茜草科	狭序鸡矢藤	*Paederia stenobotrya*	中国特有
203	忍冬科	南方荚蒾	*Viburnum fordiae*	中国特有

续表

序号	科名	中文名	学名	特有程度
204	菊科	奇蒿	*Artemisia anomala*	中国特有
205	菊科	密毛奇蒿	*Artemisia anomala* var. *tomentella*	中国特有
206	龙胆科	穿心草	*Canscora lucidissima*	中国特有
207	龙胆科	双蝴蝶	*Tripterospermum chinense*	中国特有
208	报春花科	广西过路黄	*Lysimachia alfredii*	中国特有
209	报春花科	石山细梗香草	*Lysimachia capillipes* var. *cavaleriei*	中国特有
210	报春花科	落地梅	*Lysimachia paridiformis*	中国特有
211	报春花科	狭叶落地梅	*Lysimachia paridiformis* var. *stenophylla*	中国特有
212	桔梗科	无柄沙参	*Adenophora stricta* subsp. *sessilifolia*	中国特有
213	桔梗科	球果牧根草	*Asyneuma chinense*	中国特有
214	玄参科	台湾泡桐	*Paulownia kawakamii*	中国特有
215	玄参科	四方麻	*Veronicastrum caulopterum*	中国特有
216	苦苣苔科	牛耳朵	*Primulina eburnea*	中国特有
217	苦苣苔科	蚂蝗七	*Primulina fimbrisepala*	中国特有
218	苦苣苔科	华南半蒴苣苔	*Hemiboea follicularis*	中国特有
219	苦苣苔科	半蒴苣苔	*Hemiboea subcapitata*	中国特有
220	苦苣苔科	长瓣马铃苣苔	*Oreocharis auricula*	中国特有
221	苦苣苔科	石山苣苔	*Petrocodon dealbatus*	中国特有
222	马鞭草科	华紫珠	*Callicarpa cathayana*	中国特有
223	马鞭草科	老鸦糊	*Callicarpa giraldii*	中国特有
224	马鞭草科	全缘叶紫珠	*Callicarpa integerrima*	中国特有
225	马鞭草科	藤紫珠	*Callicarpa integerrima* var. *chinensis*	中国特有
226	马鞭草科	臭茉莉	*Clerodendrum chinense* var. *simplex*	中国特有
227	马鞭草科	尖齿臭茉莉	*Clerodendrum lindleyi*	中国特有
228	马鞭草科	四棱草	*Schnabelia oligophylla*	中国特有
229	唇形科	灯笼草	*Clinopodium polycephalum*	中国特有
230	唇形科	肉叶鞘蕊花	*Coleus carnosifolius*	中国特有
231	唇形科	齿叶水蜡烛	*Dysophylla sampsonii*	中国特有
232	唇形科	香茶菜	*Isodon amethystoides*	中国特有
233	唇形科	长苞荠苎	*Mosla longibracteata*	中国特有
234	唇形科	鼠尾草	*Salvia japonica*	中国特有
235	唇形科	偏花黄芩	*Scutellaria tayloriana*	中国特有
236	唇形科	光柄筒冠花	*Siphocranion nudipes*	中国特有
237	芭蕉科	大蕉	*Musa paradisiaca*	中国特有
238	姜科	长柄山姜	*Alpinia kwangsiensis*	中国特有
239	姜科	箭秆风	*Alpinia sichuanensis*	中国特有

续表

序号	科名	中文名	学名	特有程度
240	姜科	三叶豆蔻	*Amomum austrosinense*	中国特有
241	百合科	薤头	*Allium chinense*	中国特有
242	百合科	小花蜘蛛抱蛋	*Aspidistra minutiflora*	中国特有
243	百合科	开口箭	*Campylandra chinensis*	中国特有
244	百合科	禾叶山麦冬	*Liriope graminifolia*	中国特有
245	百合科	短药沿阶草	*Ophiopogon angustifoliatus*	中国特有
246	百合科	多花黄精	*Polygonatum cyrtonema*	中国特有
247	菝葜科	短柱肖菝葜	*Heterosmilax yunnanensis*	中国特有
248	菝葜科	黑果菝葜	*Smilax glaucochina*	中国特有
249	菝葜科	折枝菝葜	*Smilax lanceifolia* var. *elongata*	中国特有
250	天南星科	魔芋	*Amorphophallus konjac*	中国特有
251	石蒜科	文殊兰	*Crinum asiaticum* var. *sinicum*	中国特有
252	薯蓣科	马肠薯蓣	*Dioscorea simulans*	中国特有
253	兰科	线瓣玉凤花	*Habenaria fordii*	中国特有
254	兰科	纤叶钗子股	*Luisia hancockii*	中国特有
255	兰科	细叶石仙桃	*Pholidota cantonensis*	中国特有
256	禾本科	撑篙竹	*Bambusa pervariabilis*	中国特有
257	禾本科	车筒竹	*Bambusa sinospinosa*	中国特有

二、药用动物资源

平乐县药用动物有233种，隶属4门15纲46目108科。其中环节动物门4种，软体动物门20种，节肢动物门100种，脊椎动物门109种。结果显示这些种类绝大部分在广西各地均有分布。

三、药用矿物资源

平乐县矿产资源丰富，有锰、钴、镍、铜、锑、汞、钨、锡、铝、金、白云石、石灰石、花岗岩、大理石等30种。这些矿产资源中，药用种类占了大部分，经统计，平乐县药用矿产资源共有12种，分别为磁石、铁落、铁粉、白石脂、伏龙肝、黄土、花蕊石、钟乳石、钟乳鹅管石、石灰、寒水石、无名异。

第六章 药用资源应用

一、市场流通

1. 流通方式

平乐县药材市场流通主要有端午药市及定点药材收购这两种方式。端午药市交易药材较少，仅有少量交易。定点药材收购交易的药材量多，遍布各乡镇。据统计，全县共有14家药材购销点，收购的药材种类不多，多为本地所产。收购的药材大多销往外地，如销往广西玉林市、桂林市及浙江、云南、福建、湖南等地的药材市场或制药公司，还有部分出口到德国、日本等国家。

表6-1 平乐县药材购销点统计表

序号	购销点名称	地点	药材种类数	年总收购量（t）
1	王氏药材收购部	平乐镇	6	1360
2	建发生态农产品种植合作社	大发瑶族乡	3	430
3	康达农产品合作社	大发瑶族乡	3	350
4	二塘蔡氏药材收购部	二塘镇	4	290
5	潘氏甜茶叶收购部	大发瑶族乡	1	150
6	瑶乡野生特产店	大发瑶族乡	4	106
7	黄氏药材收购部	平乐镇	6	60
8	二塘何氏药材收购部	二塘镇	6	44
9	金山茶叶购销部	平乐镇	3	37
10	杨氏土特产购销店	大发瑶族乡	2	21
11	沙子药材收购部	沙子镇	4	10
12	源头廖氏卫生室	源头镇	4	9
13	阳安药材收购站	阳安乡	3	7.6
14	瑶乡特产购销店	大发瑶族乡	1	0.12

2. 流通药材

据2018年的调查统计结果，平乐县流通的主流药材有24种（表6-2），收购量较大的多为当地的栽培种类，如甜茶、山楂、八角、枳实等。野生种类收购量较大的有五指毛桃、寄生、路路通、藤茶、白花蛇舌草等，大多为当地野生常见种。收购的药材几乎全为植物药，只有蝉蜕一种动物药。在县域内种植面积较大的药材种类有八角、甜茶、栀子等，不仅为药材市场提供需求，也提高了当地的经济效益。

表6-2 平乐县流通主流药材统计表

序号	药材名	中文名	学名	入药部位	年收购量（t）
1	甜茶叶	甜茶	*Rubus chingii* var. *suavissimus*	叶	870
2	山楂	台湾海棠	*Malus doumeri*	果实	742
3	寄生	桑寄生科	*Loranthaceae* spp.	全株	410
4	五指毛桃	粗叶榕	*Ficus hirta*	根	343
5	山楂叶	台湾海棠	*Malus doumeri*	叶	150
6	大茴香	八角	*Illicium verum*	果实	115
7	枳实	柑橘、甜橙	*Citrus reticulata/Citrus sinensis*	幼果	65
8	路路通	枫香树	*Liquidambar formosana*	果实	30
9	甜茶籽	甜茶	*Rubus chingii* var. *suavissimus*	果实、叶	22
10	藤茶	显齿蛇葡萄	*Ampelopsis grossedentata*	叶	20
11	白花蛇舌草	白花蛇舌草	*Hedyotis diffusa*	全草	19
12	葛花	葛	*Pueraria montana* var. *lobata*	花	17
13	陈皮	柑橘	*Citrus reticulata*	果皮	5
14	刘寄奴	蒿属	*Artemisia* sp.	全草	4
15	葛根	葛	*Pueraria montana* var. *lobata*	根	4
16	枇杷叶	枇杷	*Eriobotrya japonica*	叶	3
17	辣蓼	水蓼	*Polygonum hydropiper*	全草	3
18	九节茶	草珊瑚	*Sarcandra glabra*	全草	3
19	土花椒	花椒属	*Zanthoxylum* sp.	果实	1
20	绞股蓝	绞股蓝	*Gynostemma pentaphyllum*	全草	1
21	桂皮	肉桂	*Cinnamomum cassia*	树皮	1
22	蝉蜕	蝉科	*Cryptotympana* sp.	壳	1
23	鸭脚菜	白苞蒿	*Artemisia lactiflora*	全草	0.6
24	栀子	栀子	*Gardenia jasminoides*	果实	0.12

二、传统知识

本次调查共调查了县域8个乡、镇民间较有经验的31位草医，涉及的医药传统知识36条，几乎全为祖传，个别自学或拜师学。31位草医的民族有瑶族、壮族、汉族，治疗的疾病种类有50多种，其中较多为风湿跌打、胃病、肝病、妇科病这几类。其用药几乎全为植物药，动物药较少用或不用。其中常用的植物药约180种，如白花蛇舌草*Hedyotis diffusa*、南五味子（小钻）*Kadsura longipedunculata*、杜仲*Eucommia ulmoides*、粗叶榕（五指毛桃）*Ficus hirta*、蒲公英*Taraxacum mongolicum*、黄花倒水莲*Polygala fallax*、小叶买麻藤（麻骨风）*Gnetum parvifolium*、虎杖*Reynoutria japonica*等。使用方法多为水煎内服，只有少量外用。外用的方法有将药材一起打成粉，用冰片、酒、蜂蜜、醋调成糊状，外敷；药材与高度酒一起浸泡成药酒，涂抹于患处；药材一起打成粉，加少量水调成糊剂，贴敷于患处等。

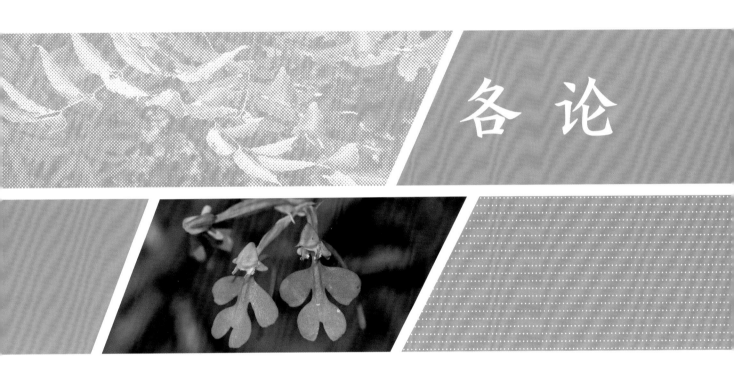

各 论

千层塔

【基原】为石杉科蛇足石杉*Huperzia serrata* (Thunb.) Trevis. 的全草。

【别名】蛇足草、虱婆草、虱子草。

【形态特征】多年生草本，常丛生。茎直立或斜升，高10~30 cm。叶螺旋状排列；叶片纸质，披针形，长1~3 cm，宽1~8 mm，基部楔形，下延有柄，先端急尖或渐尖，边缘有不规则的齿；孢子叶与不育叶同形。孢子囊肾形，淡黄色，横生于叶腋。

【分布】生于山谷、山坡或林荫下湿地。产于广西、广东、云南、福建、四川、浙江等地。

【性能主治】全草味辛、甘、微苦，性平；有小毒。具有清热解毒、燥湿敛疮、止血定痛、散瘀消肿的功效。主治肺炎，肺痈，劳伤吐血，痔疮便血，白带异常，跌打损伤，肿毒，水湿膨胀，溃疡久不收口，烧烫伤。

【采收加工】夏末秋初采收全草，除去泥土，晒干。

【附注】现代研究表明，蛇足石杉可提取石杉碱甲等生物碱，由于市场需求量不断增加而遭到掠夺式采摘，野生资源量逐年减少，为珍稀濒危药用植物。

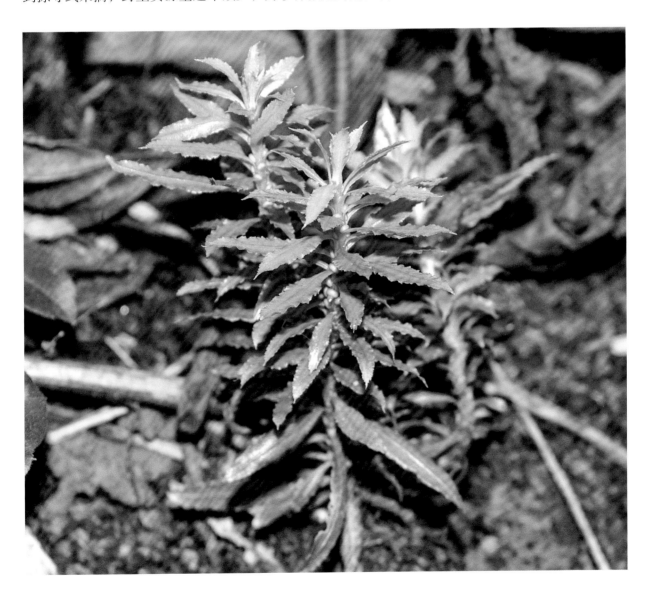

铺地蜈蚣

【基原】为石松科垂穗石松*Palhinhaea cernua* (L.) Franco et Vasc. 的全草。

【别名】灯笼草、小伸筋。

【形态特征】蔓生草本。主茎长20~50 cm，向上叉状分枝，质柔软，匍匐于地上。主茎上的叶螺旋状排列，线形，先端尖锐；孢子叶覆瓦状排列，阔卵形。孢子囊穗单生于小枝顶端，短圆柱形，熟时通常下垂；孢子囊圆肾形，生于小枝顶部，熟则开裂，放出黄色孢子。

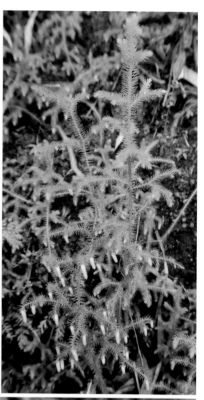

【分布】生于林下、林缘、灌木丛下荫处或岩石上。产于广西、广东、海南、云南、贵州、四川、重庆、湖南、香港、福建、台湾、江西、浙江等地。

【性能主治】全草味苦、辛，性温。具有祛风散寒、除湿消肿、舒筋活血、止咳、解毒的功效。主治风寒湿痹，关节酸痛，皮肤麻木，四肢软弱，水肿，跌打损伤，黄疸，咳嗽，疮疡，疱疹，烧烫伤。

【采收加工】夏季采收，连根拔起，去净泥土、杂质，晒干。

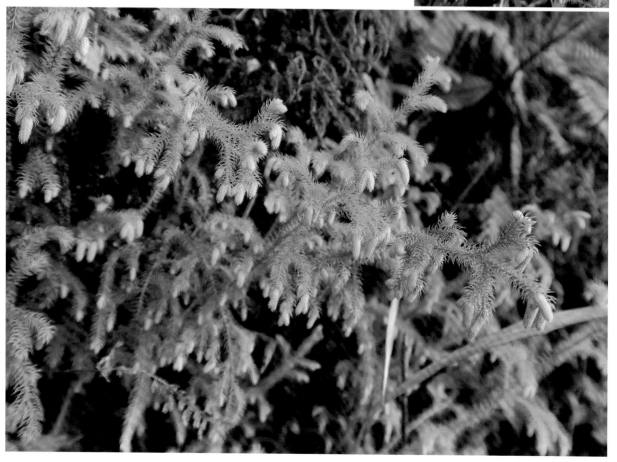

翠云草

【基原】为卷柏科翠云草*Selaginella uncinata* (Desv.) Spring 的全草。

【别名】细风藤、金猫草、铁皮青。

【形态特征】草本。主茎伏地蔓生，节上生不定根。主茎上的叶较大，卵形或卵状椭圆形；分枝上的叶二型，排成一平面；叶片边缘具白边，全缘。孢子叶穗单生于枝顶，四棱柱形；孢子叶一型，密生，卵状三角形，边缘全缘。大孢子灰白色或暗褐色；小孢子淡黄色。

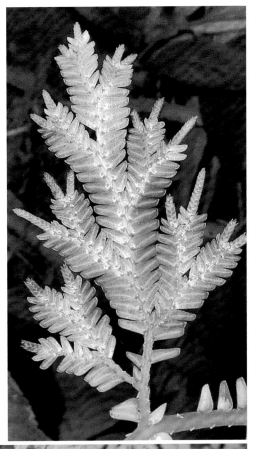

【分布】生于常绿阔叶林下。产于广西、广东、贵州、重庆、湖南、湖北、安徽、福建等地。

【性能主治】全草味淡、微苦，性凉。具有清热利湿、解毒、止血的功效。主治黄疸，痢疾，泄泻，水肿，淋病，筋骨痹痛，吐血，咳血，便血，外伤出血，痔漏，烧烫伤，蛇咬伤。

【采收加工】全年均可采收，洗净，鲜用或晒干。

【附注】羽叶密似云纹，一般有蓝绿色荧光，且嫩叶翠蓝色，故名翠云草。

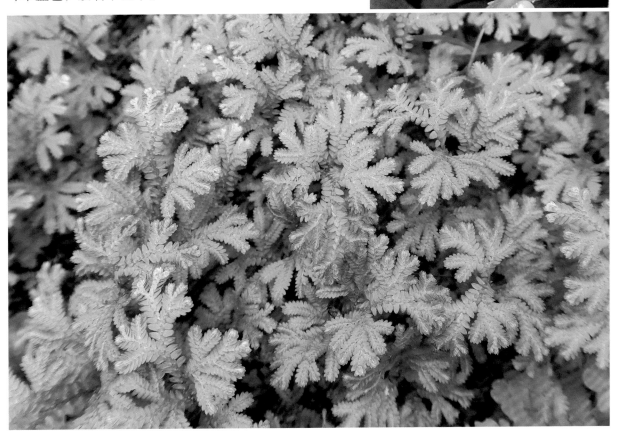

笔筒草

【基原】为木贼科节节草*Equisetum ramosissimum* Desf. 的全草。

【别名】竹节菜、土木贼。

【形态特征】多年生草本。根状茎直立，横走或斜升，黑棕色。地上枝多年生。枝一型，主枝多在下部分枝，常形成簇生状，有脊5~14条。鞘筒下部灰绿色，上部灰棕色。侧枝较硬，圆柱状，有脊5~8条。孢子囊穗呈短棒状或椭圆形，顶端有小尖突，无柄。

【分布】生于林中、灌木丛中或溪边。产于广西、广东、云南、贵州等地。

【性能主治】全草味甘、苦，性平。具有祛风清热、除湿利尿的功效。主治目赤肿痛，翳膜遮睛，淋浊，鼻出血，便血，尿血，牙痛。

【采收加工】全年均可采收，以4~5月生长茂盛时采收最好。

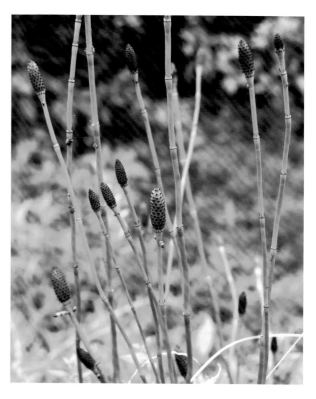

马蹄蕨

【基原】为观音座莲科福建观音座莲*Angiopteris fokiensis* Hieron. 的根状茎。

【别名】马蹄树、马蹄附子、马蹄香。

【形态特征】植株高2 m。根状茎肥大，肉质，直立，突出地面20 cm。宿存的叶柄基部莲座状聚生。叶簇生，具粗壮的长柄，叶轴及叶柄具瘤状突起，奇数二回羽状；叶缘具小齿，叶脉开展。孢子囊群长圆形，棕色，由10~15个孢子囊组成。

【分布】生于林中湿润处及山谷沟旁。产于广西、广东、贵州、湖北等地。

【性能主治】根状茎味苦，性凉。具有清热凉血、祛瘀止血、镇痛安神的功效。主治疔腮，痈肿疮毒，毒蛇咬伤，跌打肿痛，外伤出血，崩漏，乳痈，风湿痹痛，产后腹痛，心烦失眠。

【采收加工】全年均可采收，洗净，去须根，切片，鲜用或晒干。

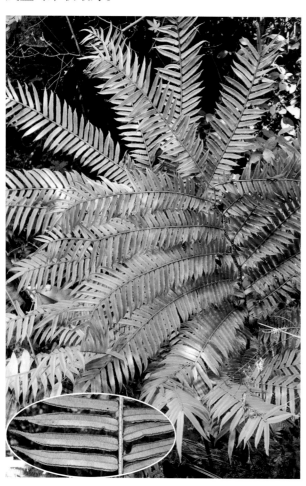

华南紫萁

【基原】为紫萁科华南紫萁*Osmunda vachellii* Hook. 的根状茎及叶柄的髓部。

【别名】贯众、疯狗药、大凤尾蕨。

【形态特征】多年生草本。植株高达1 m，坚韧挺拔。根状茎直立，粗壮，主轴圆柱状。叶簇生于主轴顶部；叶片长圆形，厚纸质，一型，一回羽状，羽片二型；叶柄棕禾秆色；下部3~4对羽片能育，羽片紧缩为线形。中肋两侧密生圆形孢子囊穗，穗上着生孢子囊，深棕色。

【分布】生于草坡或溪边阴处。产于广西、广东、云南、海南、贵州、福建等地。

【性能主治】根状茎及叶柄的髓部味微苦、涩，性平。具有祛湿舒筋、清热解毒、驱虫的功效。主治带下，筋脉拘挛，流感，疟腮，痈肿疮疖，胃痛，肠道寄生虫病。

【采收加工】全年均可采收，除去须根、茸毛，鲜用或晒干。

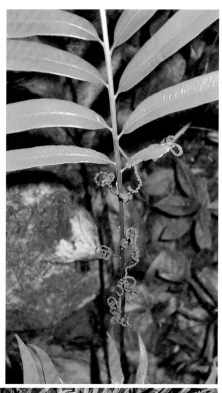

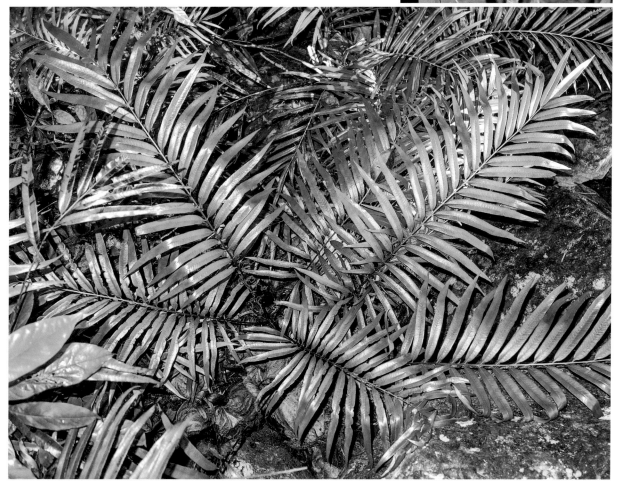

海金沙

【基原】为海金沙科海金沙*Lygodium japonicum* (Thunb.) Sw. 的成熟孢子及地上部分。

【别名】金沙藤、望骨风。

【形态特征】攀缘草本。植株长可达4 m。茎细弱。叶轴上有2条狭边，羽片多数，对生于叶轴上的短距两侧，平展；叶为一回至二回羽状复叶；小叶卵状披针形，边缘有齿或不规则分裂；能育羽片卵状三角形，长宽几乎相等。孢子囊生于能育羽片的背面，排列稀疏；孢子表面有小疣。

【分布】生于林缘或灌木丛中。产于广西、广东、四川、湖南、江西、福建、陕西等地。

【性能主治】成熟孢子味甘、咸，性寒。具有清利湿热、通淋止痛的功效。主治热淋，石淋，血淋，膏淋，尿道涩痛。地上部分味甘，性寒。有清热解毒、利水通淋的功效。主治热淋，石淋，血淋，膏淋，尿道涩痛，湿热黄疸，风热感冒，咳嗽，咽喉肿痛，泄泻，痢疾。

【采收加工】秋季孢子未脱落时采割藤叶，晒干，搓揉或打下孢子，除去藤叶。夏、秋季采收全草，除去杂质，晒干。

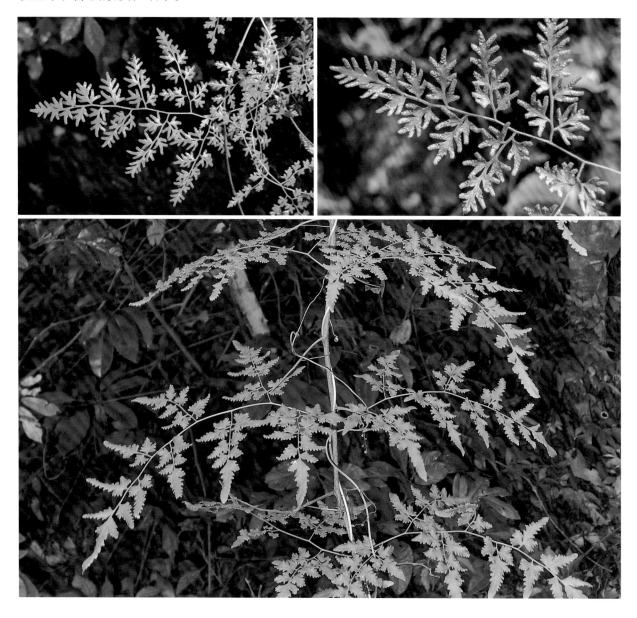

金沙藤

【基原】为海金沙科小叶海金沙*Lygodium microphyllum* (Cav.) R. Br. 的地上部分。

【别名】牛吊西、金沙草。

【形态特征】植株蔓攀。叶轴纤细，二回羽状；羽片对生于叶轴的距上，距长2~4 mm，先端密生红棕色毛；不育羽片生于叶轴下部，奇数羽状，或顶生小羽片有时两叉，小羽片4对，互生；能育羽片长圆形，奇数羽状，小羽片互生，柄端有关节。孢子囊穗排列于叶缘，到达先端，5~8对，线形，黄褐色。

【分布】生于溪边灌木丛中。产于广西、广东、海南、云南、福建等地。

【性能主治】地上部分味甘，性寒。具有清热解毒、利水通淋的功效。主治热淋，石淋，血淋，膏淋，尿道涩痛，湿热黄疸，风热感冒，咳嗽，咽喉肿痛，泄泻，痢疾。

【采收加工】夏、秋季采收，除去杂质，晒干。

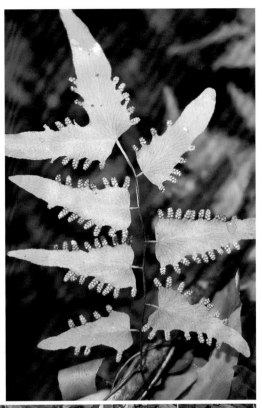

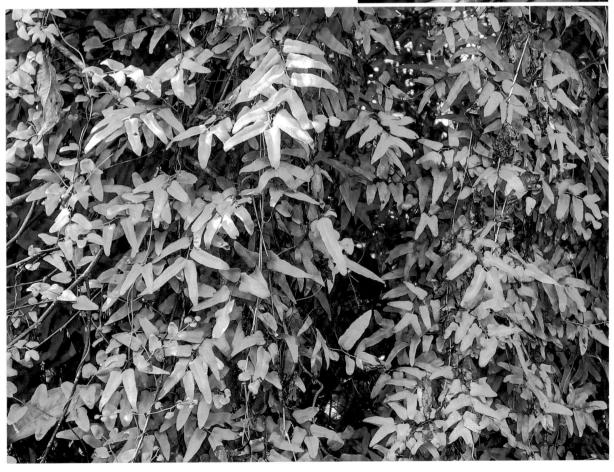

狗脊

【基原】为蚌壳蕨科金毛狗*Cibotium barometz* (L.) J. Sm. 的根状茎。

【别名】金猫头、金毛狗、黄狗头。

【形态特征】大型草本。植株高可达3 m。根状茎横卧，粗大，顶端生出一丛大叶，柄长达120 cm，基部密被金黄色长毛。叶大型，密生，三回羽状深裂；羽片长披针形，裂片边缘有细齿。孢子囊群生于小脉顶端，囊群盖棕褐色，横长圆形，形如蚌壳。

【分布】生于林中阴处或山沟边。产于广西、广东、云南、海南、湖南、贵州、四川等地。

【性能主治】根状茎味苦、甘，性温。具有祛风湿、补肝肾、强腰膝的功效。主治风湿痹痛，腰膝酸软，下肢无力。

【采收加工】秋、冬季采收，除去泥沙，干燥；或除去硬根、叶柄及金黄色茸毛，切厚片，干燥，为生狗脊片；蒸后晒至六七成干，切厚片，干燥，为熟狗脊片。

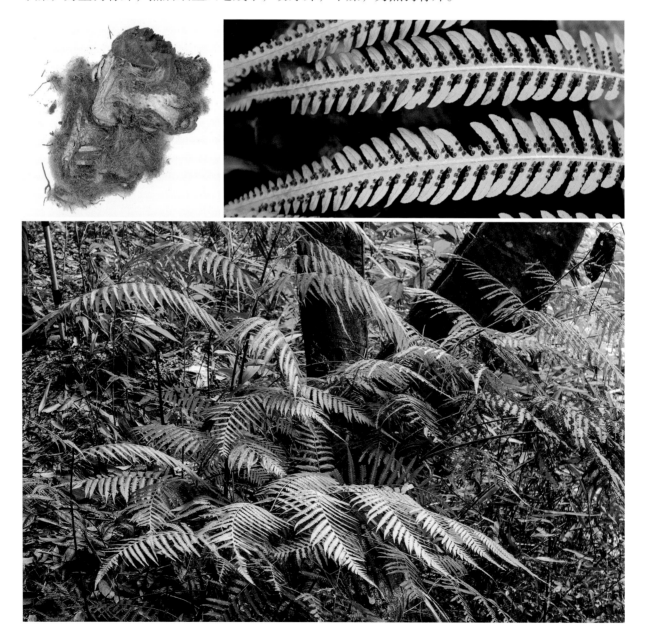

龙骨风

【基原】为桫椤科桫椤 *Alsophila spinulosa* (Wall. ex Hook.) R. M. Tryon 的茎干。

【别名】大贯众、树蕨、刺桫椤。

【形态特征】植株高3~8 m。茎干上部有残存的叶柄，向下密被交织的不定根。叶簇生于茎顶端；叶柄、叶轴和羽轴鲜时通常绿色，具刺；叶片大，长可达3 m，三回深羽裂；羽片矩圆形，裂片长圆形，边缘有齿。孢子囊群生于裂片下面小脉分叉处，囊群盖近圆形。

【分布】生于山地溪边、林缘或疏林中。产于广西、广东、云南、贵州、四川、福建等地。

【性能主治】茎干味微苦，性平。具有清肺胃热、祛风除湿的功效。主治流感，肺热咳喘，吐血，风火牙痛，风湿性关节痛，腰痛。

【采收加工】全年均可采收，除去外皮，晒干。

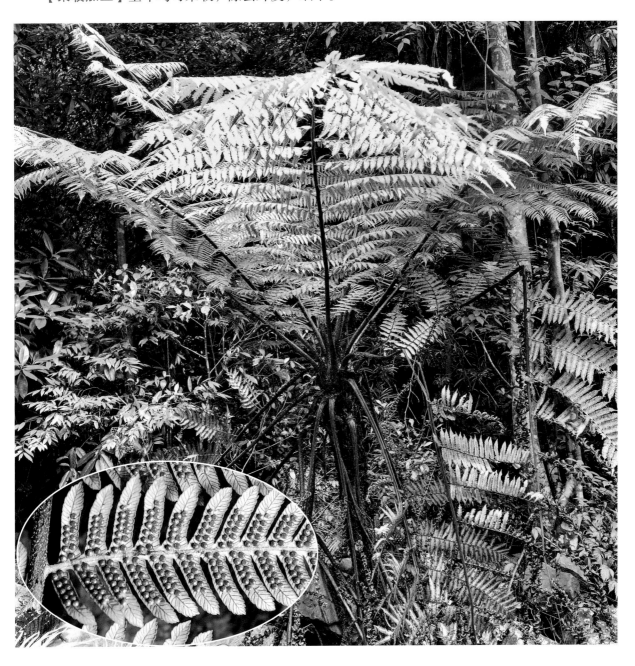

猪毛针

【基原】为铁线蕨科团羽铁线蕨*Adiantum capillusjunonis* Rupr. 的全草及根。

【别名】猪鬃草、乌脚芒、岩浮萍。

【形态特征】植株高10~20 cm。根状茎短而直立，被褐色披针形鳞片。叶簇生；叶柄纤细，亮栗色；叶轴基部常延伸成鞭状，顶端着地生根；叶片披针形，奇数一回羽状；羽片团扇形或近圆形，裂片先端生孢子囊群，边缘全缘，不育部分的边缘有浅波状钝齿。孢子囊群每羽片1~5个。

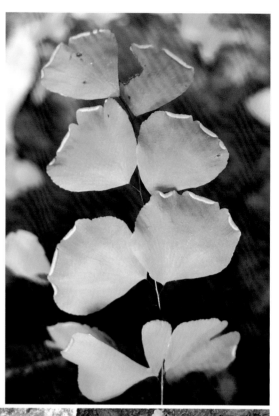

【分布】生于灌木丛或石缝岩隙中。产于广西、广东、云南、贵州、四川、台湾、山东、北京、河南、河北、甘肃等地。

【性能主治】全草及根味微苦，性凉。具有清热利尿、舒筋活络、补肾、止咳的功效。主治血淋，尿闭，乳腺炎，遗精，咳嗽。

【采收加工】全年均可采收。

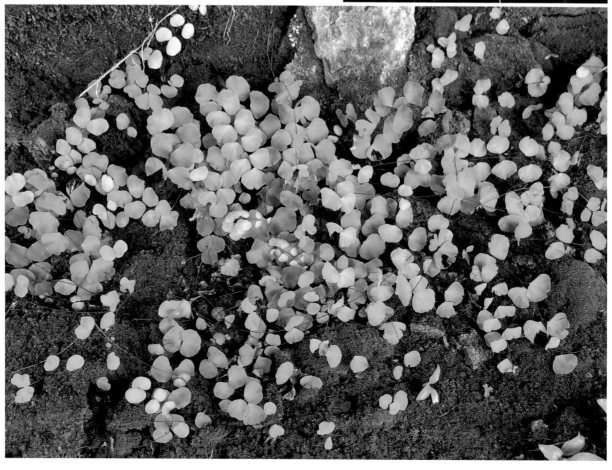

乌脚枪

【基原】为铁线蕨科扇叶铁线蕨 *Adiantum flabellulatum* L. 的全草。

【别名】乌脚鸡、黑脚蕨、铁线草。

【形态特征】多年生草本。植株高 20~70 cm。根状茎短而直立，密被棕色钻状披针形鳞片。叶簇生；叶柄亮紫黑色，叶轴、羽轴均黑褐色；叶片扇形，二回至三回掌状二叉分枝；羽片呈斜方状椭圆形至扇形，有短柄。孢子囊群每羽片 2~5 个，横生于裂片上缘和外缘，以缺刻分开。

【分布】生于阳光充足的酸性土壤中。产于广西、广东、海南、贵州、云南、四川、台湾、福建、江西、浙江等地。

【性能主治】全草味微苦，性凉。具有清热利湿、解毒、祛瘀消肿的功效。主治感冒发热，肝炎，痢疾，泌尿系结石，跌打肿痛；外用治疗疮，烧烫伤，蛇咬伤。

【采收加工】全年均可采收，洗净，晒干。

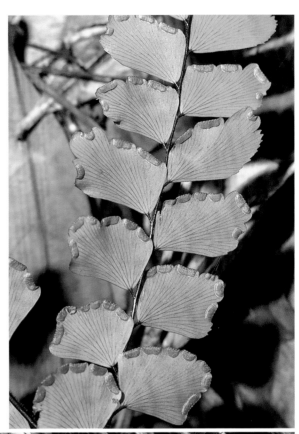

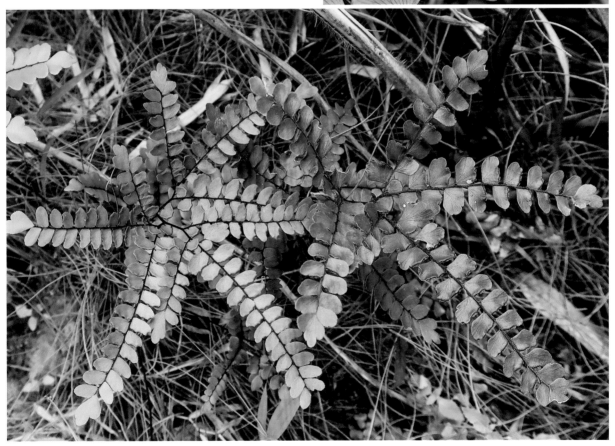

书带蕨

【基原】为书带蕨科书带蕨*Haplopteris flexuosa* (Fée) E. H. Crane 的全草。

【别名】晒不死、柳叶苇、小石韦。

【形态特征】多年生草本。根状茎横走，密被黄褐色鳞片。叶近生，常密集成丛；叶柄短，下部浅褐色，基部被小鳞片；叶片薄草质，线形，边缘反卷，遮盖孢子囊群，叶片下部和先端不育。孢子囊群线形，生于叶缘内侧；孢子长椭圆形，无色透明，单裂缝。

【分布】附生于林中树干或岩石上。产于广西、广东、海南、四川、湖北、江苏、浙江等地。

【性能主治】全草味苦、涩，性凉。具有疏风清热、舒筋止痛、健脾消疳、止血的功效。主治小儿急惊风，小儿疳积，风湿痹痛，跌打损伤，干血痨，咯血，吐血。

【采收加工】全年或夏、秋季采收，洗净，鲜用或晒干。

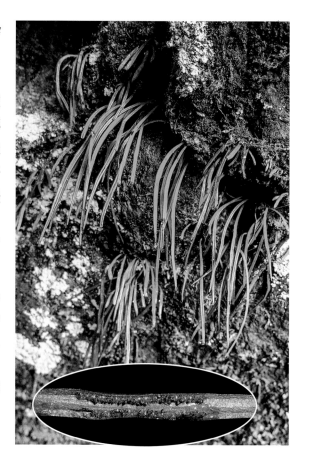

倒挂草

【基原】为铁角蕨科倒挂铁角蕨*Asplenium normale* D. Don 的全草。

【别名】青背连。

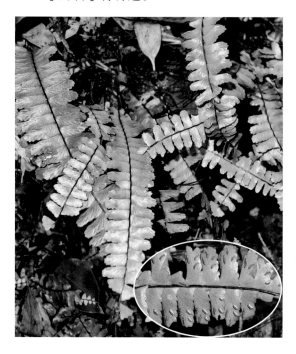

【形态特征】植株高15~40 cm。根状茎直立或斜升，粗壮，黑色，密被黑褐色鳞片。叶簇生；叶柄栗褐色至紫黑色，基部疏被鳞片；叶片披针形，一回羽状；羽片20~44对，互生，平展，无柄，中部羽片同大；叶片草质至薄纸质，两面无毛。孢子囊群椭圆形，棕色，远离主脉伸达叶边，彼此疏离。

【分布】生于密林下、溪边石上或路边阴湿处。产于广西、广东、云南、贵州、湖南、江西、浙江等地。

【性能主治】全草味微苦，性平。具有清热解毒、止血的功效。主治肝炎，痢疾，外伤出血，蜈蚣咬伤。

【采收加工】全年均可采收，洗净，鲜用或晒干。

倒生根

【基原】为铁角蕨科长叶铁角蕨*Asplenium prolongatum* Hook. 的全草。

【别名】长生铁角蕨、倒生莲、凤凰尾。

【形态特征】植株高15~30 cm。根状茎短而直立，先端密被鳞片。叶轴顶端往往延长成鞭状而生根；叶簇生；叶片线状披针形，二回羽状；羽片20~24对，向上互生，斜向上，近无柄，彼此密接，下部羽片常不缩短；叶脉明显，每一小羽片或裂片有小脉1条。孢子囊群狭线形，沿小脉着生。

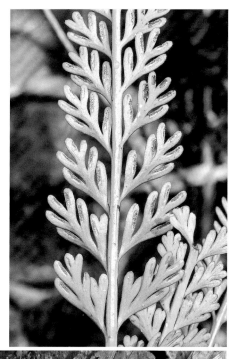

【分布】附生于林中树干上或潮湿的岩石上。产于广西、广东、云南、四川、浙江、江西等地。

【性能主治】全草味辛、苦，性平。具有活血化瘀、祛风湿、通关节的功效。主治吐血，鼻出血，咳嗽痰多，红肿，跌打损伤，筋骨疼痛。

【采收加工】全年均可采收，除去杂质，洗净，晒干。

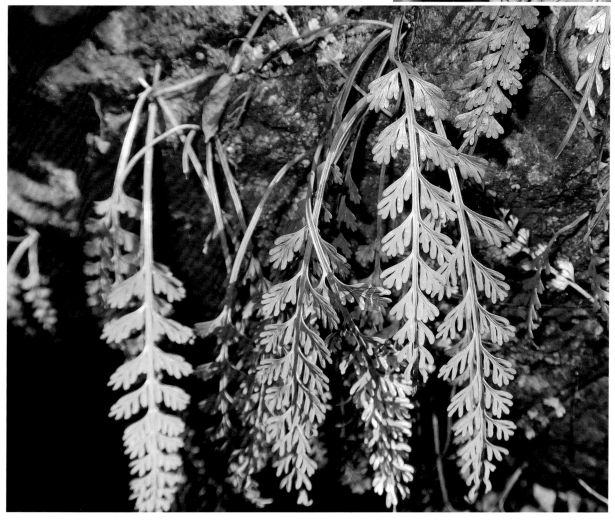

友水龙骨

【基原】为水龙骨科友水龙骨*Polypodiodes amoena* (Wall. ex Mett.) Ching 的根状茎。

【别名】猴子蕨、水龙骨、土碎补。

【形态特征】附生草本。根状茎横走，密被暗棕色鳞片。叶疏生；叶柄禾秆色；叶片厚纸质，卵状披针形，羽状深裂，基部略收缩，先端羽裂渐尖；裂片20~25对，披针形，有齿。孢子囊群圆形，在裂片中脉两侧各排成1行，着生于内藏小脉顶端，位于中脉与叶缘间，无盖。

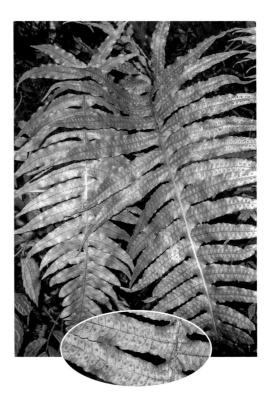

【分布】附生于石上或树干基部。产于广西、云南、湖南、贵州、四川、西藏、江西等地。

【性能主治】根状茎味甘、苦，性平。具有清热解毒、祛风除湿的功效。主治风湿性关节痛，咳嗽，小儿高烧；外用治背痈，无名肿毒，骨折。

【采收加工】全年均可采收，洗净，鲜用或晒干。

光石韦

【基原】为水龙骨科光石韦*Pyrrosia calvata* (Baker) Ching 的全草。

【别名】石韦、大石韦、牛舌条。

【形态特征】植株高25~70 cm。根状茎短粗，横卧，被棕色狭披针形鳞片。叶近生，一型；叶柄木质，禾秆色，基部密被鳞片和深棕色星状毛；叶片狭长披针形，基部狭楔形并下延，边缘全缘，棕色，有黑色点状斑点。孢子囊群近圆形，聚生于叶片上半部，熟时扩张并略汇合。

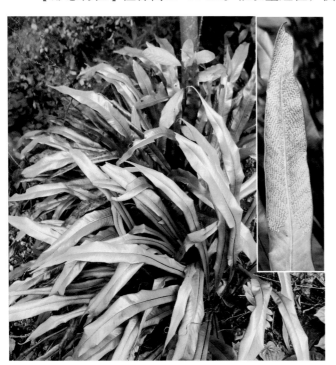

【分布】附生于林下树干或岩石上。产于广西、广东、云南、贵州、四川、湖南、湖北、浙江、福建、陕西、甘肃等地。

【性能主治】全草味苦、酸，性凉。具有清热、利尿、止咳、止血的功效。主治肺热咳嗽，痰中带血，小便不利，热淋，石淋，颈淋巴结核，烧烫伤，外伤出血。

【采收加工】全年均可采收，除去杂质，洗净，鲜用或晒干。

石韦

【基原】为水龙骨科石韦*Pyrrosia lingua* (Thunb.) Farwell 的叶。

【别名】石耳朵、蛇舌风、小叶下红。

【形态特征】植株高10~30 cm。根状茎长而横走，密被淡棕色鳞片。叶远生，近二型；叶片有长柄，革质，披针形至矩圆披针形，腹面绿色，有小凹点，背面密被灰棕色星状毛；能育叶通常远比不育叶高而狭窄。孢子囊群沿着叶背面侧脉整齐排列，初为星状毛包被，成熟后开裂外露而呈砖红色。

【分布】附生于林中树干或溪边石上。产于华东、中南、西南地区。

【性能主治】叶味苦、甘，性微寒。具有利尿通淋、清肺止咳、凉血止血的作用。主治热淋，血淋，石淋，小便不通，淋沥涩痛，肺热喘咳，吐血，鼻出血，尿血，崩漏。

【采收加工】全年均可采收，除去根状茎和根，晒干或阴干。

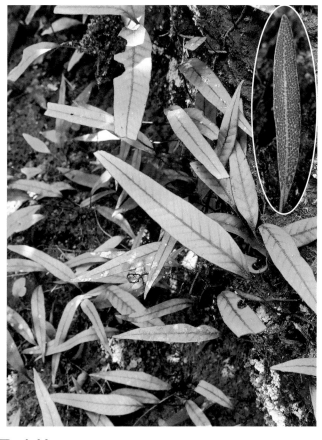

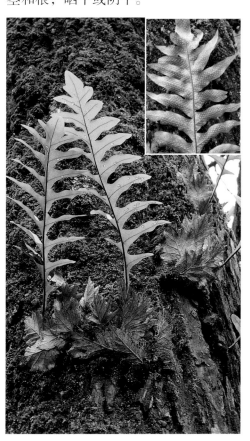

骨碎补

【基原】为槲蕨科槲蕨*Drynaria roosii* Nakaike 的根状茎。

【别名】猴子姜、飞蛾草。

【形态特征】附生草本。植株高25~40 cm。根状茎横走，粗壮，肉质，为扁平的条状或块状，密被鳞片。叶二型；营养叶枯棕色，厚干膜质，覆盖于根状茎上；孢子叶高大，绿色，中部以上深羽裂；裂片7~13对，披针形。孢子囊群生于内藏小脉的交叉处，在主脉两侧各有2~3行。

【分布】附生于树干或岩石上。产于广西、广东、海南、云南、江西、湖北、江苏等地。

【性能主治】根状茎味苦，性温。具有疗伤止痛、补肾强骨、消风祛斑的功效。主治跌扑闪挫，筋骨折伤，肾虚腰痛，筋骨痿软，耳鸣耳聋，牙齿松动；外用治斑秃，白癜风。

【采收加工】全年均可采收，除去泥沙，干燥，或再燎去鳞片。

小叶买麻藤

【基原】为买麻藤科小叶买麻藤Gnetum parvifolium (Warb.) C. Y. Cheng ex Chun的藤茎。

【别名】五层风、大节藤、麻骨风。

【形态特征】常绿木质藤本。茎节膨大呈关节状，皮孔明显，横断面有5层黑色圆圈，呈蛛网状花纹。叶片革质，长卵形，先端急尖或渐尖而钝，基部宽楔形或微圆。成熟种子长椭圆形或窄矩圆状倒卵圆形，几乎无柄，假种皮红色。花期4~6月，种子9~11月成熟。

【分布】生于低海拔林中，常缠绕于其他树上。产于广西、广东、湖南、福建等地。

【性能主治】藤茎味苦，性微温。具有祛风活血、消肿止痛、化痰止咳的功效。主治风湿性关节炎，腰肌劳损，筋骨酸软，跌打损伤，骨折，支气管炎，溃疡病出血，小便不利，蜂窝组织炎。

【采收加工】全年均可采收，切段，鲜用或晒干。

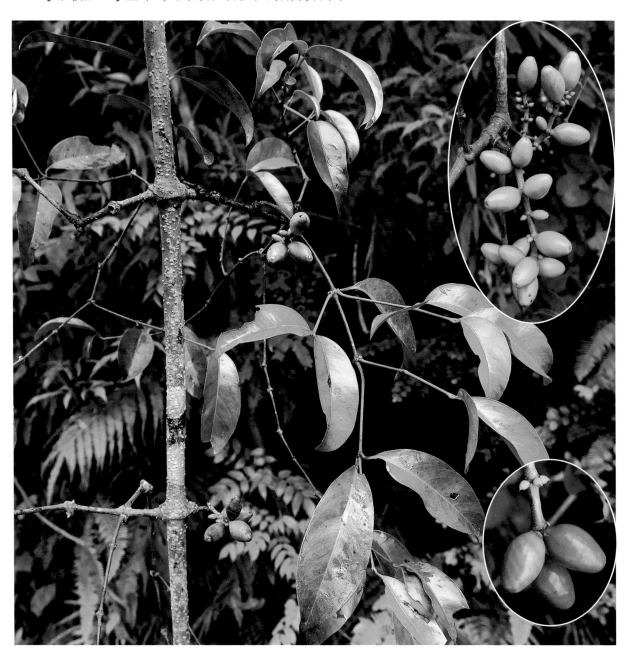

八角茴香

【基原】为木兰科八角*Illicium verum* Hook. f. 的果实。

【别名】唛角、大茴香、大料。

【形态特征】乔木。树皮深灰色。叶不整齐互生，近轮生或松散簇生；叶片革质或厚革质，倒卵状椭圆形、倒披针形或椭圆形，在阳光下可见密布透明油点。花粉红色至深红色，常具不明显的半透明腺点。聚合果，饱满平直。正造果3~5月开花，9~10月果熟；春造果8~10月开花，翌年3~4月果熟。

【分布】产于广西西南部和南部、广东西部、云南东南部和南部、福建南部。

【性能主治】果实味辛，性温。具有温阳散寒、理气止痛的功效。主治寒疝腹痛，肾虚腰痛，胃寒呕吐，脘腹冷痛。

【采收加工】秋、冬季果实由绿变黄时采收，置于沸水中稍烫后干燥或直接干燥。

【附注】野生资源极少见，通常为人工大面积栽培，果为著名的调味香料。

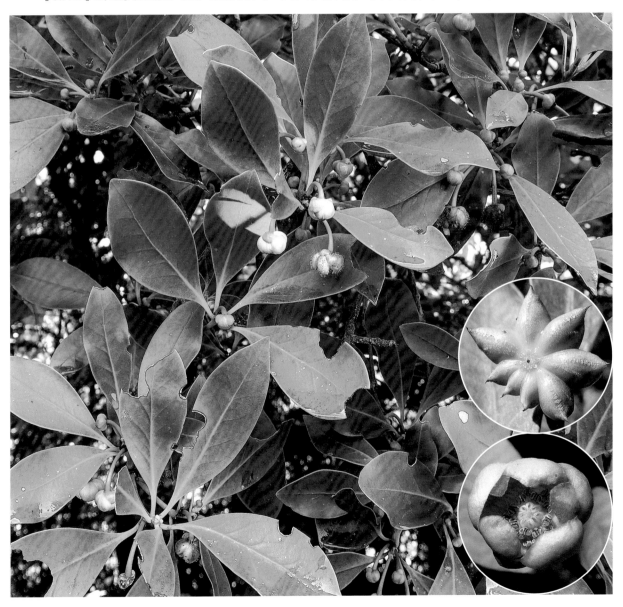

鸡爪风

【基原】为番荔枝科假鹰爪*Desmos chinensis* Lour. 的叶。

【别名】爪芋根、串珠酒饼、半夜兰。

【形态特征】直立或攀缘灌木。有时上枝蔓延，除花外，全株无毛。叶片薄纸质或膜质，长圆形或椭圆形，少数为阔卵形，先端钝或急尖，基部圆形或稍偏斜，腹面有光泽，背面粉绿色。花黄白色，单朵与叶对生或互生。果有柄，念珠状，长2~5 cm。种子圆形。花期夏季至冬季，果期6月至翌年春季。

【分布】生于丘陵山坡、林缘灌木丛中或低海拔旷地、荒野及山谷等地。产于广西、广东、云南、贵州等地。

【性能主治】叶味辛，性温；有小毒。具有祛风利湿、化瘀止痛、健脾和胃、截疟杀虫的功效。主治风湿痹痛，产后瘀滞腹痛，水肿，泄泻，完谷不化，脘腹胀痛，疟疾，风疹，跌打损伤，疥癣，烂脚。

【采收加工】夏、秋季采收，晒干。

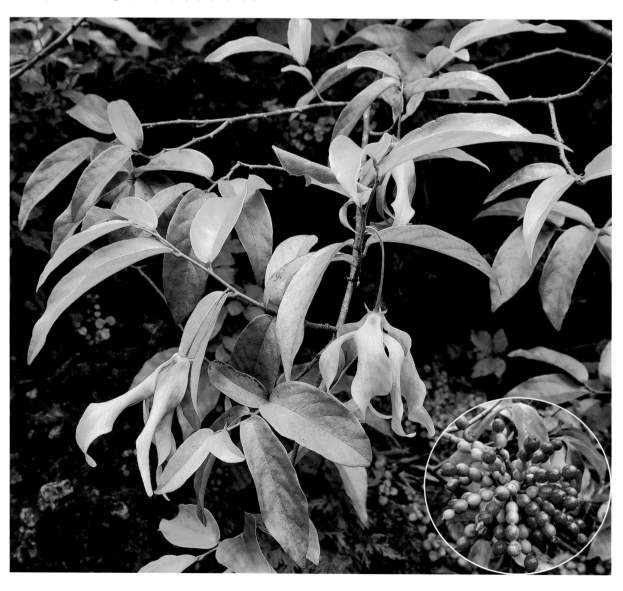

钻山风

【基原】为番荔枝科瓜馥木*Fissistigma oldhamii* (Hemsl.) Merr. 的根及藤茎。

【别名】山龙眼藤、广香藤、小香藤。

【形态特征】攀缘灌木。小枝、叶背和叶柄被黄褐色柔毛。叶片革质，倒卵状椭圆形或长圆形，先端圆形或急尖，基部近圆形。花大，长约2.5 cm，常1~3朵集成密伞花序。果圆球状，直径约1.8 cm，密被黄棕色茸毛；果柄长不及2.5 cm。花期4~9月，果期7月至翌年2月。

【分布】生于低海拔山地林下或山谷水旁灌木丛中。产于广西、广东、云南、湖南、浙江、江西、福建、台湾等地。

【性能主治】根及藤茎味微辛，性平。具有祛风止痛、活血化瘀的功效。主治坐骨神经痛，风湿性关节炎，跌打损伤。

【采收加工】全年均可采收，切段，晒干。

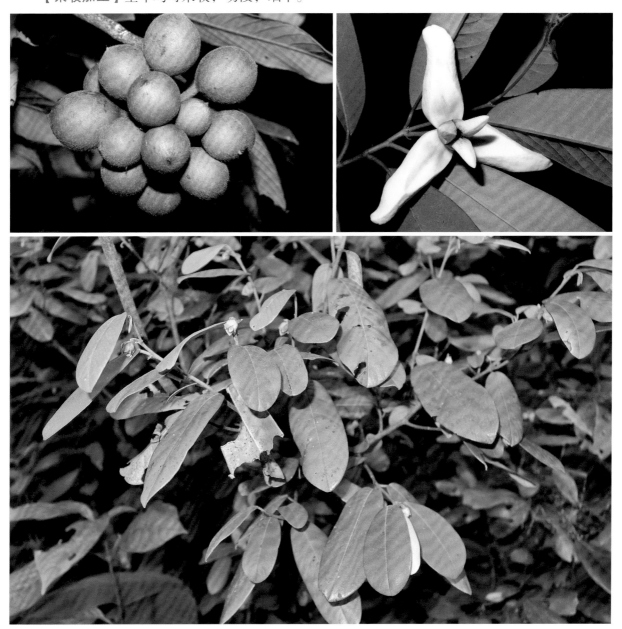

阴香皮

【基原】为樟科阴香*Cinnamomum burmannii* (Nees et T. Nees) Blume 的树皮。

【别名】广东桂皮、小桂皮、山肉桂。

【形态特征】乔木，高达14 m。树皮光滑，灰褐色至黑褐色，内皮红色，味似肉桂。叶互生或近对生；叶片卵圆形至披针形，具离基三出脉。圆锥花序腋生或近顶生，少花，疏散，密被灰白色微柔毛，最末分枝为3朵花的聚伞花序。果卵球形，果托具齿裂，齿顶端截平。花期主要在秋冬季，果期主要在冬末及春季。

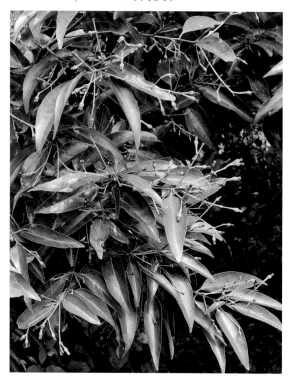

【分布】生于疏林、密林、灌木丛中或溪边路旁等处。产于广西、广东、云南、福建等地。

【性能主治】树皮味辛、微甘，性温。具有温中止痛、祛风散寒、解毒消肿、止血的功效。主治寒性胃痛，腹痛泄泻，食欲不振，风寒湿痹，腰腿疼痛，跌打损伤，创伤出血，疮疖肿毒。

【采收加工】夏季采收，剥取茎皮，晒干。

樟

【基原】为樟科樟*Cinnamomum camphora* (L.) Presl 的根及果实。

【别名】土沉香、樟子、香通。

【形态特征】常绿大乔木。树冠广卵形。枝、叶及树干均有樟脑气味。树皮黄褐色，有不规则的纵裂。叶互生，卵状椭圆形，具离基三出脉。花绿白色或带黄色；花被背面无毛或被微柔毛，腹面密被短柔毛，花被筒倒锥形。果卵球形或近球形，紫黑色。花期4~5月，果期8~11月。

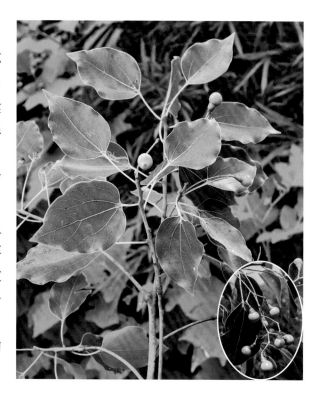

【分布】常生于山坡或沟谷中。产于我国南部及西南部各地。

【性能主治】根味辛，性温。具有温中止痛、祛风除湿的功效。主治胃脘疼痛，风湿痹痛，皮肤瘙痒。果实味辛，性温。具有祛风散寒、温胃和中、理气止痛的功效。主治脘腹冷痛，寒湿吐泻，气滞腹胀，脚气。

【采收加工】春、秋季采收根，洗净，切片，晒干。11~12月采收成熟果实，晒干。

香叶树

【基原】为樟科香叶树*Lindera communis* Hemsl. 的枝叶或茎皮。

【别名】冷青子、千年树、土冬青。

【形态特征】常绿灌木或小乔木。叶互生；叶片通常披针形、卵形或椭圆形，羽状脉，侧脉每边5~7条，弧曲。伞形花序具5~8朵花，单生或2朵并生于叶腋，总梗极短；雄花黄色，雌花黄色或黄白色。果卵形，有时略小而近球形，无毛，熟时红色。花期3~4月，果期9~10月。

【分布】生于干燥沙质土壤，散生或混生于常绿阔叶林中。产于广西、广东、云南、贵州、湖南、湖北、四川、江西、浙江、陕西、甘肃等地。

【性能主治】枝叶或茎皮味涩、微辛，性微寒。具有解毒消肿、散瘀止痛的功效。主治跌打肿痛，外伤出血，疮痈疖肿。

【采收加工】全年均可采收，树皮应刮去粗皮，晒干。

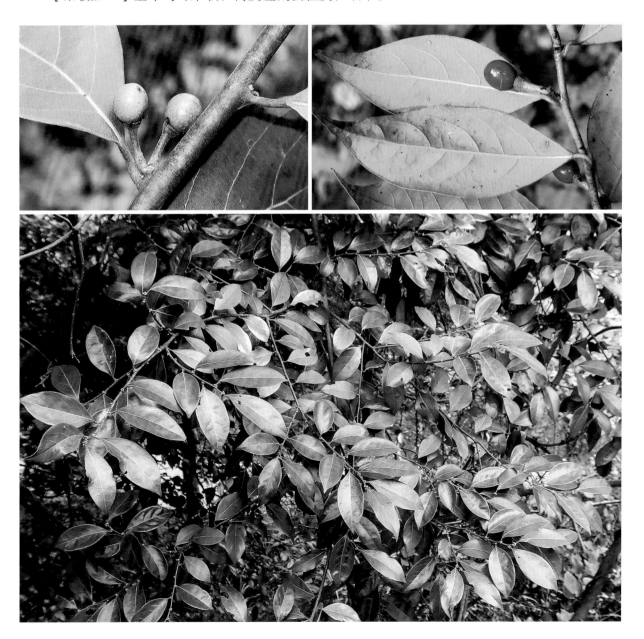

红花青藤

【基原】为青藤科红花青藤*Illigera rhodantha* Hance 的根或藤茎。

【别名】毛青藤、三姐妹藤。

【形态特征】藤本。茎具沟棱，幼枝被金黄褐色茸毛。指状复叶互生，有小叶3片；叶柄密被金黄褐色茸毛。聚伞花序组成的圆锥花序腋生，狭长，密被金黄褐色茸毛，萼片紫红色；花瓣与萼片同形。果具4翅；翅较大，舌形或近圆形。花期6~11月，果期12月至翌年4~5月。

【分布】生于山谷密林或疏林灌木丛中。产于广西、广东、云南等地。

【性能主治】根或藤茎味甘、辛，性温。具有祛风止痛、散瘀消肿的功效。主治风湿性关节痛，蛇虫咬伤，跌打肿痛。

【采收加工】种后2~3年，于夏、秋季采收，洗净，切段，晒干。

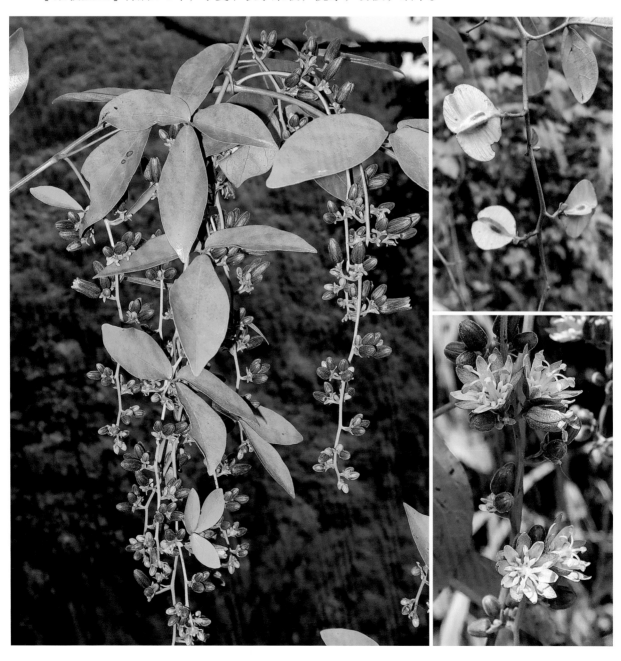

威灵仙

【基原】为毛茛科威灵仙*Clematis chinensis* Osbeck 的根及根状茎。

【别名】铁脚威灵仙、百条根、老虎须。

【形态特征】木质藤本。茎、小枝近无毛或疏生短柔毛。一回羽状复叶有5片小叶；小叶纸质，窄卵形至披针形，全缘，两面近无毛。常为圆锥状聚伞花序，多花，腋生或顶生；萼片4枚，开展，白色，长圆形或长圆状倒卵形。瘦果卵形至宽椭圆形，有柔毛。花期6~9月，果期8~11月。

【分布】生于山坡、山谷灌木丛中或沟边、路旁草丛中。产于广西、广东、贵州、四川、湖南、湖北、浙江、江苏、河南、陕西、江西、福建、台湾等地。

【性能主治】根及根状茎味辛、咸，性温。具有祛风除湿、通经络的功效。主治风湿痹痛，肢体麻木，筋脉拘挛，屈伸不利。

【采收加工】秋季采收，除去泥沙，晒干。

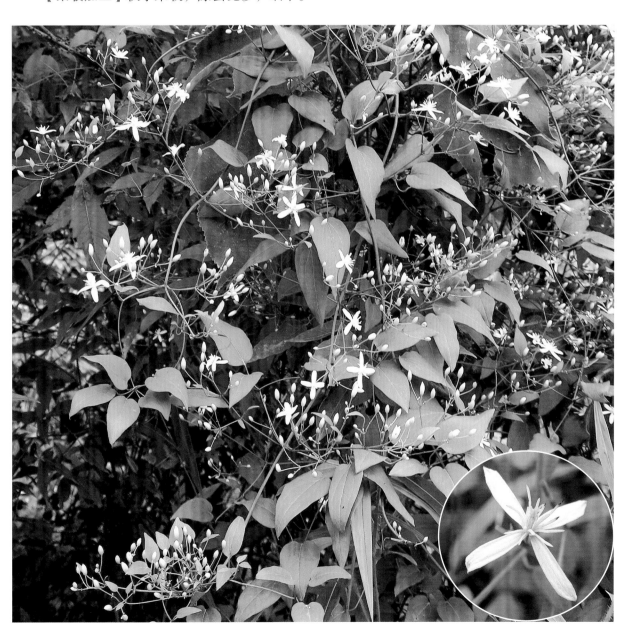

柱果铁线莲

【基原】为毛茛科柱果铁线莲*Clematis uncinata* Champ. ex Benth. 的根及叶。

【别名】铁脚威灵仙、黑木通、一把扇。

【形态特征】藤本。植株干时常带黑色，除花柱有羽状毛及萼片外面边缘有短柔毛外，其余光滑。一回至二回羽状复叶；小叶片纸质或薄革质，宽卵形、卵形、长圆状卵形至卵状披针形。圆锥状聚伞花序腋生或顶生，多花；萼片4枚，白色。瘦果圆柱状钻形，无毛。花期6~7月，果期7~9月。

【分布】生于山地、山谷、溪边、石灰岩的灌木丛中或林边。产于广西、广东、云南东南部、贵州、四川、湖南、安徽南部、浙江、江苏宜兴、陕西南部、甘肃南部等地。

【性能主治】根及叶味辛，性温。具有祛风除湿、舒筋活络、镇痛的功效。根主治风湿性关节痛，牙痛，骨鲠候。叶外用治外伤出血。

【采收加工】夏、秋季采收，根、叶分别晒干。

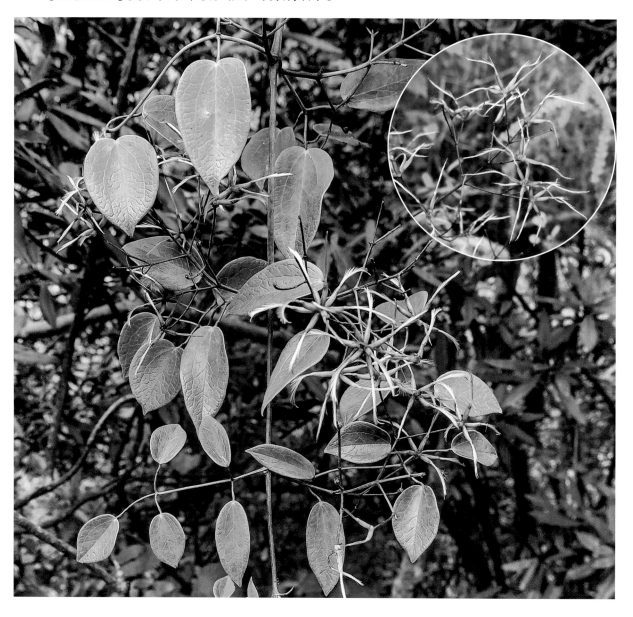

八月炸

【基原】为木通科白木通*Akebia trifoliata* (Thunb.) Koidz. subsp. *australis* (Diels) T. Shimizu 的果实及根。

【别名】闹鱼果、三叶藤、八月扎。

【形态特征】落叶木质藤本。小叶革质，卵状长圆形或卵形，边缘通常全缘，有时略具少数不规则的浅缺刻。总状花序，腋生或生于短枝上；雄花萼片长2~3 mm，紫色；雌花萼片长9~12 mm；雄蕊6枚，红色或紫红色，干后褐色或淡褐色。果长圆球形，熟时黄褐色。种子卵形，黑褐色。花期4~5月，果期6~9月。

【分布】生于山坡灌木丛或沟谷疏林中。产于长江流域各地，向北分布至河南、山西和陕西。

【性能主治】果实及根味甘，性温。具有疏肝、补肾、止痛的功效。主治胃痛，疝痛，睾丸肿痛，腰痛，遗精，月经不调，白带异常，子宫脱垂。

【采收加工】秋季采收果实及根，晒干。

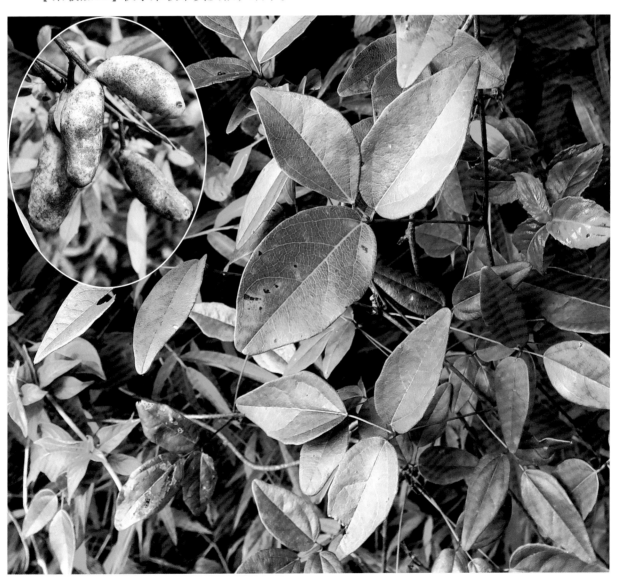

野木瓜果

【基原】为木通科野木瓜*Stauntonia chinensis* DC. 的果实。

【别名】七叶枫、五爪金龙、野木通。

【形态特征】木质藤本。掌状复叶有小叶5~7片；小叶长圆形、椭圆形或长圆状披针形，嫩叶常密布更浅色的斑点。花雌雄同株，通常3~4朵组成伞房花序式的总状花序；雄花萼片背面淡黄色或乳白色，腹面紫红色；雌花萼片与雄花的相似但稍大。果长圆球形。种子近三角形。花期3~4月，果期6~10月。

【分布】生于山地密林、山腰灌木丛中或山谷溪边疏林中。产于广西、广东、香港、云南、贵州、湖南、安徽、浙江、江西、福建等地。

【性能主治】果实味酸、甘，性平。具有敛肠益胃的功效。主治急性胃肠炎。

【采收加工】夏、秋季采收，鲜用或晒干。

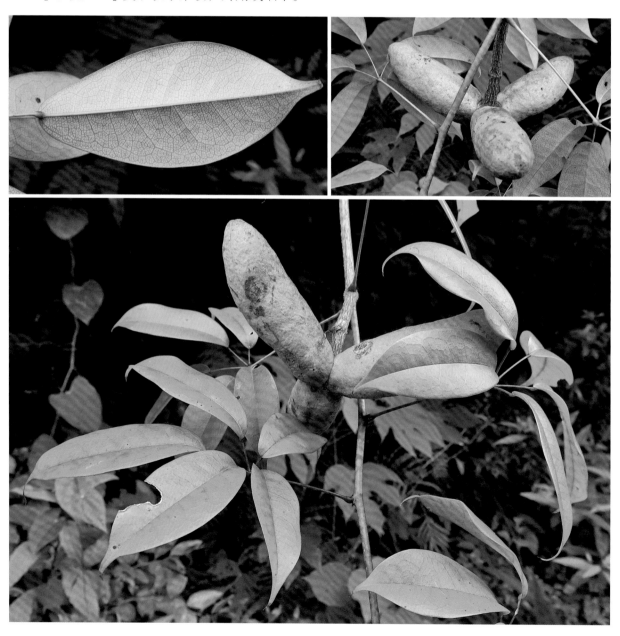

衡州乌药

【基原】为防己科樟叶木防己 *Cocculus laurifolius* DC. 的根。

【别名】木防己、山桂枝、牛十八。

【形态特征】直立灌木或小乔木，很少呈藤状。枝有条纹，嫩枝稍有棱角，无毛。叶片薄革质，椭圆形、卵形或长椭圆形至披针状长椭圆形，较少倒披针形。聚伞花序或聚伞圆锥花序腋生。核果近圆球形，稍扁，直径6~7 mm；果核骨质，背部有不规则的小横肋状皱纹。花期春、夏季，果期秋季。

【分布】生于灌木丛或疏林中。产于我国南部各地，北至湖南西南部、贵州南部，西至西藏吉隆。

【性能主治】根味辛、甘，性温。具有顺气宽胸、祛风止痛的功效。主治胸膈痞闷，疝气，膀胱冷气，脘腹疼痛，风湿腰腿痛，跌打伤痛，神经痛。

【采收加工】春季或冬季采收，除去须根，洗净，切段，晒干。

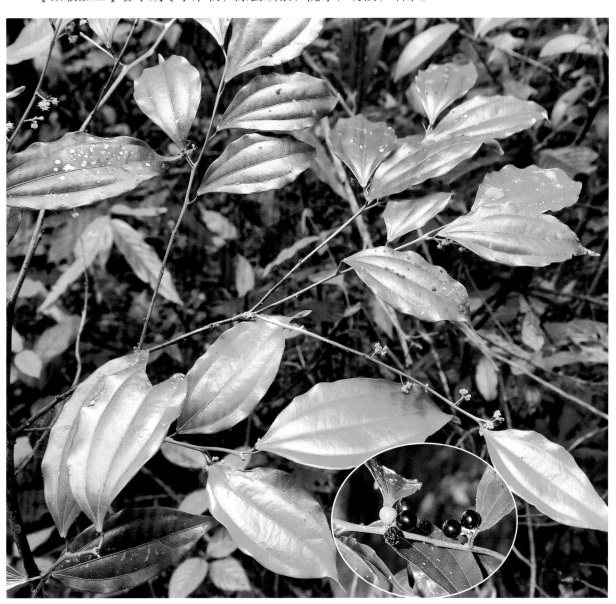

百解藤

【基原】为防己科粉叶轮环藤*Cyclea hypoglauca* (Schauer) Diels 的根及藤茎。

【别名】金线风、凉粉藤、金锁匙。

【形态特征】藤本。老茎木质。小枝纤细，除叶腋有簇毛外，其余无毛。叶片阔卵状三角形至卵形，先端渐尖，基部截平至圆形，边缘全缘而稍反卷，两面无毛或背面被稀疏而长的白毛。花序腋生，雄花序为间断的穗状花序，花序轴常不分枝或有时基部有短小分枝，纤细无毛。核果红色，无毛。花期5~7月，果期7~9月。

【分布】生于林缘和山地灌木丛中。产于广西、广东、海南、湖南、江西、福建、云南等地。

【性能主治】根及藤茎味苦，性寒。具有清热解毒、祛风止痛、利水通淋的功效。主治风热感冒，咳嗽，咽喉肿痛，尿路感染，尿路结石，风湿疼痛，疮疡肿毒，毒蛇咬伤。

【采收加工】全年均可采收，除去须根或枝叶，洗净，切段，晒干。

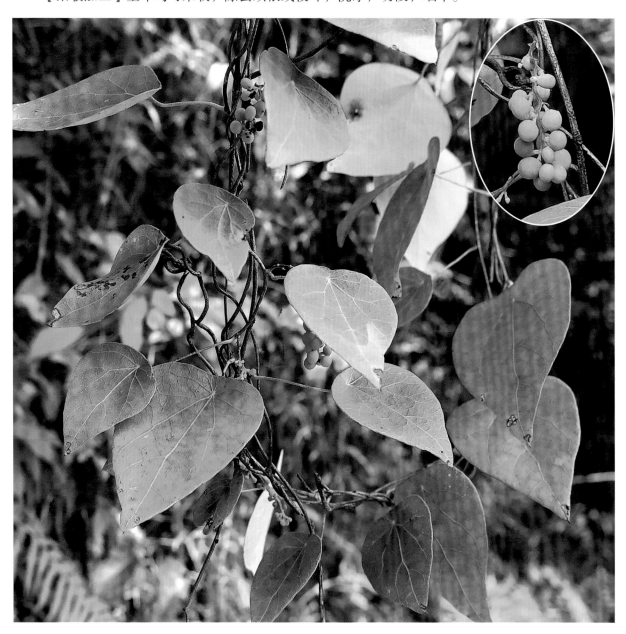

黑风散

【基原】为防己科细圆藤*Pericampylus glaucus* (Lam.) Merr. 的藤茎或叶。

【别名】广藤、小广藤、土藤。

【形态特征】木质藤本。小枝通常被灰黄色茸毛，有条纹，老枝无毛。叶片三角状卵形至三角状近圆形，有小突尖，基部近截平至心形，边缘有圆齿或近全缘，两面被茸毛或腹面被疏柔毛至近无毛，很少两面近无毛。聚伞花序呈伞房状，被茸毛。核果红色或紫色，果核直径5~6 mm。花期4~6月，果期9~10月。

【分布】生于林中、林缘或灌木丛中。产于长江以南各地，尤以广西、广东、云南三地较常见。

【性能主治】藤茎或叶味苦，性凉。具有清热解毒、息风止痉、扶除风湿的功效。主治疮疡肿毒，咽喉肿痛，惊风抽搐，风湿痹痛，跌打损伤，毒蛇咬伤。

【采收加工】全年均可采收，晒干。

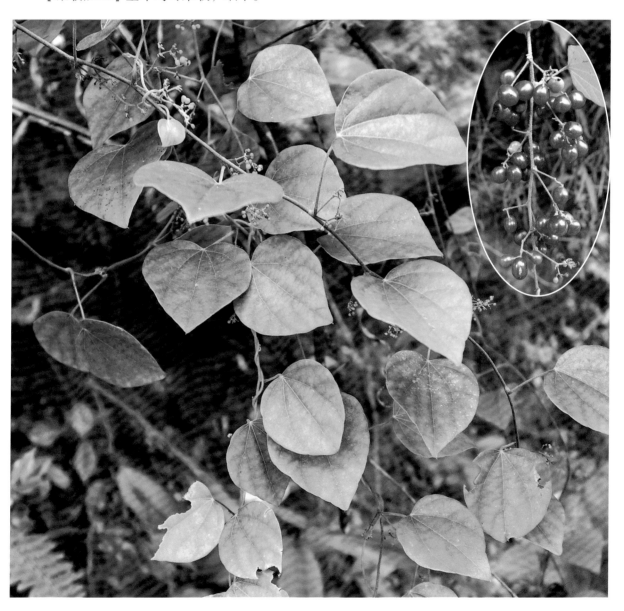

宽筋藤

【基原】为防己科中华青牛胆*Tinospora sinensis* (Lour.) Merr. 的藤茎。

【别名】伸筋藤、无地根、青筋藤。

【形态特征】藤本。枝稍肉质，嫩枝绿色，有条纹，被柔毛。叶片纸质，阔卵状近圆形，边缘全缘，两面被短柔毛，背面甚密。总状花序叶腋抽出，雄花序长1~4 cm或更长，单生或有时几个簇生。核果红色，近球形，果核半卵球形，背面有棱脊和许多小疣状突起。花期4月，果期5~6月。

【分布】生于林中，也常见栽培。产于广西、广东、云南三地的南部。

【性能主治】藤茎味微苦，性凉。具有祛风止痛、舒筋活络的功效。主治腰肌劳损，风湿痹痛。

【采收加工】全年均可采收，洗净，切厚片，鲜用或晒干。

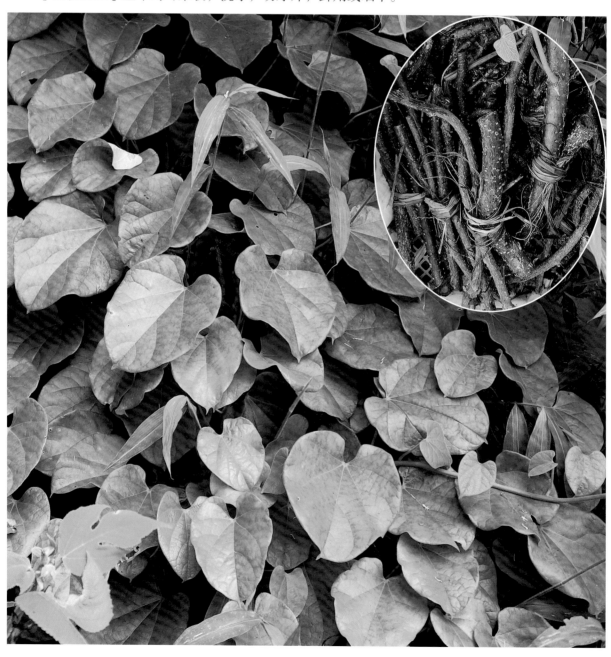

鱼腥草

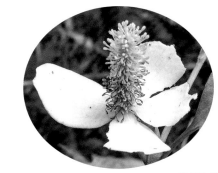

【基原】为三白草科蕺菜 *Houttuynia cordata* Thunb. 的新鲜全草或地上部分。

【别名】侧耳根、猪鼻孔、臭草。

【形态特征】腥臭草本。茎下部伏地，节上轮生小根；上部直立，无毛或节上被毛，有时带紫红色。叶片薄纸质，有腺点，背面尤甚，卵形或阔卵形，先端短渐尖，基部心形，两面有时除叶脉被毛外，其余均无毛，背面常呈紫红色。花序长约2 cm，无毛；总苞片长圆形或倒卵形。蒴果。花期4~7月。

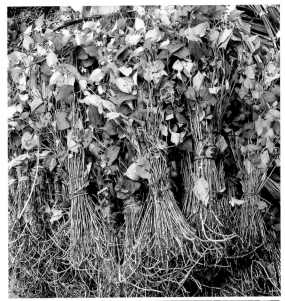

【分布】生于沟边、林下潮湿处。产于我国中部、东南部至西南部各地，东起台湾，西南至云南、西藏，北达陕西、甘肃。

【性能主治】新鲜全草或干燥地上部分味辛，性微寒。具有清热解毒、消痈排脓、利尿通淋的功效。主治肺痈吐脓，痰热喘咳，热痢，热淋，痈肿疮毒。

【采收加工】夏季茎叶茂盛、花穗多时采收，除去杂质，晒干。

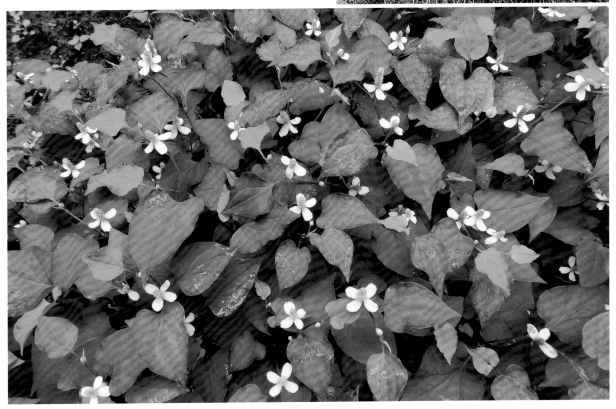

肿节风

【基原】为金粟兰科草珊瑚 *Sarcandra glabra* (Thunb.) Nakai 的全株。

【别名】九节茶、九节风、接骨莲。

【形态特征】常绿小灌木。叶片革质，椭圆形、卵形至卵状披针形，边缘具粗锐齿，齿尖有1个腺体，两面均无毛；叶柄基部合生成鞘状。穗状花序顶生，通常有分枝，多少呈圆锥花序状；花黄绿色；子房球形或卵形，无花柱。核果球形，直径3~4 mm，熟时亮红色。花期6月，果期8~10月。

【分布】生于山谷林下阴湿处。产于广西、广东、云南、贵州、四川、湖南、江西、福建、台湾、安徽、浙江等地。

【性能主治】全株味苦、辛，性平。具有清热凉血、活血消斑、祛风通络的功效。主治血热紫斑、紫癜，风湿痹痛，跌打损伤。

【采收加工】夏、秋季采收，除去杂质，晒干。

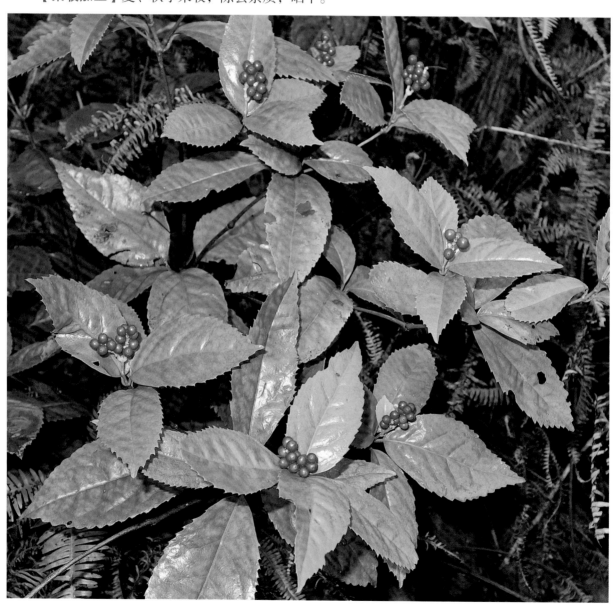

博落回

【基原】为罂粟科博落回*Macleaya cordata* (Willd.) R. Br. 的根或全草。

【别名】三钱三、号筒草、勃逻回。

【形态特征】直立草本。基部木质化，具乳黄色浆汁。叶片宽卵形或近圆形，通常7或9深裂或浅裂，裂片半圆形、方形、三角形或其他形状，边缘波状、缺刻状、粗齿或多细齿，腹面绿色，无毛，背面多白粉，被易脱落的细茸毛。大型圆锥花序。蒴果狭倒卵形或倒披针形。花期6~8月，果期7~10月。

【分布】生于丘陵或低山林中、灌木丛中或草丛中。产于我国长江以南、南岭以北的大部分省区，南至广东，西至贵州，西北达甘肃南部。

【性能主治】根或全草味辛、苦，性寒；有剧毒。具有散瘀、祛风、解毒、止痛、杀虫的功效。主治疔疮肿痛，臁疮，痔疮，湿疹，蛇虫咬伤，跌打肿痛，风湿性关节痛，龋齿痛，顽癣，滴虫性阴道炎，酒皶鼻。

【采收加工】秋、冬季采收，根状茎与茎叶分开，晒干，放干燥处保存。鲜用随时可采。

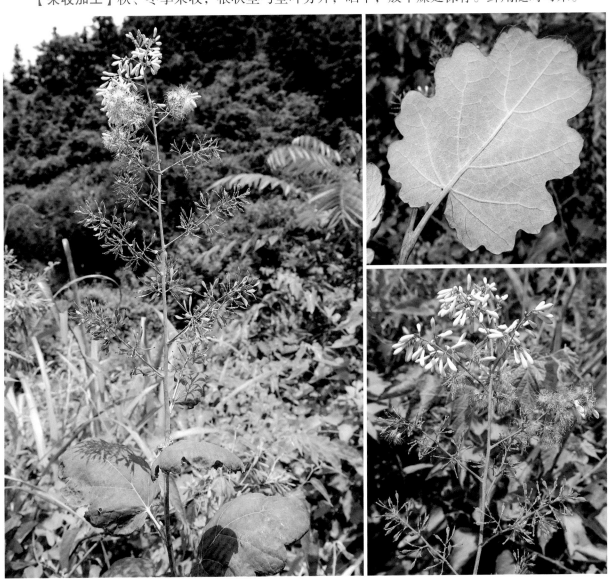

尾叶山柑

【基原】为白花菜科小绿刺*Capparis urophylla* F. Chun 的叶。

【别名】尖叶山柑、尾叶槌果藤、尾叶马槟榔。

【形态特征】小乔木或灌木。小枝圆柱形，纤细，干后绿色或黄绿色，有纵行细条纹，无刺或有上举微内弯的小刺；茎上刺粗壮。叶片卵形或椭圆形，先端渐狭延成长尾。花单出腋生或2~3朵排成一短纵列腋上生，花瓣白色，无毛。果球形，直径6~10 mm，熟后橘红色。花期3~6月，果期8~12月。

【分布】生于山坡道旁、河旁、溪边、山谷疏林或石山灌木丛中。产于广西、云南西南部至东南部。

【性能主治】叶味微辛，性温。具有消肿解毒的功效。主治毒蛇咬伤。

【采收加工】夏、秋季采收，洗净，鲜用或晒干。

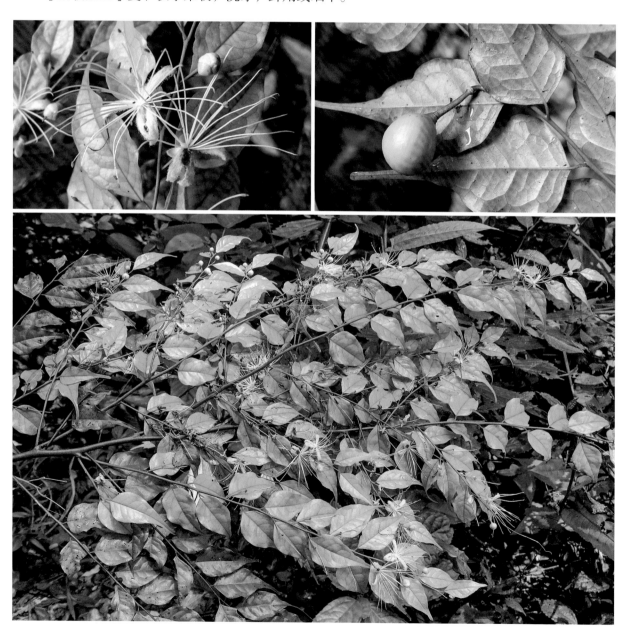

地白草

【基原】为堇菜科七星莲*Viola diffusa* Ging. 的全草。

【别名】白菜仔、狗儿草、黄瓜菜。

【形态特征】一年生草本。植株被糙毛或白色柔毛，或近无毛。花期生出地上匍匐枝，匍匐枝先端具莲座状叶丛，通常生不定根。基生叶丛生，呈莲座状，或于匍匐枝上互生；叶片卵形或卵状长圆形，边缘具钝齿及缘毛。花较小，淡紫色或浅黄色。蒴果长圆球形，顶端常具宿存的花柱。花期3~5月，果期5~8月。

【分布】生于山地林下、林缘、草坡、溪谷旁、岩石缝隙中。产于广西、云南、四川、浙江、台湾等地。

【性能主治】全草味苦、辛，性寒。具有清热解毒、散瘀消肿的功效。主治疮疡肿毒，肺热咳嗽，百日咳，黄疸型肝炎，带状疱疹，烧烫伤，跌打损伤，毒蛇咬伤。

【采收加工】夏、秋季采收，洗净，除去杂质，鲜用或晒干。

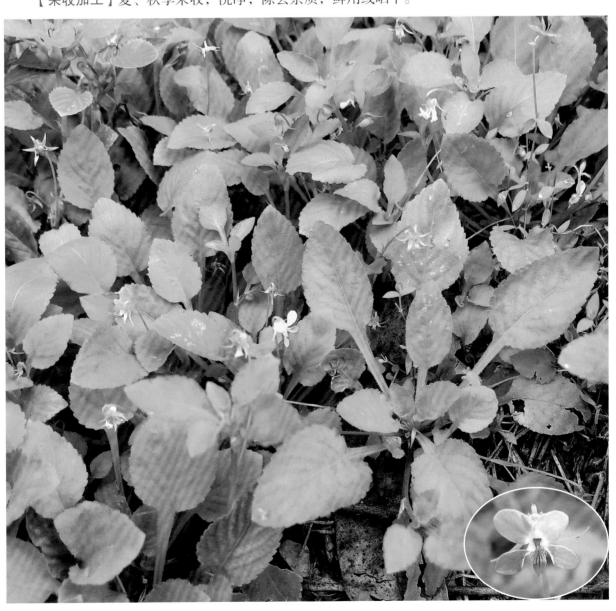

大金不换

【基原】为远志科华南远志*Polygala chinensis* L. 的全草。

【别名】大金牛草、肥儿草、蛇总管。

【形态特征】一年生直立草本。主根粗壮，橘黄色。茎基部木质化，分枝圆柱形，被卷曲短柔毛。叶互生；叶片纸质，倒卵形、椭圆形或披针形，边缘全缘，微反卷，绿色，疏被短柔毛。总状花序腋上生，稀腋生；花小而密集，花瓣淡黄色或白色带淡红色。蒴果倒心形，边缘有睫毛。花期4~10月，果期5~11月。

【分布】生于山坡草地或灌木丛中。产于广西、广东、云南、福建、海南等地。

【性能主治】全草味辛、甘，性平。具有祛痰、消积、散瘀、解毒的功效。主治咳嗽咽痛，小儿疳积，跌打损伤，瘰疬，痈肿，毒蛇咬伤。

【采收加工】春、夏季采收，切段，晒干。

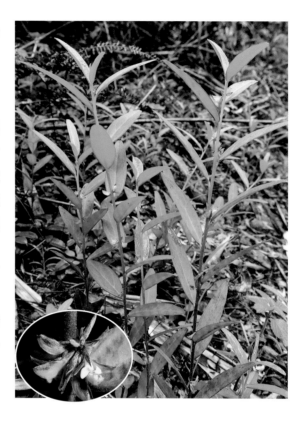

黄花倒水莲

【基原】为远志科黄花倒水莲*Polygala fallax* Hemsl. 的根。

【别名】黄花参、观音串、黄花远志。

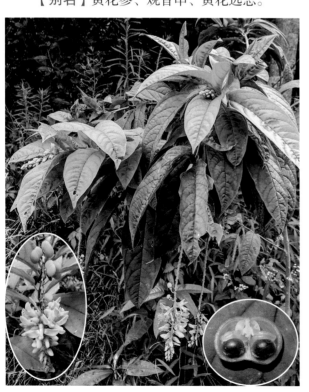

【形态特征】灌木或小乔木。根粗壮，多分枝，表皮淡黄色。单叶互生；叶片膜质，披针形至椭圆状披针形，边缘全缘，叶腹面深绿色，背面淡绿色，两面均被短柔毛。总状花序顶生或腋生，花瓣正黄色，侧生花瓣长圆形。蒴果阔倒心形至圆形，绿黄色。种子圆形，密被白色短柔毛。花期5~8月，果期8~10月。

【分布】生于山谷林下水旁阴湿处。产于广西、广东、云南、湖南、江西、福建等地。

【性能主治】根味甘、微苦，性平。具有补益、强壮、祛湿、散瘀的功效。主治产后或病后体虚，急慢性肝炎，腰腿酸痛，子宫脱垂，脱肛，神经衰弱，月经不调，尿路感染，风湿骨痛，跌打损伤。

【采收加工】茎叶春、夏季采收，切段，晒干。根秋、冬季采收，切片，晒干。

吹云草

【基原】为远志科齿果草*Salomonia cantoniensis* Lour. 的全草。

【别名】一碗泡、斩蛇剑、过山龙。

【形态特征】一年生直立草木。根纤细，芳香。茎细弱，多分枝，具狭翅。单叶互生；叶片膜质，卵状心形或心形，先端钝，具短尖头，基部心形，边缘全缘或微波状，绿色，无毛。穗状花序顶生，多花，花瓣3片，淡红色。蒴果肾形，两侧具2列三角状尖齿。种子2粒，卵形。花期7~8月，果期8~10月。

【分布】生于山坡林下、灌木丛或草地中。产于华东、华中、华南和西南地区。

【性能主治】全草味微辛，性平。具有解毒消肿、散瘀止痛的功效。主治痈肿疮疡，无名肿毒，喉痹，毒蛇咬伤，跌打损伤，风湿性关节痛，牙痛。

【采收加工】夏、秋季采收全草，洗净，鲜用或晒干。

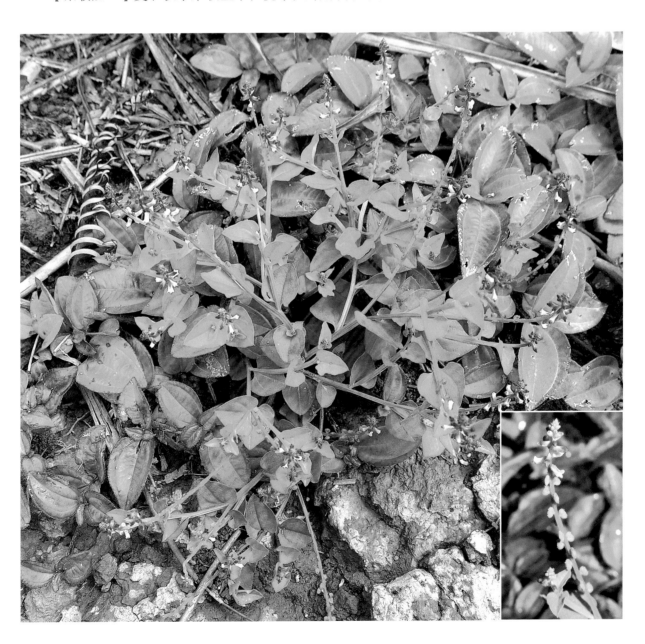

马齿苋

【基原】为马齿苋科马齿苋*Portulaca oleracea* Linn. 的全草。

【别名】马齿草、马苋、马齿菜。

【形态特征】一年生铺地草本。茎平卧或斜倚，伏地铺散，多分枝，淡绿色或带暗红色。叶互生，有时近对生；叶片扁平，肥厚，倒卵形，似马齿状，边缘全缘，叶腹面暗绿色，背面淡绿色或带暗红色，中脉微隆起。花无梗，常3~5朵簇生枝端，花瓣黄色。蒴果卵球形，盖裂。花期5~8月，果期6~9月。

【分布】生命力强，生于菜园、农田、路旁，耐旱亦耐涝，喜肥沃土壤。我国南北各地均产。

【性能主治】全草味酸，性寒。具有清热解毒、凉血止痢、除湿通淋的功效。主治热毒泻痢，热淋，尿闭，赤白带下，崩漏，痔血，疮疡痈疖，丹毒，瘰疬，湿癣，白秃。

【采收加工】8~9月采收全草，洗净泥土，除去杂质，再用开水稍烫（煮）或蒸片刻，待上气后，取出晒或炕干；亦可鲜用。

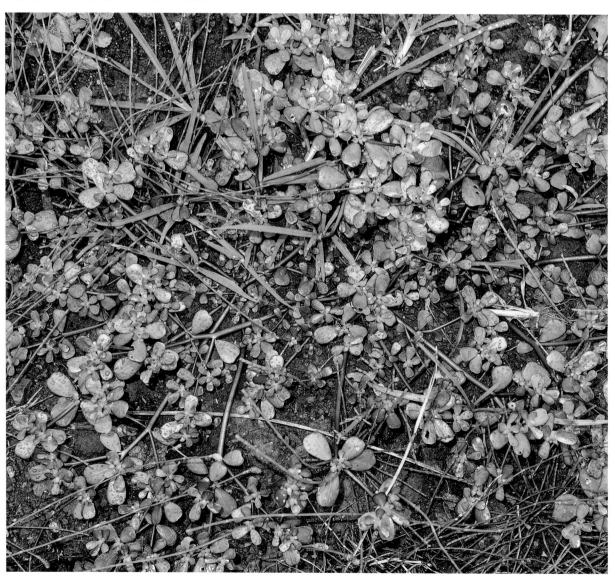

金线草

【基原】为蓼科金线草*Antenoron filiforme* (Thunb.) Roberty et Vautier 的全草。

【别名】人字草、九盘龙、毛血草。

【形态特征】多年生草本。茎直立，具糙伏毛，有纵沟，节部膨大。叶片椭圆形或长圆形，两面均有长糙伏毛；托叶鞘筒状，膜质，褐色。总状花序呈穗状，通常数个，顶生或腋生；花序轴延伸，花排列稀疏。瘦果卵形，双凸镜状，褐色。花期7~8月，果期9~10月。

【分布】生于山坡林缘、山谷路旁。产于陕西南部、甘肃南部及华东、华中、华南、西南地区。

【性能主治】全草味辛，性凉；有小毒。具有凉血止血、清热利湿、散瘀止痛的功效。主治咳血，吐血，便血，血崩，泄泻，痢疾，胃痛，经期腹痛，产后血瘀腹痛，跌打损伤，风湿痹痛。

【采收加工】夏、秋季采收，晒干或鲜用。

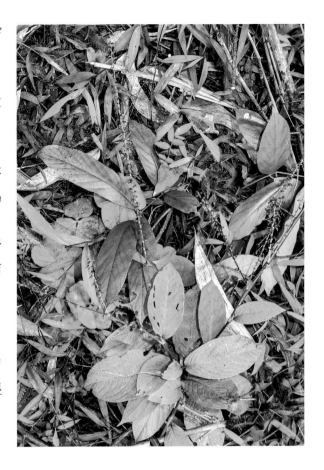

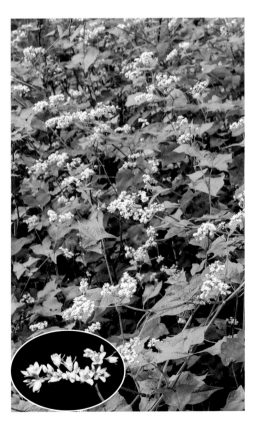

金荞麦

【基原】为蓼科金荞麦*Fagopyrum dibotrys* (D. Don) Hara 的根状茎。

【别名】野荞麦、荞麦三七、金锁银开。

【形态特征】多年生草本。根状茎木质化，黑褐色。叶片三角形，边缘全缘，两面均具乳头状突起或被柔毛；托叶鞘筒状，膜质，褐色，无缘毛。花序伞房状，顶生或腋生；苞片卵状披针形，顶端尖，边缘膜质；花被5深裂，白色，花被片长椭圆形。瘦果宽卵形，黑褐色，无光泽。花期7~9月，果期8~10月。

【分布】生于山谷湿地、山坡灌木丛中。产于陕西及华东、华中、华南、西南地区。

【性能主治】根状茎味微辛、涩，性凉。具有清热解毒、排脓祛瘀的功效。主治肺痈吐脓，肺热喘咳，乳蛾肿痛。

【采收加工】冬季采收，除去茎和须根，洗净，晒干。

何首乌

【基原】为蓼科何首乌*Fallopia multiflora* (Thunb.) Haraldson 的块根。

【别名】首乌、赤首乌、铁秤砣。

【形态特征】多年生草本。块根肥厚，黑褐色。茎缠绕，多分枝，具纵棱，无毛，下部木质化。叶片卵状心形，边缘全缘。圆锥花序，顶生或腋生；苞片三角状卵形，具小突起，每苞内具2~4朵花；花被5深裂，白色或淡绿色，果时增大，呈近圆形。瘦果卵形，黑褐色。花期8~9月，果期9~10月。

【分布】生于山谷路边、灌木丛中、山坡及沟边石隙。产于广西、贵州、四川、河南、江苏、湖北等地。

【性能主治】块根味苦、甘、涩，性微温。具有解毒、消痈、截疟、润肠通便的功效。主治疮痈，瘰疬，风疹瘙痒，久疟体虚，肠燥便秘。

【采收加工】秋、冬季叶枯萎时采收块根，削去两端，洗净，个大的切成块，干燥。

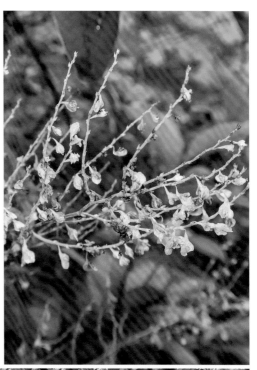

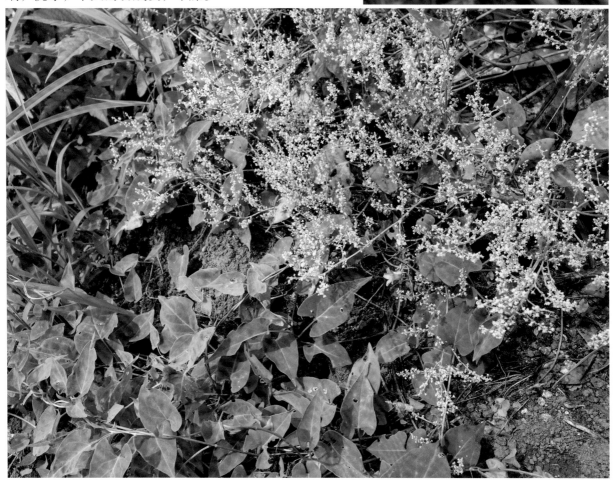

石莽草

【基原】为蓼科头花蓼*Polygonum capitatum* Buch.-Ham. ex D. Don 的全草。

【别名】省订草、雷公须、火眼丹。

【形态特征】多年生草本。茎匍匐，丛生，多分枝，疏生腺毛或近无毛，一年生枝近直立，疏生腺毛。叶片卵形或椭圆形，边缘全缘，具腺毛，两面疏生腺毛，腹面有时具黑褐色新月形斑点。头状花序；花被5深裂，淡红色。瘦果长卵形，黑褐色，密生小点，微有光泽。花期6~9月，果期8~10月。

【分布】生于山坡、山谷湿地。产于广西、广东、云南、贵州、四川、湖南、湖北、江西、西藏等地。

【性能主治】全草味苦、辛，性凉。具有清热利湿、活血止痛的功效。主治痢疾，肾盂肾炎，膀胱炎，尿路结石，风湿痛，跌打损伤，疖腮，疮疡，湿疹。

【采收加工】全年均可采收，鲜用或晒干。

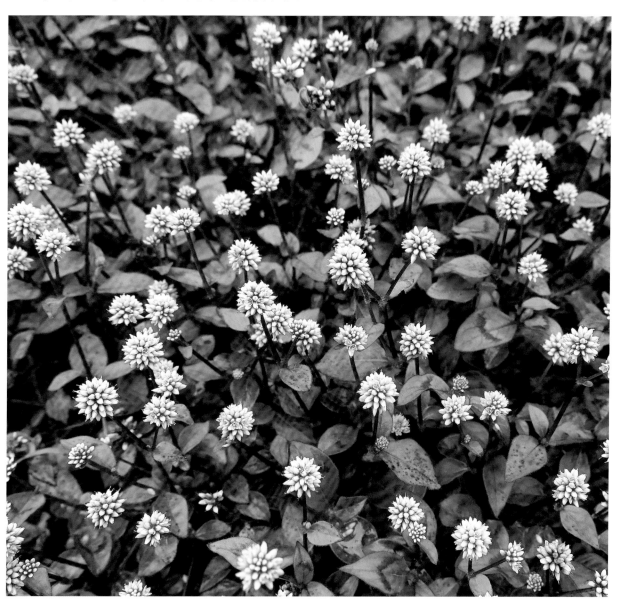

火炭母

【基原】为蓼科火炭母*Polygonum chinense* L. 的全草。

【别名】火炭毛、乌炭子、运药。

【形态特征】多年生草本。茎直立，通常无毛。叶片卵形或长卵形，边缘全缘，两面无毛，或背面沿叶脉疏生短柔毛。头状花序，通常数个排成圆锥状，顶生或腋生，花序梗被腺毛；花被5深裂，白色或淡红色；裂片卵形，果时增大，呈肉质，蓝黑色。瘦果宽卵形，黑色。花期7~9月，果期8~10月。

【分布】生于山谷湿地、山坡草地。产于陕西南部、甘肃南部及华东、华中、华南、西南地区。

【性能主治】全草味酸、涩，性凉；有毒。具有清热解毒、利湿止痒、明目退翳的功效。主治痢疾，肠炎，扁桃体炎，咽喉炎；外用治角膜薄翳，子宫颈炎，霉菌性阴道炎，皮炎湿疹。

【采收加工】夏、秋季采收，除去泥沙，晒干。

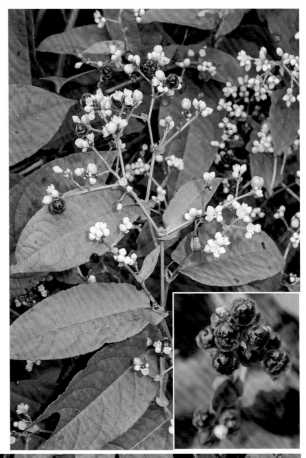

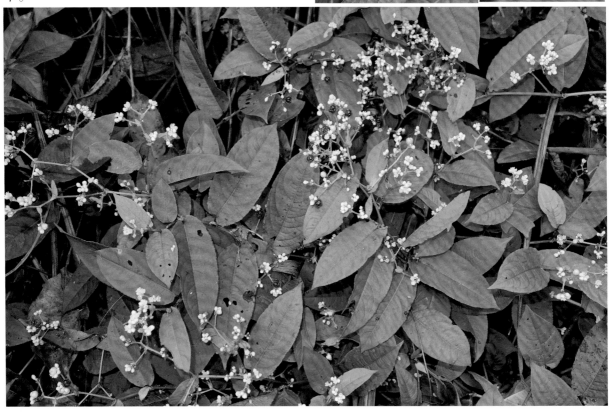

扛板归

【基原】为蓼科扛板归*Polygonum perfoliatum* L. 的全草。

【别名】方胜板、刺犁头、蛇不过。

【形态特征】一年生草本。茎攀缘，多分枝，沿棱具稀疏的倒生皮刺。叶片三角形，薄纸质，腹面无毛，背面沿叶脉疏生皮刺。总状花序短穗状，不分枝，顶生或腋生；花被5深裂，白色或淡红色，果时增大，呈肉质，深蓝色。瘦果球形，黑色，有光泽，包于宿存花被内。花期6~8月，果期7~10月。

【分布】生于田边、路旁、山谷湿地。产于广西、广东、云南、贵州、四川、海南、江西、福建、台湾、湖南、湖北、安徽、浙江、江苏、山东、河南、河北、陕西、甘肃、黑龙江、吉林、辽宁等地。

【性能主治】全草味酸、苦，性平。具有清热解毒、利湿消肿、散瘀止血的功效。主治疔疮痈肿，丹毒，瘰腮，乳腺炎，聤耳，喉蛾，感冒发热，肺热咳嗽，百日咳，瘰疬，痔疾，鱼口便毒，泻痢，黄疸，臌胀，水肿，淋浊，带下，疟疾，风火赤眼，跌打肿痛，吐血，便血，蛇虫咬伤。

【采收加工】夏、秋季采收地上部分，鲜用或晒干。

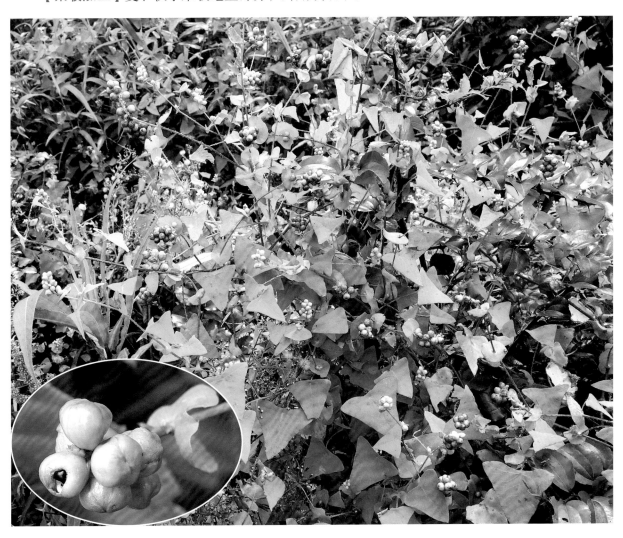

虎杖

【基原】为蓼科虎杖*Reynoutria japonica* Houtt. 的根状茎及根。

【别名】花斑竹、酸筒杆、酸汤梗。

【形态特征】多年草本。根状茎粗壮，横走。茎直立，具小突起，无毛，散生红色或紫红色斑点。叶片宽卵形或卵状椭圆形，近革质，两面无毛，沿叶脉具小突起。花单性，雌雄异株；圆锥花序；花被5深裂，淡绿色；雄花花被片具绿色中脉，无翅。瘦果卵形，黑褐色。花期8~9月，果期9~10月。

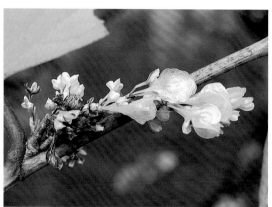

【分布】生于山坡灌木丛、山谷、路旁、田边湿地。产于华东、华中、华南地区及四川、云南、贵州、陕西南部、甘肃南部。

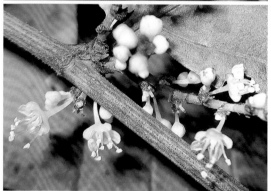

【性能主治】根状茎及根味咸，性寒。具有消痰软坚散结、利水消肿的功效。主治瘿瘤，瘰疬，睾丸肿痛，痰饮水肿。

【采收加工】夏、秋季采收，晒干。

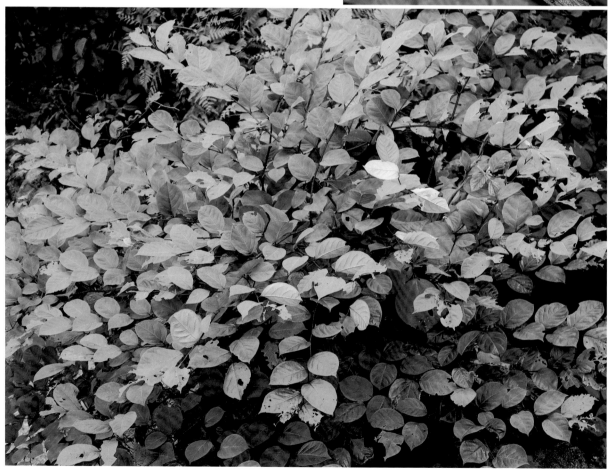

商陆

【基原】为商陆科商陆*Phytolacca acinosa* Roxb. 的根。

【别名】土冬瓜、抱母鸡、土母鸡。

【形态特征】多年生草本。根肥大，肉质，倒圆锥形，外皮淡黄色或灰褐色，内面黄白色。茎直立，肉质，绿色或红紫色。叶片薄纸质，椭圆形、长椭圆形或披针状椭圆形。总状花序顶生或与叶对生，密生多花；花白色，后渐变为淡红色。浆果扁球形，深红紫色或黑色。花期5~8月，果期6~10月。

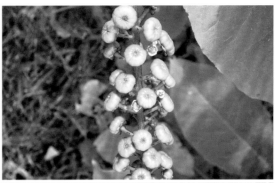

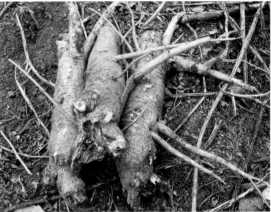

【分布】生于沟谷、山坡林下、林缘路旁。除东北、内蒙古、青海、新疆外，分布几遍全国。

【性能主治】根味苦，性寒；有毒。具有逐水消肿、通利二便、解毒散结的功效。主治水肿胀满，二便不通；外用治痈肿疮毒。

【采收加工】秋季至翌年春季采收根部，除去须根和泥沙，切成块或片，晒干或阴干。

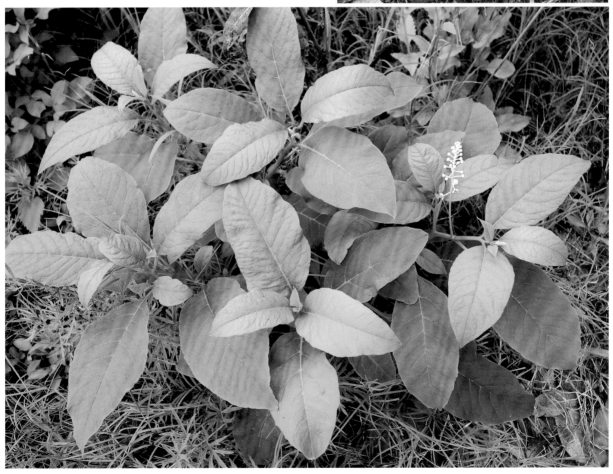

垂序商陆

【基原】为商陆科垂序商陆*Phytolacca americana* L. 的根。

【别名】地萝卜、章柳、金七娘、商陆。

【形态特征】多年生草本。根粗壮，肥大，倒圆锥形。茎直立，圆柱形，有时带紫红色。叶片椭圆状卵形或卵状披针形。总状花序顶生或侧生；花白色，微带红晕；花被片5枚，雄蕊、心皮及花柱通常均为10枚，心皮合生。果序下垂；浆果扁球形，熟时紫黑色。种子肾圆形。花期6~8月，果期8~10月。

【分布】生于山坡、路旁、田边。产于广西、广东、云南、四川、江西、福建、湖北、浙江、江苏、山东、河南、河北、陕西等地。

【性能主治】根味苦，性寒；有毒。具有逐水消肿、通利二便、解毒散结的功效。主治水肿胀满，二便不通；外用治痈肿疮毒。

【采收加工】秋季至翌年春季采收，除去须根和泥沙，切成块或片，晒干或阴干。

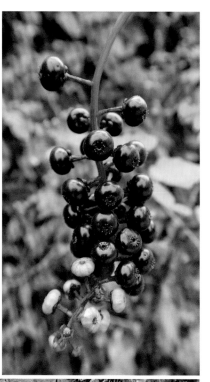

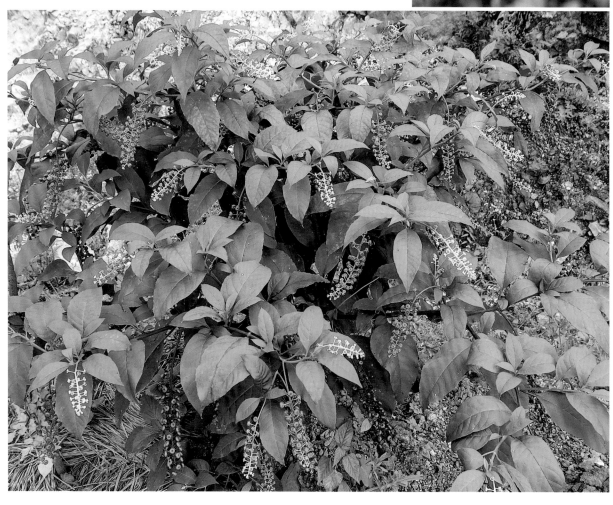

节节花

【基原】为苋科莲子草*Alternanthera sessilis* (L.) R. Br. ex DC. 的全草。

【别名】耐惊菜、蓬子草、满天星。

【形态特征】多年生草本。茎上升或匍匐，绿色或稍带紫色，在节处有1行横生柔毛。叶片形状及大小有变化，条状披针形、矩圆形、倒卵形、卵状矩圆形，边缘全缘或有不明显的齿，两面无毛或疏生柔毛。腋生头状花序1~4个，无总花梗，初为球形，后渐成圆柱形；花密生，白色。花期5~7月，果期7~9月。

【分布】生于村庄附近的草坡、水沟、田边或沼泽、海边潮湿处。产于广西、广东、云南、贵州、四川、江西、福建、台湾、湖南、湖北、安徽、江苏、浙江等地。

【性能主治】全草味微甘，性寒。具有凉血散瘀、清热解毒、除湿通淋的功效。主治咳血、吐血，便血，湿热黄疸，痢疾，泄泻，牙龈肿痛，咽喉肿痛，肠痈，乳痈，痒腮，痈疽肿毒，湿疹，淋症，跌打损伤，毒蛇咬伤。

【采收加工】夏、秋季采收，洗净，晒干。

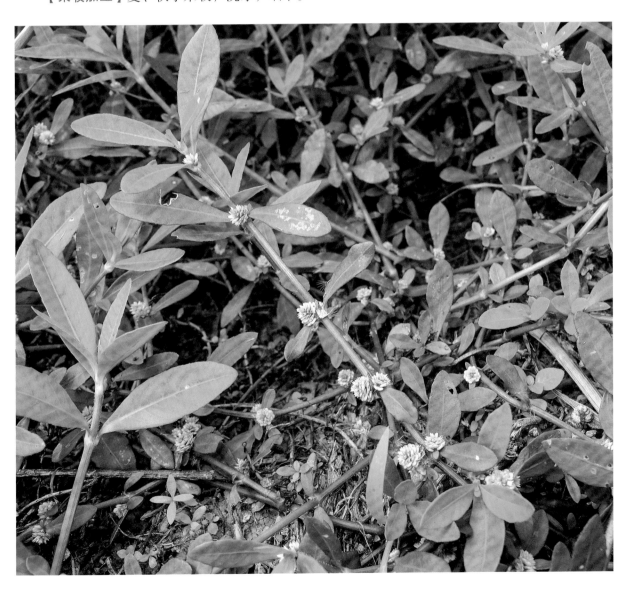

青葙子

【基原】为苋科青葙 *Celosia argentea* L. 的成熟种子。

【别名】野鸡冠花、狗尾花、狗尾苋。

【形态特征】一年生草本。植株全体无毛。茎直立，有分枝，绿色或红色，具明显条纹。叶片矩圆披针形、披针形或披针状条形，少数卵状矩圆形，绿色常带红色。花多数，密生，在茎端或枝端成单一、无分枝的塔状或圆柱状穗状花序。胞果小，包裹在宿存花被片内。花期5~8月，果期6~10月。

【分布】生于平原、田边、丘陵、山坡。分布几遍全国。

【性能主治】种子味苦、辛，性寒。具有清虚热、除骨蒸、解暑热、截疟、退黄的功效。主治温邪伤阴，夜热早凉，阴虚发热，骨蒸劳热，暑邪发热，疟疾寒热，湿热黄疸。

【采收加工】秋季果实成熟时采收植株或果穗，晒干，收集种子，除去杂质。

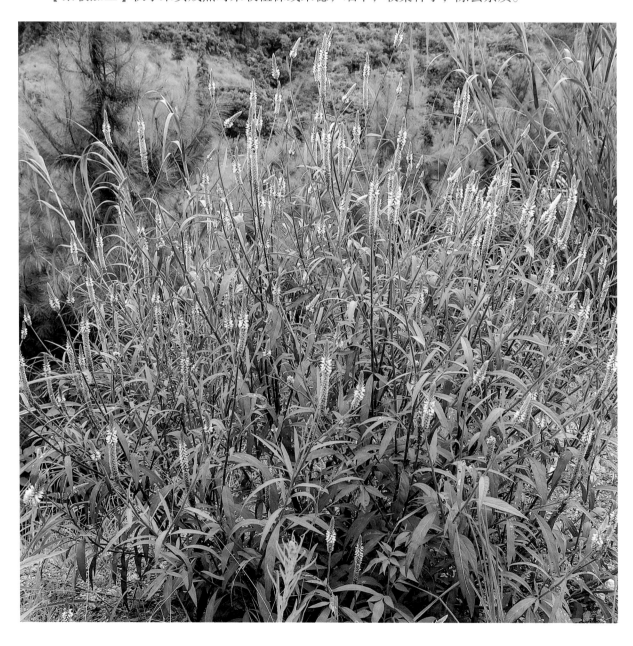

藤三七

【基原】为落葵科落葵薯*Anredera cordifolia* (Ten.) Steenis 的瘤块状珠芽。

【别名】藤子三七、小年药、土三七。

【形态特征】缠绕藤本。根状茎粗壮。叶具短柄；叶片卵形至近圆形，稍肉质，腋生小块茎（珠芽）。总状花序具多花，花序轴纤细，花托顶端杯状，花常由此脱落；花被片白色，渐变黑，开花时张开，卵形、长圆形至椭圆形，顶端钝圆；雄蕊白色，花丝顶端在芽中反折，开花时伸出花外。花期6~10月。

【分布】广西、广东、云南、四川、福建、江苏、浙江、北京有栽培。

【性能主治】瘤块状珠芽味微苦，性温。具有补肾强腰、散瘀消肿的功效。主治腰膝痹痛，病后体弱，跌打损伤，骨折。

【采收加工】在珠芽形成后采收，除去杂质，鲜用或晒干。

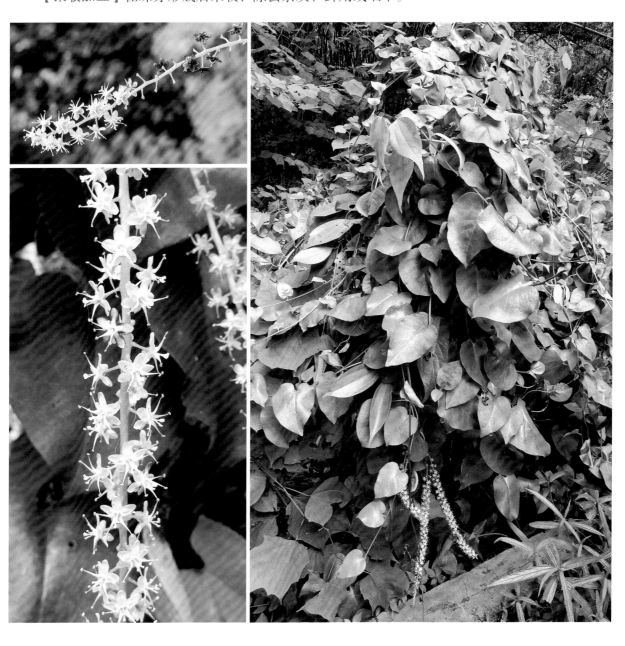

酢浆草

【基原】为酢浆草科酢浆草*Oxalis corniculata* L. 的全草。

【别名】酸箕、酸咪咪、酸草。

【形态特征】草本。全株被柔毛。根状茎稍肥厚；茎细弱，多分枝。叶基生或茎上互生；基部与叶柄合生，两面被柔毛或腹面无毛，沿脉被毛较密，边缘具贴伏缘毛。花单生或数朵集为伞形花序状，腋生；总花梗淡红色，花瓣5片，黄色。蒴果长圆柱形，种子长卵形，褐色或红棕色。花期、果期2~9月。

【分布】生于山坡草地、河谷沿岸、路边、田边、荒地或林下阴湿处等。产于全国各地。

【性能主治】全草味酸，性凉。具有清热利湿、消肿解毒的功效。主治感冒发热，肠炎，尿路感染，神经衰弱；外用治跌打损伤，毒蛇咬伤，烧烫伤，痈肿疮疖，湿疹。

【采收加工】四季均可采收，以夏、秋季有花果时采收药效较好，除去泥沙，晒干。

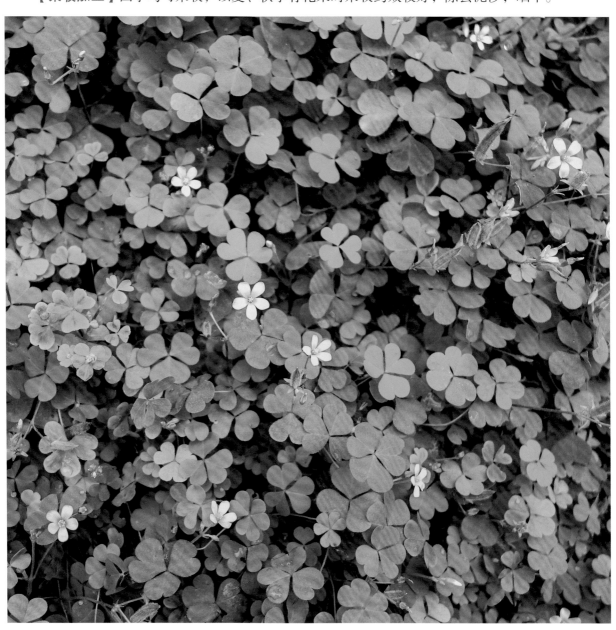

铜锤草

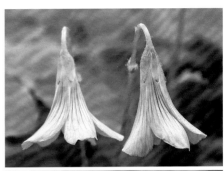

【基原】为酢浆草科红花酢浆草*Oxalis corymbosa* DC. 的全草。

【别名】大酸味草、大老鸦酸、地麦子。

【形态特征】多年生直立草本。地下部分有球状鳞茎，外层鳞片膜质，褐色，被长缘毛，内层鳞片呈三角形。叶基生；被毛或近无毛；通常两面或有时仅边缘有干后呈棕黑色的小腺体，背面尤甚并被疏毛。总花梗基生，二歧聚伞花序，通常排列成伞形花序式，花瓣淡紫色至紫红色。花期、果期3~12月。

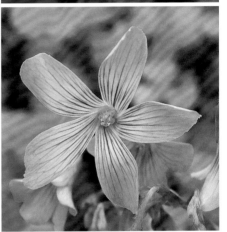

【分布】生于低海拔的山地、路旁、田野、菜地的潮湿处。产于广西、云南及华东、华中、华南地区。

【性能主治】全草味酸，性寒。具有散瘀消肿、清热利湿、解毒的功效。主治跌打损伤，月经不调，咽喉肿痛，水泻，痢疾，水肿，白带异常，淋浊，痔疮，痈肿，疮疖，烧烫伤。

【采收加工】3~6月采收全草，洗净，鲜用或晒干。

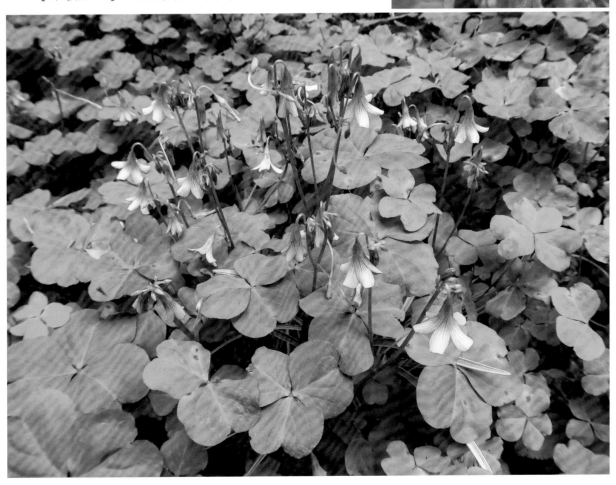

铁牛皮

【基原】为瑞香科毛瑞香*Daphne kiusiana* var. *atrocaulis* (Rehder) F. Maekawa 的全株。

【别名】大金腰带、金腰带、蒙花皮。

【形态特征】常绿直立灌木。枝深紫色或紫红色，无毛。叶互生；叶片革质，椭圆形或披针形，腹面深绿色，具光泽，干燥后有时起皱纹，背面淡绿色，中脉纤细。花白色，有时淡黄白色，芳香，9~12朵簇生于枝顶呈头状花序。果实红色，卵状椭圆形。花期11月至翌年2月，果期4~5月。

【分布】生于湿润的山顶林缘或丛林中。产于江西、福建、广西、广东、台湾、湖南、湖北、安徽、四川、浙江、江苏等地。

【性能主治】全株味辛、苦，性温；有小毒。具有祛风除湿、调经止痛、解毒的功效。主治风湿骨痛，手足麻木，月经不调，闭经，产后风湿，跌打损伤，骨折，脱臼。

【采收加工】全年均可采收，切段，晒干。

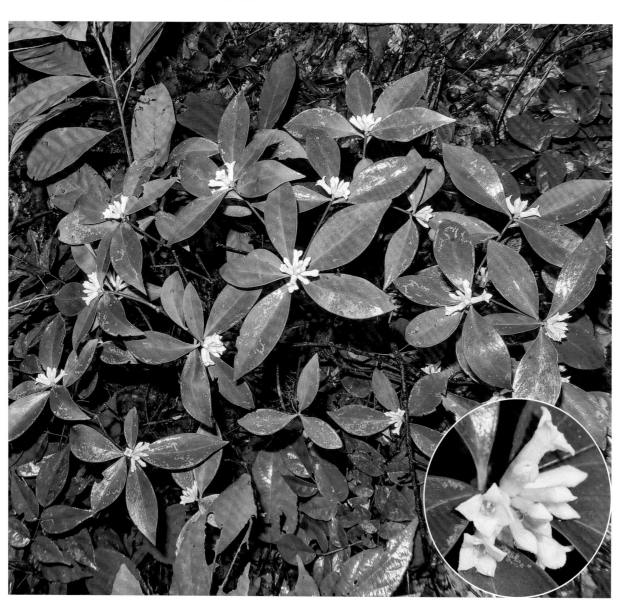

了哥王

【基原】为瑞香科了哥王*Wikstroemia indica* (L.) C. A. Mey. 的茎叶。

【别名】九信菜、九信药、鸡仔麻。

【形态特征】灌木。小枝红褐色，无毛。叶对生；叶片纸质至近革质，倒卵形、椭圆状长圆形或披针形，干时棕红色，无毛，侧脉细密。花黄绿色，数朵组成头状总状花序顶生；花序梗长5~10 mm，无毛，花梗长1~2 mm；花近无毛，裂片4枚，宽卵形至长圆形。果椭圆形，熟时红色至暗紫色。花果期夏、秋季。

【分布】生于开旷林下或石山上。产于广西、广东、四川、湖南、浙江、江西、福建、台湾等地。

【性能主治】茎叶味苦、辛，性寒；有毒。具有消热解毒、化痰散结、消肿止痛的功效。主治痈肿疮毒，瘰疬，风湿痛，跌打损伤，蛇虫咬伤。

【采收加工】茎叶全年均可采收，洗净，切段，鲜用或晒干。

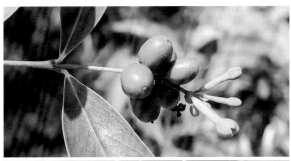

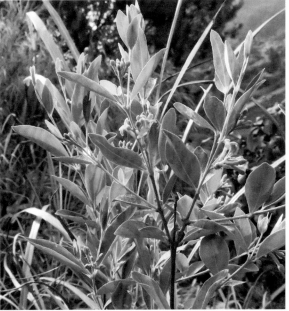

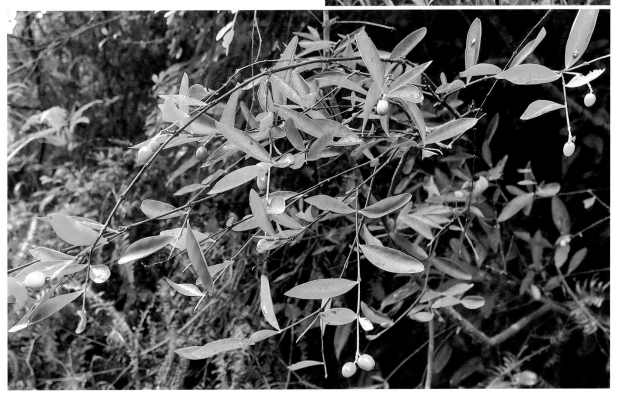

紫茉莉

【基原】为紫茉莉科紫茉莉 *Mirabilis jalapa* L. 的叶及果实。

【别名】胭脂花、胭粉豆、白粉果。

【形态特征】一年生草本。茎直立，多分枝，无毛或疏生细柔毛，节稍膨大。叶片卵形或卵状三角形，边缘全缘，两面均无毛。花常数朵簇生于枝顶端；花紫红色、黄色、白色或杂色；花被筒高脚碟状。花午后开放，有香气，次日午前凋萎。瘦果球形，黑色，表面具皱纹。花期6~10月，果期8~11月。

【分布】我国南北各地常栽培，为观赏花卉，有时逸为野生。

【性能主治】叶味甘、淡，性微寒。具有清热解毒、祛风渗湿、活血的功效。主治痈肿疮毒，疥癣，跌打损伤。果实味甘，性微寒。具有清热祛斑、利湿解毒的功效。主治斑痣、脓疱疮。

【采收加工】叶生长茂盛且花未开时采收叶片，洗净，鲜用。9~10月采收果实，除去杂质，晒干。

【附注】《中华本草》记载紫茉莉以叶和果实入药的药材名分别为紫茉莉叶和紫茉莉子。

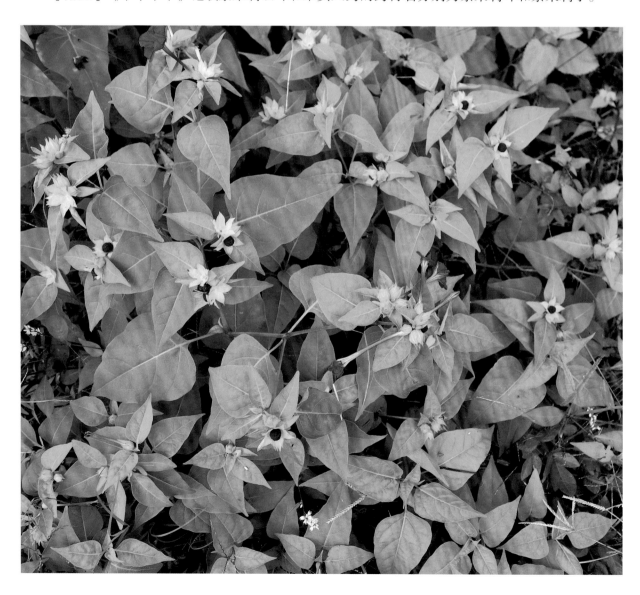

盒子草

【基原】为葫芦科盒子草*Actinostemma tenerum* Griff. 的全草或种子。

【别名】合子草、水荔枝、盒儿藤。

【形态特征】柔弱草本。枝纤细，疏被长柔毛。叶片心状戟形、心状狭卵形或披针状三角形，不分裂或3~5裂或仅在基部分裂。雄花总状花序；雌花单生、双生或雌雄同序。果实绿色，疏生暗绿色鳞片状突起，果盖锥形，具种子2~4粒。种子表面有不规则雕纹。花期7~9月，果期9~11月。

【分布】生于水边草丛中。产于广西、云南西部、江西、福建、河北、河南、山东、江苏、浙江等地。

【性能主治】全草或种子味苦，性寒。具有利水消肿、清热解毒的功效。主治水肿，臌胀，湿疹，疮疡，毒蛇咬伤。

【采收加工】夏、秋季采收全草，晒干。秋季采收成熟果实，收集种子，晒干。

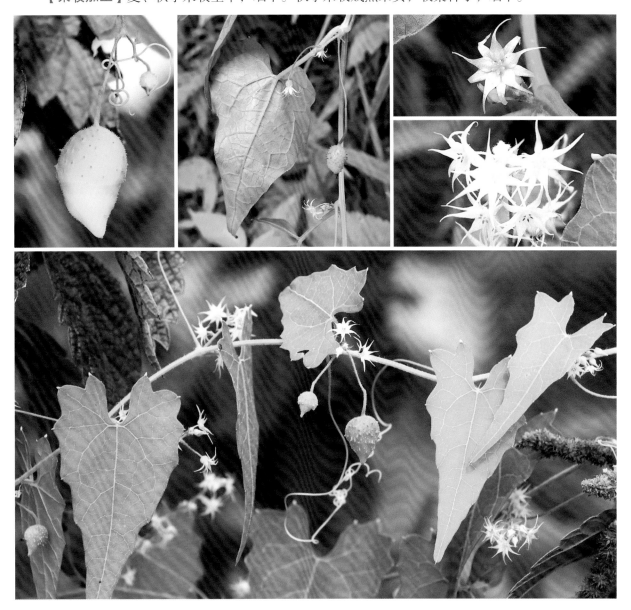

绞股蓝

【基原】为葫芦科绞股蓝 *Gynostemma pentaphyllum* (Thunb.) Makino 的全草。

【别名】盘王茶、五叶参。

【形态特征】常绿草质藤本。茎细弱，具纵棱及槽。叶片膜质或纸质，鸟足状5~7片小叶。卷须纤细，二歧，稀单一。花雌雄异株。雄花圆锥花序，花绿白色；雌花圆锥花序远较雄花短小，花萼及花冠似雄花。果肉质不裂，球形，熟后黑色。种子卵状心形。花期3~11月，果期4~12月。

【分布】生于沟谷林下、山坡或灌木丛中。产于我国南部地区。

【性能主治】全草味苦、微甘，性寒。具有清热解毒、止咳祛痰、益气养阴、延缓衰老的功效。主治胸膈痞闷，痰阻血瘀，心悸气短，眩晕头痛，健忘耳鸣，盗汗乏力，高脂血症，单纯性肥胖，老年咳嗽。

【采收加工】夏、秋季采收，除去杂质，洗净，晒干。

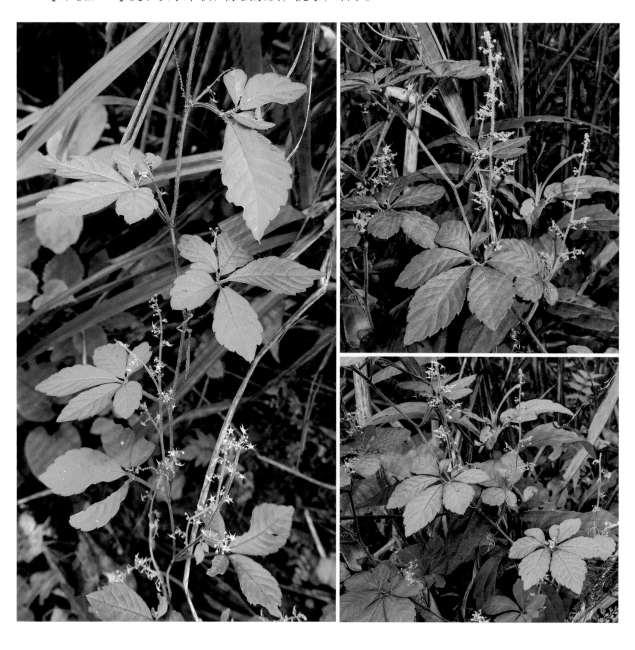

木鳖子

【基原】为葫芦科木鳖子*Momordica cochinchinensis* (Lour.) Spreng. 的成熟种子。

【别名】木鳖、木鳖瓜。

【形态特征】多年生粗壮大藤本。植株具块状根。叶柄具2~4个腺体；叶片3~5中裂至深裂。卷须颇粗壮，光滑无毛，不分歧。雌雄异株。花冠黄色，基部有齿状黄色腺体。果卵形，顶端有1个短喙，熟时红色，具刺尖的突起。种子卵形或方形，干后黑褐色，具雕纹。花期6~8月，果期8~10月。

【分布】生于山沟、疏林或路旁，野生或栽培。产于广西、广东、湖南、江苏、江西、贵州、云南、四川等地。

【性能主治】种子味苦、微甘，性凉；有毒。具有散结消肿、攻毒疗疮的功效。主治疮疡肿毒，乳痈，瘰疬，痔漏，干癣，秃疮。

【采收加工】冬季采收成熟果实，剖开，晒至半干，除去果肉，取出种子，干燥。

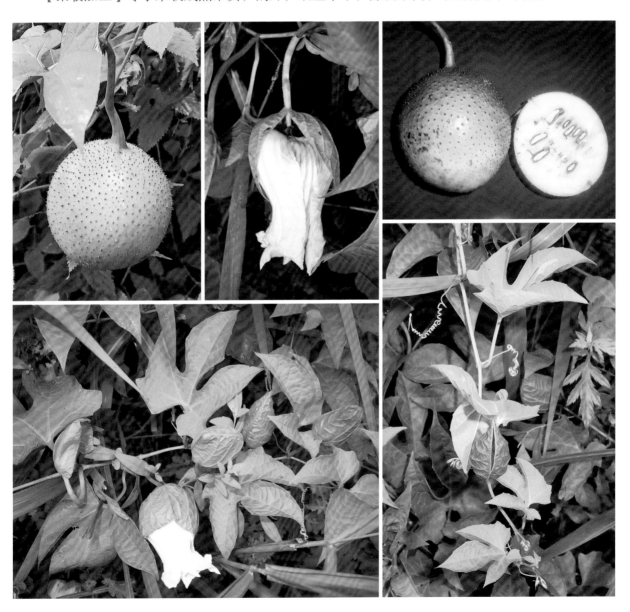

实葫芦根

【基原】为葫芦科全缘栝楼*Trichosanthes pilosa* Loureiro的根。

【别名】实葫芦。

【形态特征】藤本。茎细弱，被短柔毛。叶片纸质，卵状心形至近圆心形，不分裂或3~5中裂至深裂，先端渐尖，基部深心形。花雌雄异株；花冠白色，裂片狭长圆形，具丝状流苏。果卵圆形或纺锤状椭圆形，熟时橙红色。种子轮廓三角形，中央环带宽而隆起。花期5~9月，果期9~12月。

【分布】生于山谷灌木丛或疏林中。产于广西、广东、云南、贵州等地。

【性能主治】根味辛、微苦，性平。具有散瘀消肿、清热解毒的功效。主治跌打损伤，骨折，疮疖肿毒，肾囊肿大。

【采收加工】秋后采收，洗净，鲜用或切片晒干。

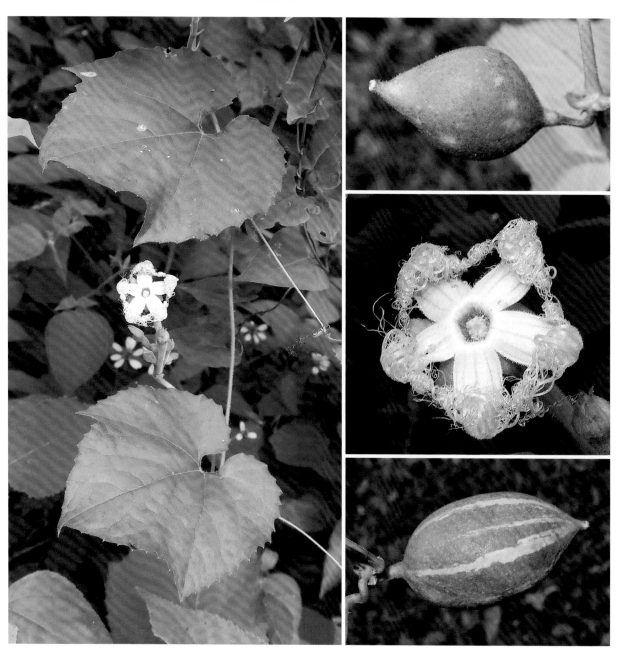

红孩儿

【基原】为秋海棠科裂叶秋海棠*Begonia palmata* D. Don 的全草。

【别名】红天葵、鸡爪莲、半边莲、八多酸。

【形态特征】多年生具茎草本。植株高可达50 cm。根状茎匍匐，节膨大，茎直立，有明显沟纹。叶片阔斜卵形，不规则浅裂，边缘具紫红色小齿和缘毛，背面淡绿色或淡紫色；叶柄被褐色长毛。聚伞花序，花粉红色或白色。蒴果具不等的3翅。花期6~8月、10~12月，果期7~11月。

【分布】生于林下、溪谷边阴湿处。产于长江以南各地。

【性能主治】全草味甘、酸，性寒。具有清热解毒、化瘀消肿的功效。主治肺热咳嗽，疔疮痈肿，痛经，闭经，风湿热痹，跌打肿痛，毒蛇咬伤。

【采收加工】夏、秋季采收全草，洗净，晒干。

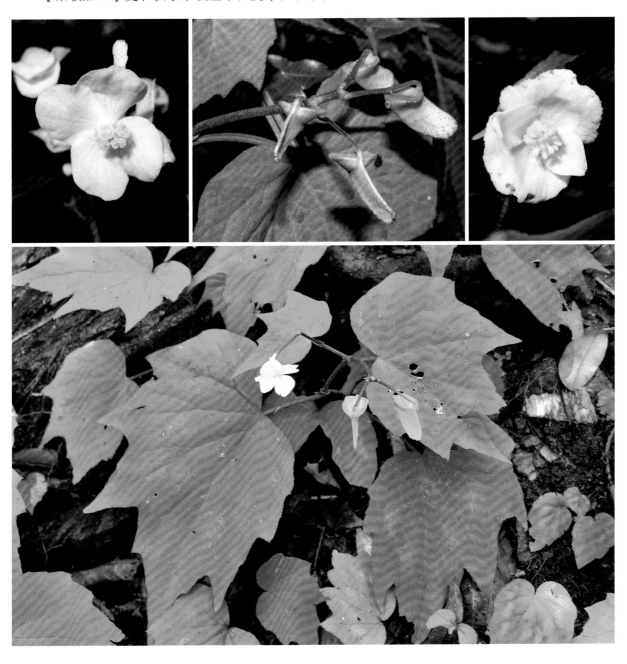

茶

【基原】为山茶科茶*Camellia sinensis* (L.) O. Ktze. 的根、花及果实。

【别名】茶实、茗。

【形态特征】灌木或小乔木。嫩枝无毛。叶片革质，长圆形或椭圆形，先端渐尖，基部楔形，无毛，边缘有齿。花1~3朵腋生，白色，花瓣基部稍连生；萼片5枚，阔卵形至圆形，宿存；花瓣5~6片，阔卵形；子房密生白毛。蒴果3球形或1~2球形，每球有种子1~2粒。花期10月至翌年2月。

【分布】野生种遍见于长江以南的山区，现为广泛栽培，毛被及叶型变化很大。

【性能主治】根味苦，性凉。具有强心利尿、活血调经、清热解毒的功效。主治心脏病，水肿，肝炎，痛经，疮疡肿毒，烧烫伤，带状疱疹，牛皮癣。花味微苦，性凉。具有清肺平肝的功效。主治鼻疳，高血压。果实味苦，性寒；有毒。具有降火消痰平喘的功效。主治痰热喘嗽，头脑鸣响。

【采收加工】根全年均可采收，鲜用或晒干。花夏、秋季开时采收，鲜用或晒干。果实秋季成熟时采收。

【附注】《中华本草》记载茶以根、花、果实入药的药材名分别为茶树根、茶花、茶籽。

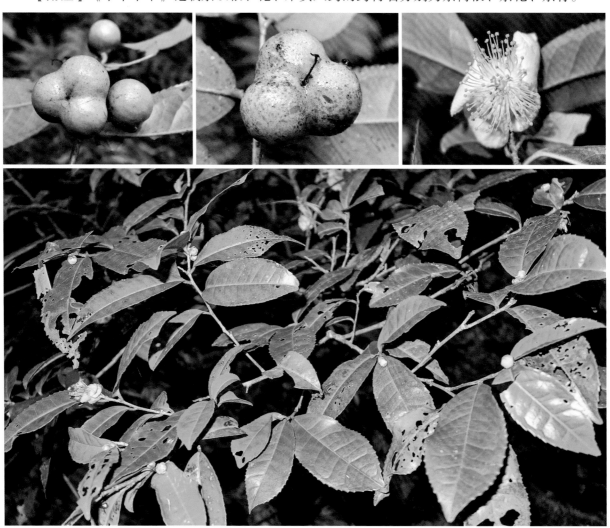

多花猕猴桃茎叶

【基原】为猕猴桃科阔叶猕猴桃*Actinidia latifolia* (Gardn. et Champ.) Merr.的茎及叶。

【别名】红蒂砣、多果猕猴桃。

【形态特征】大型落叶藤本。髓白色，片层状或中空或实心。叶片坚纸质，边缘具疏生的突尖状硬头小齿。花序为三歧至四歧多花的大型聚伞花序；萼片5枚，瓢状卵形；花瓣5~8片，前半部及边缘部分白色，下半部的中央部分橙黄色。果暗绿色，具斑点。花期5月上旬至6月中旬，果期11月。

【分布】生于山地的山谷或山沟地带的灌木丛中或森林迹地上。产于广西、广东、云南、贵州、四川、安徽、浙江、台湾、福建、江西、湖南等地。

【性能主治】茎及叶味淡、涩，性平。具有清热解毒、消肿止痛、除湿的功效。主治咽喉肿痛，痈肿疔疮，毒蛇咬伤，烧烫伤，泄泻。

【采收加工】春、夏季采收，鲜用或晒干。

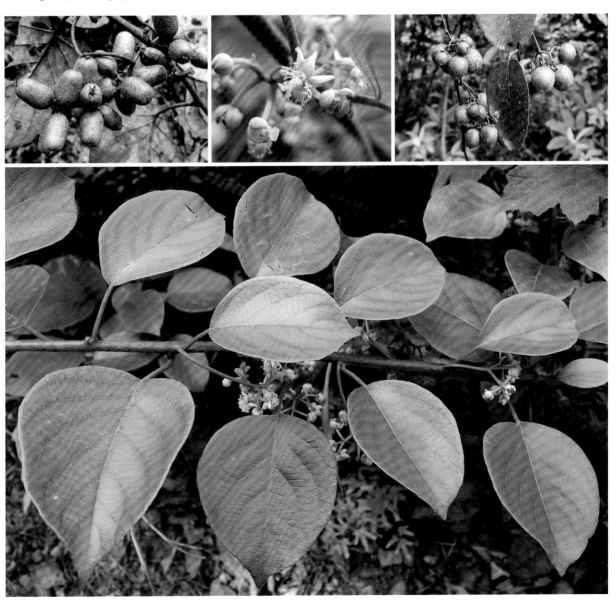

水枇杷

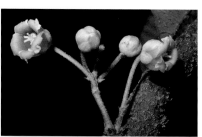

【基原】为水东哥科水东哥*Saurauia tristyla* DC. 的根或叶。

【别名】水牛奶、红毛树、鼻涕果。

【形态特征】灌木或小乔木。小枝淡红色，粗壮，被爪甲状鳞片。叶片倒卵状椭圆形，先端偶有尖头，基部阔楔形。花序被茸毛和钻状刺毛，分枝处有苞片2~3枚，卵形；花粉红色或白色；花瓣卵形，顶部反卷；花柱3~4裂，下部合生。果球形，白色、绿色或淡黄色。花果期3~12月。

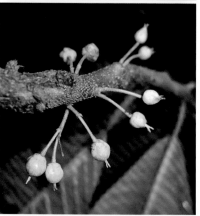

【分布】生于丘陵、低山山地林下或灌木丛中。产于广西、广东、贵州、云南等地。

【性能主治】根或叶味微苦，性凉。具有疏风清热、止咳、止痛的功效。主治风湿咳嗽，风火牙痛，麻疹发热，尿路感染，白浊，白带异常，疮疖痈肿，骨髓炎，烫伤。

【采收加工】根全年均可采收，鲜用或晒干。叶春、秋季采收，鲜用或晒干。

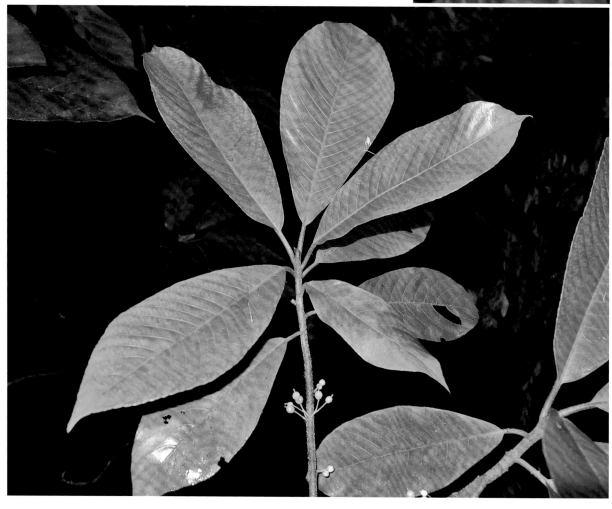

桃金娘

【基原】为桃金娘科桃金娘*Rhodomyrtus tomentosa* (Ait.) Hassk. 的根、叶、花及果实。

【别名】金丝桃、山稔子、山菍。

【形态特征】灌木。植株高1~2 m。叶对生；叶片革质，椭圆形或倒卵形，先端圆或钝，常微凹入，有时稍尖，基部阔楔形，离基三出脉，网脉明显。花有长梗，常单生，紫红色；花瓣5片，倒卵形；雄蕊红色；子房下位，3室。浆果卵状壶形，熟时紫黑色。种子每室2列。花期4~5月。

【分布】生于丘陵坡地、灌木丛中。产于广西、广东、海南、云南、贵州、湖南、福建、台湾等地。

【性能主治】根味辛、甘，性平。具有理气止痛、利湿止泻、益肾养血的功效。主治脘腹疼痛，消化不良，呕吐泻痢，崩漏，劳伤出血，跌打伤痛，风湿痹痛，肾虚腰痛，膝软，白浊，烧烫伤。叶味甘，性平。具有利湿止泻、生肌止血的功效。主治泄泻，痢疾，关节痛，胃痛，乳痈，疮肿，外伤出血，毒蛇咬伤。花味甘、涩，性平。具有收敛止血的功效。主治咳血，咯血，鼻出血。果实味甘、涩，性平。具有养血止血、涩肠固精的功效。主治血虚体弱，吐血，鼻出血，劳伤咳血，便血，带下，痢疾，烫伤，外伤出血。

【采收加工】根、叶全年均可采收，鲜用或晒干。花4~5月采收，鲜用或阴干。果实秋季成熟时采收，晒干。

【附注】《中华本草》记载桃金娘以根、叶、花、果实入药的药材名分别为山稔根、山稔叶、桃金娘花、桃金娘。

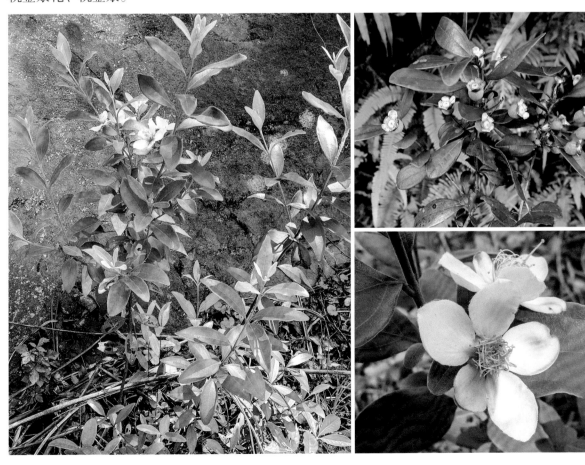

野牡丹

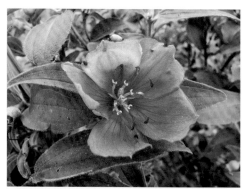

【基原】为野牡丹科野牡丹 *Melastoma malabathricum* L. 的根及茎。

【别名】爆牙狼、羊开口。

【形态特征】灌木。茎钝四棱形或近圆柱形，密被紧贴的鳞片状糙伏毛。叶片坚纸质，卵形或广卵形，先端急尖，基部浅心形或近圆形。伞房花序生于分枝顶端，近头状，有花3~5朵，稀单生；花瓣玫瑰红色或粉红色。蒴果坛状球形，与宿存萼贴生。花期5~7月，果期10~12月。

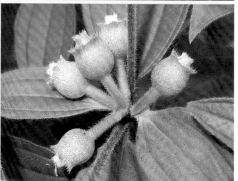

【分布】生于山坡疏林或路边灌木丛中。产于广西、云南西北部、四川西南部及西藏东南部等地。

【性能主治】根及茎味甘、酸、涩，性微温。具有收敛止血、消食、清热解毒的功效。主治泻痢，崩漏，带下，内外伤出血。

【采收加工】秋、冬季采收根及茎，洗净，切段，晒干。

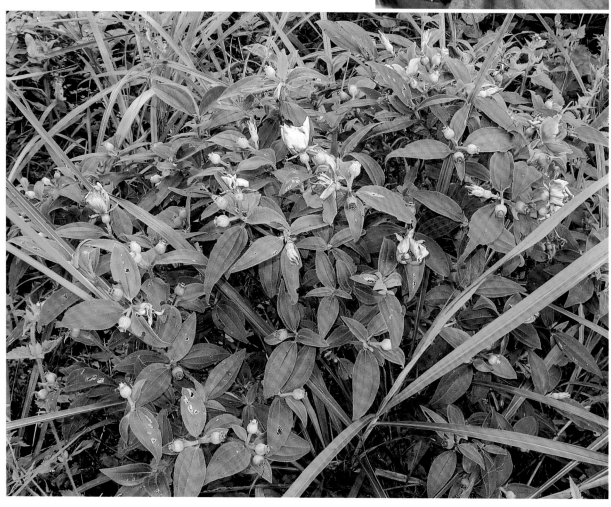

朝天罐

【基原】为野牡丹科朝天罐*Osbeckia opipara* C. Y. Wu et C. Chen 的根及枝叶。

【别名】抗劳草、公石榴。

【形态特征】灌木。植株高0.3~1.2 m。茎四棱形或稀六棱形，被糙伏毛。叶对生或有时3枚轮生；叶片卵形至卵状披针形，两面除被糙伏毛外尚密被微柔毛及透明腺点，基出脉5条。圆锥花序顶生；花深红色至紫色。蒴果长卵形，宿存萼长坛状，被刺毛。花果期7~9月。

【分布】生于山坡、山谷、水边、路旁、疏林中或灌木丛中。产于长江以南各地。

【性能主治】根味甘，性平。具有止血、解毒的功效。主治咯血，痢疾，咽喉痛。枝叶味苦、甘，性平。具有清热利湿、止血调经的功效。主治湿热泻痢，淋痛，久咳，劳嗽，咯血，月经不调，白带异常。

【采收加工】根秋后采收，洗净，切片，晒干。枝叶全年均可采收，切段，晒干。

【附注】《中华本草》记载朝天罐以根、枝叶入药的药材名分别为倒罐子根、罐子草。

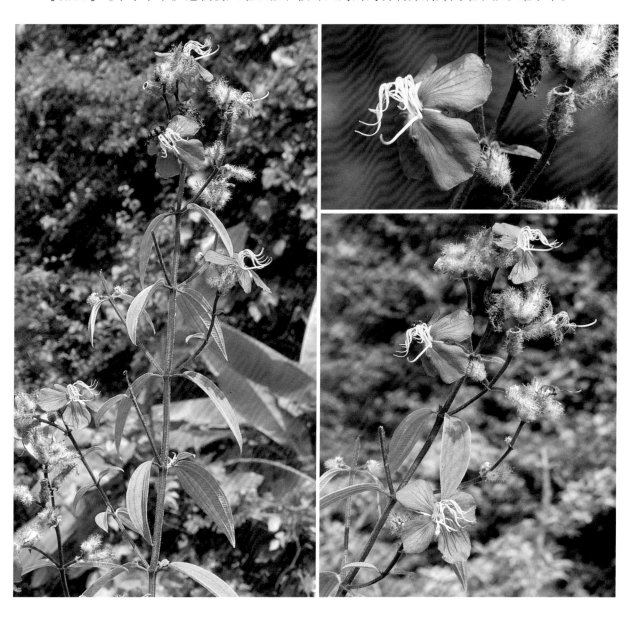

锦香草

【基原】为野牡丹科锦香草*Phyllagathis cavaleriei* (Lévl. et Van.) Guillaum. 的全草或根。

【别名】熊巴掌、老虎耳。

【形态特征】草本。植株高10~15 cm。茎直立或匍匐，逐节生根，近肉质，四棱形，密被长粗毛。叶片广卵形或圆形，两面绿色或有时背面紫红色，腹面具疏糙伏毛状长粗毛。伞形花序顶生，花粉红色至紫色。蒴果杯形，顶端冠4裂；宿存萼具8条纵肋，被糠秕。花期6~8月，果期7~9月。

【分布】生于山谷及山坡疏林、密林下阴湿处或水沟旁。产于广西、广东、贵州、云南、湖南等地。

【性能主治】全草或根味苦、辛，性寒。具有清热凉血、利湿的功效。主治热毒血痢，湿热带下，月经不调，血热崩漏，肠热痔血，小儿阴囊肿大。

【采收加工】全草春、夏季采收，鲜用或晒干。根全年均可采收，洗净，鲜用或切碎晒干。

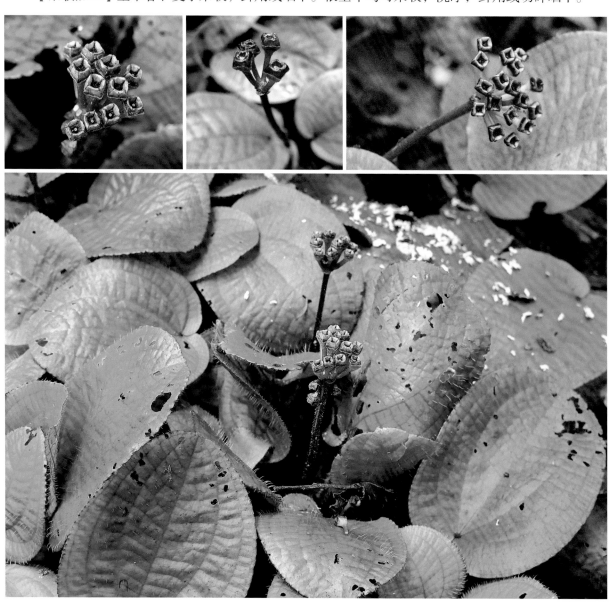

木竹子

【基原】为藤黄科木竹子*Garcinia multiflora* Champ. ex Benth. 的树皮及果实。

【别名】山枇杷、多花山竹子、查牙桔。

【形态特征】乔木，稀灌木。叶片卵形，基部楔形或宽楔形。花杂性，同株；雄花序为聚伞状圆锥花序，总梗和花梗具关节；萼片2大2小；花瓣橙黄色；雌花序有雌花1~5朵。果卵圆形至倒卵圆形，熟时黄色，盾状柱头宿存。花期6~8月，果期11~12月，同时偶有花果并存。

【分布】生于山坡疏林或密林中、沟谷边缘或次生灌木丛中。产于广西、广东、湖南、贵州、云南、海南、台湾、福建、江西等地。

【性能主治】树皮味苦、酸，性凉。具有清热解毒、收敛生肌的功效。主治消化性溃疡，肠炎，口腔炎，牙周炎，下肢溃疡，湿疹，烧烫伤。果实味甘，性凉。具有清热、生津的功效。主治胃热津伤，呕吐，口渴，肺热气逆，咳嗽不止。

【采收加工】树皮四季均可采收，砍伐茎干，剥取树皮，切碎，晒干或研成粉。果实冬季成熟时采收，鲜用。

【附注】《中华本草》记载木竹子以树皮、果实入药的药材名分别为木竹子皮、木竹子。

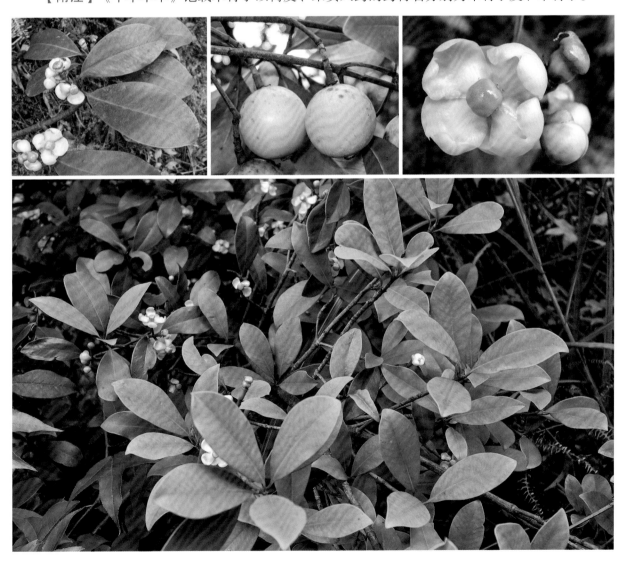

金纳香

【基原】为椴树科长勾刺蒴麻*Triumfetta pilosa* Roth 的根和叶。

【别名】狗屁藤、牛虱子、小桦叶。

【形态特征】木质草本或半灌木。嫩枝被黄褐色长茸毛。叶片厚纸质，卵形或长卵形，腹面有稀疏星状茸毛，背面密被黄褐色厚星状茸毛，边缘有不整齐锯齿。聚伞花序1至数个腋生；花瓣黄色，与萼片等长；雄蕊10枚；子房被毛。蒴果具长刺，刺被毛，先端有勾。花期夏季。

【分布】生于路旁、田边及灌木丛向阳处。产于广西、广东、贵州、四川等地。

【性能主治】根和叶味甘、微辛，性温。具有活血行气、散瘀消肿的功效。主治月经不调，症积疼痛，跌打损伤。

【采收加工】根秋、冬季采收，洗净，切片、晒干。叶春季采收，晒干。

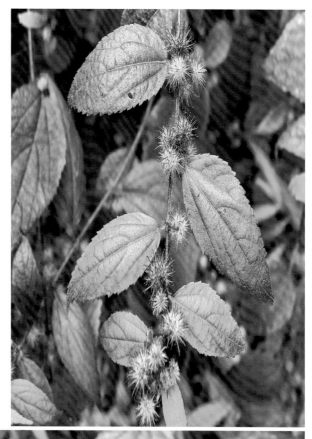

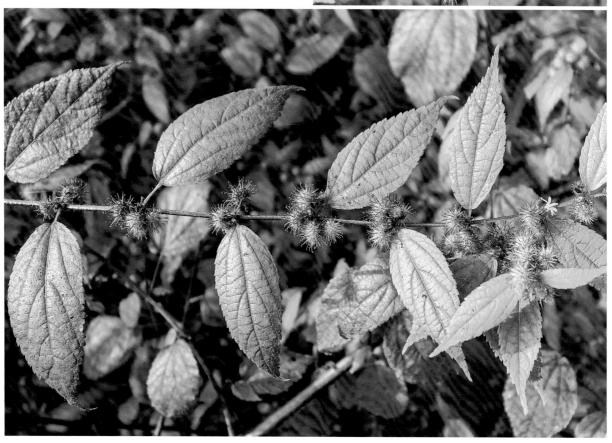

翻白叶树

【基原】为梧桐科翻白叶树*Pterospermum heterophyllum* Hance 的全株。

【别名】半枫荷、异叶翅子木、半边风。

【形态特征】乔木，高达20 m。小枝、叶背被黄褐色短柔毛。叶二型，生于幼树或萌蘖枝上的叶掌状3~5裂，生于成年树上的叶矩圆形至卵状矩圆形。花单生或2~4朵组成腋生聚伞花序，青白色。蒴果木质，矩圆状卵形，被黄褐色茸毛。种子具膜质翅。花期秋季。

【分布】生于石灰岩山坡林中。产于广西、广东、福建等地。

【性能主治】全株味辛、甘、淡，性微温。具有祛风除湿、舒筋活络的功效。主治风湿骨痛，手足麻痹，产后风瘫，跌打肿痛，外伤出血。

【采收加工】全年均可采收，晒干。

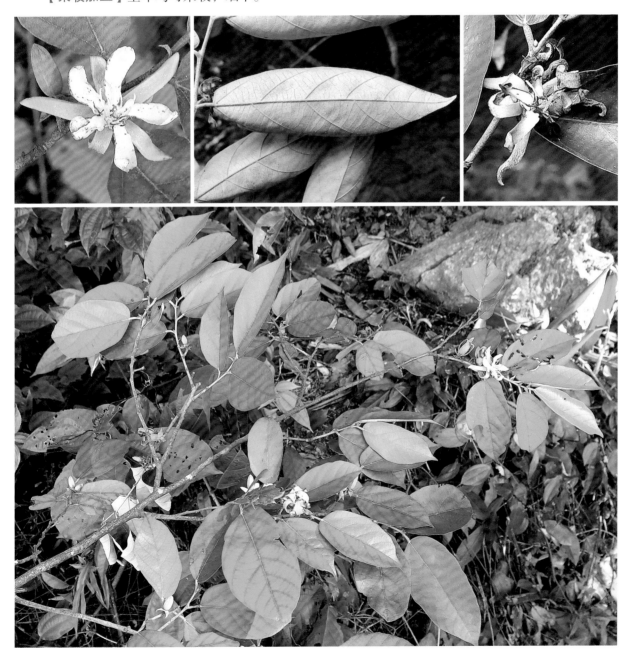

木芙蓉

【基原】为锦葵科木芙蓉*Hibiscus mutabilis* L. 的根、叶及花。

【别名】芙蓉木、芙蓉。

【形态特征】落叶灌木或小乔木。植株高2~5 m。小枝、叶柄、花梗和花萼均密被星状毛与直毛相混的细绵毛。叶片宽卵形至圆卵形或心形，常5~7裂，裂片三角形；叶柄长5~20 cm。花单生于枝端叶腋，花初开时白色或淡红色，后变深红色。蒴果扁球形，直径约2.5 cm。花期8~10月。

【分布】生于山坡路旁、草地、庭园中，常栽培。产于广西、广东、湖南、贵州、云南、山东、陕西、江西、湖北、四川等地。

【性能主治】根、叶及花味微辛，性凉。具有清热解毒、消肿排脓、凉血止血的功效。主治肺热咳嗽，月经过多，白带异常；外用治痈肿疮疖，乳腺炎，淋巴结炎，腮腺炎，烧烫伤，毒蛇咬伤，跌打损伤。

【采收加工】花蕾夏、秋季采收，晒干；同时采收叶，阴干研粉贮存。根秋冬季采收，晒干。

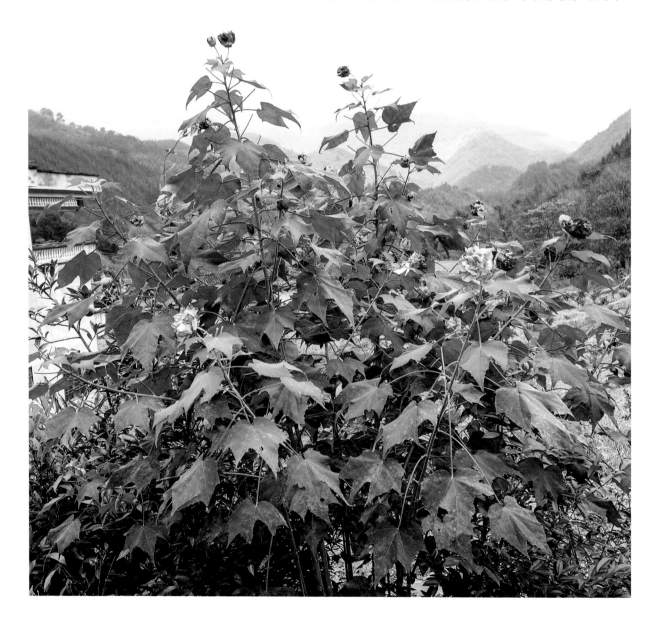

赛葵

【基原】为锦葵科赛葵*Malvastrum coromandelianum* (L.) Garcke 的全草。

【别名】黄花草、黄花棉。

【形态特征】半灌木。植株疏被单毛和星状粗毛。叶片卵状披针形或卵形，基部宽楔形至圆形，边缘具粗齿，腹面疏被长毛，背面疏被长毛和星状长毛。花单生于叶腋，花梗被长毛；花黄色，花瓣5片，倒卵形。果直径约6 mm，分果爿8~12个，肾形，疏被星状柔毛，具2枚芒刺。花期几全年。

【分布】生于路旁或林缘灌木丛中。产于广西、广东、台湾、福建等地。

【性能主治】全草味微甘，性凉。具有清热利湿、解毒消肿的功效。主治湿热泻痢，黄疸，肺热咳嗽，咽喉肿痛，痔疮，痈肿疮毒，跌打损伤，前列腺炎。

【采收加工】秋季采收全草，除去泥沙及杂质，切碎，鲜用或晒干。

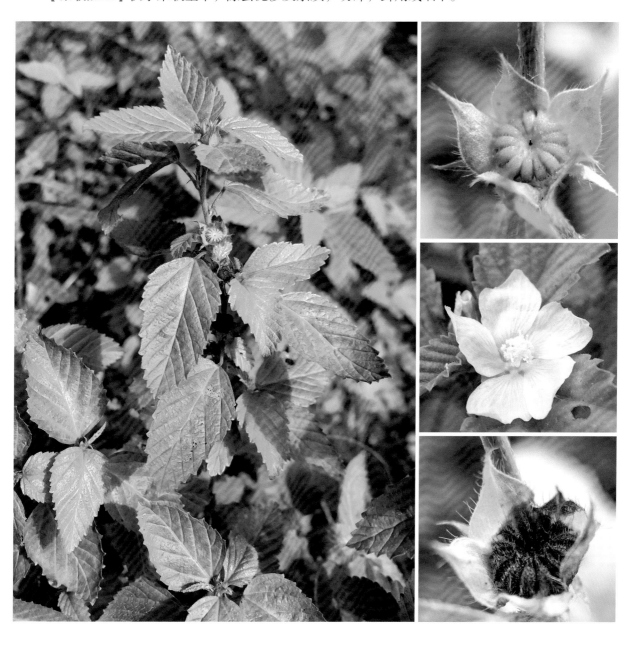

大树三台

【基原】为大戟科棒柄花Cleidion brevipetiolatum Pax et Hoffm. 的树皮。

【别名】三台树、三台花。

【形态特征】小乔木。小枝无毛。叶互生或近对生，常有3~5片密生于小枝顶部；叶片倒卵形、倒卵状披针形或披针形，上半部边缘具疏齿。雌雄同株，雄花序腋生，雌花单朵腋生；萼片5枚，不等大。蒴果扁球形，直径1.2~1.5 cm，具3个分果爿，果皮具疏毛。花果期3~10月。

【分布】生于山地湿润的常绿阔叶林下。产于广西、广东、海南、贵州、云南等地。

【性能主治】树皮味苦，性寒。具有消炎解表、利湿解毒、通便的功效。主治感冒，急性、慢性肝炎，疟疾，膀胱炎，脱肛，子宫脱垂，月经过多，产后流血，疝气，便秘。

【采收加工】全年均可采收，切碎，晒干。

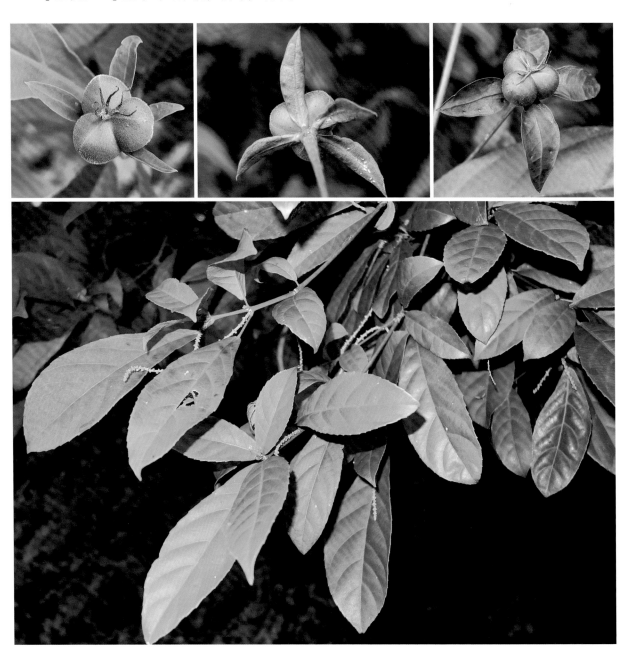

巴豆

【基原】为大戟科石山巴豆*Croton euryphyllus* W. W. Sm. 的成熟果实。

【别名】双眼龙、大叶双眼龙、江子。

【形态特征】灌木。嫩枝、叶和花序均被很快脱落的星状柔毛。叶片近圆形至阔卵形，先端短尖或钝，有时尾状，基部心形，稀阔楔形，边缘具齿，齿间有时有具柄腺体。总状花序，长达15 cm。蒴果近圆球状，密被短星状毛。种子椭圆状，暗灰褐色。花期4~5月。

【分布】生于疏林、灌木丛中。产于广西、云南、贵州、四川等地。

【性能主治】果实味辛，性热；有大毒。主治恶疮疥癣，疣痣；外用治蚀疮。

【采收加工】秋季果实成熟时采收，堆置2~3天，摊开，晒干。

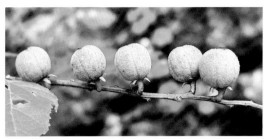

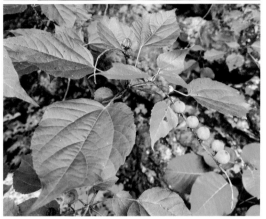

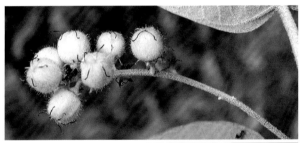

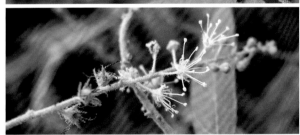

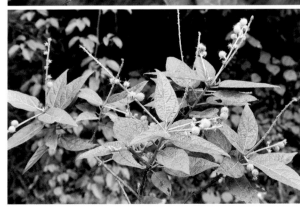

小叶双眼龙

【基原】为大戟科毛果巴豆*Croton lachynocarpus* Benth. 的根及叶。

【别名】山猪刨、土巴豆、鸡骨香。

【形态特征】灌木。植株高1~3 m。幼枝、幼叶、花序和果均密被星状毛。叶片长圆形或椭圆状卵形，稀长圆状披针形，基部近圆形或微心形，边缘具不明显的细钝齿，齿间常有具柄腺体；老叶背面密被星状毛，叶基部或叶柄顶端有2个具柄腺体。总状花序顶生。蒴果扁球形，被毛。花期4~5月。

【分布】生于山地、灌木丛中。产于我国南部各地。

【性能主治】根及叶味辛、苦，性温；有毒。具有散寒除湿、祛风活血的功效。主治寒湿痹痛，瘀血腹痛，产后风瘫，跌打肿痛，皮肤瘙痒。

【采收加工】全年均可采收。根洗净，切片，晒干。叶鲜用或晒干。

飞扬草

【基原】为大戟科飞扬草*Euphorbia hirta* L. 的全草。

【别名】大飞扬、奶母草、奶汁草。

【形态特征】一年生草本。茎单一，自中部向上分枝或不分枝，被褐色或黄褐色的粗硬毛。叶对生；叶片先端极尖或钝，基部略偏斜，边缘于中部以上有细齿。花序多数，于叶腋处密集成头状，基部近无梗。蒴果三棱状，被短柔毛，熟时分裂为3个分果爿。花果期6~12月。

【分布】生于山坡、山谷、草丛或灌木丛中，多见于沙质土。产于广西、湖南、广东、海南、江西、贵州、云南等地。

【性能主治】全草味辛、酸，性凉；有小毒。具有清热解毒、止痒利湿、通乳的功效。主治肺痈，乳痈，疔疮肿毒，牙疳，痢疾，泄泻，热淋，血尿，湿疹，脚癣，皮肤瘙痒，产后少乳。

【采收加工】夏、秋季采收，洗净，晒干。

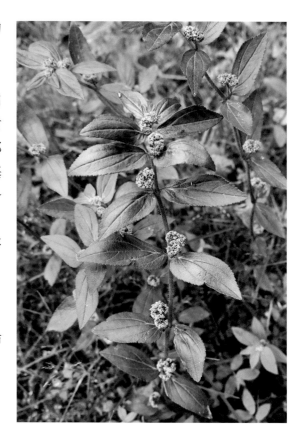

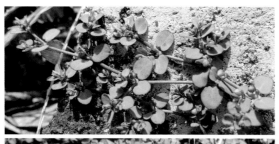

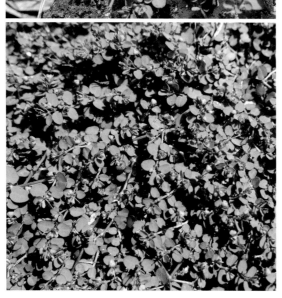

地锦草

【基原】为大戟科地锦*Euphorbia humifusa* Willd. ex Schlecht. 的全草。

【别名】浆草、铺地锦、铺地红。

【形态特征】一年生草本。茎匍匐，自基部以上多分枝，基部常红色或淡红色。叶对生；叶片矩圆形或椭圆形，先端钝圆，基部偏斜，叶柄极短。花序单生于叶腋。蒴果三棱状卵球形，熟时分裂为3个分果爿，花柱宿存。种子三棱状卵球形，每个棱面无横沟，无种阜。花果期5~10月。

【分布】生于路旁、田间、山坡。产于我国大部分地区。

【性能主治】全草味辛，性平。具有清热解毒、凉血止血、利湿退黄的功效。主治痢疾，泄泻，尿血，便血，崩漏，疮疖痈肿。

【采收加工】夏、秋季采收，除去杂质，晒干。

毛果算盘子

【基原】为大戟科毛果算盘子 *Glochidion eriocarpum* Champ. ex Benth. 的根及叶。

【别名】漆大姑根、漆大姑。

【形态特征】灌木。植株高2 m以下。枝条、叶柄、叶片两面、花序和果密被锈黄色长柔毛。叶片较小，纸质，卵形或狭卵形。花单生或2~4朵簇生于叶腋内；雌花生于小枝上部，雄花生于小枝下部。蒴果扁球状，具4~5条纵沟，顶端具圆柱状稍伸长的宿存花柱。花果期全年。

【分布】生于山坡、路边或草地向阳处的灌木丛中。产于广西、广东、贵州、云南、江苏、福建、台湾、湖南、海南等地。

【性能主治】根味苦、涩，性平。具有清热利湿、解毒止痒的功效。主治肠炎，痢疾。叶外用治生漆过敏，水田皮炎，皮肤瘙痒，荨麻疹，湿疹，剥脱性皮炎。

【采收加工】根全年可均采收，洗净，切片，晒干。叶夏秋季采集，鲜用或晒干。

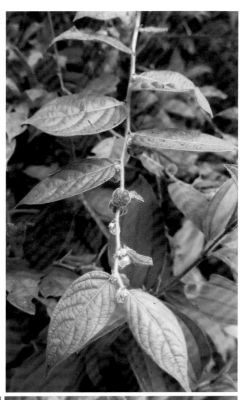

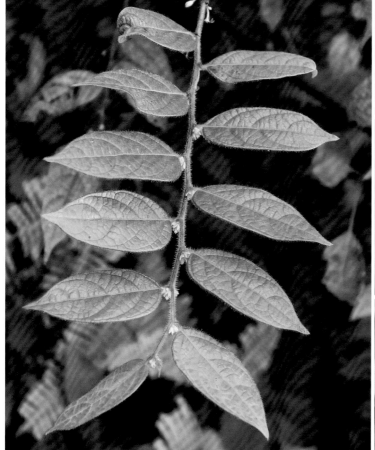

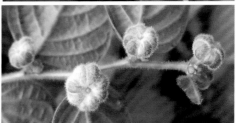

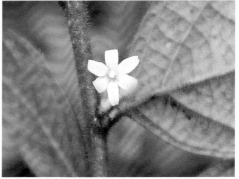

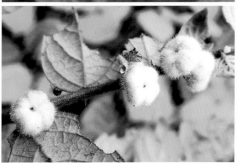

算盘子

【基原】为大戟科算盘子*Glochidion puberum* (L.) Hutch. 的根、叶及果实。

【别名】算盘珠、八瓣橘、馒头果。

【形态特征】直立灌木。小枝、叶背、花序和果均密被短柔毛。叶片长圆状披针形或长圆形，基部楔形，背面粉绿色。花小，雌雄同株或异株，2~4朵簇生于叶腋内；雌花生于小枝上部，雄花生于小枝下部。蒴果扁球状，具8~10条纵沟，熟时带红色。花期4~8月，果期7~11月。

【分布】生于山坡、路边或草地向阳处的灌木丛中。产于广西、广东、四川、福建、湖南、湖北、江西、河南等地。

【性能主治】根味苦，性凉；有小毒。具有清热利湿、行气、活血、解毒消肿的功效。主治感冒发热，咽喉肿痛，咳嗽，牙痛，湿热泻疾，带下，风湿痹痛，腰痛，闭经，跌打损伤，虫蛇咬伤。叶味苦、涩，性凉；有小毒。具有清热利湿、解毒消肿的功效。主治湿热泻痢，黄疸，带下，发热，咽喉肿痛，痈疮疖肿，漆疮，虫蛇咬伤。果实味苦，性凉；有小毒。具有清热除湿、解毒利咽、行气活血的功效。主治痢疾，泄泻，黄疸，疟疾，带下，咽喉肿痛，牙痛，疝痛，产后腹痛。

【采收加工】根全年均可采收，洗净，鲜用或晒干。叶夏、秋季采收，鲜用或晒干。果实秋季采收，除去杂质，晒干。

【附注】《中华本草》记载算盘子以根、叶、果实入药的药材名分别为算盘子根、算盘子叶、算盘子。

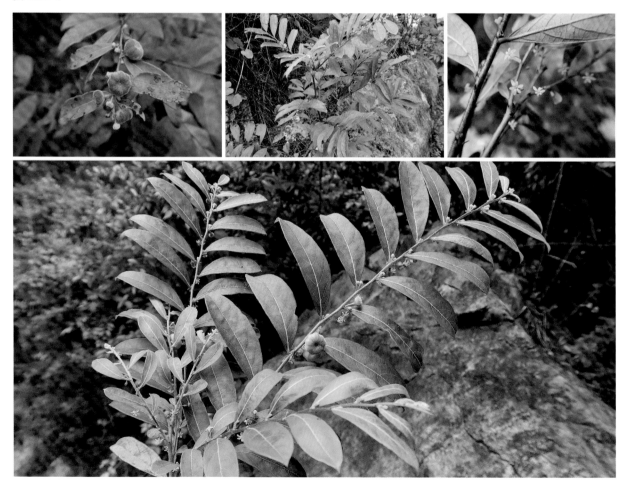

毛桐

【基原】为大戟科毛桐*Mallotus barbatus* (Wall.) Müll. Arg. 的根及叶。

【别名】粗糠根、毛叶子。

【形态特征】小乔木。嫩枝、叶柄和花序均被黄棕色星状毛。叶片卵状三角形或卵状菱形，先端渐尖，基部圆形或截平，边缘具齿或波状。花雌雄异株，总状花序顶生。蒴果球形，密被淡黄色星状毛及紫红色软刺。种子卵形，黑色，光滑。花期4~5月，果期9~10月。

【分布】生于林缘、灌木丛中。产于广西、广东、湖南、云南、贵州、四川等地。

【性能主治】根味微苦，性平。具有清热、利湿的功效。主治肺热吐血，湿热泄泻，小便淋痛，带下。叶味苦，性寒。具有清热解毒、燥湿止痒、凉血止血的功效。主治下肢溃疡，湿疹，背癣，漆疮，外伤出血。

【采收加工】根全年均可采收，洗净，切片，晒干。叶夏秋季采收，洗净，晒干。

【附注】《中华本草》记载毛桐以根、叶入药的药材名分别为大毛桐子根、红帽顶。

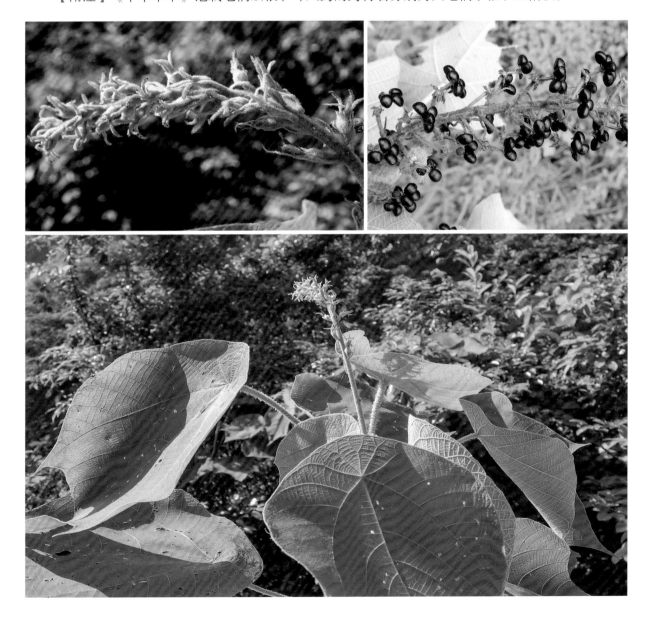

粗糠柴

【基原】为大戟科粗糠柴*Mallotus philippinensis* (Lam.) Müll. Arg. 的果实表面的粉状毛茸及根。

【别名】铁面将军、香桂树、香檀。

【形态特征】小乔木或灌木。小枝、嫩叶和花序均密被黄褐色星状柔毛。叶片卵形、长圆形或卵状披针形；叶脉上具长柔毛，散生红色颗粒状腺体。花雌雄异株；总状花序顶生或腋生，单生或数个簇生。蒴果扁球形，密被红色颗粒状腺体和粉末状毛。花期4~5月，果期5~8月。

【分布】生于山地林中或林缘。产于广西、广东、海南、贵州、湖南、湖北、江西、安徽、江苏等地。

【性能主治】果实表面的粉状毛茸及根味微苦、微涩，性凉。果上腺体粉末具有驱虫的功效。主治绦虫病，蛲虫病，线虫病。根具有清热利湿的功效。主治急性、慢性痢疾，咽喉肿痛。

【采收加工】根全年均可采收。腺毛及粉状毛茸秋季采收，晒干。

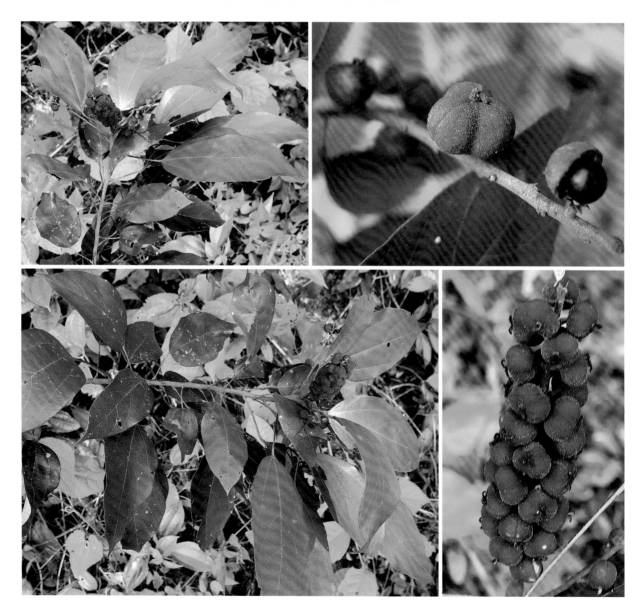

杠香藤

【基原】为大戟科石岩枫*Mallotus repandus* (Willd.) Müll. Arg. 的根、茎及叶。

【别名】黄豆树、倒挂茶、倒挂金钩。

【形态特征】攀缘状灌木。嫩枝、叶柄、花序和花梗均密被黄色星状柔毛,老枝无毛,常有皮孔。叶片卵形或椭圆状卵形。花雌雄异株,总状花序或下部有分枝;雄花序顶生,稀腋生;雌花序顶生。蒴果具2~3个分果爿,密被黄色粉末状毛和具颗粒状腺体。种子卵形。花期3~5月,果期8~9月。

【分布】生于山地疏林中或林缘。产于广西、广东、海南、台湾等地。

【性能主治】根、茎及叶味苦、辛,性温。具有祛风除湿、活血通络、解毒消肿、驱虫止痒的功效。主治风湿痹证,腰腿疼痛,跌打损伤,痈肿疮疡,绦虫病,湿疹,顽癣,蛇犬咬伤。

【采收加工】根、茎全年均可采收,洗净,切片,晒干。叶夏、秋季采收,鲜用或晒干。

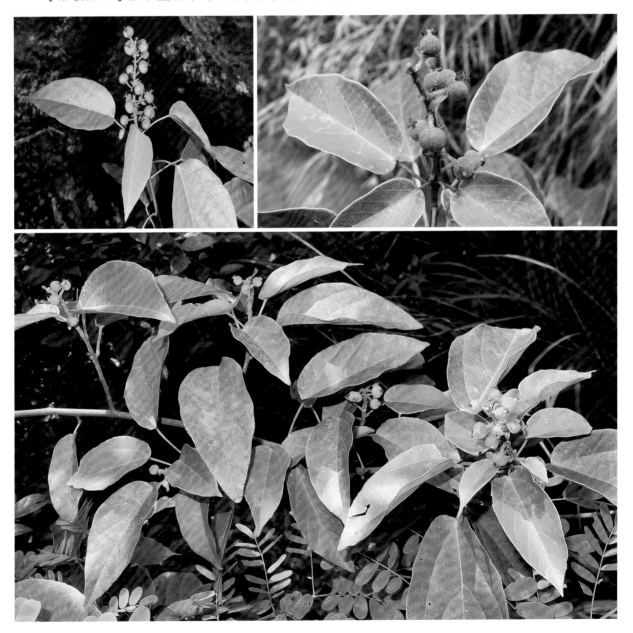

黄珠子草

【基原】为大戟科黄珠子草*Phyllanthus virgatus* G. Forst. 的全草。

【别名】珍珠草、野珠草。

【形态特征】一年生草本。植株高达60 cm。枝条通常自茎基部发出，上部扁平而具棱，全株无毛。叶片有小尖头，基部圆形而稍偏斜，几无叶柄。通常2~4朵雄花和1朵雌花同簇生于叶腋。蒴果扁球形，直径2~3 mm，紫红色，有鳞片状突起。花期4~5月，果期6~11月。

【分布】生于沟边草丛或路旁灌木丛中。产于广西、广东、湖南、海南、福建、台湾、湖北等地。

【性能主治】全草味甘、苦，性平。具有健脾消积、利尿通淋、清热解毒的功效。主治疳积，痢疾，淋病，乳痈，毒蛇咬伤。

【采收加工】夏、秋季采收，鲜用或晒干。

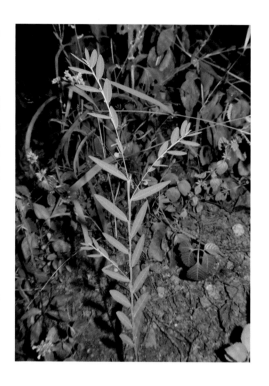

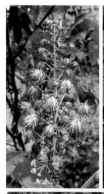
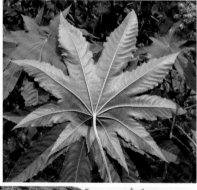
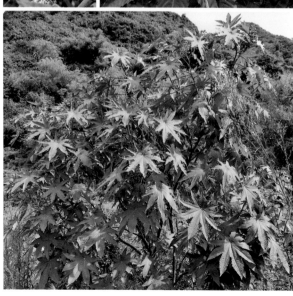

蓖麻子

【基原】为大戟科蓖麻*Ricinus communis* L. 的成熟种子。

【别名】红蓖麻、蓖麻仁。

【形态特征】灌木状草本。植株高达5 m。小枝、叶和花序通常被白霜，茎多液汁。叶片掌状7~11裂，边缘具齿；叶柄粗壮，中空，顶端具2个盘状腺体，基部具盘状腺体。花序总状；雄花生于花序下部，雌花生于花序上部。蒴果球形，果皮具软刺。种子椭圆形，光滑具斑纹。花期5~8月，果期7~10月。

【分布】生于村旁疏林或河流两岸冲积地，常有逸为野生。产于华南和西南地区。

【性能主治】种子味甘、辛，性平；有毒。具有消肿拔毒、泻下通滞的功效。主治大便燥结，痈疽肿毒，喉痹，瘰疬。

【采收加工】秋季采收成熟果实，晒干，除去果壳，收集种子。

山乌桕

【基原】为大戟科山乌桕*Triadica cochinchinensis* Loureiro的根皮、树皮及叶。

【别名】红乌桕、红叶乌桕。

【形态特征】乔木或灌木。叶片椭圆形或长卵形，背面近缘常有数个圆形腺体；叶柄顶端具2个毗连的腺体。花单性，雌雄同株，密集成顶生总状花序；雌花生于花序轴下部，雄花生于花序轴上部或有时整个花序全为雄花。蒴果黑色，球形。种子近球形，外薄被蜡质的假种皮。花期4~6月。

【分布】生于山坡或山谷林中。产于广西、广东、贵州、云南、湖南、四川、江西、台湾等地。

【性能主治】根皮、树皮及叶味苦，性寒；有小毒。具有泻下逐水、消肿散瘀的功效。根皮、树皮主治肾炎水肿，肝硬化腹水，大小便不通。叶外用治跌打肿痛，毒蛇咬伤，带状疱疹，过敏性皮炎，湿疹。

【采收加工】根皮、树皮全年均可采收，晒干。叶夏、秋季采收，晒干。

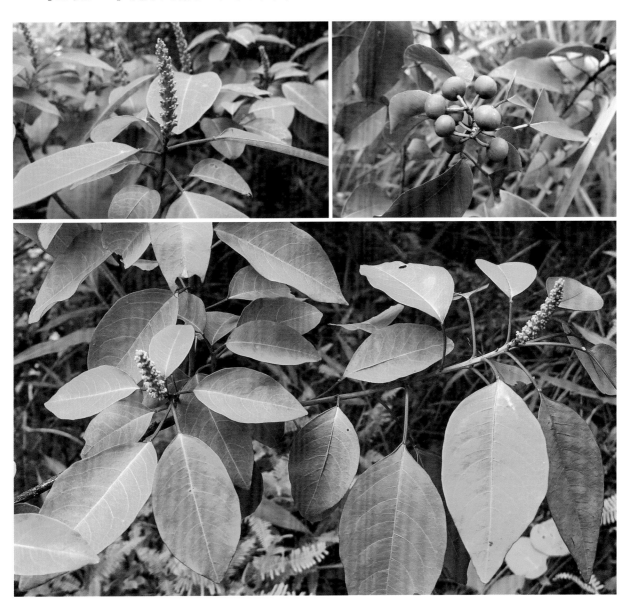

圆叶乌桕

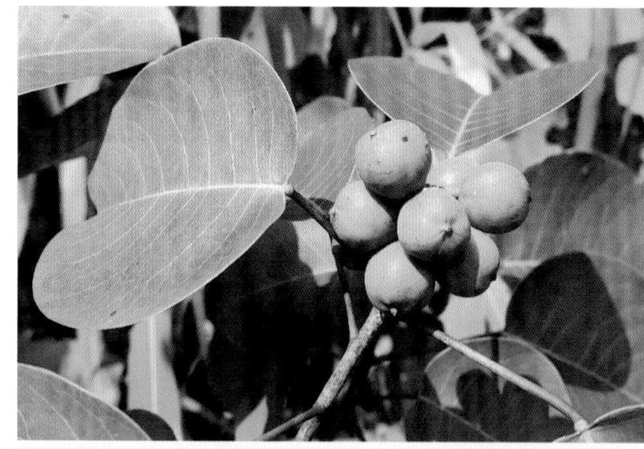

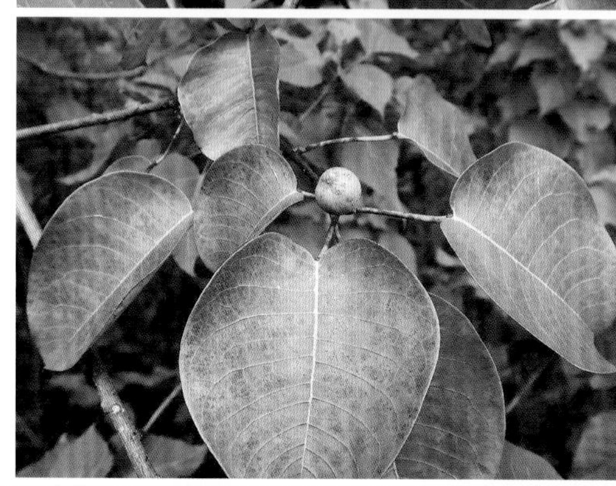

【基原】为大戟科圆叶乌桕*Triadica rotundifolia* (Hemsley) Esser的叶或果实。

【别名】妹妧。

【形态特征】灌木或乔木。全株无毛。叶厚，互生；叶片近圆形，先端圆，稀突尖，边缘全缘；叶柄圆柱形，顶端具2个腺体。花单性，雌雄同株，密集成顶生的总状花序；雌花生于花序轴下部，雄花生于花序轴上部或有时整个花序全为雄花。蒴果近球形，直径约1.5 cm。花期4~6月。

【分布】生于阳光充足的石灰岩石山山坡或山顶。产于广西、广东、湖南、贵州、云南等地。

【性能主治】叶或果实味辛、苦，性凉。具有解毒消肿、杀虫的功效。主治蛇伤，疥癣，湿疹，疮毒。

【采收加工】叶夏、秋季采收，鲜用或晒干。果实成熟时采收，鲜用或晒干。

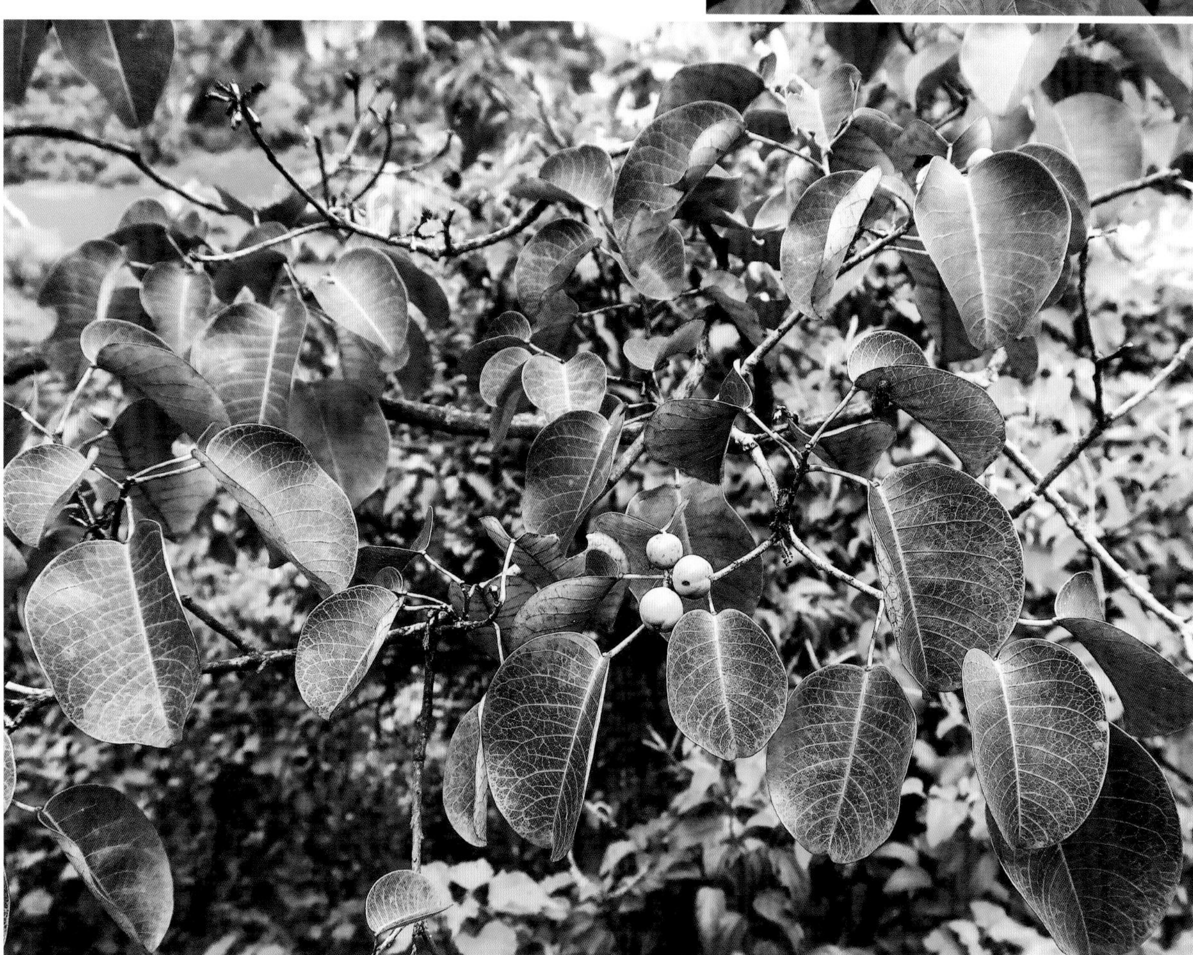

乌桕子

【基原】为大戟科乌桕*Triadica sebifera* (Linnaeus) Small的种子。

【别名】腊子树、桕子树、木子树。

【形态特征】乔木。植株高可达15 m。叶互生；叶片纸质，菱形、菱状卵形或稀有菱状倒卵形，先端骤然紧缩成长短不等的尖头；叶柄顶端具2个腺体。花单性，雌雄同株，聚集成顶生总状花序。蒴果梨状球形，熟时黑色，具3粒种子，分果爿脱落后于中轴宿存。种子扁球形，黑色。花期4~8月。

【分布】生于村边、路旁、山坡。产于西南、华东、中南地区及甘肃。

【性能主治】种子味甘，性凉；有毒。具有拔毒消肿、杀虫止痒的功效。主治湿疹，癣疮，皮肤皲裂，水肿，便秘。

【采收加工】果实成熟时采收，收集种子，鲜用或晒干。

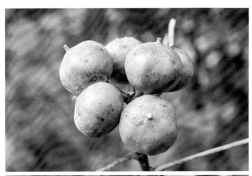

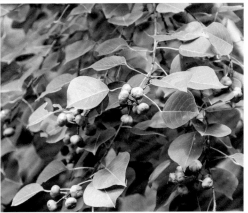

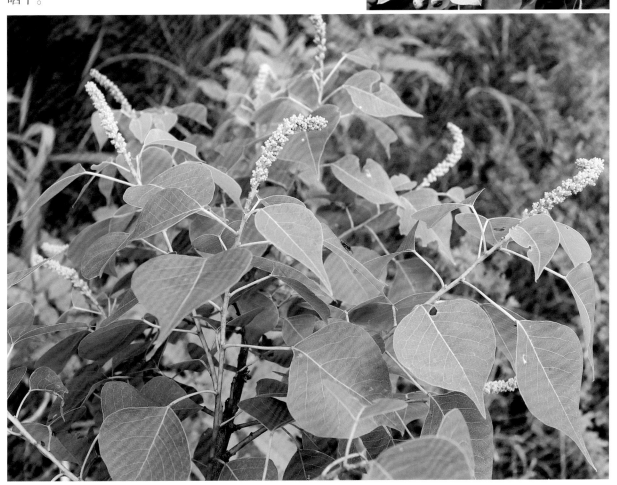

油桐

【基原】为大戟科油桐*Vernicia fordii* (Hemsl.) Airy Shaw 的根、叶、花、果实及种子榨出的油。

【别名】三年桐、光桐。

【形态特征】落叶乔木。树皮灰色，近光滑，枝条具明显皮孔。叶片卵形或阔卵形；叶柄顶端有2个盘状、无柄的红色腺体。花雌雄同株，先叶或与叶同时开放；花瓣白色，基部有淡红色斑纹。核果球形或扁球形，光滑。种子3~5粒，种皮木质。花期3~4月，果期8~9月。

【分布】通常栽培于丘陵山地。产于广西、广东、湖南、贵州、云南、四川、江西、浙江、江苏等地。

【性能主治】根、叶、花味苦、微辛，性寒；有毒。根具有下气消积、利水化痰、驱虫的功效。主治食积痞满，水肿，哮喘，瘰疬，蛔虫病。叶具有清热消肿、解毒杀虫的功效。主治肠炎，痢疾，痈肿，臁疮，疥癣，漆疮，烧烫伤。花具有清热解毒、生肌的功效。主治新生儿湿疹，秃疮，热毒疮，天沟疮，烧烫伤。果实味苦，性平。具有行气消食、清热解毒的功效。主治疝气，食积，月经不调，疔疮疖肿。种子榨出的油味甘、辛，性寒；有毒。具有涌吐痰涎、清热解毒、收湿杀虫、润肤生肌的功效。主治喉痹，痈疡，疥癣，烫伤，冻疮，皲裂。

【采收加工】根全年均可采收，洗净，鲜用或晒干。叶秋季采收，鲜用或晒干。4~5月收集凋落的花，晒干。收集未成熟而早落的果实，除净杂质，鲜用或晒干。

【附注】《中华本草》记载油桐以根、叶、花、果实、种子榨出的油入药的药材名分别为油桐根、油桐叶、桐子花、气桐子、桐油。

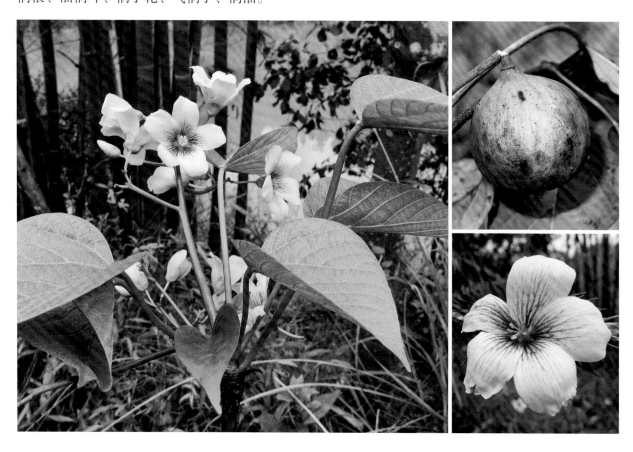

牛耳枫

【基原】为虎皮楠科牛耳枫*Daphniphyllum calycinum* Benth. 的根、小枝和叶及果实。

【别名】假鸦胆子、羊屎子。

【形态特征】灌木。植株高1.5~4 m。叶片阔椭圆形或倒卵形，干后两面绿色，腹面具光泽，背面多少被白粉，具细小乳突体，侧脉8~11对，在腹面清晰，在背面突起。总状花序腋生，长2~3 cm。果卵圆形，被白粉，具小疣状突起，顶端具宿存柱头，基部具宿萼。花期4~6月，果期8~11月。

【分布】生于灌木丛、疏林中。产于广西、广东、福建、江西等地。

【性能主治】根味辛、苦，性凉；有小毒。具有清热解毒、活血化瘀的功效。主治感冒发热，扁桃体炎，风湿性关节痛，跌打损伤。小枝和叶味辛、甘，性凉；有小毒。具有祛风止痛、解毒消肿的功效。主治风湿骨痛，疮疡肿毒，跌打骨折，毒蛇咬伤。果实味苦、涩，性平；有毒。具有止痢的功效。主治久痢。

【采收加工】根全年均可采收，鲜用或切片晒干。小枝和叶夏、秋季采收，鲜用或切段晒干。果实秋后成熟时采收，晒干。

【附注】《中华本草》记载牛耳枫以根、小枝和叶、果实入药的药材名分别为牛耳枫根、牛耳枫枝叶、牛耳枫子。

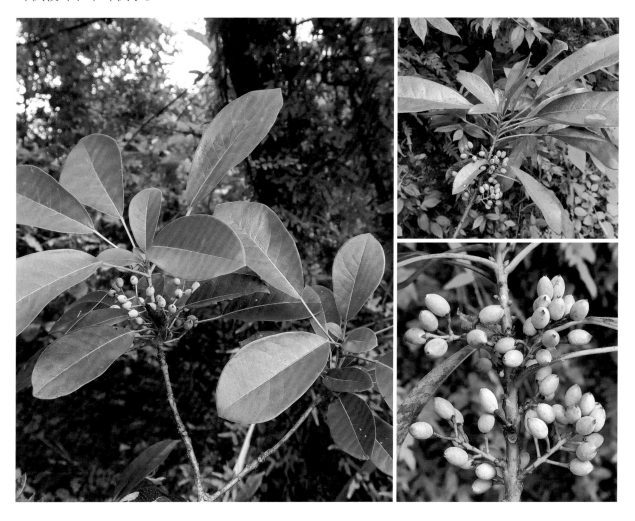

常山

【基原】为绣球花科常山*Dichroa febrifuga* Lour. 的根。

【别名】黄常山、鸡骨常山。

【形态特征】灌木。植株高1~2 m。小枝、叶柄和叶无毛或有微柔毛。叶片椭圆形、椭圆状长圆形或披针形，两端渐尖，边缘具齿。伞房状圆锥花序顶生，有时叶腋有侧生花序，花蓝色或白色。浆果蓝色，干时黑色。种子长约1 mm，具网纹。花期2~4月，果期5~8月。

【分布】生于山谷、林缘、沟边、路旁。产于广西、广东、云南、贵州、四川、西藏、江西、福建、台湾、湖南、湖北、安徽、江苏、浙江、陕西、甘肃等地。

【性能主治】根味苦、辛，性寒；有毒。具有涌吐痰涎、截疟的功效。主治痰饮停聚，胸膈痞塞，疟疾。

【采收加工】秋季采收根部，除去须根，洗净，晒干。

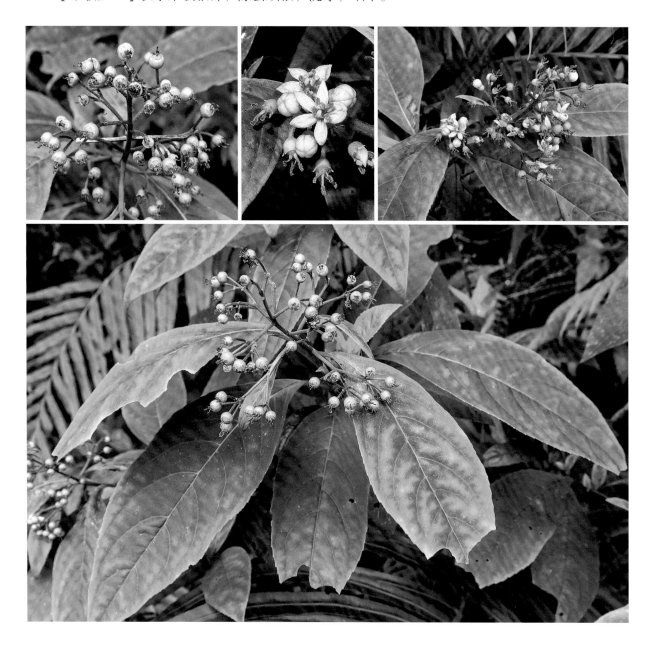

冠盖藤

【基原】为绣球花科冠盖藤*Pileostegia viburnoides* Hook. f. et Thomson 的根。

【别名】红棉花藤、猴头藤。

【形态特征】常绿攀缘状灌木。叶对生；叶片薄革质，椭圆状倒披针形或长椭圆形，边缘全缘或稍波状，常稍背卷，有时近先端有稀疏蜿蜒状齿缺。伞房状圆锥花序顶生；苞片和小苞片线状披针形，褐色；花白色，花瓣卵形。蒴果圆锥形，具宿存花柱和柱头。花期7~8月，果期9~12月。

【分布】生于山谷林中。产于广西、广东、贵州、云南、江西、安徽、浙江、福建、台湾、湖北等地。

【性能主治】根味辛、苦，性温。具有祛风除湿、散瘀止痛、消肿解毒的功效。主治腰腿酸痛，风湿麻木，跌打损伤，骨折，外伤出血，痈肿疮毒。

【采收加工】全年均可采收，洗净，切片，鲜用或晒干。

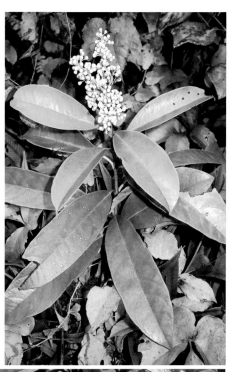

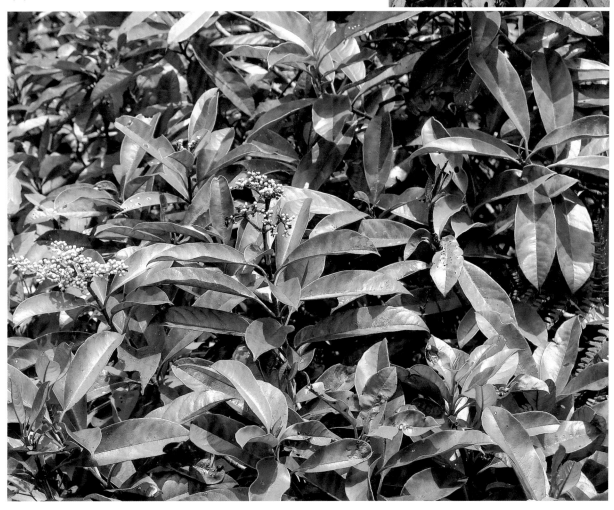

蛇莓

【基原】为蔷薇科蛇莓 *Duchesnea indica* (Andrews) Focke 的全草及根。

【别名】落地杨梅、平地莓、地杨梅。

【形态特征】多年生草本。根状茎短，粗壮；匍匐茎纤细，有柔毛。叶互生，三出复叶；小叶片卵圆形，有齿。花单生于叶腋；花瓣倒卵形，黄色；花托在果期膨大，海绵质，鲜红色，有光泽。瘦果卵形，光滑或具不明显突起，鲜时有光泽。花期6~8月，果期8~10月。

【分布】生于山坡、道旁、潮湿处。产于广西、广东、云南、贵州、湖南、四川、江苏、浙江、河南、河北、辽宁等地。

【性能主治】全草味甘、苦，性寒。具有清热解毒、散瘀消肿、凉血止血的功效。主治热病，惊痫，咳嗽，吐血，咽喉肿痛，痢疾，痈肿，疔疮，虫蛇咬伤，烧烫伤，感冒，黄疸，目赤，口疮，痄腮，崩漏，月经不调，跌打肿痛。根味苦、甘，性寒。具有清热泻火、解毒消肿的功效。主治热病，小儿惊风，目赤红肿，痄腮，牙龈肿痛，咽喉肿痛，热毒疮疡。

【采收加工】全草6~11月采收。根夏、秋季采收。

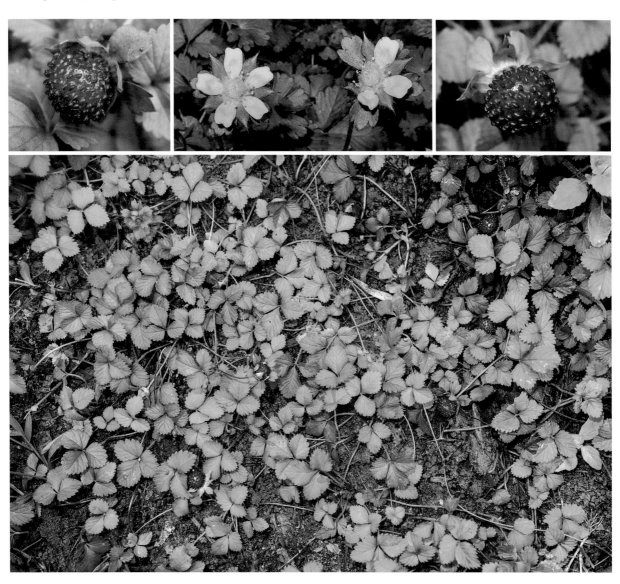

枇杷叶

【基原】为蔷薇科枇杷*Eriobotrya japonica* (Thunb.) Lindl. 的叶。

【别名】白花木。

【形态特征】常绿灌木或小乔木。枝及叶均密被锈色茸毛。叶片革质，长椭圆形或倒卵状披针形，边缘有疏齿，腹面光亮，多皱，背面密生灰棕色茸毛。圆锥花序顶生；花瓣白色，长圆形或卵形。果近圆形，熟时橙黄色。种子1~5粒，球形或扁球形。花期4~5月，果期5~10月。

【分布】多栽种于村边、平地或坡地。产于广西、贵州、云南、福建、江苏、安徽、浙江、江西等地。

【性能主治】叶味苦，性微寒。具有清肺止咳、降逆止呕的功效。主治肺热咳嗽，气逆喘急，胃热呕逆，烦热口渴。

【采收加工】全年均可采收，晒至七成干，扎成小把，再晒干。

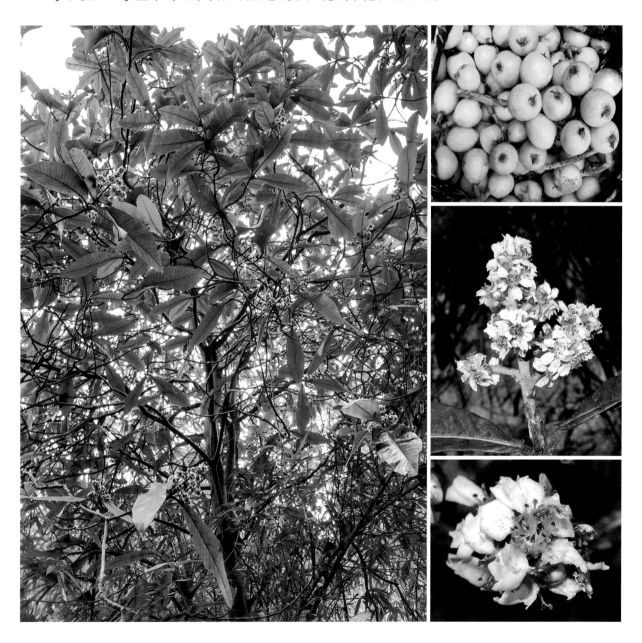

全缘火棘

【基原】为蔷薇科全缘火棘*Pyracantha atalantioides* (Hance) Stapf 的叶及果实。

【别名】火把果、救兵粮。

【形态特征】常绿灌木或小乔木。常有枝刺。叶片椭圆形或长圆形，稀长圆状倒卵形，边缘全缘或有不明显的细齿，背面微带白霜。花成复伞房花序，花梗和花萼外被黄褐色柔毛；花瓣白色，卵形；子房上部密生白色茸毛。梨果扁球形，亮红色。花期4~5月，果期9~11月。

【分布】生于山坡或谷地林中。产于广西、广东、贵州、湖北、陕西等地。

【性能主治】叶味微苦，性凉。具有清热解毒、止血的功效。主治疮疡肿痛，目赤，痢疾，便血，外伤出血。果实味甘、酸、涩，性平。具有健脾消积、收敛止痢、止痛的功效。主治痞块，食积停滞，脘腹胀满，泄泻，痢疾，崩漏，带下，跌打损伤。

【采收加工】叶全年均可采收，鲜用，随采随用。果实秋季成熟时采收，晒干。

【附注】《中华本草》记载全缘火棘以叶、果实入药的药材名分别为救军粮叶、赤阳子。

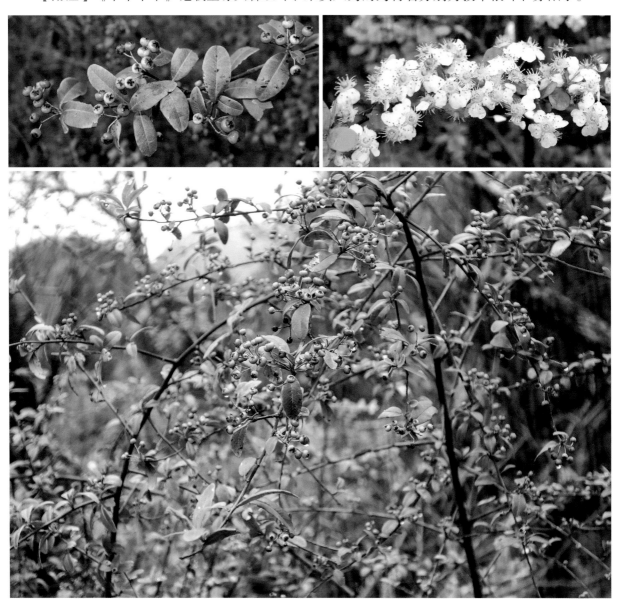

豆梨

【基原】为蔷薇科豆梨*Pyrus calleryana* Decne. 的根皮及果实。

【别名】糖梨子、山沙梨、野梨。

【形态特征】乔木。植株高5~8 m。小枝粗壮，圆柱形，幼嫩时有茸毛，不久脱落，二年生枝条灰褐色；冬芽三角卵形。叶片宽卵形至卵形，稀长椭圆形，边缘有钝齿。伞形总状花序有花6~12朵，花白色。梨果球形，黑褐色，有斑点，果柄细长。花期4月，果期8~9月。

【分布】生于山坡或山谷林中。产于广西、广东、福建、湖南、湖北、浙江、江苏、河南等地。

【性能主治】根皮味酸、涩，性寒。具有清热解毒、敛疮的功效。主治疮疡，疥癣。果实味酸、涩，性寒。具有健脾消食、涩肠止痢的功效。主治饮食积滞，泄痢。

【采收加工】根皮全年均可采收，挖出侧根，剥取根皮，鲜用。果实8~9月成熟时采收，晒干。

【附注】《中华本草》记载豆梨以根皮、果实入药的药材名分别为鹿梨根皮、鹿梨。

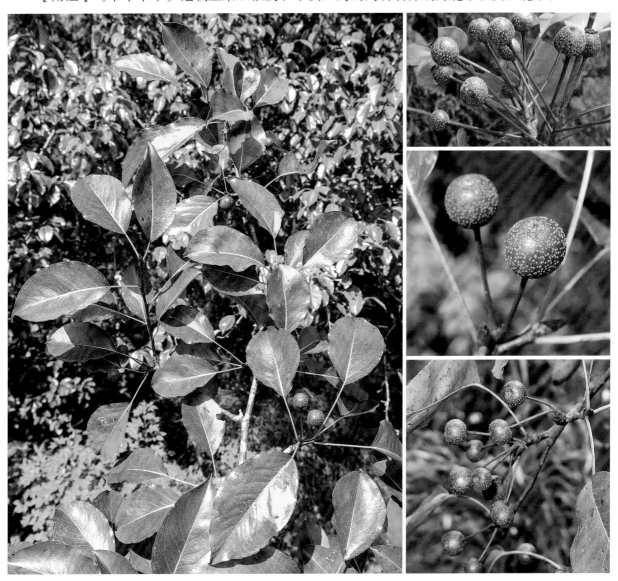

金樱子

【基原】为蔷薇科金樱子*Rosa laevigata* Michx. 的成熟果实。

【别名】刺糖果、倒挂金钩、黄茶瓶。

【形态特征】攀缘灌木。小枝粗壮，有疏钩刺，无毛，幼时被腺毛，老时逐渐脱落减少。三出复叶；小叶片革质，椭圆状卵形，边缘有细齿。花单生于叶腋；花梗和萼筒密被腺毛；花瓣白色，宽倒卵形，先端微凹。果梨形，熟时红褐色，外密被刺毛。花期4~6月，果期7~11月。

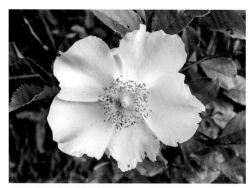

【分布】生于山野、田边、灌木丛中的向阳处。产于广西、广东、湖南、四川、浙江、江西、安徽、福建等地。

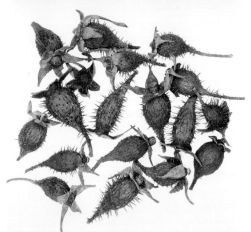

【性能主治】果实味酸、甘、涩，性平。具有固精缩尿、固崩止带、涩肠止泻的功效。主治遗精滑精，遗尿，尿频，崩漏带下，久泄久痢。

【采收加工】10~11月果实成熟变红色时采收，晒干，除去毛刺。

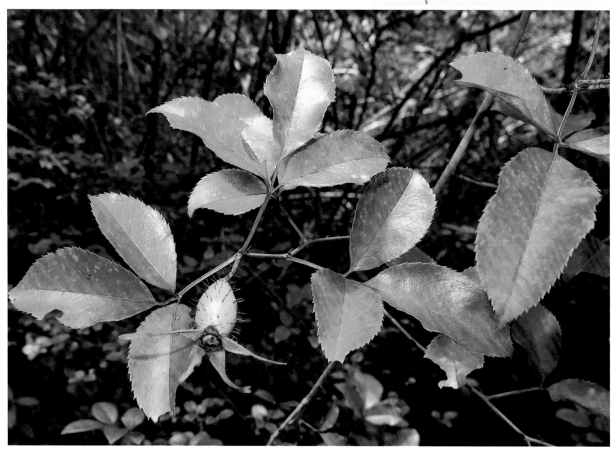

粗叶悬钩子

【基原】为蔷薇科粗叶悬钩子*Rubus alceifolius* Poir. 的根及叶。

【别名】候罕、牛暗桐、大叶蛇泡簕。

【形态特征】攀缘灌木。枝被黄灰色至锈色茸毛状长柔毛，有稀疏皮刺。单叶；叶片近圆形或宽卵形，先端圆钝，基部心形，边缘不规则3~7浅裂。花成顶生狭圆锥花序或近总状，也成腋生头状花束，稀为单生，花白色。果实近球形，肉质，红色；核有皱纹。花期7~9月，果期10~11月。

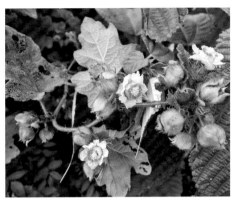

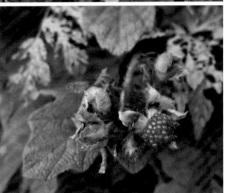

【分布】生于山坡、路旁、山谷林中。产于广西、广东、云南、贵州、湖南、福建、江苏等地。

【性能主治】根及叶味苦、涩，性平。具有清热利湿、止血、散瘀的功效。主治肝炎，痢疾，肠炎，乳腺炎，口腔炎，行军性血红蛋白尿，外伤出血，肝脾肿大，跌打损伤，风湿骨痛。

【采收加工】全年均可采收，洗净，晒干。

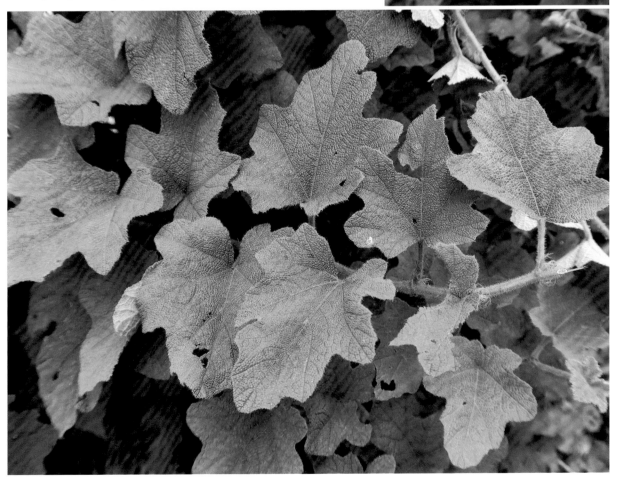

高粱泡叶

【基原】为蔷薇科高粱泡*Rubus lambertianus* Ser. 的叶。

【别名】十月莓、秧泡子。

【形态特征】半落叶藤状灌木。枝幼时有细柔毛或近无毛，有微弯小皮刺。单叶；叶片宽卵形，稀长圆状卵形，中脉常疏生小皮刺。圆锥花序顶生，生于枝上部叶腋内的花序常近总状，有时仅数朵花簇生于叶腋；花瓣倒卵形，白色。果近球形，熟时红色。花期7~8月，果期9~11月。

【分布】生于路旁、山坡、山谷或林缘。产于广西、广东、云南、江西、湖南、河南、安徽、江苏、台湾等地。

【性能主治】叶味甘、苦，性平。具有清热凉血、解毒疗疮的功效。主治感冒发热，咳血，便血，崩漏，创伤出血，瘰疬溃烂，皮肤糜烂，黄水疮。

【采收加工】夏、秋季采收，晒干。

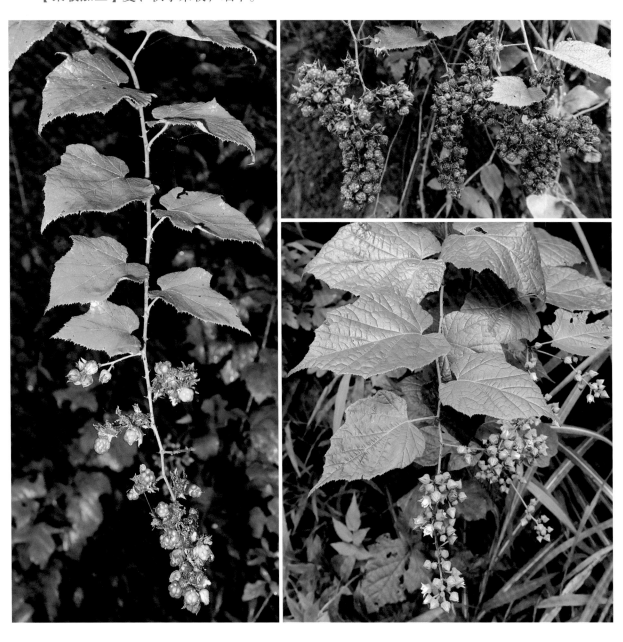

山蜡梅

【基原】为蜡梅科山蜡梅*Chimonanthus nitens* Oliv. 的叶。

【别名】亮叶腊梅、牛梆铃、鸡卵果。

【形态特征】常绿灌木。幼枝四方形，老枝近圆柱形。叶片纸质至近革质，椭圆形至卵状披针形，少数为长圆状披针形，先端渐尖，基部钝至急尖。花小，黄色或黄白色。果托坛状，熟时灰褐色，被短茸毛，内藏聚合瘦果。花期10月至翌年1月，果期翌年4~7月。

【分布】生于山地疏林中或石灰岩山地。产于广西、云南、贵州、湖南、湖北、福建、安徽、浙江、江苏、江西、陕西等地。

【性能主治】叶微苦、辛，性凉。具有祛风解表、清热解毒的功效。主治感冒，中暑，慢性气管炎，胸闷。

【采收加工】全年均可采收，以夏、秋季采收为佳，晒干。

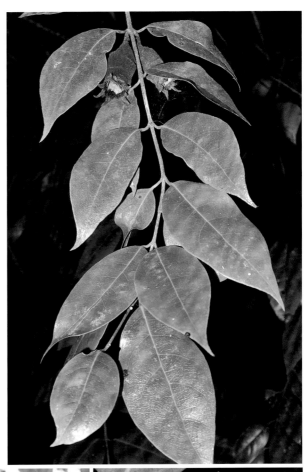

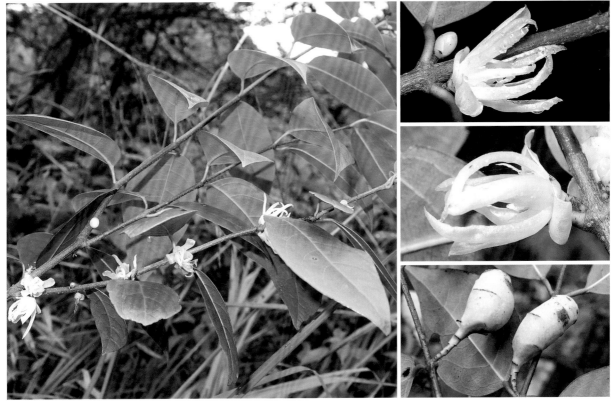

龙须藤

【基原】为云实科龙须藤*Bauhinia championii* (Benth.) Benth. 的根或茎、叶及种子。

【别名】燕子尾、过岗龙、过江龙。

【形态特征】攀缘灌木。藤茎圆柱形，稍扭曲，表面粗糙，切断面皮部棕红色，木部浅棕色，有4~9圈深棕红色环纹，形似舞动的龙而得名。单叶互生；叶片卵形或心形，先端2浅裂或不裂，裂片尖。总状花序；花瓣白色，具瓣柄，瓣片匙形。荚果扁平，果瓣革质。花期6~10月，果期7~12月。

【分布】生于石山灌木丛或山地林中。产于广西、广东、湖南、贵州、浙江、台湾、湖北、海南等地。

【性能主治】根或茎味苦，性平。具有祛风除湿、行气活血的功效。主治风湿骨痛，跌打损伤，偏瘫，胃脘痛，痢疾。叶味甘、苦，性平。具有利尿、化瘀、理气止痛的功效。主治小便不利，腰痛，跌打损伤。种子味苦、辛，性温。具有行气止痛、活血化瘀的功效。主治胁肋胀痛，胃脘痛，跌打损伤。

【采收加工】根或茎、叶全年均可采收，鲜用或晒干。果实秋季成熟时采收，晒干，打出种子。

【附注】《中华本草》记载龙须藤以根或茎、叶、种子入药的药材名分别为九龙藤、九龙藤叶、过江龙子。

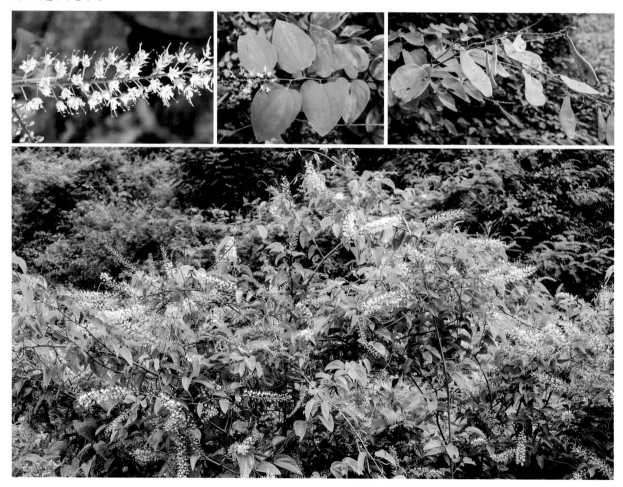

望江南

【基原】为云实科望江南 *Senna occidentalis* (L.) Link 的茎叶及种子。

【别名】草决明、野扁豆、头晕菜。

【形态特征】直立、少分枝的半灌木。枝带草质，有棱。根黑色。偶数羽状复叶，互生；叶柄近基部有大而带褐色、圆锥形的腺体1个；小叶3~5对，卵形或卵状披针形。花数朵组成伞房状总状花序，腋生和顶生；花瓣黄色。荚果带状镰形，褐色，压扁。花期4~8月，果期6~10月。

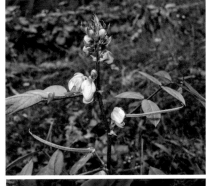

【分布】生于山地灌木丛中。产于广西、广东、福建、云南、浙江、山东等地。

【性能主治】茎叶味苦、性寒。具有肃肺清肝、利尿通便、解毒消肿的功效。主治咳嗽气喘，头痛目赤，小便血淋，大便秘结，痈肿疮毒，虫蛇咬伤。种子味甘、苦，性凉；有毒。具有清肝、健胃、通便、解毒的功效。主治目赤肿痛，头晕头胀，消化不良，胃痛，痢疾，便秘，痈肿疔毒。

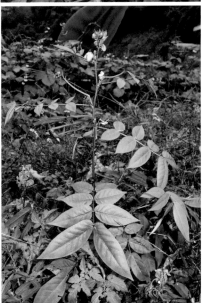

【采收加工】茎叶夏季植株生长旺盛时采收，阴干，鲜用者可随采随用。种子10月果实成熟变黄时采收，割取全株，晒干后脱粒，取种子再晒干。

【附注】《中华本草》记载望江南以茎叶、种子入药的药材名分别为望江南、望江南子。

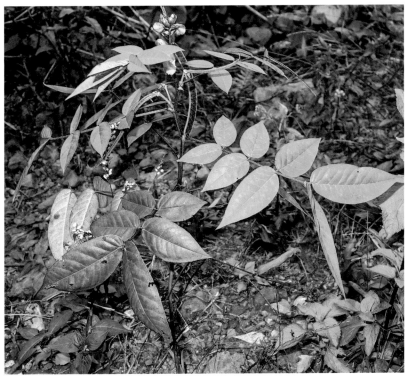

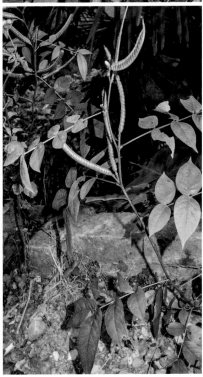

老虎刺

【基原】为云实科老虎刺*Pterolobium punctatum* Hemsl. 的根。

【别名】倒爪刺、假虎刺、绣花针。

【形态特征】木质藤本或攀缘状灌木。小枝具下弯的短钩刺。羽片9~14对，小叶片19~30对，对生，狭长圆形。总状花序腋上生或于枝顶排列成圆锥状；花瓣稍长于花萼，倒卵形，顶端稍呈啮蚀状。荚果发育部分菱形，翅一边直，另一边弯曲。种子椭圆形。花期6~8月，果期9月至翌年1月。

【分布】生于山坡向阳处、路旁。产于广西、广东、云南、贵州、四川、湖南、湖北等地。

【性能主治】根味苦、辛，性温。具有消炎、解热、止痛的功效。主治黄疸型肝炎，胃痛，风湿性关节炎，淋巴腺炎，急性结膜炎，牙周炎，咽喉炎。

【采收加工】全年均可采收，除去杂质，晒干。

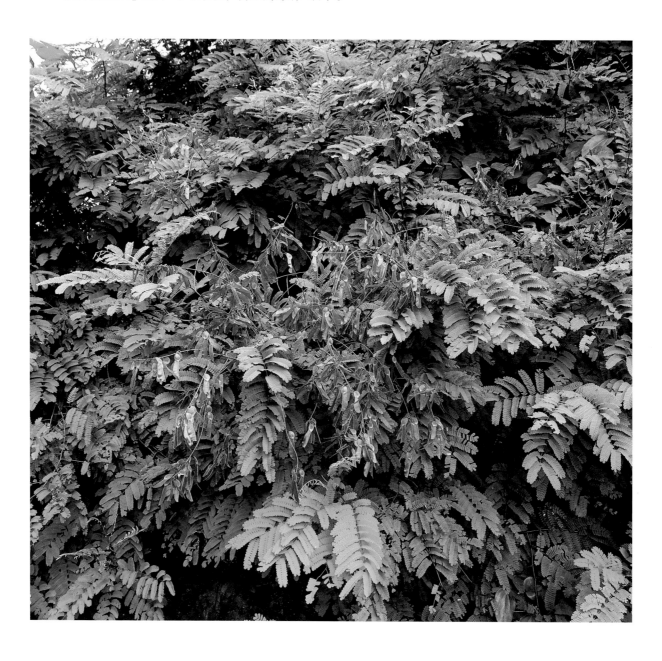

决明子

【基原】为云实科决明*Senna tora* (L.) Roxb. 的成熟种子。

【别名】草决明、假绿豆、枕头子。

【形态特征】一年生半灌木状草本。叶柄上无腺体；叶轴上每对小叶间有棒状腺体1个；小叶3对，膜质，倒卵形或倒卵状长椭圆形，先端圆钝而有小尖头。花腋生，通常2朵聚生；花瓣黄色，下面2片略长。荚果细，近四棱柱形，长达15 cm。种子菱形，光亮。花果期8~11月。

【分布】生于山坡、河边或栽培。产于广西、广东、湖南、四川、安徽等地。

【性能主治】种子味甘、苦、咸，性微寒。具有清热明目、润肠通便的功效。主治目赤涩痛，羞明多泪，目暗不明，头痛眩晕，大便秘结。

【采收加工】秋季采收成熟果实，晒干，留下种子，除去杂质。

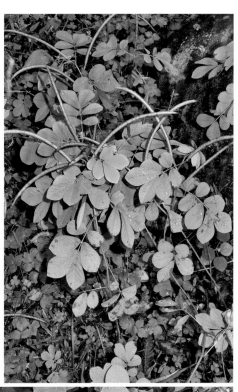

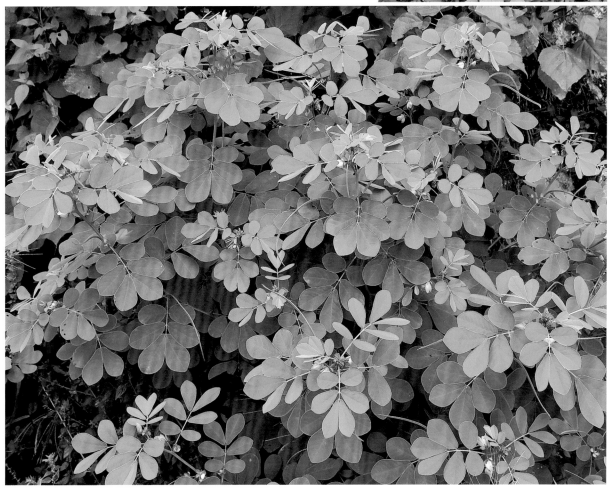

半边钱

【基原】为蝶形花科铺地蝙蝠草*Christia obcordata* (Poir.) Bakh. f. ex Meeuwen 的全草。

【别名】罗藟草、土豆草、马蹄香。

【形态特征】多年生平卧草本。茎与枝极纤细，被灰色短柔毛。叶通常为三出复叶，稀为单小叶；顶生小叶片多为肾形、圆三角形或倒卵形，宽稍超过长。总状花序多为顶生，每节生1朵花；花小，蓝紫色或玫瑰红色。荚果有荚节4~5个，完全藏于花萼内。花期5~8月，果期9~10月。

【分布】生于旷野草地、荒坡及丛林中。产于广西、广东、海南、台湾、福建等地。

【性能主治】全草味苦、辛，性寒。具有利水通淋、散瘀止血、清热解毒的作用。主治小便不利，石淋，水肿，白带异常，跌打损伤，吐血，咯血，血崩，目赤痛，乳痈，毒蛇咬伤。

【采收加工】夏、秋季采收，洗净，鲜用或晒干。

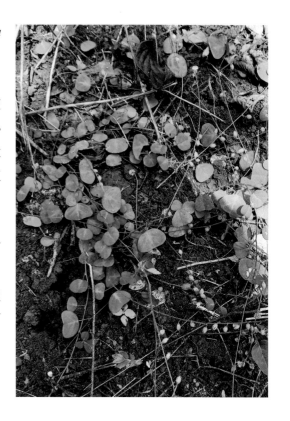

响铃豆

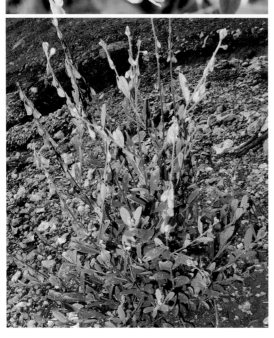

【基原】为蝶形花科响铃豆*Crotalaria albida* B. Heyne ex Roth 的根及全草。

【别名】黄花地丁、小响铃、马口铃。

【形态特征】多年生直立草本。茎基部常木质，分枝细弱。叶片倒卵形、长圆状椭圆形或倒披针形，先端钝或圆，基部楔形。总状花序顶生或腋生，有花20~30朵；花冠淡黄色，旗瓣椭圆形，先端具束状柔毛，基部胼胝体可见。荚果短圆柱形。种子6~12粒。花果期5~12月。

【分布】生于路旁、荒地、山坡林下。产于广西、广东、云南、湖南、贵州、四川等地。

【性能主治】根及全草味苦、辛，性凉。具有清热解毒、止咳平喘的作用。主治尿道炎，膀胱炎，肝炎，胃肠炎，痢疾，支气管炎，肺炎，哮喘；外用治痈肿疮毒，乳腺炎。

【采收加工】夏、秋季采收，洗净，切碎，晒干。

藤檀

【基原】为蝶形花科藤黄檀*Dalbergia hancei* Benth. 的茎及根。

【别名】大香藤、降香。

【形态特征】藤本。枝纤细，小枝有时变钩状或旋扭。小叶3~6对；叶片狭长圆形或倒卵状长圆形。总状花序远较复叶短，数个总状花序常再集成腋生短圆锥花序；花冠绿白色，芳香。荚果扁平，长圆形或带状，基部收缩为1个细果颈，通常有1粒种子。种子肾形，极扁平。花期4~5月。

【分布】生于山坡灌木丛中或山谷溪旁。产于广西、广东、海南、贵州、四川、安徽、浙江、江西等地。

【性能主治】茎及根味辛，性温。具有理气止痛的功效。茎主治胸胁痛，胃痛，腹痛。根主治腰痛，关节痛。

【采收加工】全年均可采收，洗净，切碎，晒干。

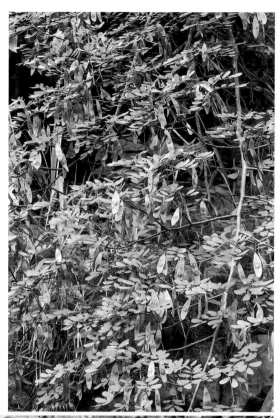

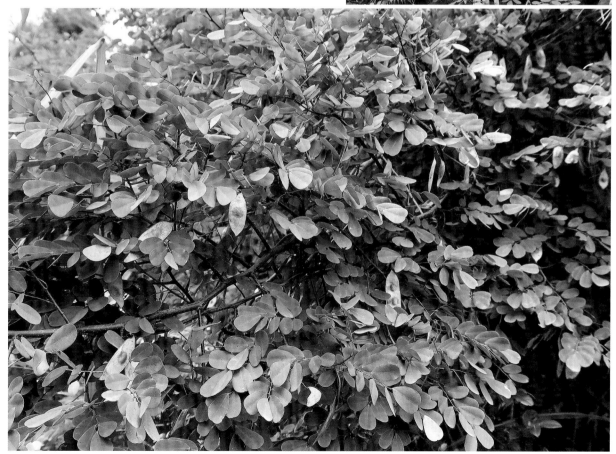

假木豆

【基原】为蝶形花科假木豆*Dendrolobium triangulare* (Retzius) Schindler Repert. 的根或叶。

【别名】千斤拔、野蚂蝗、假绿豆。

【形态特征】灌木。植株高1~2 m。嫩枝三棱形，密被灰白色丝状毛，老时变无毛。三出复叶；顶生小叶较大，倒卵状长圆形或椭圆形。花序腋生，稀顶生；花冠白色或淡黄色，旗瓣宽椭圆形，冀瓣和龙骨瓣长圆形。荚果密被伏丝状毛，有荚节3~6个。种子椭圆形。花期8~10月，果期10~12月。

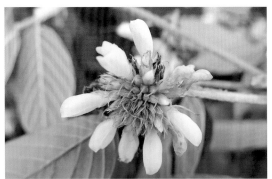

【分布】生于旷野、丘陵、山地、沟边的林中或灌木丛中。产于广西、广东、海南、贵州、云南、福建、台湾等地。

【性能主治】根或叶味辛、甘，性寒。具有清热凉血、舒筋活络、健脾利湿的功效。主治咽喉肿痛，内伤吐血，跌打损伤，骨折，风湿骨痛，瘫痪，泄泻，小儿疳积。

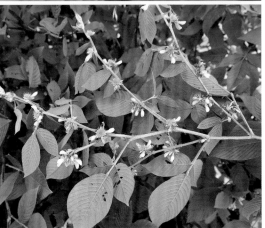

【采收加工】全年均可采收，鲜用或晒干。

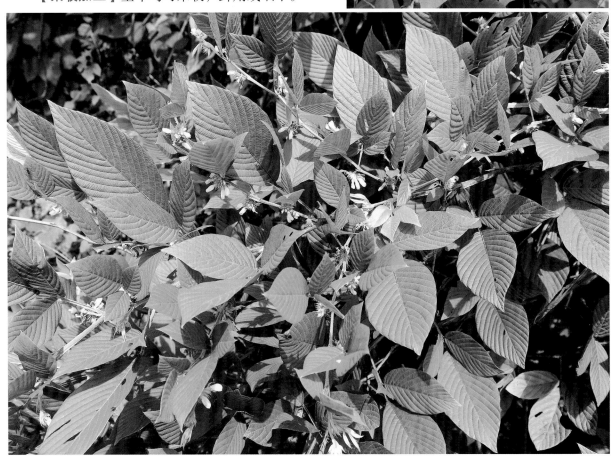

广金钱草

【基原】为蝶形花科广东金钱草*Desmodium styracifo-lium* (Osbeck.) Merr. 的地上部分。

【别名】金钱草、铜钱射草、铜钱沙。

【形态特征】半灌木状草本。茎平卧或稍直立，幼枝、花序密被黄色开展的长柔毛。叶1片，或偶有3片小叶，近圆形，基部心形，腹面无毛，背面被灰白色紧贴的长丝毛。总状花序腋生或顶生；花冠紫红色。荚果有荚节3~6个，被短柔毛和钩状毛，腹缝线直，背缝线波状。花果期6~9月。

【分布】生于山坡、草地或灌木丛中。产于广西、广东、海南、云南等地。

【性能主治】地上部分味甘、淡，性凉。具有利湿退黄、利尿通淋的作用。主治黄疸尿赤，热淋，石淋，小便涩痛，水肿尿少。

【采收加工】夏、秋季采收，除去杂质，晒干。

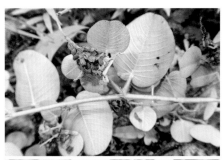

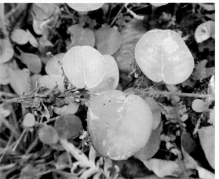

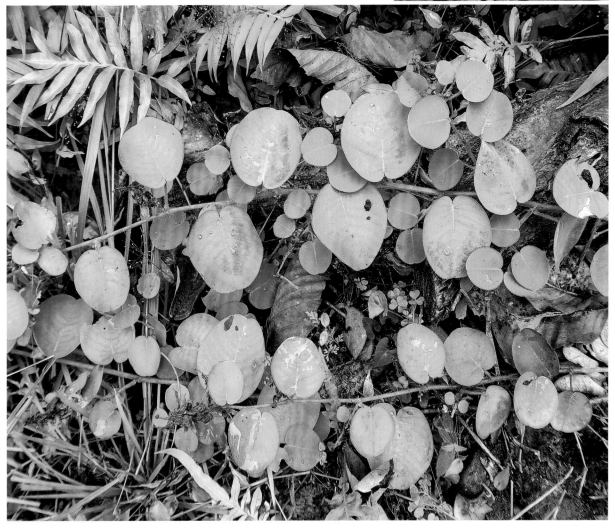

小槐花

【基原】为蝶形花科小槐花 *Ohwia caudata* (Thunberg) H. Ohashi 的根或全株。

【别名】草鞋板、味噌草、拿身草。

【形态特征】直立灌木或半灌木。树皮灰褐色，分枝多，上部分枝略被柔毛。叶为羽状3片小叶，两侧具狭翅；小叶近革质或纸质，顶生小叶披针形或阔披针形，干后黑色。总状花序顶生或腋生；花冠绿白色或黄白色。荚果线形，扁平，有荚节4~6个，被钩状毛。花期8~9月，果期10~12月。

【分布】生于山坡草地、路旁和林缘。产于长江以南各地，西至喜马拉雅山，东至台湾。

【性能主治】根或全株味微苦、辛，性平。具有清热解毒、祛风利湿的功效。主治感冒发烧，肠胃炎，痢疾，小儿疳积，风湿性关节痛；外用治毒蛇咬伤，痈疖疔疮，乳腺炎。

【采收加工】夏、秋季采收，洗净，鲜用或晒干。

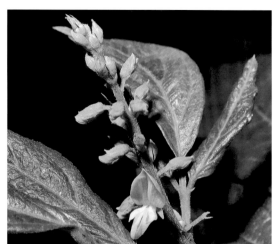

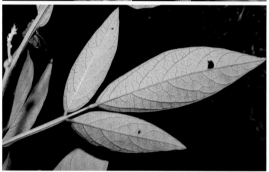

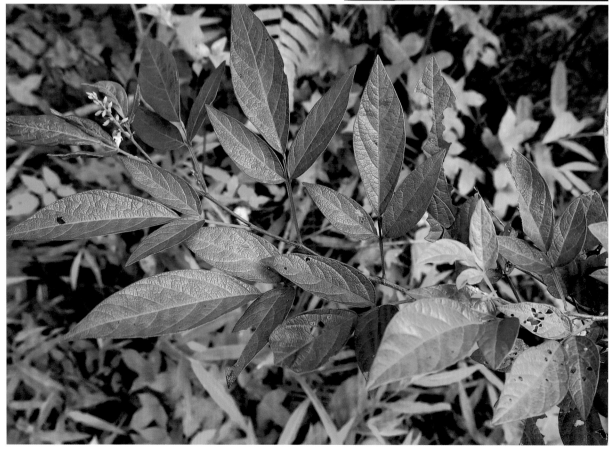

排钱树

【基原】为蝶形花科排钱树*Phyllodium pulchellum* (L.) Desv. 的根及地上部分。

【别名】钱串木、钱排草、钱串草。

【形态特征】灌木。小枝被白色或灰色短柔毛。小叶革质；顶生小叶卵形、椭圆形或倒卵形；侧生小叶约比顶生小叶小一半，腹面无毛，背面薄被短柔毛。伞形花序有花5~6朵，藏于叶状苞片内；叶状苞片排列成总状圆锥花序状；花白色或淡黄色。荚果常具荚节2个。花期7~9月，果期10~11月。

【分布】生于丘陵荒地或平地路边。产于广西、广东、云南、福建、江西南部、海南、台湾等地。

【性能主治】根味淡、涩，性凉；有小毒。具有清热利水的功效。主治胁痛，黄疸，臌胀，湿热痹证，月经不调，闭经，痈疽疗疮，跌打肿痛。地上部分味淡、苦，性平；有小毒。具有清热解毒、祛风行水、活血消肿的功效。主治感冒发热，咽喉肿痛，牙疳，风湿痹痛，水肿，臌胀，肝脾肿大，跌打肿痛，毒虫咬伤。

【采收加工】根全年均可采收，洗净，切片，鲜用或晒干。地上部分夏、秋季采收，切碎，鲜用或晒干。

【附注】《中华本草》记载排钱树以根、地上部分入药的药材名分别为排钱草根、排钱草。

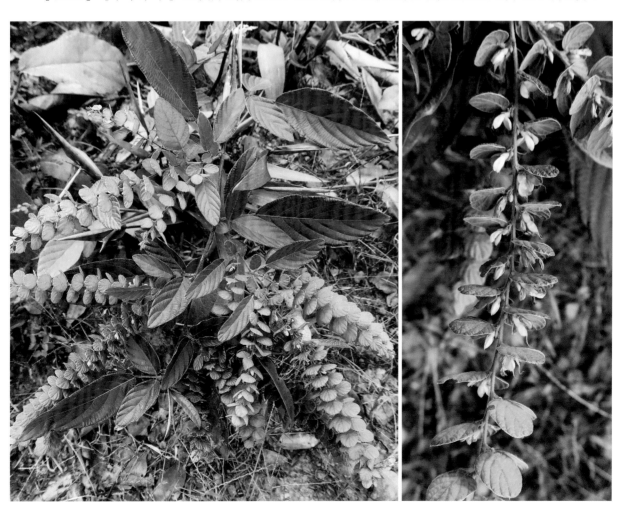

葛根

【基原】为蝶形花科葛*Pueraria montana* (Lour.) Merr. var. *lobata* (Willd.) Maesen et S. M. Almeida ex Sanjappa et Predeep 的根。

【别名】葛藤、五层风。

【形态特征】粗壮藤本。全株被黄色长硬毛，块根肥厚。三出复叶；顶生小叶边缘全缘或2~3浅裂，两面被淡黄色硬伏毛。总状花序；花紫色，旗瓣倒卵形，基部有2个耳及1个黄色硬痂状附属体，翼瓣镰状，龙骨瓣镰状长圆形。荚果狭长椭圆形，被黄色长硬毛。花期9~10月，果期11~12月。

【分布】生于山地疏林或密林中。除新疆、青海、西藏外，分布几遍全国。

【性能主治】根味甘、辛，性凉。具有解肌退热、生津止渴、透疹、升阳止泻、通经活络、解酒毒的功效。主治外感发热头痛，项背强痛，口渴，消渴，麻疹不透，热痢，泄泻，眩晕头痛，中风偏瘫，胸痹心痛，酒毒伤中。

【采收加工】秋、冬季采收，趁鲜切成厚片或小块，干燥。

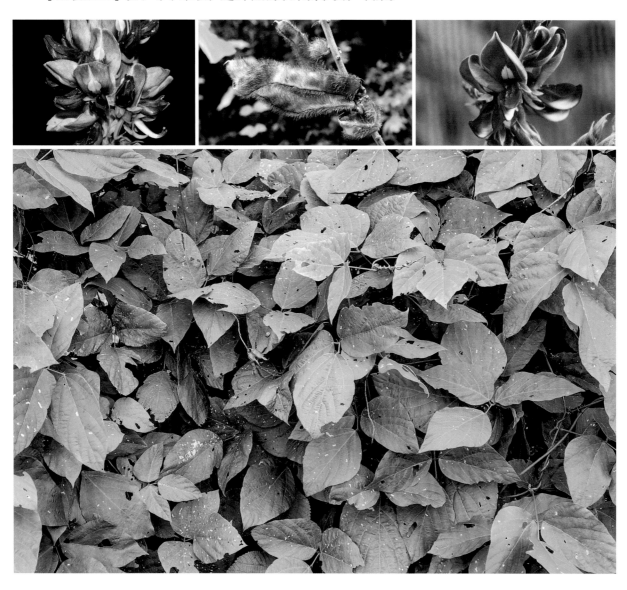

鹿藿

【基原】为蝶形花科鹿藿*Rhynchosia volubilis* Lour. 的根及茎叶。

【别名】鹿豆、荳豆、野绿豆。

【形态特征】缠绕草质藤本。全株各部被灰色至淡黄色柔毛。叶为羽状或有时近指状3片小叶；顶生小叶片菱形或倒卵状菱形。总状花序1~3个腋生；花冠黄色，旗瓣近圆形，有宽而内弯的耳，冀瓣倒卵状长圆形，基部一侧具长耳，龙骨瓣具喙。荚果长圆形。花期5~8月，果期9~12月。

【分布】生于山坡、路旁、草丛中。产于广西、广东、贵州、湖南、福建、浙江、江西、四川等地。

【性能主治】根味苦，性平。具有活血止痛、解毒、消积的功效。主治痛经、瘰疬，疖肿，小儿疳积。茎叶味苦、酸，性平。具有祛风除湿、活血、解毒的功效。主治风湿痹痛，头痛，牙痛，腰脊疼痛，瘀血腹痛，产褥热，瘰疬，痈肿疮毒，跌打损伤，烧烫伤。

【采收加工】根秋季采收，除去泥土，洗净，鲜用或晒干。茎叶5~6月采收，鲜用或晒干，贮存于干燥处。

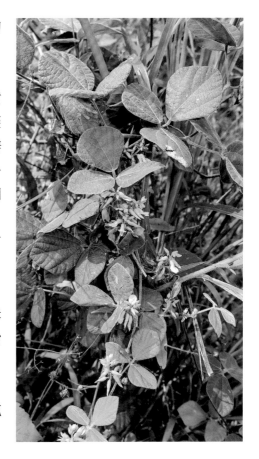

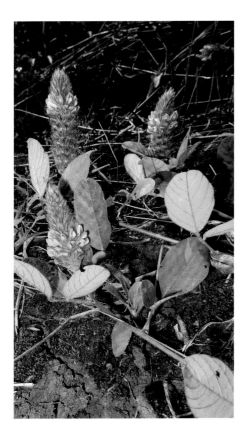

狐狸尾

【基原】为蝶形花科狸尾豆*Uraria lagopodioides* (L.) Desv. ex DC. 的全草。

【别名】兔尾草、狸尾草。

【形态特征】草本。茎平卧或斜升。花枝直立或斜举，被短柔毛。复叶多为3片小叶；托叶三角形，先端尾尖，被灰黄色长柔和缘毛；顶生小叶近圆形或椭圆形，侧生小叶较小。总状花序顶生，花排列紧密；花冠淡紫色。荚果有荚节1~2个，包藏于花萼内，黑褐色，略有光泽。花果期8~10月。

【分布】生于山野坡地、灌木丛中。产于广西、广东、云南、贵州、湖南、福建、江西等地。

【性能主治】全草味甘、淡，性平。具有清热解毒、散结消肿、利水通淋的功效。主治感冒，小儿肺炎，腹痛泻，瘰疬，痈疮肿毒，砂淋尿血，毒蛇咬伤。

【采收加工】夏、秋季采收全草，洗净，鲜用或晒干。

枫香树

【基原】为金缕梅科枫香*Liquidambar formosana* Hance 的果序及树脂。

【别名】九孔子、白胶香。

【形态特征】落叶乔木。树脂有芳香。单叶互生；叶片掌状3裂，颜色有明显的季相变化，通常初冬变黄色，至翌年春季落叶前变红色。雄性短穗状花序常多个排成总状，雄蕊多数，花丝不等长；雌性花序头状，花序柄长3~6 cm；花柱长6~10 mm，先端常卷曲。果序头状，木质。花期3~4月，果期9~10月。

【分布】生于山坡疏林中、村边路旁。产于我国秦岭及淮河以南各地，南至广西、广东，东至台湾，西至四川、云南及西藏，北至河南、山东。

【性能主治】果序味苦，性平。具有祛风活络、利水通经的功效。主治关节痹痛，麻木拘挛，水肿胀满，乳少经闭。树脂味辛、微苦，性平。具有活血止痛、解毒、生肌、凉血的功效。主治跌打损伤，痈疽肿痛，吐血，鼻出血，外伤出血。

【采收加工】果序冬季果实成熟后采收，除去杂质，干燥。于7~8月割裂树干，使树脂流出，10月至翌年4月采收，阴干。

【附注】《中国药典》（2020年版）记载枫香以果序、树脂入药的药材名分别为路路通、枫香脂。

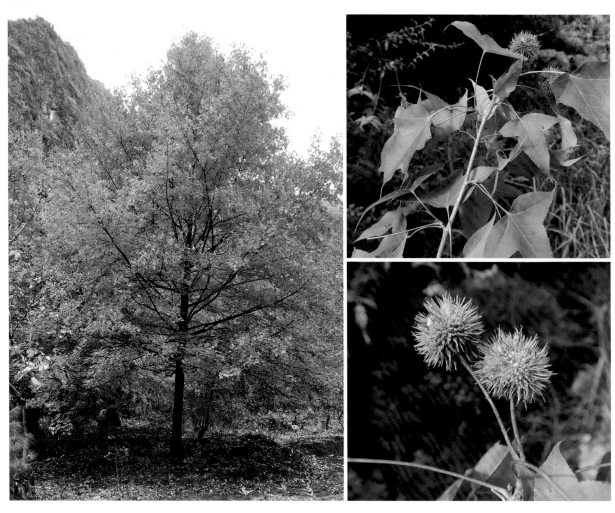

檵花

【基原】为金缕梅科檵木*Loropetalum chinense* (R. Br.) Oliv. 的花。

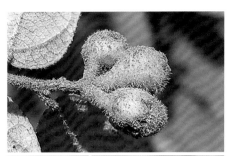

【别名】突肉根、白花树、螺砚木。

【形态特征】灌木或小乔木。叶片革质，卵形，长2~5 cm，宽1.5~2.5 cm，背面被星毛。花3~8朵簇生，有短花梗，白色，比新叶先开放，或与嫩叶同时开放；苞片线形；萼筒杯状，被星毛；花瓣4片，带状；雄蕊4枚；子房完全下位。蒴果卵圆形，先端圆。种子圆卵形，黑色，发亮。花期3~4月。

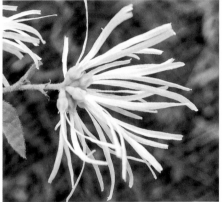

【分布】生于丘陵及山地的向阳处。产于我国南部、西南部、中部地区。

【性能主治】花味甘、涩，性平。具有清热、止血的功效。主治鼻出血，外伤出血。

【采收加工】夏季采收，鲜用或晒干。

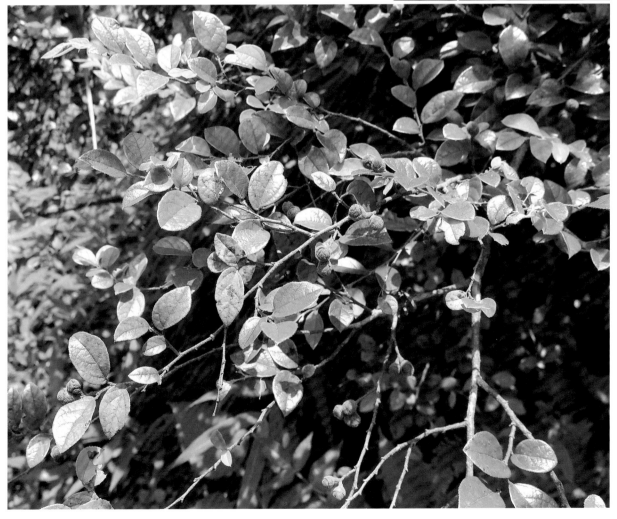

杨梅

【基原】为杨梅科杨梅*Myrica rubra* (Lour.) Siebold et Zucc. 的果实。

【别名】机子、圣生梅、山杨梅。

【形态特征】常绿乔木。小枝及芽被圆形腺体。叶片革质，常密集于小枝上部。花雌雄异株，雄花序单独或数个丛生于叶腋，雌花序常单生于叶腋。核果球状，表面具乳头状突起；外果皮肉质，熟时深红色或紫红色；核常为阔椭圆形或圆卵形，内果皮极硬，木质。4月开花，6~7月果实成熟。

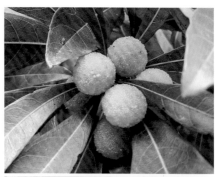

【分布】生于山坡或山谷林中，喜酸性土壤。产于广西、广东、湖南、贵州、云南、四川、浙江、江西、江苏等地。

【性能主治】果实味酸、甘，性温。具有生津解烦、和中消食、解酒、止血的功效。主治烦渴，呕吐，胃痛，食欲不振，食积腹痛，饮酒过度，头痛，跌打损伤，骨折，烧烫伤。

【采收加工】夏季果实成熟时采收，鲜用或烘干。

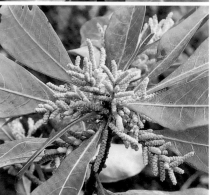

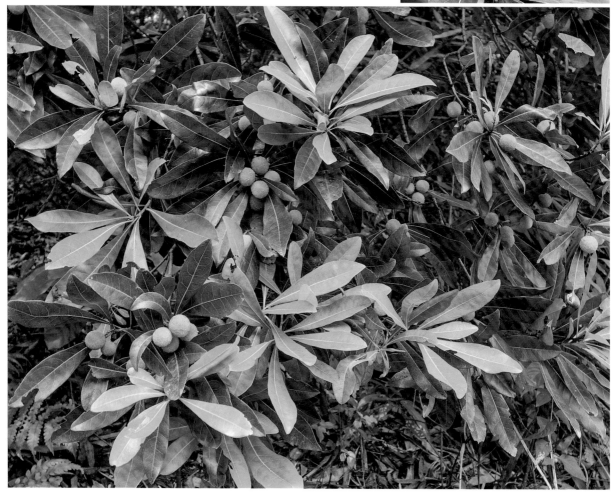

楮实子

【基原】为桑科构树*Broussonetia papyrifera* (L.) L'Hert. ex Vent. 的成熟果实。

【别名】谷木、楮、楮树。

【形态特征】乔木。枝粗而直；小枝密生柔毛。叶片广卵形至长椭圆状卵形，边缘具粗齿，不裂或3~5裂，幼树叶常有明显分裂，腹面粗糙且疏生糙毛，背面密被茸毛。花雌雄异株，雄花序为柔荑花序，雌花序球形头状。聚花果熟时橙红色，肉质。花期4~5月，果期6~7月。

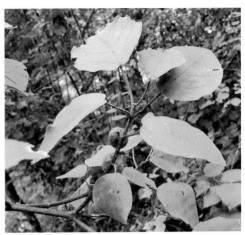

【分布】生于石灰岩山地，栽于村旁、田园。产于我国南北各地。

【性能主治】成熟果实味甘，性寒。具有明目、补肾、强筋骨、利尿的功效。主治腰膝酸软，肾虚目昏，阳痿。

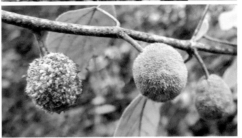

【采收加工】秋季果实成熟时采收，洗净，晒干，除去灰白色膜状宿萼和杂质。

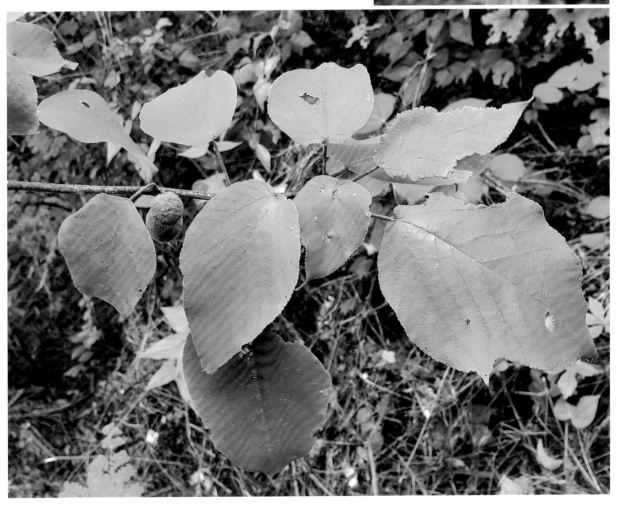

奶汁树

【基原】为桑科台湾榕*Ficus formosana* Maxim. 的根及叶。

【别名】水牛奶、下乳草、山沉香。

【形态特征】灌木。植株高1.5~3 m。枝纤细，节短。叶片膜质，倒披针形，长4~11 cm，宽1.5~3.5 cm，中部以下渐窄，边缘全缘或在中部以上有疏钝齿裂。榕果单生于叶腋，卵状球形，直径6~9 mm，熟时绿色带红色，光滑，顶部脐状突起，基部收缩为纤细短柄。花期4~7月。

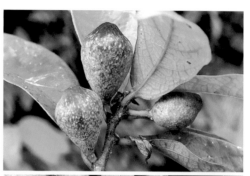

【分布】生于山地疏林、路旁溪边湿润处。产于广西、广东、海南、贵州、湖南、福建、台湾、浙江等地。

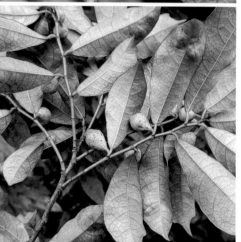

【性能主治】根及叶味甘、微涩，性平。具有活血补血、催乳、祛风湿、清热解毒的功效。主治月经不调，产后或病后虚弱，乳汁不下，风湿痹痛，跌打损伤，毒蛇咬伤，尿路感染。

【采收加工】全年均可采收，鲜用或晒干。

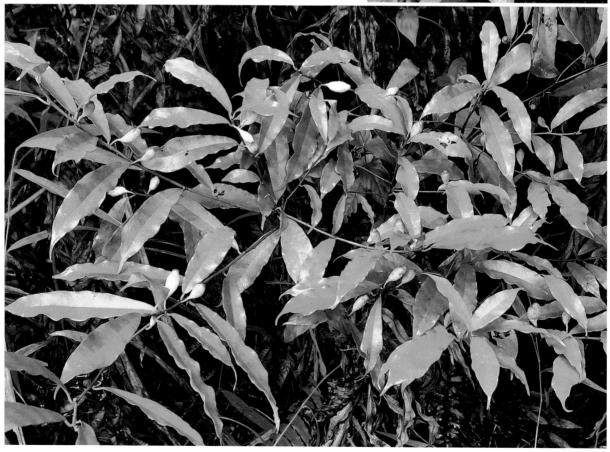

五指毛桃

【基原】为桑科粗叶榕*Ficus hirta* Vahl 的根。

【别名】五指牛奶。

【形态特征】灌木或小乔木。嫩枝中空，全株有乳汁，枝、叶、叶柄和花序托（榕果）均被金黄色长硬毛。叶片多型，长椭圆状披针形或广卵形，边缘有细齿；托叶卵状披针形，膜质，红色，被柔毛。隐头花序成对腋生或生于已落叶的枝上。瘦果椭圆球形，表面光滑。花果期3~11月。

【分布】生于村寨附近旷地或山坡林边，或附生于其他树干。产于广西、广东、海南、云南、贵州、湖南、福建、江西等地。

【性能主治】根味甘，性平。具有健脾补肺、行气利湿、舒筋活络的功效。主治脾虚浮肿，食少无力，肺痨咳嗽，带下，产后无乳，风湿痹痛，肝硬化腹水，肝炎，跌打损伤。

【采收加工】全年均可采收，洗净，切片，晒干。

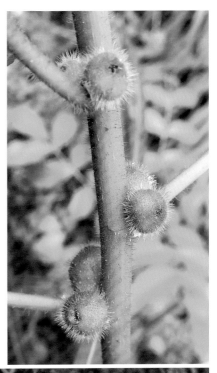

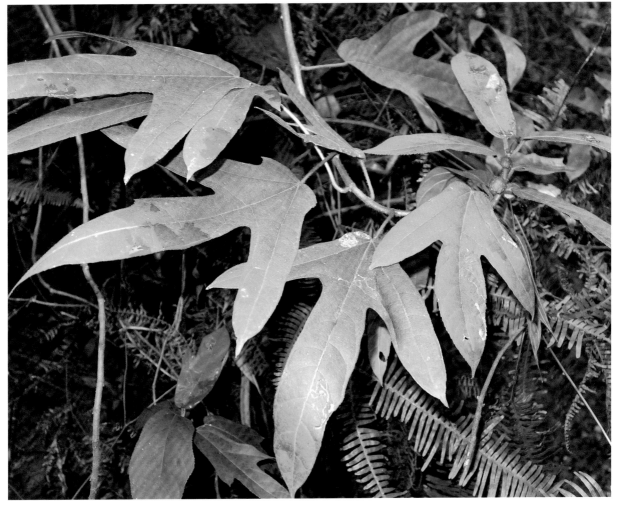

斜叶榕

【基原】为桑科斜叶榕*Ficus tinctoria* Forst. F. subsp. *gibbosa* (Blume) Corner 的树皮。

【形态特征】小乔木，幼时多附生。叶排为2列；叶片椭圆形至卵状椭圆形，边缘全缘，一侧稍宽。隐头花序球形或球状梨形，单生或成对腋生，疏生小瘤体；雄花生于内壁近口部；瘿花与雄花花被相似；雌花生于另一植株花序腔壁内，花被片4枚，线形。瘦果椭圆形，具龙骨，表面有瘤体。花果期冬季至翌年6月。

【分布】生于路旁、山坡、山谷疏林下或湿润岩石上。产于广西、海南、台湾、福建、贵州、云南、西藏等地。

【性能主治】树皮味苦，性寒。具有清热利湿、解毒的功效。主治感冒，高热惊厥，泄泻，痢疾，目赤肿痛。

【采收加工】全年均可采收，鲜用或晒干。

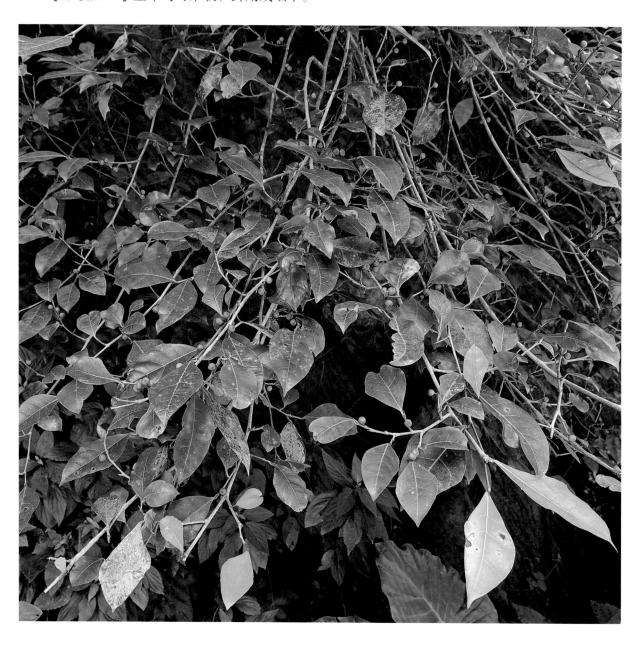

穿破石

【基原】为桑科构棘*Maclura cochinchinensis* (Lour.) Corner 的根。

【别名】葨芝、川破石、刺楮。

【形态特征】直立或攀缘状灌木。根皮橙黄色，枝具棘刺。叶片革质，椭圆状披针形或长圆形，边缘全缘。雌雄异株，均为具苞片的球形头状花序，苞片内具2个黄色腺体；雄花被片4枚，不相等，雄蕊4枚；雌花序微被毛，花被片顶部厚。聚合果肉质，熟时橙红色。花期4~5月，果期9~10月。

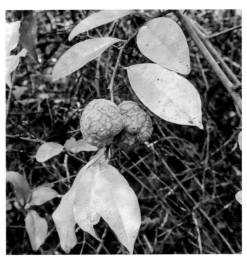

【分布】生于山坡、山谷、溪边。产于广西、广东、湖南、安徽、浙江、福建等地。

【性能主治】根味淡、微苦，性凉。具有祛风通络、清热除湿、解毒消肿的功效。主治风湿痹痛，跌打损伤，黄疸，腮腺炎，肺结核，淋浊，闭经，劳伤咳血，疔疮痈肿。

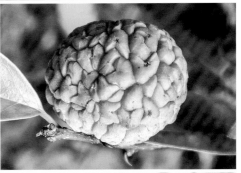

【采收加工】全年均可采收，挖出根部，除去须根，洗净，趁鲜切片，鲜用或晒干。

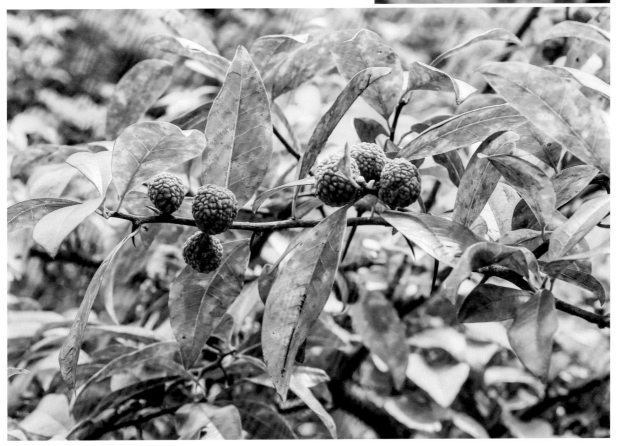

柘

【基原】为桑科柘 *Maclura tricuspidata* Carrière 的根。

【别名】穿破石、奴柘、黄龙脱皮、千层皮。

【形态特征】落叶灌木或小乔木。小枝有棘刺。叶片卵形或菱状卵形，偶为3裂；叶柄长1~2 cm。雌雄异株，雌雄花序均为球形头状花序，单生或成对腋生，具短总花梗；雄花序直径0.5 cm；雌花序直径1~1.5 cm；子房埋于花被片下部。聚花果近球形，肉质，熟时橘红色。花期5~6月，果期6~7月。

【分布】生于山坡，溪边灌木丛中或山谷、林缘。产于西南、中南、华东、华北地区。

【性能主治】根味淡、微苦，性凉。具有祛风通络、清热除湿、解毒消肿的功效。主治风湿痹痛，跌打损伤，肺结核，胃和十二指肠溃疡，淋浊，蛊胀，闭经，劳伤咳血，疔疮痈肿。

【采收加工】全年均可采收，挖出除去泥土、须根等，洗净，趁鲜切片，鲜用或晒干。

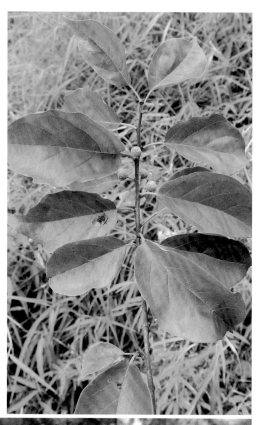

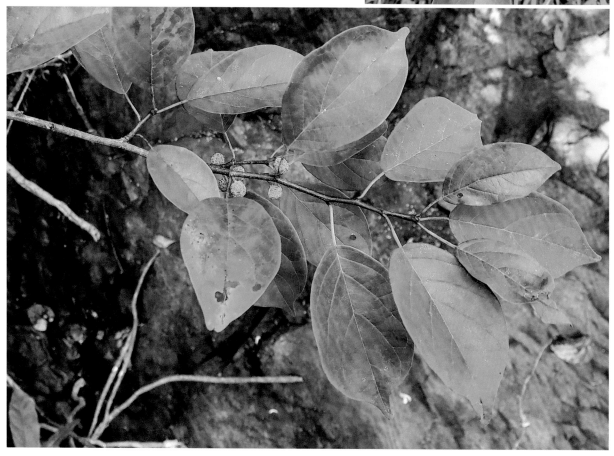

苎麻根

【基原】为荨麻科苎麻*Boehmeria nivea* (L.) Gaudich. 的根。

【别名】青麻、白麻、野麻。

【形态特征】半灌木或灌木。叶互生；叶片通常圆卵形或宽卵形，少数卵形，长6~15 cm，宽4~11 cm，边缘在基部之上有齿，腹面稍粗糙，疏被短伏毛，背面密被雪白色毡毛。圆锥花序腋生，或植株上部的为雌花，其下部的为雄花，或同一植株的全为雌花。瘦果近球形，光滑。花期8~10月。

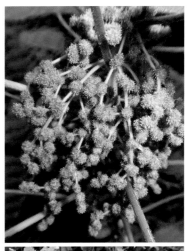

【分布】生于山谷、山坡路旁、林缘或灌木丛和草丛中。分布于广西、广东、台湾、福建、浙江、四川、贵州、云南、甘肃、陕西等地。

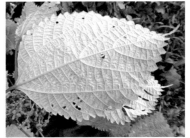

【性能主治】根味甘，性寒。具有凉血止血、利尿、解毒的功效。主治咯血，鼻出血，便血，胎动不安，胎漏下血，痈疮肿毒，虫蛇咬伤。

【采收加工】冬、春季采收，以食指粗细的根药效为佳，除去地上茎和泥土，晒干。

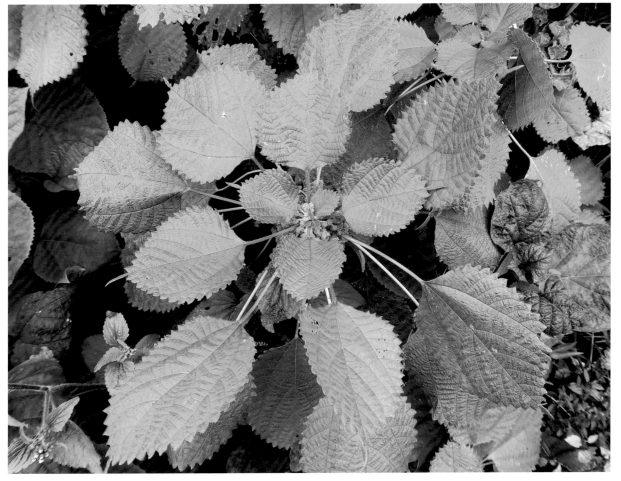

紫麻

【基原】为荨麻科紫麻*Oreocnide frutescens* (Thunb.) Miq. 的全株。

【别名】小麻叶、火麻条。

【形态特征】灌木，稀小乔木。植株高1~3 m。叶常生于枝上部；叶片卵形、狭卵形、稀倒卵形，长3~15 cm，宽1.5~6 cm。花序生于上年生枝和老枝上，几无梗，簇生状。瘦果卵球状，两侧稍扁，肉质花托浅盘状，围以果的基部，熟时常增大呈壳斗状，包围着果的大部分。花期3~5月，果期6~10月。

【分布】生于山谷、溪边、林缘半阴暗潮湿处。产于华南、西南地区及湖南、浙江、江西、福建、台湾、湖北、陕西等地。

【性能主治】全株味甘，性凉。具有行气、活血的功效。主治跌打损伤，牙痛，小儿麻疹，发热。

【采收加工】夏、秋季采收，洗净，鲜用或晒干。

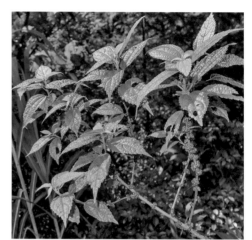

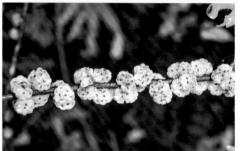

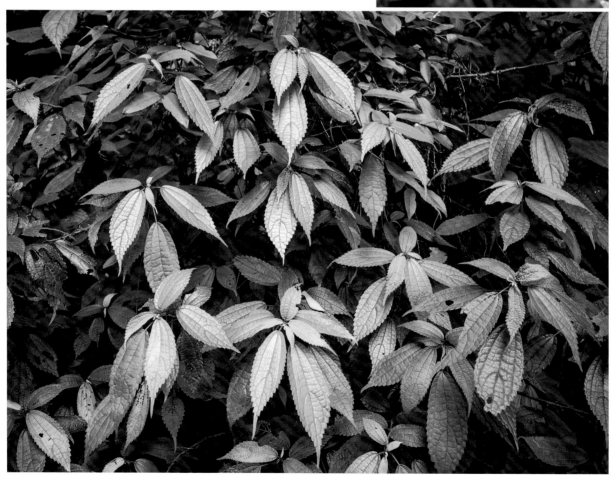

石油菜

【基原】为荨麻科石油菜*Pilea cavaleriei* H. Lévl. subsp. *valida* C. J. Chen 的全草。

【别名】小石芥、石西洋菜、石花菜。

【形态特征】多年生披散草本。根状茎匍匐，肉质茎粗壮，多分枝，呈伞房状整齐伸出。叶生于分枝上；叶片宽卵形或近圆形，先端钝圆，边缘全缘或不明显波状，两面密布钟乳体。雌雄同株，聚伞花序常密集成近头状；雄花序长不过叶柄；雌花近无梗或具短梗。花期5~8月，果期8~10月。

【分布】生于石灰岩上或阴地岩石上。产于广西、湖南等地。

【性能主治】全草味微苦，性凉。具有清肺止咳、利水消肿、解毒止痛的功效。主治肺热咳嗽，肺结核，肾炎水肿，烧烫伤，跌打损伤，疮疖肿毒。

【采收加工】全年均可采收，洗净，鲜用或晒干。

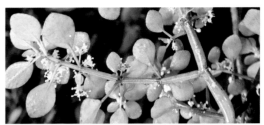
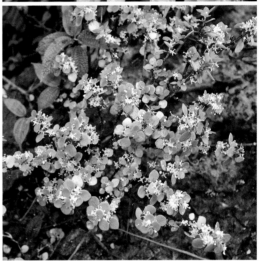

透明草

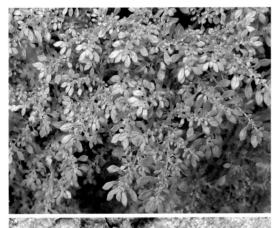
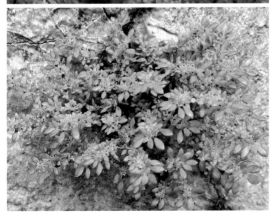

【基原】为荨麻科小叶冷水花*Pilea microphylla* (L.) Liebm. 的全草。

【别名】玻璃草、小叶冷水麻。

【形态特征】纤细小草本。茎肉质，多分枝，干时常变蓝绿色，密布条形钟乳体。叶很小，同对的不等大，叶脉羽状。雌雄同株，有时同序，聚伞花序密集成近头状；雄花具梗，花被片4枚，外面近先端有短角状突起；雌花花被片3枚，稍不等长。瘦果卵形，熟时变褐色，光滑。花期夏秋季，果期秋季。

【分布】生于路旁石缝或墙角阴暗潮湿处。原产于南美洲热带地区，在广西、广东、福建、台湾、浙江、江西等地为归化种。

【性能主治】全草味淡、涩，性凉。具有清热解毒的功效。主治痈疮肿痛，丹毒，无名肿毒，烧烫伤，毒蛇咬伤。

【采收加工】夏、秋季采收，洗净，鲜用或晒干。

葎草

【基原】为大麻科葎草 *Humulus scandens* (Lour.) Merr. 的全草。

【别名】拉拉秧、拉拉藤、五爪龙。

【形态特征】多年生茎蔓草本植物。茎枝和叶柄具倒钩刺毛，茎喜缠绕其他植物生长。单叶对生；叶片掌状3~7裂，腹面粗糙，背面有柔毛和黄色腺体，边缘具粗齿。雌雄异株，雌花为球状的穗状花序，雄花为圆锥状柔荑花序；花黄绿色，细小。瘦果熟时露出苞片外。花期5~10月。

【分布】生于沟边、荒地、废墟或林缘边。产于我国南北各地。

【性能主治】全草味甘、苦，性寒，具有清热解毒、利尿消肿的功效。主治肺热咳嗽，虚热烦渴，热淋，水肿，小便不利，热毒疮疡，皮肤瘙痒。

【采收加工】夏、秋季采收，除去杂质，晒干。

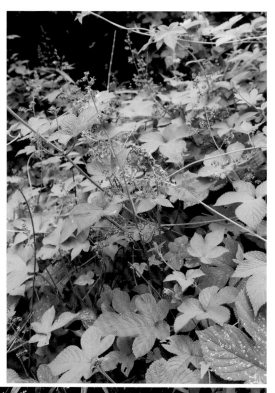

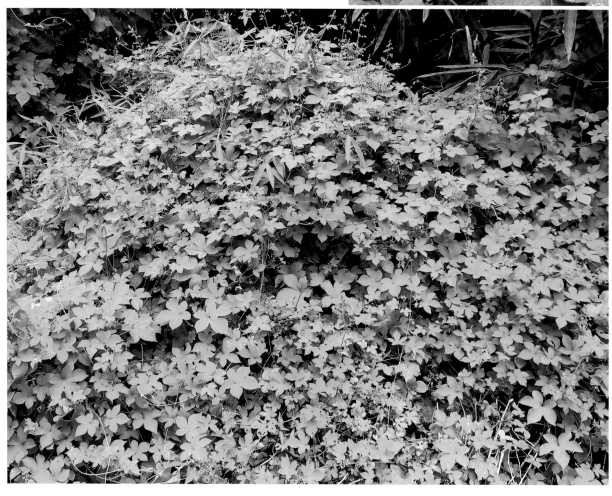

满树星

【基原】为冬青科满树星*Ilex aculeolata* Nakai 的根皮或叶。

【别名】小百解、鼠李冬青、青心木。

【形态特征】落叶灌木。植株具长枝和缩短枝，当年生枝和叶均被小刺。叶片膜质或薄纸质，倒卵形，基部楔形且渐尖，边缘具齿。花序单生于长枝的叶腋内或短枝顶部的鳞片腋内，花白色；雄花序假簇生，少数簇生；雌花序单生。果球形，具短梗，熟时黑色。果核4粒。花期4~5月，果期6~9月。

【分布】生于常绿阔叶林山坡上。产于广西、广东、贵州、湖南、浙江等地。

【性能主治】根皮或叶味微苦、甘，性凉。具有清热解毒、止咳化痰的作用。主治感冒咳嗽，牙痛，烧烫伤。

【采收加工】根皮冬季采收，晒干。叶夏、秋季采收，晒干。

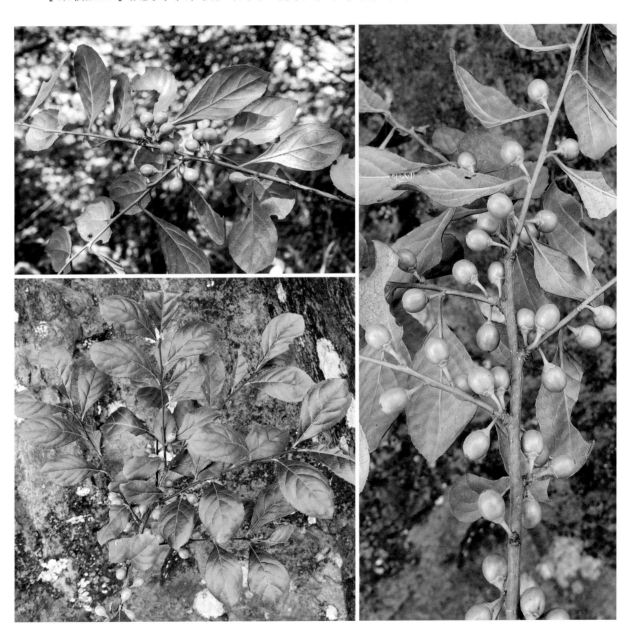

毛冬青

【基原】为冬青科毛冬青*Ilex pubescens* Hook. et Arn. 的根。

【别名】大百解、百解兜。

【形态特征】常绿灌木或小乔木。小枝近四棱形，幼枝、叶片、叶柄和花序密被长硬毛。叶片纸质或膜质，椭圆形或长卵形，边缘具疏而尖的细齿或近全缘。花序簇生于1~2年生枝的叶腋内，花粉红色。果小而簇生，熟后红色。果核6~7粒，分核背部有条纹而无沟槽。花期4~5月，果期8~11月。

【分布】生于山坡林中或林缘、灌木丛中、草丛中。产于广西、广东、贵州、湖南、浙江、安徽、福建、台湾、江西、海南等地。

【性能主治】根味苦、涩，性寒。具有清热解毒、活血通脉、消肿止痛等功效。主治风热感冒，肺热喘咳，咽痛，烧烫伤，扁桃体炎，咽喉炎。

【采收加工】全年均可采收，切片，晒干。

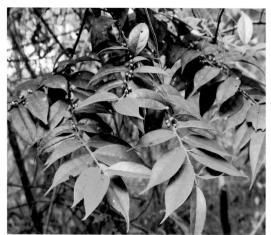

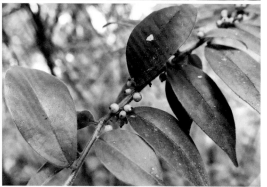

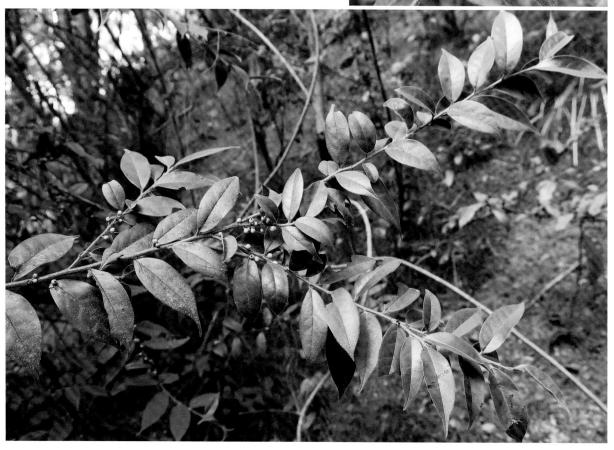

救必应

【基原】为冬青科铁冬青*Ilex rotunda* Thunb. 的树皮。

【别名】过山风、白银木、熊胆木。

【形态特征】常绿灌木或乔木。植株高5~15 m。树皮淡灰色，嫩枝红褐色，枝叶均无毛。小枝圆柱形，较老的枝具纵裂缝，叶痕倒卵形或三角形，稍隆起。单叶互生；叶片薄革质，卵形至椭圆形。聚伞花序单生于当年枝上；花绿白色。核果球形，红色。花期4月，果期8~12月。

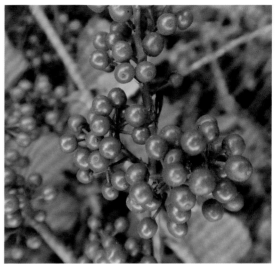

【分布】生于山坡林中或林缘、溪边。产于广西、广东、云南、湖南、福建、台湾、安徽、江苏、浙江、江西等地。

【性能主治】树皮味苦，性寒。具有清热解毒、利湿止痛的作用。主治感冒，扁桃体炎，咽喉肿痛，急性胃肠炎，风湿骨痛；外用治痈疖疮疡，跌打损伤。

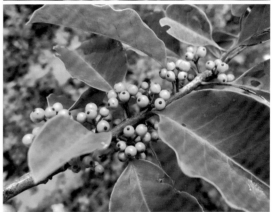

【采收加工】全年均可采收，刮去外层粗皮，切碎，鲜用或晒干。

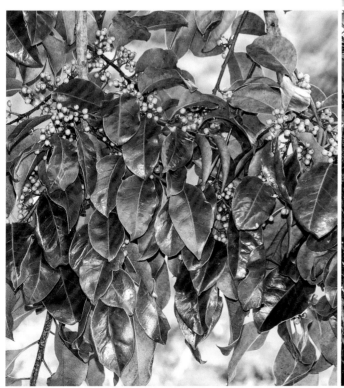

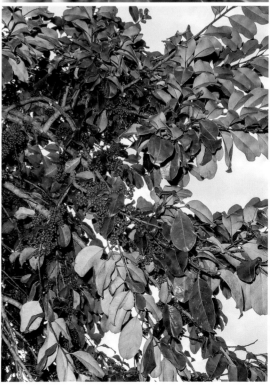

甜果藤

【基原】为茶茱萸科定心藤*Mappianthus iodoides* Hand.-Mazz. 的根及藤茎。

【别名】铜钻、黄九牛、黄马胎。

【形态特征】木质藤本。茎具灰白色皮孔，断面淡黄色，木质部导管非常明显；幼茎具棱，被黄褐色糙伏毛。叶片长椭圆形，稀披针形，网脉明显，呈蜂窝状。花雌雄异株，聚伞花序短而少花，花冠黄色。核果熟时橙黄色至橙红色，具宿存萼片。花期4~7月，果期7~11月。

【分布】生于疏林、灌木丛及沟谷中。产于广西、广东、云南、贵州、湖南、福建等地。

【性能主治】根及藤茎味微苦、涩，性平。具有活血调经、祛风除湿的功效。主治月经不调，痛经，闭经，跌打损伤，外伤出血，风湿痹痛，腰膝酸痛。

【采收加工】冬季采收，挖取根部或割下藤茎，切片，晒干。

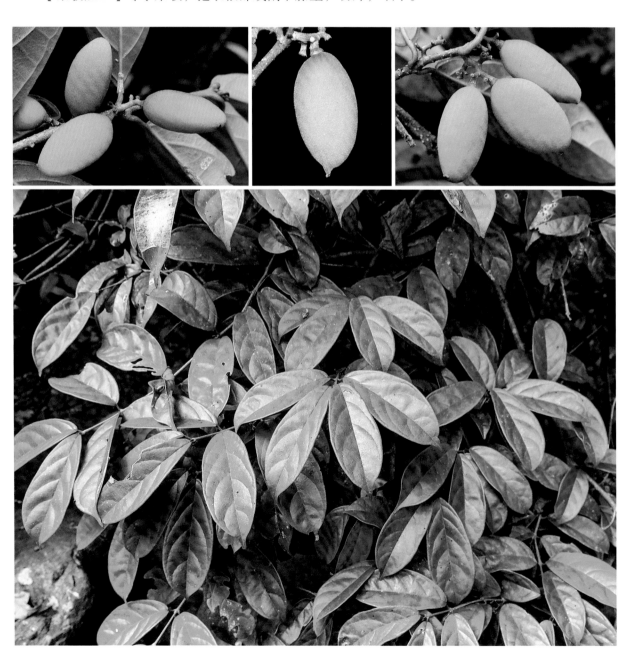

杉寄生

【基原】为桑寄生科鞘花*Macrosolen cochinchinensis* (Lour.) Van Tiegh. 的茎枝及叶。

【别名】龙眼寄生、樟木寄生。

【形态特征】灌木。植株高0.5~1.3 m，全株无毛。小枝灰色，具皮孔。叶片革质，阔椭圆形至披针形，先端急尖或渐尖，羽状叶脉，中脉在背面隆起。总状花序，具花4~8朵，花冠橙色，冠管膨胀，具6条棱。果近球形，橙色，果皮平滑。花期2~6月，果期5~8月。

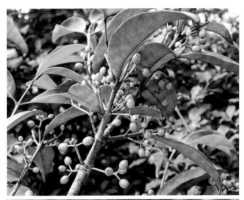

【分布】生于疏林、灌木丛及沟谷中。产于广西、广东、云南、贵州、四川、福建、西藏等地。

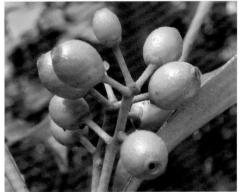

【性能主治】茎枝味苦，性平。具有祛风湿、补肝肾、活血止痛、止咳的功效。主治风湿痹痛，腰膝酸痛，头晕目眩，脱发，痔疮肿痛，咳嗽，咳血，跌打损伤。叶具有祛风解表、利水消肿的功效。主治感冒发热，水肿。

【采收加工】全年均可采收，鲜用或晒干。

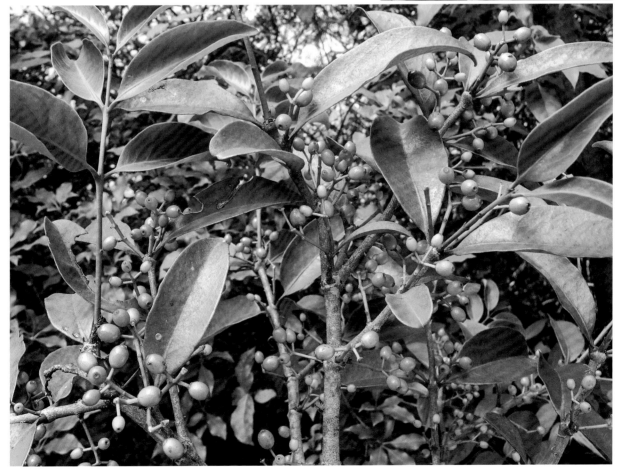

红花寄生

【基原】为桑寄生科红花寄生 Scurrula parasitica Linn. 的枝叶。

【别名】小叶寄生、黄皮寄生、桃树寄生。

【形态特征】灌木。植株高0.5~1 m。成长枝和叶均无毛。叶对生或近对生；叶片厚纸质，卵形至长卵形，侧脉两面均明显。总状花序具密集的花3~5朵，花红色，花冠长2~2.5 cm，稍弯，开花时顶部4裂，裂片披针形。果梨形，平滑。花果期10月至翌年1月。

【分布】生于丘陵或山地常绿阔叶林中，寄生于桃树、沙田柚、黄皮、橘树、桂花或大戟科、山茶科等多种植物上。产于广西、广东、云南、四川、贵州等地。

【性能主治】枝叶味辛、苦，性平。具有祛风湿、强筋骨、活血解毒的功效。主治风湿痹痛，腰膝酸痛，跌打损伤，疮疡肿毒。

【采收加工】全年均可采收，切片，晒干。

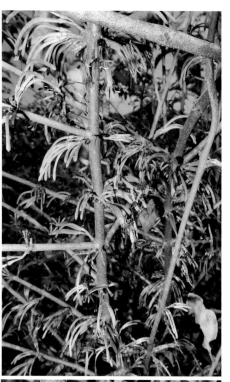

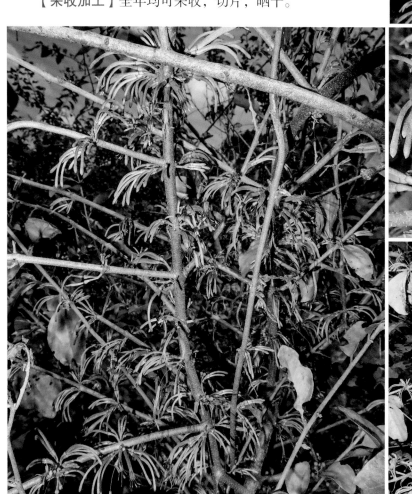

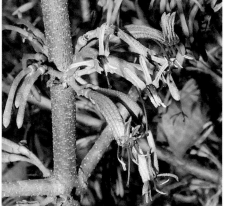

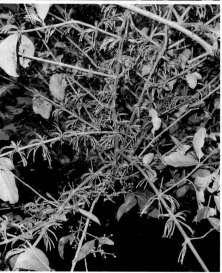

大苞寄生

【基原】为桑寄生科大苞寄生 *Tolypanthus maclurei* (Merr.) Danser 的带叶茎枝。

【别名】油茶寄生、榔榆寄生、大萼桑寄生。

【形态特征】灌木。植株高0.5~1 m。嫩枝被黄褐色星状毛；枝条披散状。叶片长圆形或长卵形互生或近对生，或3~4片簇生于短枝上。密簇聚伞花序腋生，具花3~5朵；苞片大，长卵形，离生，淡红色；花红色或橙色；花冠管上半部膨胀，具5条纵棱，纵棱之间具横皱纹。果椭圆形。花期4~7月，果期8~10月。

【分布】生于山地林中，寄生于油茶、柿树、紫薇或杜鹃属、杜英属、冬青属等植物上。产于广西、广东、贵州、湖南、江西、福建等地。

【性能主治】带叶茎枝味苦、甘，性微温。具有补肝肾、强筋骨、祛风除湿的功效。主治头目眩晕，腰膝酸痛，风湿麻木。

【采收加工】夏、秋季采收，扎成束，晾干。

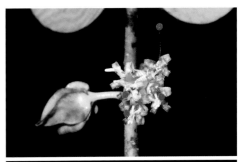

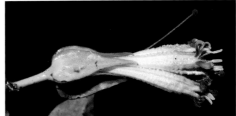

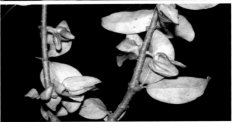

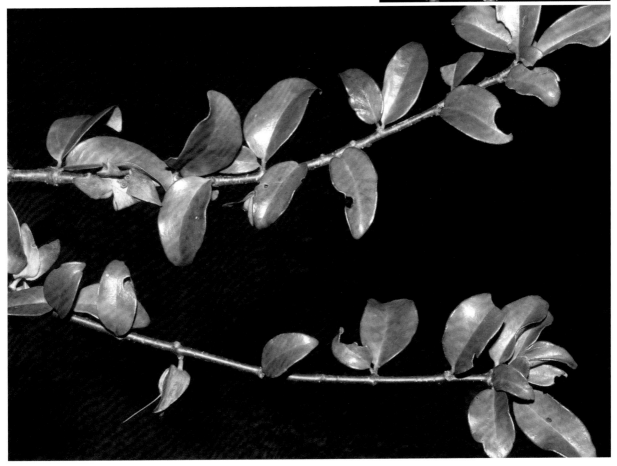

柿寄生

【基原】为桑寄生科棱枝槲寄生 *Viscum diospyrosicola* Hayata 的带叶茎枝。

【别名】青冈栎寄生、桐木寄生。

【形态特征】寄生灌木。植株高0.3~0.5 m。茎近圆柱形，枝稍扁平，淡绿色或黄绿色，节间宽2~2.5 mm，干后具纵肋2~3条。叶片退化呈鳞片状。聚伞花序腋生，具花1~3朵，具3朵花时中央的花为雌花，通常仅1朵雌花或雄花发育。果椭圆形或卵球形，黄色或橙色。花果期4~12月。

【分布】生于丘陵或山地常绿阔叶林中，寄生于柿树、樟树、油桐或壳斗科等多种植物上。产于广西、广东、西藏、云南、贵州、四川、江西、福建、浙江等地。

【性能主治】带叶茎枝味苦，性平。具有祛风湿、强筋骨、止咳、降压的功效。主治风湿痹痛，腰腿酸痛，咳嗽，咯血，胃痛，胎动不安，高血压。

【采收加工】夏、秋季采收，扎成束，晾干。

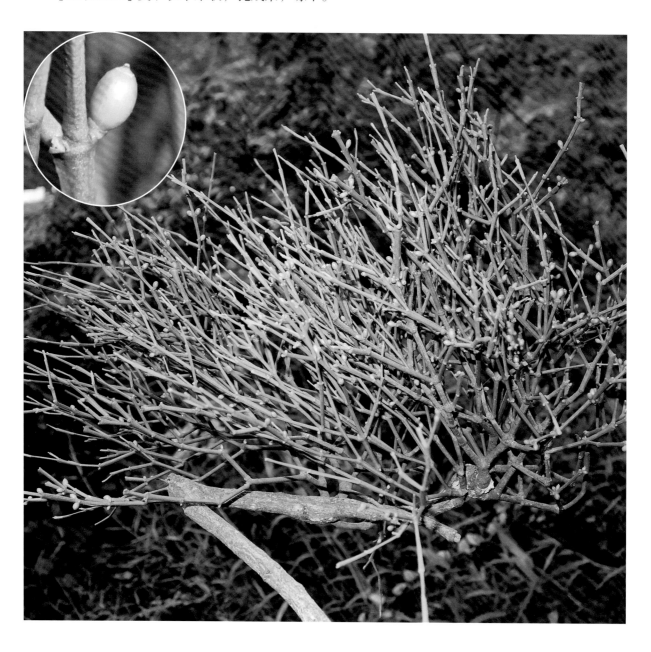

枳椇子

【基原】为鼠李科枳椇 *Hovenia acerba* Lindl. 的种子。

【别名】万字果、拐枣。

【形态特征】高大乔木。小枝褐色或黑紫色，有明显白色的皮孔。叶片宽卵形至心形，先端长或短渐尖，基部截形或心形，常具细齿。圆锥花序顶生和腋生，花两性。浆果状核果近球形，熟时黄褐色或棕褐色，果序轴明显膨大。花期5~7月，果期8~10月。

【分布】生于山坡林缘或疏林中。产于广西、广东、湖南、云南、贵州、浙江、安徽、陕西、河南等地。

【性能主治】种子味甘，性平。具有止渴除烦、解酒毒、利大小便的功效。主治醉酒，烦热，口渴，二便不利，呕吐。

【采收加工】10~11月果实成熟时连肉质花轴一并采收，晒干，取出种子。

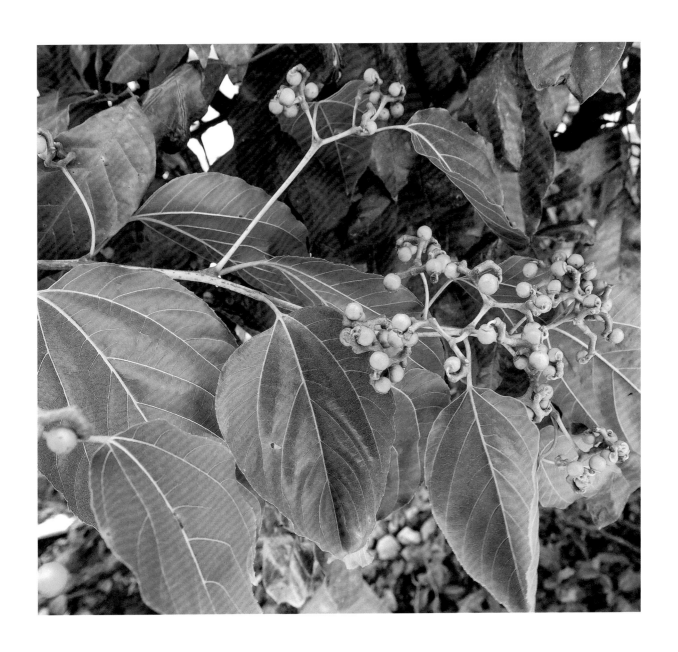

铁篱笆

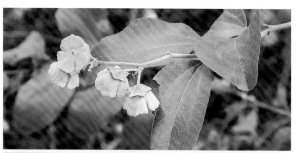

【基原】为鼠李科马甲子 *Paliurus ramosissimus* (Lour.) Poir. 的刺、花及叶。

【别名】铜钱树、仙姑簕。

【形态特征】灌木。叶片卵状椭圆形或近圆形，先端钝或圆形，基部稍偏斜，边缘具齿，基生三出脉；叶柄基部有2枚针刺。腋生聚伞花序，被黄色茸毛；萼片宽卵形；花瓣匙形，短于萼片；雄蕊与花瓣等长或略长于花瓣。核果杯状，被黄褐色或棕褐色茸毛，周围具3浅裂窄翅。花期5~8月，果期9~10月。

【分布】生于山地，野生或栽培。产于广西、广东、云南、福建、江苏、江西、湖南、湖北等地。

【性能主治】刺、花及叶味苦，性平。具有清热解毒的功效。主治疔疮痈肿，无名肿毒，下肢溃疡，眼目赤痛。

【采收加工】全年均可采收，鲜用或晒干。

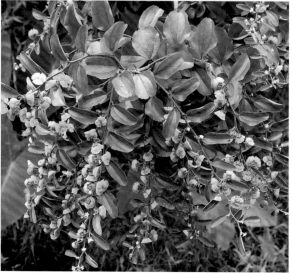

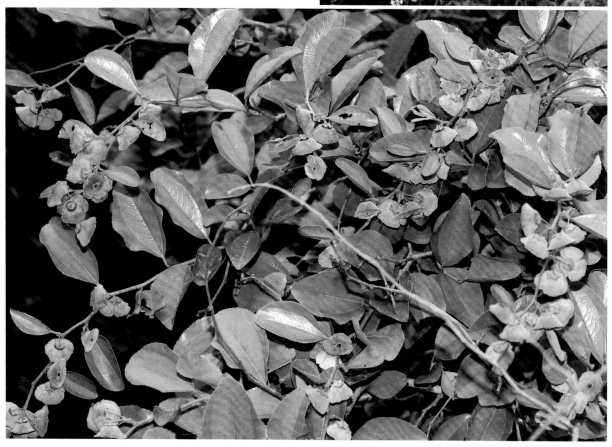

黎辣根

【基原】为鼠李科长叶冻绿 *Rhamnus crenata* Sieb. et Zucc. 的根或根皮。

【别名】苦李根、铁包金、一扫光。

【形态特征】落叶灌木或小乔木。幼枝带红色，密被锈色柔毛。叶互生；叶片倒卵形或长圆形，边缘具细齿，背面及沿脉被柔毛。聚伞花序腋生，被柔毛；花黄绿色；萼片三角形与萼管等长；花瓣近圆形；雄蕊与花瓣等长。核果倒卵球形，熟时紫黑色。花期5~8月，果期7~11月。

【分布】生于山地林下或灌木丛中。产于广西、广东、湖南、云南、贵州、四川、浙江、江西、福建等地。

【性能主治】根或根皮味苦、辛，性平；有毒。具有清热解毒、杀虫利湿的功效。主治疥疮，顽癣，疮疖，湿疹，荨麻疹，跌打损伤。

【采收加工】秋后采收根部，鲜用、切片晒干或剥皮晒干。

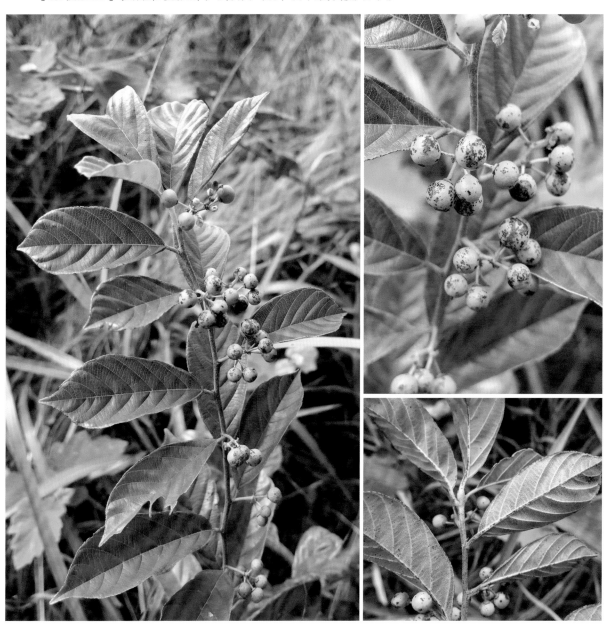

甜茶藤

【基原】为葡萄科显齿蛇葡萄 *Ampelopsis grossedentata* (Hand.-Mazz.) W. T. Wang 的茎叶或根。

【别名】藤茶、端午茶、乌蔹、红五爪金龙。

【形态特征】木质藤本。小枝有显著纵棱纹，小枝、叶、叶柄和花序均无毛。一回至二回羽状复叶，二回羽状复叶者基部一对为3片小叶；小叶片长圆状卵形或披针形，边缘有明显齿或小齿。伞房状多歧聚伞花序与叶对生；花两性。果近球形，直径0.6~1 cm。花期5~8月，果期8~12月。

【分布】生于沟谷林中或山坡灌木丛中。产于广西、广东、云南、贵州、湖南、湖北、江西等地。

【性能主治】茎叶或根味甘、淡，性凉。具有清热解毒、利湿消肿的功效。主治感冒发热，咽喉肿痛，黄疸型肝炎，目赤肿痛，痈肿疮疖。

【采收加工】夏、秋季采收，洗净，鲜用或晒干。

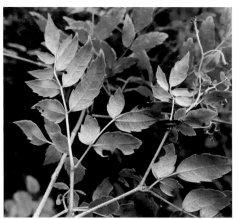

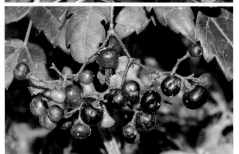

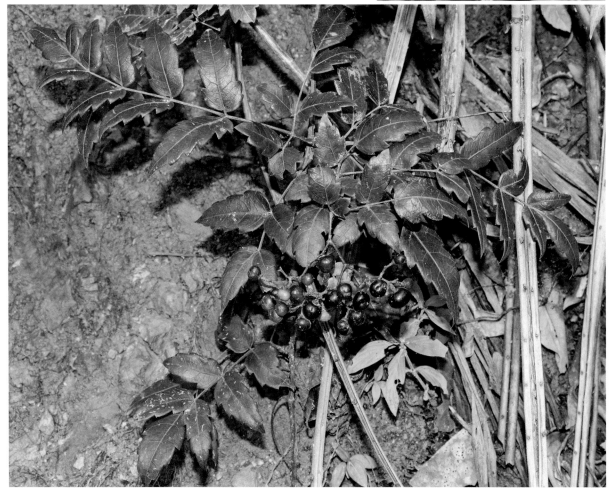

四方藤

【基原】为葡萄科翼茎白粉藤 *Cissus pteroclada* Hayata 的藤茎。

【别名】软筋藤、风藤、方藤。

【形态特征】草质藤本。小枝四棱形，棱具翅，棱间有纵棱纹；卷须二叉分支。单叶；叶片卵圆形或长卵圆形，基部心形，边缘每侧有6~9枚细齿，两面无毛，网脉在叶背面常明显隆起。伞形花序顶生或与叶对生，花小。果实倒卵椭圆形。花期6~8月，果期8~12月。

【分布】生于山谷疏林或灌木丛中。产于台湾、福建、广东、广西、海南、云南等地。

【性能主治】干燥藤茎味辛、微苦，性平。具有祛风除湿、活血通络的功效。主治风湿痹痛，腰肌劳损，肢体麻痹，跌打损伤。

【采收加工】秋季采收，切段，晒干。

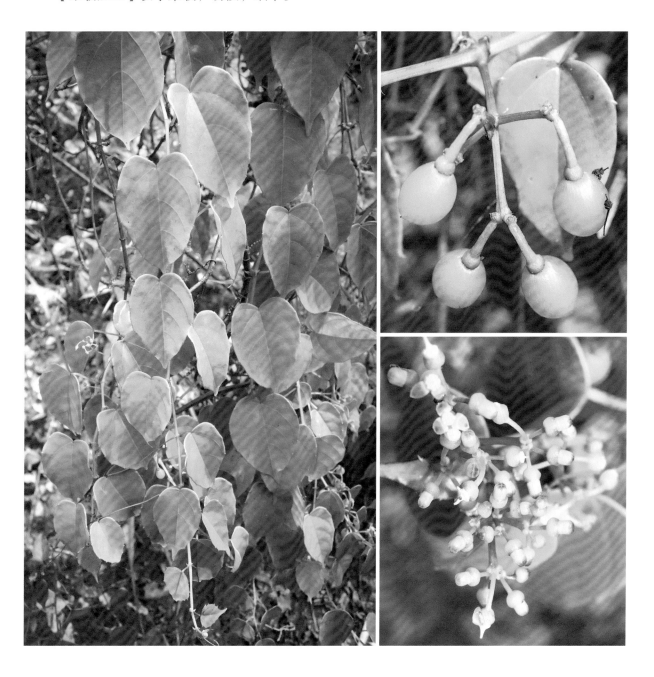

扁担藤

【基原】为葡萄科扁担藤 *Tetrastigma planicaule* (Hook.) Gagnep. 的藤茎或根及叶。

【别名】扁藤、铁带藤、扁骨风。

【形态特征】木质大藤本。全株无毛。茎宽而扁，分枝圆柱形，有纵棱纹；卷须粗壮不分枝，相隔2节与叶对生。掌状复叶互生；小叶5片，具柄，长椭圆形。聚伞花序腋生，比叶柄长1~1.5倍；花瓣4片，绿白色；雄蕊4枚；柱头4裂。浆果近球形，肉质，黄色。花期4~6月，果期8~12月。

【分布】生于中山地区的森林中，常攀附于乔木上。产于广西、广东、海南、云南、贵州、福建等地。

【性能主治】藤茎及根味酸、涩，性平。具有祛风化湿、舒筋活络的功效。主治风湿痹痛，腰肌劳损，中风偏瘫，跌打损伤。叶具有生肌敛疮的功效。主治下肢溃疡，外伤。

【采收加工】藤茎及根秋、冬季采收，洗净，切片，鲜用或晒干；叶夏秋季采收，多鲜用。

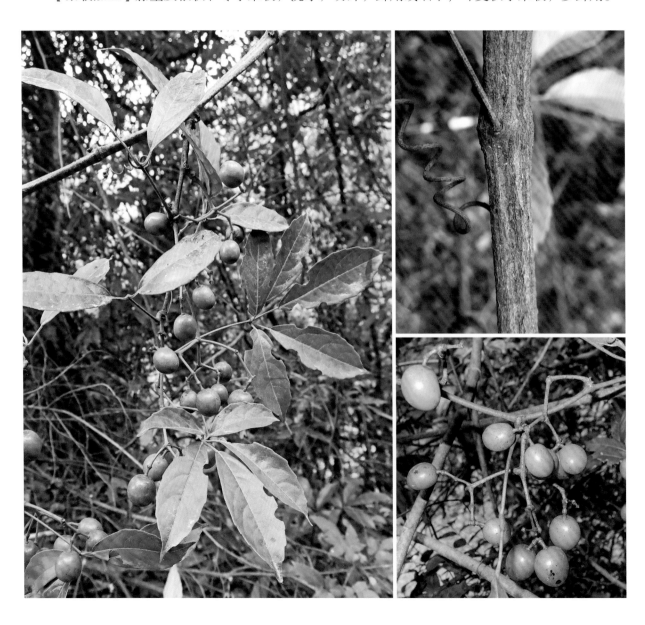

柚

【基原】为芸香科柚 *Citrus maxima* (Burm.) Merr. 的果皮。

【别名】柚子。

【形态特征】乔木。嫩枝、叶背、花梗、花萼及子房均被柔毛。叶片宽卵形或椭圆形，连冀叶长9~16 cm，先端钝或圆，基部圆。总状花序，稀单花腋生，花白色。果圆球形、扁圆形、梨形或阔圆锥状，淡黄色或黄绿色；果皮海绵质；果心实但松软。花期4~5月，果期9~12月。

【分布】生于山坡、路旁，全为栽培。产于广西、广东、贵州、四川、云南等地。

【性能主治】果皮味辛、苦、甘，性温。具有消食、化痰的功效。主治饮食积滞，脘腹冷痛。

【采收加工】秋末冬初采收果皮，剖成5~7瓣，晒干或阴干备用。

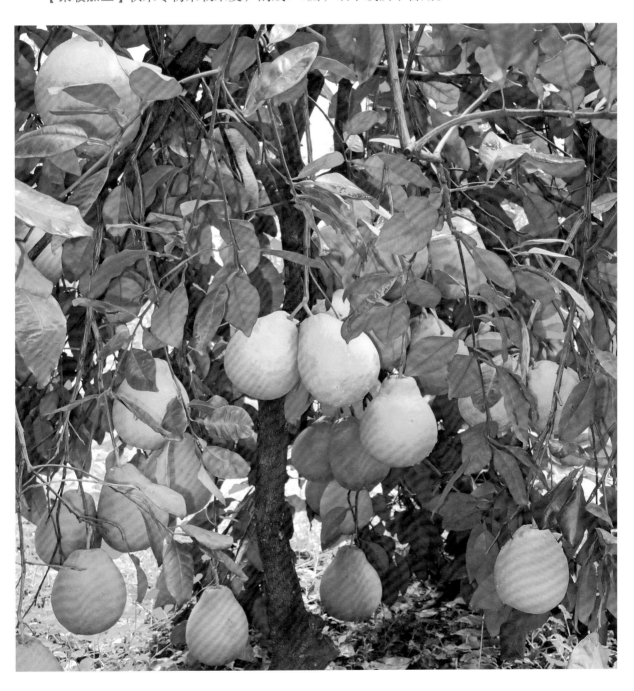

三叉苦

【基原】为芸香科三桠苦 *Melicope pteleifolia* (Champion ex Bentham) T. G. Hartley 的全株。

【别名】石蛤骨、三叉虎。

【形态特征】常绿灌木或小乔木。植株高2~8 m。树皮灰白色，嫩枝扁平，嫩枝的节部常呈压扁状，小枝的髓部大。叶具3片小叶，揉烂后有浓郁香气。花序腋生，花小而多，淡黄白色，常有透明油点。果淡黄色或茶褐色，散生透明油。花期4~6月，果期9~10月。

【分布】生于山谷阴湿处。产于我国南部各地。

【性能主治】全株味苦，性寒。具有清热解毒、祛风除湿、消肿止痛的功效。主治风热感冒，咽喉肿痛，风湿痹痛，跌打损伤，疮疡，皮肤瘙痒。

【采收加工】全年均可采收。根洗净，切片，晒干。叶阴干。

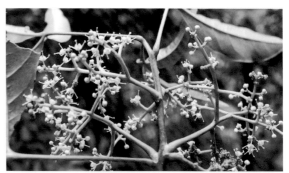

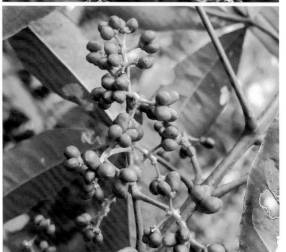

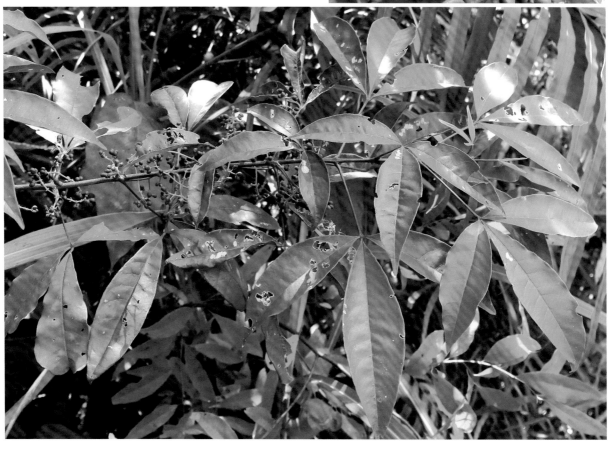

小芸木

【基原】为芸香科小芸木 *Micromelum integerrimum* (Buch.-Ham. ex Colebr.) M. Roem. 的根、树皮或叶。

【别名】山黄皮、鸡屎果。

【形态特征】灌木或小乔木。植株高3~5 m。枝、叶、花瓣外面均密被灰棕色短柔毛。奇数羽状复叶；小叶7~15片，呈两侧不对称的卵状椭圆形至披针形，密布透明腺点。花蕾长椭圆形；花淡黄白色；花瓣长5~10 mm。浆果椭圆形，熟时由橙黄色转朱红色。花期2~4月，果期7~9月。

【分布】生于山地杂木林下。产于广西、广东、海南、贵州、云南、西藏等地。

【性能主治】根、树皮或叶味苦、辛，性温。具有疏风解表、温中行气、散瘀消肿的功效。主治流感，感冒咳嗽，胃痛，风湿痹痛，跌打肿痛，骨折。

【采收加工】全年均可采收。根洗净，切片，晒干。剥取树皮，晒干。叶鲜用或晒干。

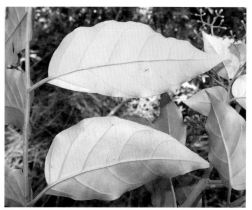

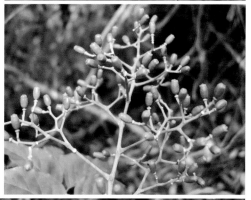

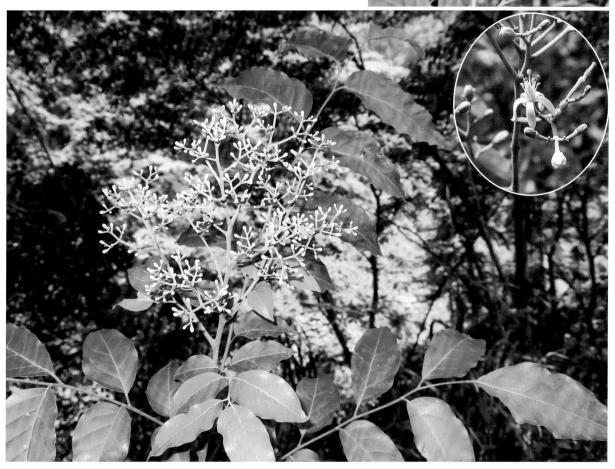

九里香

【基原】为芸香科千里香 *Murraya paniculata* (L.) Jack. 的叶及带叶嫩枝。

【别名】四季青、九树香、十里香。

【形态特征】小乔木。植株高达12 m。树干及小枝白灰或淡黄灰色，略有光泽。幼苗期的叶为单叶；成长叶有小叶3~5片，小叶两侧对称或一侧偏斜，边缘全缘，波浪状起伏。花序腋生及顶生，花散生淡黄色半透明油点。果橙黄色至朱红色，狭长椭圆形。花期4~9月，也有秋、冬季开花，果期9~12月。

【分布】生于低丘陵或海拔高的山地疏林或密林中，石灰岩地区常见。产于广西、广东、台湾、福建、海南、湖南、贵州、云南等地。

【性能主治】叶和带叶嫩枝味辛、微苦，性温；有小毒。具有行气止痛、活血散瘀的功效。主治胃痛，风湿痹痛，外治牙痛，跌扑肿痛，虫蛇咬伤。

【采收加工】全年均可采收，除去老枝，阴干。

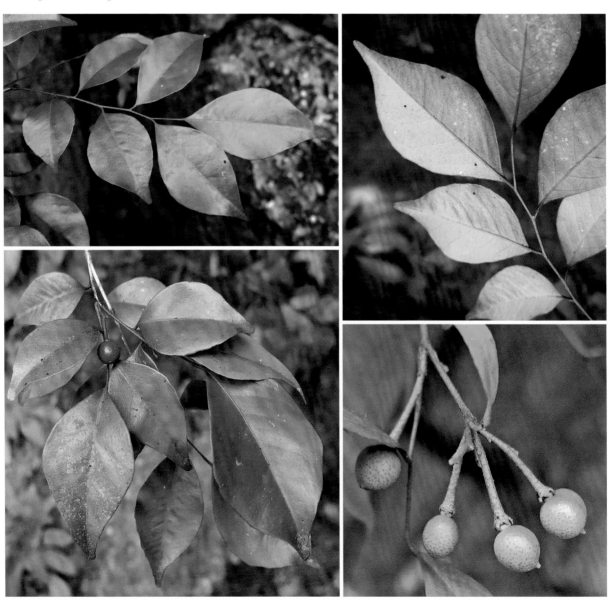

吴茱萸

【基原】为芸香科吴茱萸 *Tetradium ruticarpum* (A. Juss.) T. G. Hartley 的果实。

【别名】茶辣、吴萸、密果吴萸。

【形态特征】常绿灌木。植株高2~5 m。嫩枝暗紫红色，与嫩芽同被灰黄色或红锈色茸毛。茎皮、叶、嫩果均有强烈气味，苦而麻辣。奇数羽状复叶；小叶5~11片，椭圆形至阔卵形，具油点。雌雄异株，圆锥花序顶生。果扁球形，密集成团，熟时暗紫红色，开裂为5个分果爿。花期4~5月，果期8~11月。

【分布】生于山地疏林下或灌木丛中。产于广西、广东、贵州、四川、湖南、湖北、浙江、台湾、陕西等地。

【性能主治】果实味辛、苦，性热；有小毒。具有散寒止痛、降逆止呕、助阳止泻的功效。主治厥阴头痛，寒湿脚气，经行腹痛，脘腹胀痛，呕吐吞酸，口疮，高血压。

【采收加工】8~11月果实尚未开裂时采收，剪下果枝，晒干或低温干燥，除去杂质。

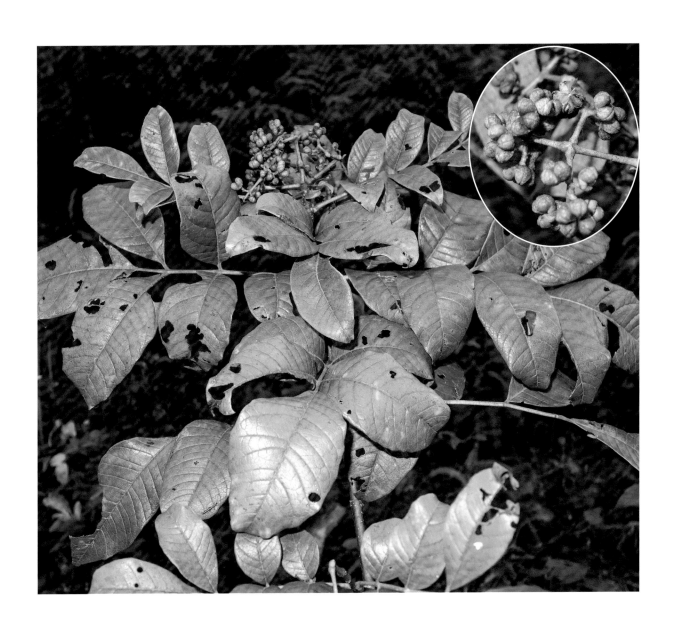

飞龙掌血

【基原】为芸香科飞龙掌血 *Toddalia asiatica* (L.) Lam. 的根。

【别名】散血丹、见血飞、小金藤。

【形态特征】木质藤本。茎枝及叶轴有较多向下弯钩的锐刺，嫩枝被锈色短柔毛。三出复叶互生；小叶无柄，卵形或倒卵形，密布透明油点，有柑橘叶的香气。花淡黄白色，雄花序为伞房状圆锥花序；雌花序呈聚伞圆锥花序。核果熟时橙红色或朱红色，果皮味麻辣，果肉味甜。花期春、夏季，果期秋、冬季。

【分布】生于灌木丛中，攀缘于树上，石灰岩山地亦常见。产于广西、广东、湖南、四川、贵州、云南、陕西、甘肃、浙江、江西、福建、台湾、湖北等地。

【性能主治】根味辛、微苦，性温。具有祛风止痛、散瘀止血的功效。主治风湿痹痛，胃痛，跌打损伤，吐血，刀伤出血，痛经，闭经，痢疾，牙痛，疟疾。

【采收加工】全年均可采收，除去杂质，切段，干燥。

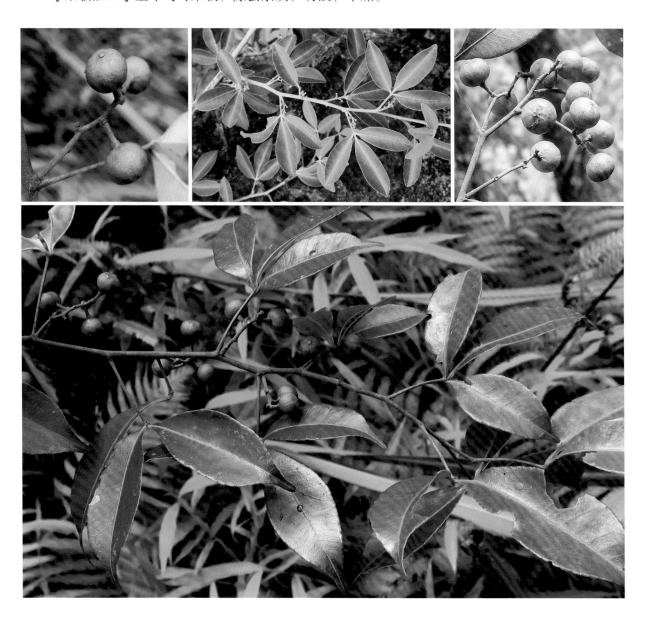

搜山虎

【基原】为芸香科岭南花椒 *Zanthoxylum austrosinense* Huang 的根。

【别名】皮子药、山胡椒、满山香。

【形态特征】小灌木。枝近圆形，具皮孔及短锐刺。嫩叶叶轴和小叶中脉均暗紫色，各部无毛。羽状复叶常有小叶7~13片；小叶片整齐对生，几无柄，狭长披针形，边缘有细浅裂齿，密生透明油点。圆锥状聚伞花序。果梗及分果爿暗紫红色，油点稀疏，微突起。花期3~4月，果期8~9月。

【分布】生于疏林或灌木丛中。产于广西、广东、江西、湖南、福建等地。

【性能主治】根味辛，性温；有小毒。具有祛风解表、行气活血、消肿止痛的功效。主治风寒感冒，风湿痹痛，龋齿痛，跌打肿痛，骨折，毒蛇咬伤。

【采收加工】全年均可采收，洗净，切片，晒干。

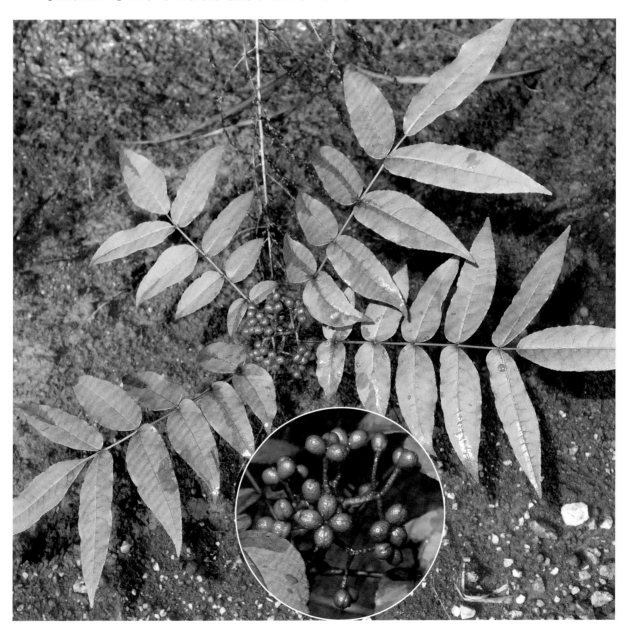

单面针

【基原】为芸香科刺壳花椒 *Zanthoxylum echinocarpum* Hemsl. 的根、根皮或茎、叶。

【别名】刺壳椒、土花椒、三百棒。

【形态特征】攀缘藤本。嫩枝的髓部大；枝、叶有刺，叶轴上的刺较多，花序轴上的刺长短不均但劲直。花序腋生，有时兼有顶生，花后不久长出短小的芒刺；萼片4枚，花瓣4片。果梗长1~3 mm，通常无果梗，分果爿密生长短不等且有分支的刺；刺长可达1 cm。花期4~5月，果期10~12月。

【分布】生于林中。产于广西、广东、云南、贵州、四川、湖南、湖北等地。

【性能主治】根、根皮或茎、叶味辛、苦，性凉。具有消食助运、行气止痛的功效。主治脾运不健，厌食腹胀，脘腹气滞作痛。

【采收加工】全年均可采收。根、根皮、茎切片晒干。叶鲜用或晒干。

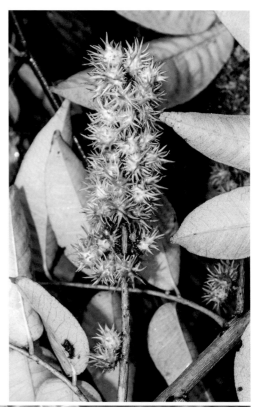

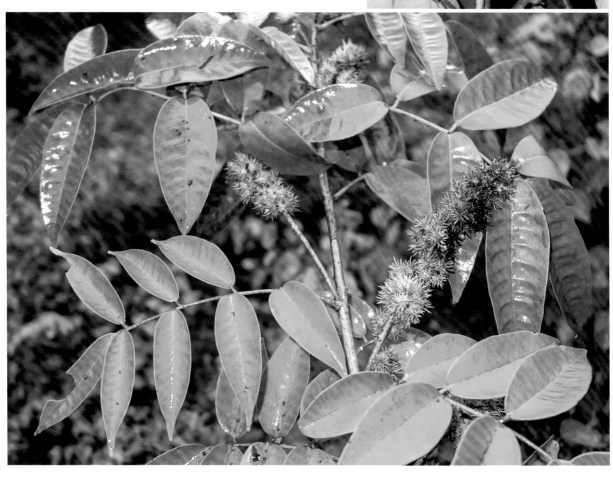

野茶辣

【基原】为楝科灰毛浆果楝 *Cipadessa baccifera* (Roth) Miq. 的根及叶。

【别名】假茶辣、软柏木。

【形态特征】灌木或小乔木。小枝红褐色，被茸毛，嫩时有棱。奇数羽状复叶，互生；小叶片对生，卵形至卵状长圆形，基部偏斜，两面密被灰黄色柔毛。圆锥花序腋生，有短分枝；花白色至淡黄色；雄蕊稍短于花瓣。核果深红色至紫黑色，具5条棱。花期4~11月，果期4~12月。

【分布】生于山地疏林或灌木丛中。产于广西、云南、四川、贵州等地。

【性能主治】根、叶味苦，性温。具有祛风化湿、行气止痛的功效。主治感冒，皮肤瘙痒，疟疾。

【采收加工】根全年均可采收，鲜用或晒干。叶随时可采收，鲜用。

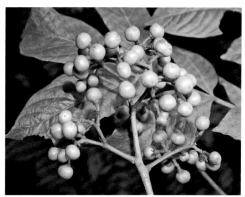

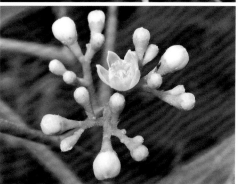

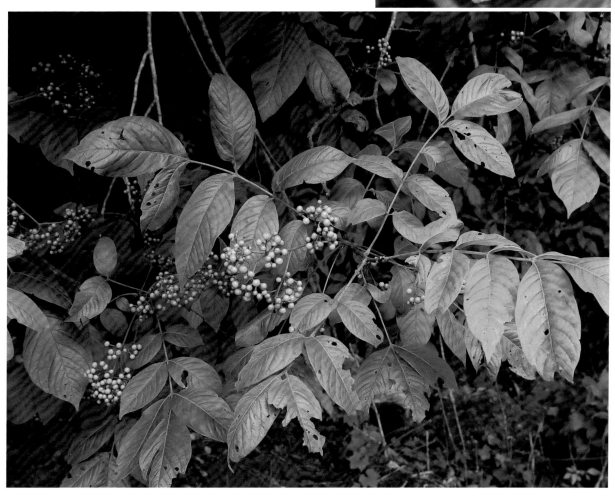

苦楝

【基原】为楝科楝 *Melia azedarach* L. 的果实、叶、树皮及根皮。

【形态特征】落叶乔木。植株高10 m以上。树皮灰褐色，纵裂。分枝广展，小枝有叶痕。叶为二回至三回奇数羽状复叶，长20~40 cm；小叶对生，卵形、椭圆形至披针形，顶生一片通常略大。圆锥花序约与叶等长，花淡紫色。核果球形至椭圆形，长1~2 cm，宽8~15 mm。花期4~5月，果期10~12月。

【分布】生于路旁、疏林中，栽于村边、屋旁。产于广西、云南、贵州、河南、陕西、山东、甘肃、四川、湖北等地。

【性能主治】果实、叶、树皮及根皮味苦，性寒；果实有小毒，叶、树皮及根皮有毒。果实具有行气止痛、杀虫的功效。主治脘腹胁肋疼痛，虫积腹痛，头癣，冻疮。叶具有清热燥湿、行气止痛、杀虫止痒的功效。主治湿疹瘙痒，疮癣疥癞，虫蛇咬伤，跌打肿痛。树皮及根皮具有驱虫、疗癣的功效。主治蛔蛲虫病，虫积腹痛；外用治疥癣瘙痒。

【采收加工】果实秋冬季成熟呈黄色时采收，或收集落下的果实，晒干。叶全年均可采收，鲜用或晒干。树皮及根皮春秋季剥取，晒干。

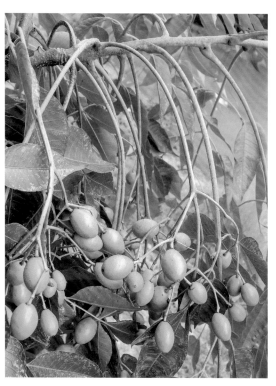

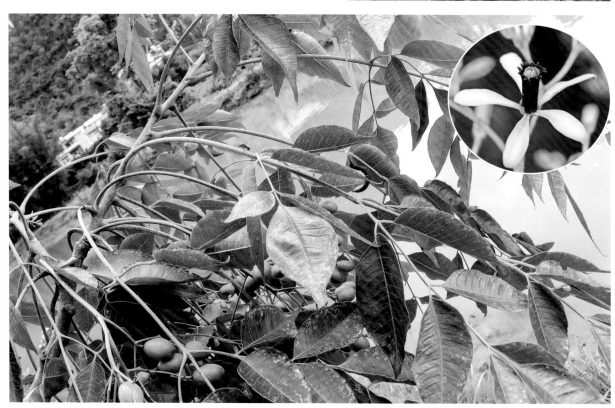

香椿

【基原】为棟科香椿 *Toona sinensis* (Juss.) Roem. 的果实、树皮或根皮韧皮部、花、树干流出的液汁。

【别名】椿芽、毛椿。

【形态特征】落叶乔木。植株高10~15 m。树皮鳞片状脱落。叶有特殊气味；偶数羽状复叶；小叶8~10对，对生或互生，卵状披针形，基部不对称，边缘全缘或有疏离的小齿。圆锥花序与叶等长或更长；花白色。蒴果狭椭圆形，深褐色。种子一端有翅。花期6~8月，果期10~12月。

【分布】生于山地杂木林或疏林中。产于华北、华东、中部、南部和西南部地区。

【性能主治】果实味辛、苦，性温。具有祛风、散寒、止痛的功效。主治外感风寒，风湿痹痛，胃痛，疝气痛，痢疾。树皮或根皮韧皮部味苦涩，性凉。具有除热、燥湿、涩肠、止血、杀虫的功效。主治久泻，久痢，肠风便血，崩漏带下，遗精，白浊，疳积，蛔虫，疮癣。花味苦，性辛、温。具有祛风除湿、行气止痛的功效。主治风湿痹痛、久咳、痔疮。树干流出的液汁味苦，性辛、温。具有润燥解毒、通窍的功效。主治齁病，手足皲裂，疔疮。

【采收加工】果实秋季采收，晒干。树皮或根皮韧皮部全年均可采收，须先将树根挖出，刮去外层黑皮，以木棍轻捶之，使皮部与木质部松离，再行剥取，并宜仰面晒干。花5~6月采收，晒干。春、夏季切割树干，收集流出的液汁，晒干。

【附注】《中华本草》上记载香椿以果实、树皮或根皮韧皮部、花、树干流出的液汁入药的药材名分别为香椿子、椿白皮、椿树花、椿尖油。

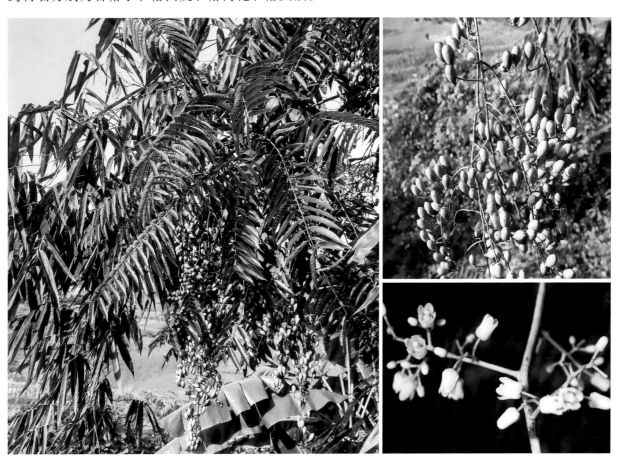

三角泡

【基原】为无患子科倒地铃 *Cardiospermum halicacabum* L. 的全草或果实。

【别名】包袱草、野苦瓜、三角藤。

【形态特征】草质攀缘藤本。茎、枝有5或6条棱和直槽。二回三出复叶；顶生的小叶斜披针形或近菱形，边缘有疏齿或羽状分裂。圆锥花序腋生；花白色；卷须螺旋状。蒴果梨形、陀螺状倒三角形，膨胀，囊状；果皮膜质或纸质，有脉纹。种子近球形。花期夏、秋季，果期秋季至初冬。

【分布】生于田野、灌木丛中、路边和林缘；也有栽培。产于我国西南部、南部和东部地区。

【性能主治】全草或果实味苦、辛，性寒。具有清热利湿、凉血解毒的功效。主治黄疸，淋证，湿疹，疔疮肿毒，毒蛇咬伤，跌打损伤。

【采收加工】全草夏、秋季采收，除去杂质，晒干。果实秋冬季采收，晒干。

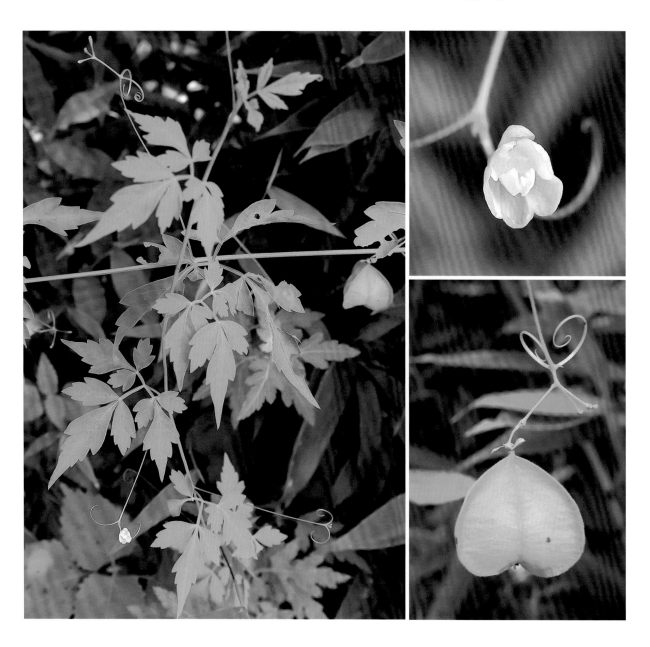

野鸦椿

【基原】为省沽油科野鸦椿 *Euscaphis japonica* (Thunb.) Dippel 的根、果实及花。

【别名】酒药花、鸡肾果。

【形态特征】落叶小乔木或灌木。小枝及芽红紫色，枝叶揉碎后发出恶臭气味。叶对生，奇数羽状复叶；小叶5~9片，长卵形或椭圆形，边缘具疏短齿，齿尖有腺体。圆锥花序顶生，花多，较密集，黄白色。蓇葖果长1~2 cm，每朵花发育为1~3个蓇葖，果皮紫红色。花期5~6月，果期8~9月。

【分布】生于山坡、山谷林下或灌木丛中。产于广西、广东、四川、山西、湖北、安徽等地。

【性能主治】根性平，味微苦。具有清热解表、利湿的功效。主治感冒头痛，痢疾，肠炎。果性温，味辛。具有祛风散寒、行气止痛的功效。主治月经不调，疝痛，胃痛。花味甘，性平。具有祛风止痛的功效。主治头痛，眩晕。

【采收加工】根、果实秋季采收，晒干。花春、夏季采收，晒干。

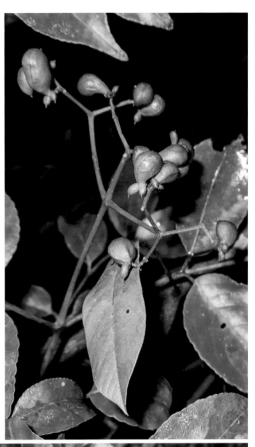

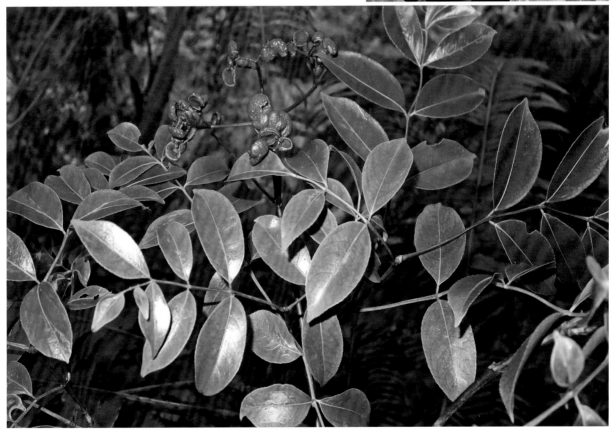

山香圆叶

【基原】为省沽油科锐尖山香圆 *Turpinia arguta* Seem. 的叶。

【别名】五寸铁树、尖树、黄柿木。

【形态特征】落叶灌木。植株高1~3 m。单叶对生；叶片椭圆形或长椭圆形，长7~22 cm，宽2~6 cm，先端渐尖，具尖尾，边缘具疏齿，齿尖具硬腺体。顶生圆锥花序，较叶短；花梗中部具2枚苞片；花白色。果近球形，幼时绿色，熟时转红色，干后黑色。花期3~4月，果期9~10月。

【分布】生于山坡、谷地林中。产于广西、广东、海南、湖南、贵州、四川、江西、福建等地。

【性能主治】干燥叶味苦，性寒。具有清热解毒、消肿止痛的功效。主治跌打扭伤，脾脏肿大，疮疖肿毒。

【采收加工】夏、秋采收，晒干。

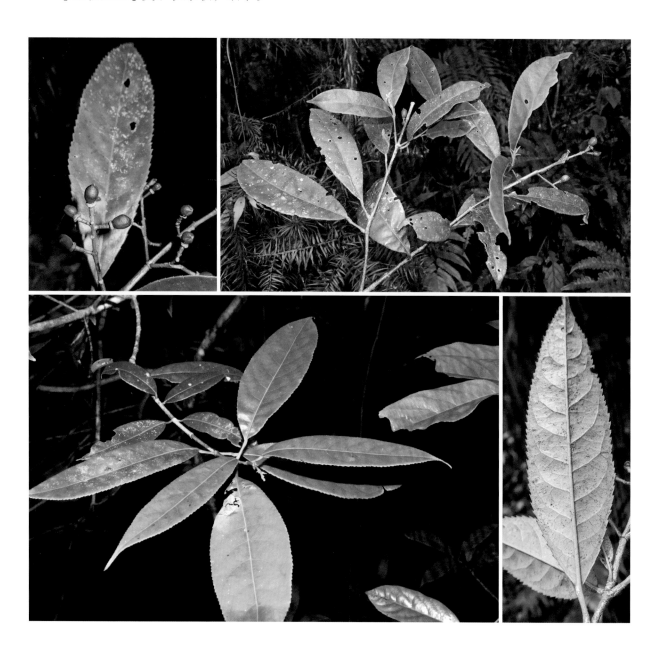

广枣

【基原】为漆树科南酸枣 *Choerospondias axillaris* (Roxb.) B. L. Burtt et A. W. Hill 的果实。

【别名】山枣、五眼果、酸枣。

【形态特征】高大落叶乔木。树皮灰褐色，片状剥落。奇数羽状复叶互生；小叶对生，卵形、卵状披针形或卵状长圆形，基部多少偏斜；叶柄纤细，基部略膨大。花单性或杂性异株，雄花和假两性花组成圆锥花序，雌花单生于上部叶腋。核果黄色，椭圆状球形。花期4月，果期8~10月。

【分布】生于山坡、沟谷林中。产于广西、广东、云南、贵州、湖南、湖北、江西、福建等地。

【性能主治】果实味甘、酸，性平。具有行气活血、养心安神的功效。主治气滞血瘀，胸痹作痛，心悸气短，心神不安。

【采收加工】秋季果实成熟时采收，除去杂质，晒干。

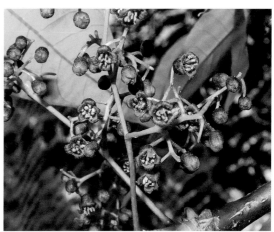

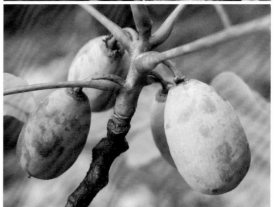

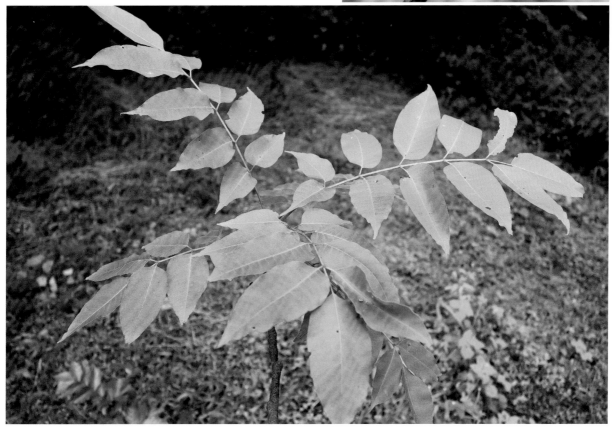

五倍子

【基原】为漆树科盐肤木 *Rhus chinensis* Mill. 叶上的虫瘿。

【别名】五倍子树、咸酸木。

【形态特征】落叶小乔木或灌木。植株高2~10 m。小枝、叶柄及花序均密被锈色柔毛。奇数羽状复叶；叶轴具宽的叶状翅；小叶无柄，自下而上逐渐增大，边缘具疏齿。圆锥花序顶生，多分枝；雄花序长30~40 cm；雌花序较短；花小，黄白色。核果扁圆形，红色。花期8~9月，果期10月。

【分布】常生于向阳山坡、沟谷的疏林或灌木丛中。产于除东北地区、内蒙古、新疆外的其余地区。

【性能主治】虫瘿味酸、涩，性寒。具有敛肺降火、涩肠止泻、敛汗止血、收湿敛疮的功效。主治肺虚久咳，肺热痰嗽，久泄久痢，盗汗，消渴，外伤出血，痈肿疮毒。

【采收加工】秋季采收，置于沸水中略煮或蒸至表面呈灰色，杀死蚜虫，取出，晒干。

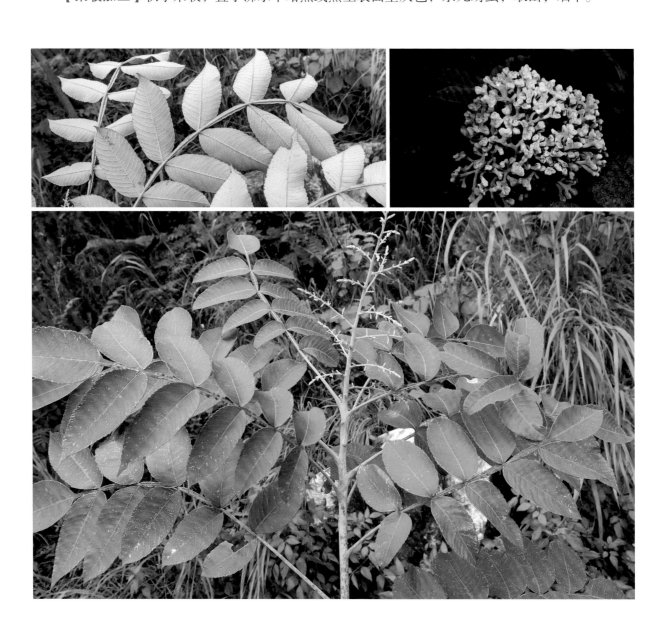

黄杞

【基原】为胡桃科黄杞 *Engelhardia roxburghiana* Wallich 的树皮及叶。

【别名】土厚朴、黄古木。

【形态特征】常绿乔木。植株高10~15 m，全株无毛。偶数羽状复叶；小叶通常3~5对，革质，长椭圆状披针形，基部不对称，歪斜状楔形。雌雄通常同株，稀有异株；花序顶生，稀同时侧生。果序长15~25 cm；坚果球形，密生黄褐色腺体，有3裂叶状的膜质果翅。花期4~5月，果期8~9月。

【分布】生于杂木林中。产于广西、广东、云南、湖南、贵州、四川、台湾等地。

【性能主治】树皮味微苦、辛，性平。具有行气、化湿、导滞的功效。主治脘腹胀闷，气腹痛。叶味微苦，性凉。具有清热止痛的功效。主治胸腹胀闷，湿热泄泻，感冒发热。

【采收加工】春季至秋季采收，洗净，鲜用或晒干。

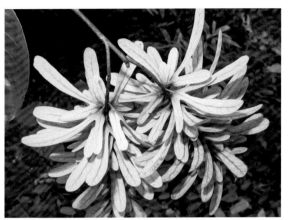

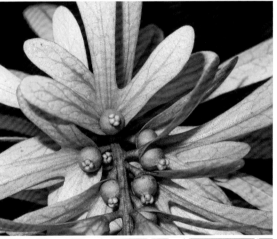

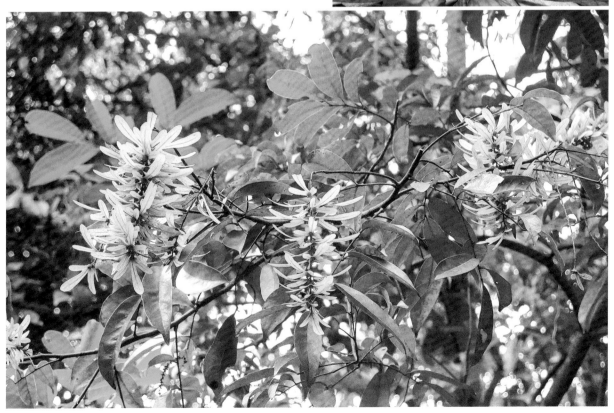

八角枫

【基原】为八角枫科八角枫 *Alangium chinense* (Lour.) Harms 的根、叶及花。

【别名】八角王、华瓜木。

【形态特征】落叶小乔木或灌木。小枝呈之字形。单叶互生；叶片卵圆形，边缘全缘或微浅裂，基部两侧常不对称，入秋后叶变为橙黄色。聚伞花序腋生；花初开时白色，后变为黄色，花瓣狭带形，具香气；雄蕊和花瓣同数而近等长；子房2室。核果卵圆形，黑色。花期5~7月和9~10月，果期7~11月。

【分布】生于山野路旁、灌木丛中或林下。产于广西、广东、云南、四川、江西、福建、湖南、湖北、浙江、江苏、河南等地。

【性能主治】根、叶及花味辛，性微温；有毒。具有祛风除湿、舒筋活络、散瘀止痛的功效。主治风湿关节痛，精神分裂症，跌打损伤。

【采收加工】根全年均可采收，挖出后，除去泥沙，斩取侧根和须状根，晒干。叶及花夏秋季采收，鲜用或晒干。

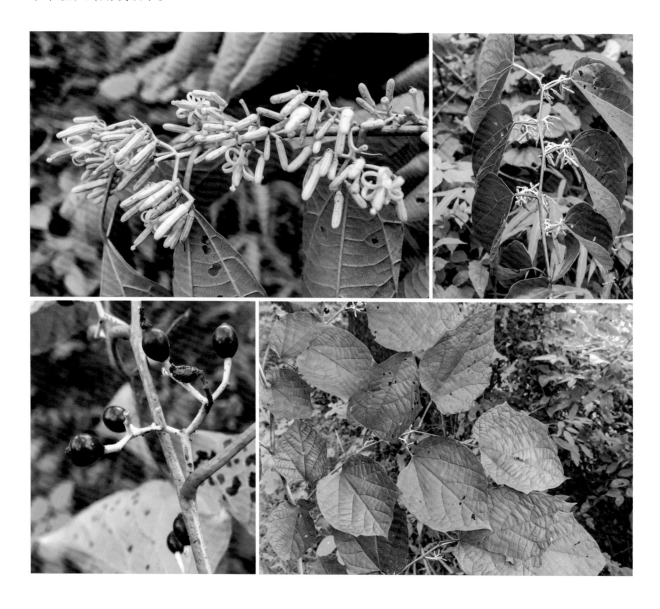

五代同堂

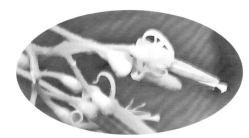

【基原】为八角枫科小花八角枫 *Alangium faberi* Oliv. 的根。

【别名】三角枫、半枫荷。

【形态特征】落叶灌木。叶片薄纸质至膜质，二型，不裂或掌状3裂，不分裂者长圆形或披针形；腹面幼时有稀疏的小硬毛，背面有粗伏毛，老叶几无毛。聚伞花序短而纤细，有淡黄色粗伏毛，有花5~10（20）朵。核果近卵形，熟时淡紫色，顶端有宿存的萼齿。花期6月，果期9月。

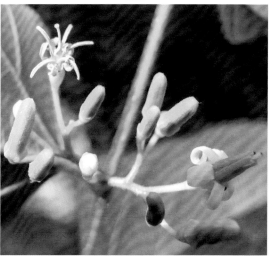

【分布】生于山谷疏林下。产于广西、广东、湖南、贵州、湖北等地。

【性能主治】根味辛、微苦，性温。具有理气活血、祛风除湿的功效。主治小儿疳积，风湿骨痛。

【采收加工】全年均可采收，洗净，切片，晒干。

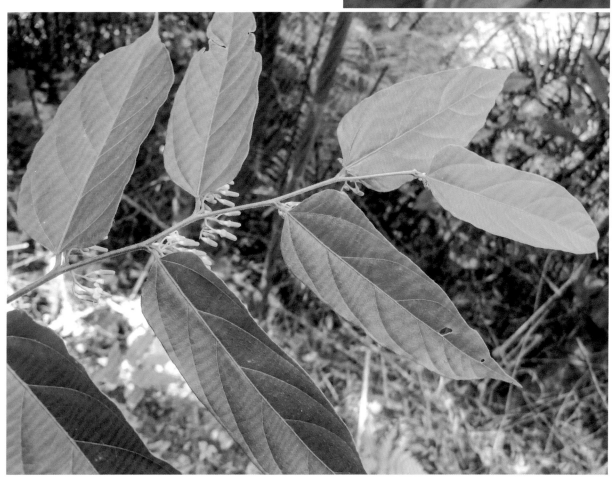

喜树

【基原】为珙桐科喜树 *Camptotheca acuminata* Decne. 的果实及根。

【别名】旱莲木、千丈树。

【形态特征】落叶乔木。树皮灰色或浅灰色，纵裂成浅沟状。叶片矩圆状卵形或矩圆状椭圆形，先端短锐尖，基部近圆形或阔楔形。头状花序近球形，常由2~9个头状花序组成圆锥花序，顶生或腋生，植株上部为雌花序，下部为雄花序。翅果矩圆形，着生成近球形的头状果序。花期5~7月，果期9月。

【分布】生于林边、溪边。产于广西、广东、贵州、四川、湖南、江苏、浙江等地。

【性能主治】果实及根味苦、辛，性寒；有毒。具有清热解毒、散结消症的功效。主治白血病，牛皮癣，疮肿。

【采收加工】果实秋末至初冬采收，晒干。根全年均可采收。

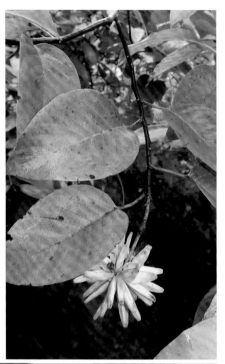

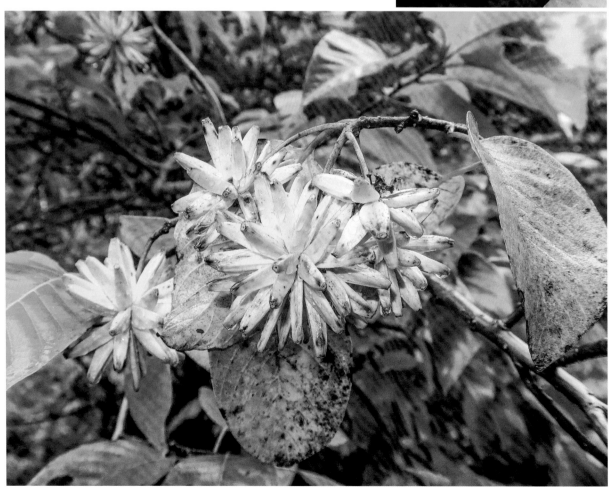

枫荷梨

【基原】为五加科变叶树参 *Dendropanax proteus* (Champ. ex Benth.) Benth. 的根、茎或树皮。

【别名】三层楼、珍珠盖凉伞。

【形态特征】直立灌木。叶形变异大；不分裂叶片椭圆形、卵状椭圆形、椭圆状披针形、长圆状披针形至线状披针形或狭披针形；分裂叶片倒三角形，掌状2~3深裂。伞形花序单生或2~3个聚生，花多数；萼片边缘有4~5枚小齿；花瓣4~5片。果实球形，平滑，直径5~6 mm。花期8~9月，果期9~10月。

【分布】生于山谷阴湿林下、山坡向阳处。产于广西、广东、江西、福建等地。

【性能主治】根、茎或树皮味甘、辛，性温。具有祛风除湿、活血消肿的功效。主治风湿痹痛，偏瘫，头痛，月经不调，跌打损伤，疮肿。

【采收加工】秋、冬季采收根部，切取茎枝或剥取树皮，洗净，切片，鲜用或晒干。

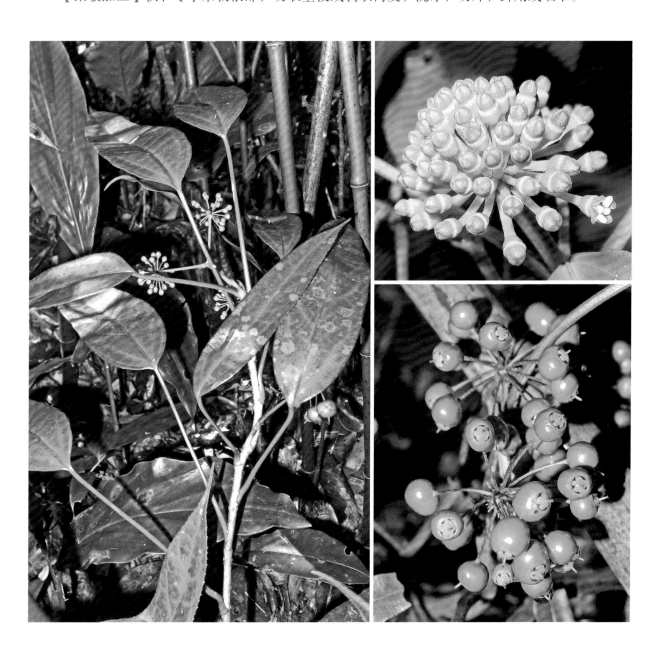

白勒

【基原】为五加科白簕 *Eleutherococcus trifoliatus* (L.) S. Y. Hu 的根及茎。

【别名】五加皮、三叶五加。

【形态特征】有刺直立或蔓生灌木。全株具五加皮清香气味。指状复叶，有3片小叶，稀4~5片；叶缘常有疏圆钝齿或细齿。伞形花序3个至多个组成复伞形花序或圆锥花序，稀单一；总花梗长2~7 cm；花黄绿色。果扁球形，熟时黑色。花期8~11月，果期10~12月。

【分布】生于山坡路旁、石山或土山疏林中。产于我国南部和中部地区。

【性能主治】干燥根及茎味微辛、苦，性凉。具有清热解毒、祛风利湿、舒筋活血的功效，主治感冒发热，白带过多，月经不调，百日咳，尿路结石，跌打损伤，疖肿疮疡。

【采收加工】全年均可采收，除去泥沙杂质，晒干。

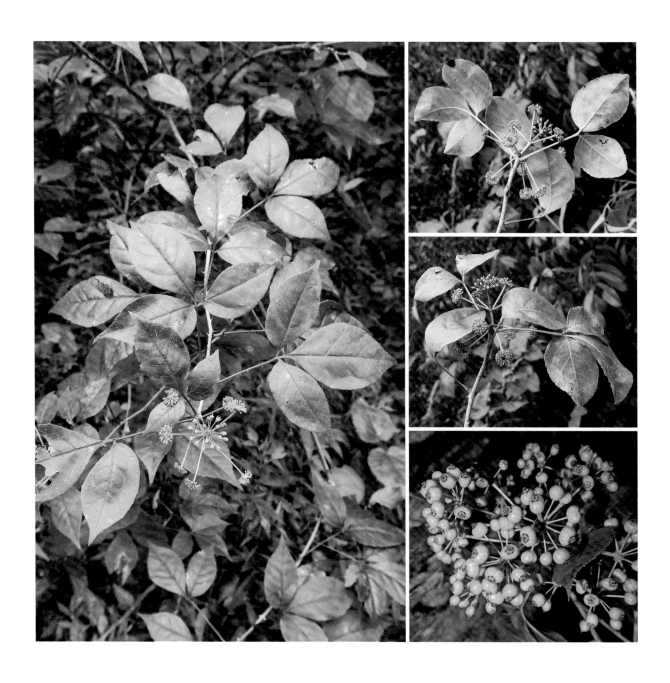

常春藤子

【基原】为五加科常春藤 *Hedera nepalensis* var. *sinensis* (Tobler) Rehd. 的果实。

【别名】三角藤、天仲、三角枫。

【形态特征】常绿攀缘木质藤本。植株有气生根。一年生枝疏生锈色鳞片，幼嫩部分和花序上有锈色鳞片。叶互生；营养枝上的叶片三角状卵形，通常3浅裂；花枝上的叶片椭圆状卵形，常歪斜；边缘全缘。伞形花序顶生；花小，黄白色或绿白色。果圆球形，熟时黄色或红色。花期9~11月，果期翌年3~5月。

【分布】攀缘于林缘树木上、林下路旁、岩石和房屋墙壁上，庭园中也常栽培。产于广西、广东、江西、福建、江苏、浙江、西藏、甘肃、陕西、河南、山东等地。

【性能主治】果实味甘、苦，性温。具有补肝肾、强腰膝、行气止痛的功效。主治体虚羸弱，腰膝酸软，血痹，脘腹冷痛。

【采收加工】秋季果实成熟时采收，晒干。

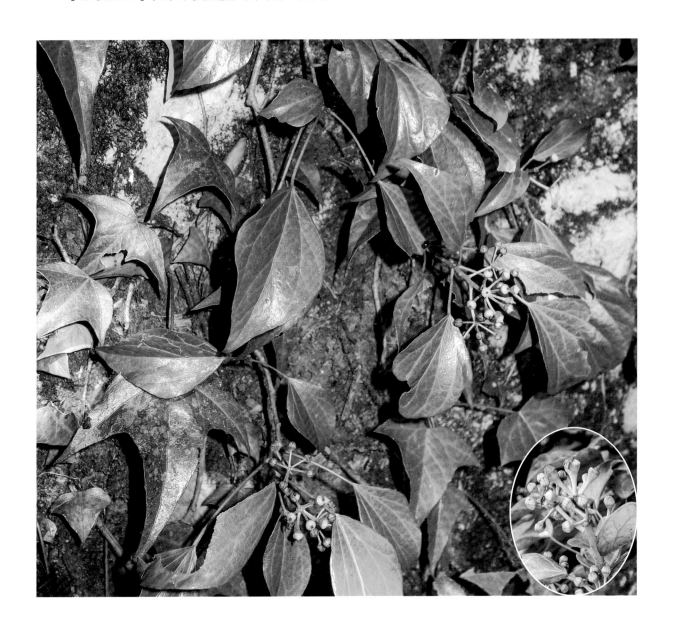

川桐皮

【基原】为五加科刺楸 *Kalopanax septemlobus* (Thunb.) Koidz. 的树皮。

【别名】刺桐、辣枫树。

【形态特征】落叶乔木。植株高可达30 m。树干和枝条均具鼓钉状皮刺，刺在长枝上互生，在短枝上簇生。叶为单叶，近圆形，5~7浅裂，裂片三角状圆卵形至长椭圆状卵形；叶柄细长。圆锥花序长达25 cm；花梗细长；花白色或淡绿黄色。果实近圆球形，扁平，熟时蓝黑色。花期7~9月，果期10~12月。

【分布】生于丘陵地或深山沟谷疏林中。产于广西、广东、云南、四川等地。

【性能主治】树皮味辛，性平。具有祛风利湿、活血止痛的功效。主治风湿腰膝酸痛，肾炎水肿，跌打损伤。

【采收加工】全年均可采收，以春季为佳，晒干。

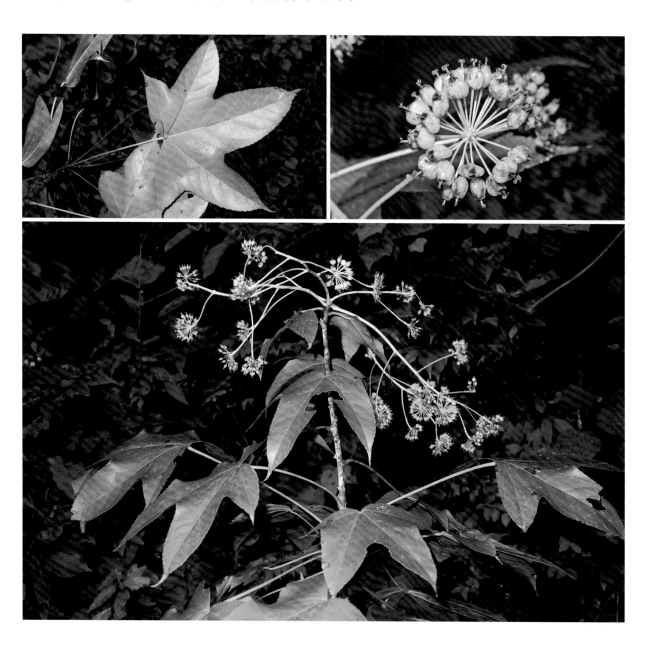

鸭脚木

【基原】为五加科鹅掌柴 *Schefflera heptaphylla* (L.) Frodin 的根皮、根及叶。

【别名】鸭母树、鸭脚板。

【形态特征】常绿小乔木。树冠呈圆伞形。小枝幼时密生星状短柔毛。叶聚生于枝顶，掌状复叶似鹅掌，亦似鸭脚，因此得名。小叶6~10片，背面被毛。圆锥花序顶生，主轴和分枝幼时密生星状短柔毛；花白色，多而芳香。浆果球形，黑色。花期11~12月，果期翌年1~2月。

【分布】生于常绿阔叶林。产于广西、广东、台湾、福建、浙江、云南、西藏等地。

【性能主治】根皮、根及叶味苦，性凉。具有清热解毒、消肿散瘀的功效。主治感冒发热，咽喉肿痛，风湿骨痛，跌打损伤。

【采收加工】全年均可采收。根、根皮洗净，切片，晒干备用；叶鲜用。

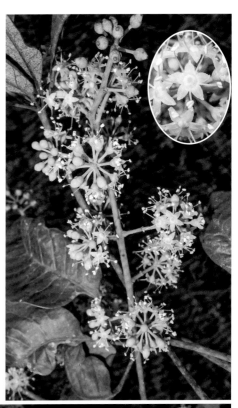

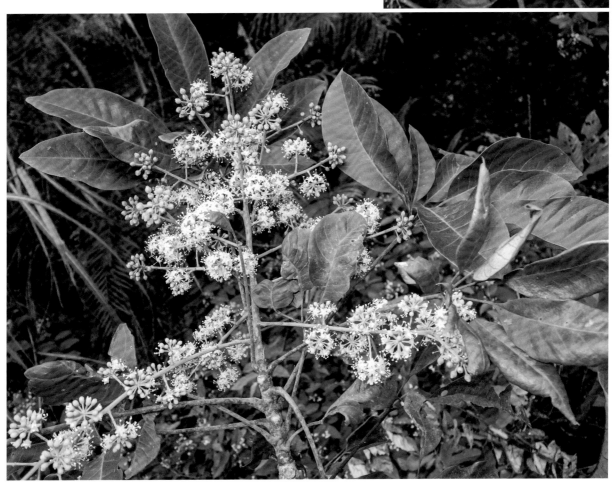

积雪草

【基原】为伞形科积雪草 *Centella asiatica* (L.) Urb. 的全草。

【别名】崩大碗、雷公根、灯盏菜。

【形态特征】多年生匍匐草本。节上生不定根。叶片圆形、肾形或马蹄形，边缘有钝齿，基部阔心形；叶柄长1.5~27 cm，无毛或上部有柔毛，基部叶鞘透明。伞形花序聚生于叶腋，每个伞形花序有花3~4朵，花瓣紫红色或乳白色。果实两侧扁压，圆球形，表面有毛或平滑。花果期4~10月。

【分布】生于阴湿的路边、草地或水沟边。产于广西、广东、湖南、四川、江苏、浙江、江西、福建等地。

【性能主治】全草味辛、苦，性寒。具有清热利湿、解毒消肿的功效。主治湿热黄疸，砂淋，血淋，中暑腹泻，跌打损伤。

【采收加工】夏、秋季采收，除去泥沙，晒干。

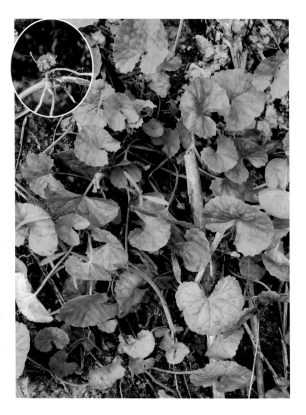

鸭儿芹

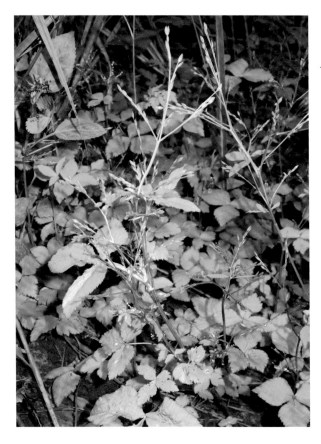

【基原】为伞形科鸭儿芹 *Cryptotaenia japonica* Hassk. 的茎叶。

【别名】野芹菜、红鸭脚板、水芹菜。

【形态特征】多年生草本。植株高20~100 cm。茎直立，有分枝。基生叶或上部叶有柄，叶柄长5~20 cm，叶鞘边缘膜质；基生叶或较下部的茎生叶具柄，叶片三角形至广卵形，小叶3片。花序圆锥状；花序梗不等长；花白色。果线状长圆形，合生面稍缢缩。花期4~5月，果期6~10月。

【分布】生于山地、山沟及林下较阴暗潮湿处。产于广西、广东、贵州、湖南、云南、四川、河北、江西、浙江等地。

【性能主治】茎叶味辛，性温。具有祛风止咳、活血祛瘀的功效。主治感冒咳嗽，跌打损伤；外用治皮肤搔痒。

【采收加工】夏、秋季采收，洗净，晒干。

红马蹄草

【基原】为伞形科红马蹄草 *Hydrocotyle nepalensis* Hook. 的全草。

【别名】水钱草、大雷公根。

【形态特征】多年生草本。茎匍匐，有斜上分枝，节上生不定根。叶片圆形或肾形，长2~5 cm，宽3.5~9 cm，5~7浅裂。伞形花序数个簇生于茎顶叶腋；小伞形花序有花20~60朵，密集成球形；花白色或乳白色，有时有紫红色斑点。果基部心形，两侧扁压，熟时褐色或紫黑色。花果期5~11月。

【分布】生于山野沟边、路旁的阴湿处和溪边草丛中。产于广西、广东、云南、贵州、湖南、陕西、安徽、浙江、江西、湖北、四川等地。

【性能主治】全草味辛、微苦，性凉。具有清肺止咳、止血活血的功效。主治感冒，咳嗽，吐血，跌打损伤；外用治痔疮，外伤出血。

【采收加工】全年均可采收，晒干备用。

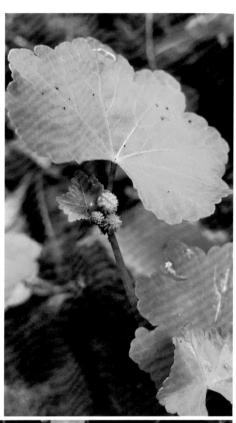

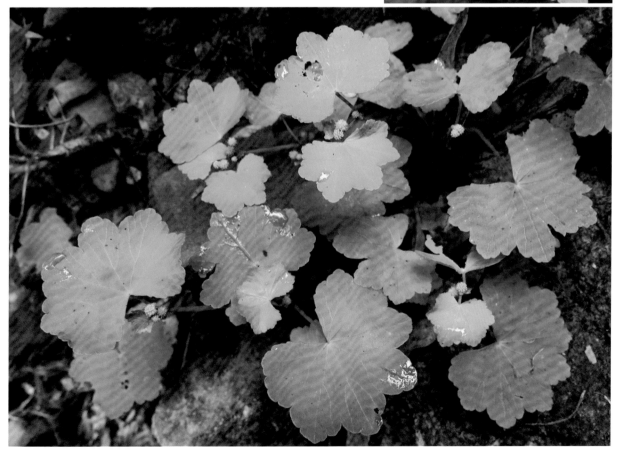

大肺筋草

【基原】为伞形科薄片变豆菜 *Sanicula lamelligera* Hance 的全草。

【别名】山芹菜、野芹菜、肺筋草。

【形态特征】多年生矮小草本。基生叶圆形或近五角形，掌状3全裂，裂片无毛或边缘具粗伏毛，腹面绿色，背面淡绿色或淡紫红色；茎生叶细小或退化。伞形花通常二回至四回二歧分枝或2~3叉；花白色或淡紫红色。双悬果卵形，果上的皮刺基部连成薄片或呈鸡冠状突起。花果期4~11月。

【分布】生于山坡林下、沟谷、溪旁。产于广西、广东、四川、贵州、安徽、浙江、台湾、江西、湖北等地。

【性能主治】全草味辛、甘，性微温。具有祛风发表、化痰止咳、活血调经的功效。主治感冒，哮喘，月经不调，闭经，痛经，疮肿，跌打肿痛，外伤出血。

【采收加工】夏、秋季采收，洗净，鲜用或晒干。

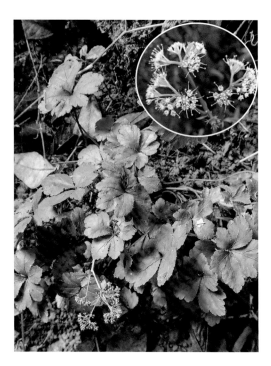

九管血

【基原】为紫金牛科九管血 *Ardisia brevicaulis* Diels 的根或全株。

【别名】短茎紫金牛、血党、散血丹。

【形态特征】矮小灌木。根茎匍匐，直立茎高10~15 cm，除侧生特殊花枝外，无分枝。叶片坚纸质，狭卵形至近长圆形，边缘全缘，具不明显的边缘腺点。伞形花序，着生于侧生花枝顶端；花粉红色，具腺点。果球形，鲜红色，具腺点。花期6~7月，果期10~12月。

【分布】生于山地林下。产于我国西南地区至台湾及湖北至广东。

【性能主治】根或全株味苦、辛，性平。具有祛风湿、活血调经、消肿止痛的功效。主治风湿痹痛，痛经，闭经，跌打损伤，咽喉肿痛，无名肿痛。

【采收加工】全年均可采收，洗净，鲜用或晒干。

朱砂根

【基原】为紫金牛科朱砂根 *Ardisia crenata* Sims 的根。

【别名】大罗伞、郎伞树。

【形态特征】常绿灌木。植株高1~2 m。除花枝外不分枝。叶片革质，椭圆形至倒披针形，边缘皱波状具腺点。伞形花序着生于侧生花枝顶端，花枝近顶端常具2~3片叶；花白色，盛开时反卷；雌蕊与花瓣近等长或略长。果球形，鲜红色，具腺点。花期5~6月，果期10~12月。

【分布】生于山地林下或灌木丛中。产于广西、广东、四川、湖南、湖北、福建等地。

【性能主治】根味辛、苦，性平。具有行血祛风、解毒消肿的功效。主治咽喉肿痛，扁桃体炎，跌打损伤，腰腿痛；外用治外伤肿痛，骨折，毒蛇咬伤。

【采收加工】秋季采收，切碎，晒干。

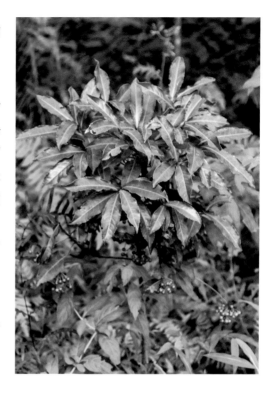

凉伞盖珍珠

【基原】为紫金牛科郎伞树 *Ardisia hanceana* Mez 的根。

【别名】郎伞木、大罗伞。

【形态特征】灌木。植株高1~2 m，稀达6 m。茎粗壮，无毛，除侧生特殊花枝外，无分枝。叶片坚纸质，椭圆形至倒披针形，边缘近全缘或具反卷的疏突尖齿，齿尖具边缘腺点，两面无毛。复伞房状伞形花序，着生于顶端侧生花枝尾端；花白色或带紫色。花期5~6月，果期11~12月。

【分布】生于山谷、山坡林下阴湿处。产于广西、广东、湖南、浙江、安徽、江西、福建等地。

【性能主治】根味苦、辛，性平。具有活血止痛的功效。主治风湿痹痛，闭经，跌打损伤。

【采收加工】夏、秋季采收，洗净，切片，晒干。

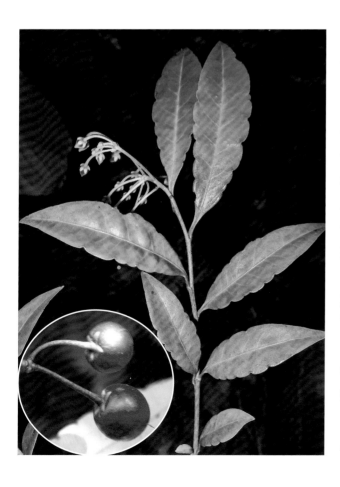

红毛走马胎

【基原】为紫金牛科虎舌红 *Ardisia mamillata* Hance 的全株。

【别名】红毛毡、老虎脷。

【形态特征】矮小灌木。植株高不超过 15 cm，幼时密被锈色卷曲长柔毛。叶片倒卵形至长圆状倒披针形，两面绿色或暗红色，被锈色或紫红色糙伏毛，毛基部隆起如小瘤。伞形花序单一，着生于腋生花枝的顶端。果直径约 6 mm，鲜红色，稍具腺点。花期6~7月，果期11月至翌年1月。

【分布】生于山谷密林下阴湿处。产于四川、贵州、云南、湖南、广西、广东、福建等地。

【性能主治】全株味苦、微辛，性凉。具有散瘀止血、清热利湿、去腐生肌的功效。主治风湿痹痛，痢疾，吐血，便血，闭经，乳痛，疔疮。

【采收加工】全年均可采收，洗净，晒干。

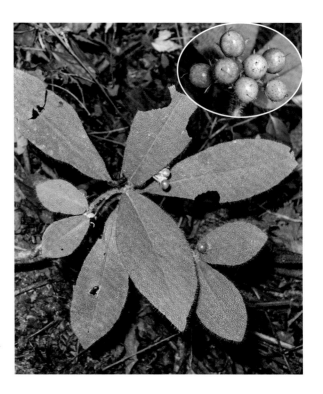

酸藤子

【基原】为紫金牛科酸藤子 *Embelia laeta* (L.) Mez 的根。

【别名】鸡母酸、挖不尽、咸酸果。

【形态特征】攀缘灌木或藤本。小枝具皮孔。叶片纸质，倒卵形或长圆状倒卵形，基部楔形，背面常被白粉，压干的叶面常呈暗蓝黑色。总状花序着生于翌年生无叶枝上，侧生或腋生；花白色或带黄色。果球形，腺点不明显。花期1~7月，果期5~10月。

【分布】生于山坡林下、林缘、草坡、灌木丛中。产于广西、广东、云南、福建、台湾、江西等地。

【性能主治】根味酸、涩，性凉。具有清热解毒、散瘀止血的功效。主治咽喉红肿，齿龈出血，痢疾，皮肤瘙痒，痔疮肿痛，跌打损伤。

【采收加工】根全年均可采收，洗净，切片，晒干。

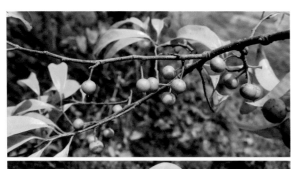

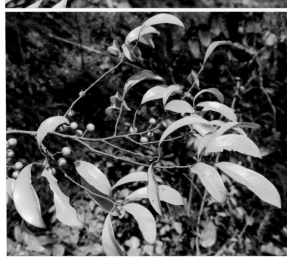

打虫果

【基原】为紫金牛科密齿酸藤子 *Embelia vestita* Roxb. 的果实。

【形态特征】攀缘灌木或小乔木。小枝具皮孔。叶片坚纸质，卵形至卵状长圆形，稀椭圆状披针形，边缘具细齿，侧脉多数，明显。总状花序腋生，长2~6 cm；花瓣白色或粉红色。果球形或略扁状，直径约5 mm，熟时红色，具腺点。花期10~11月，果期10月至翌年2月。

【分布】生于山坡林下。产于广西、广东、湖南、海南、贵州、四川、云南、福建、浙江、台湾、西藏等地。

【性能主治】果实味酸，性平。具有驱虫的功效。主治蛔虫病，绦虫病。

【采收加工】秋、冬季果实成熟时采收，晒干。

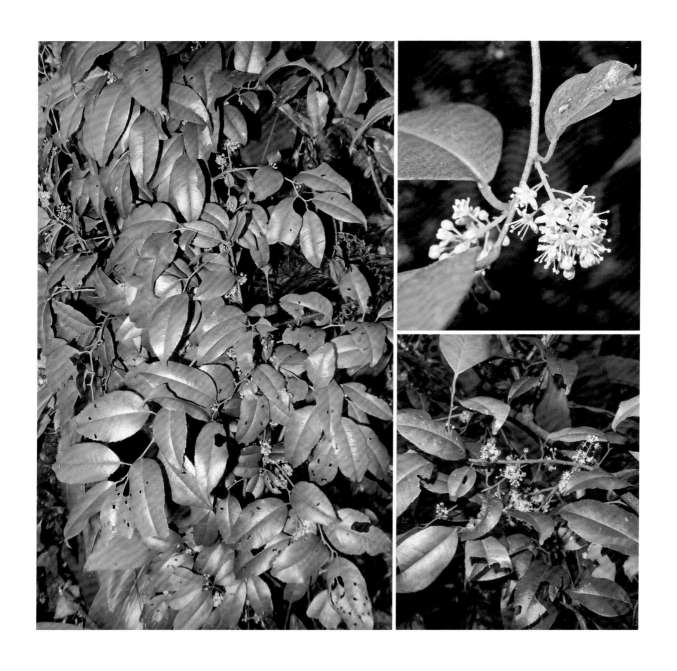

白鱼尾

【基原】为马钱科白背枫 *Buddleja asiatica* Lour. 的全株。

【别名】驳骨丹、白背叶、水黄花。

【形态特征】小乔木或灌木状。植株高1~8 m。小枝、叶背面、叶柄及花序均密被灰色或淡黄色星状短茸毛。叶片披针形或长披针形，先端渐尖或长渐尖。多个聚伞花序组成总状花序，单生或3个至数个聚生枝顶及上部叶腋组成圆锥状花序。花白色。蒴果椭圆状，长3~5 mm。花期1~10月，果期3~12月。

【分布】生于山坡灌木丛中或林缘向阳处。产于广西、广东、贵州、云南、湖南、湖北、江西、福建、台湾等地。

【性能主治】全株味辛、苦，性温；有小毒。具有祛风利湿、行气活血的功效。主治胃寒作痛，产后头痛，风湿性关节痛，跌打损伤，骨折；外用治皮肤湿痒，无名肿毒。

【采收加工】全年均可采收，鲜用或晒干。

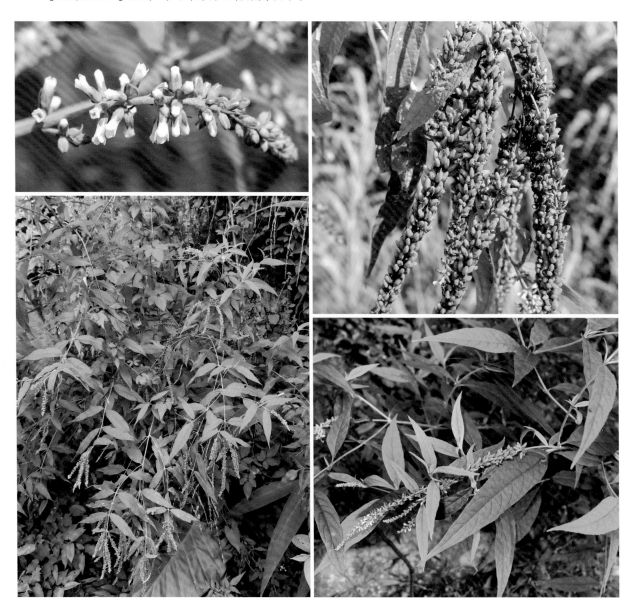

醉鱼草

【基原】为马钱科醉鱼草 *Buddleja lindleyana* Fortune 的茎叶。

【别名】防痛树、毒鱼草。

【形态特征】直立灌木。植株高1~2 m。嫩枝被棕黄色星状毛及鳞片。叶片卵形至椭圆状披针形，先端渐尖至尾状，边缘全缘，干时腹面暗绿色，无毛，背面密被棕黄色星状毛。总状聚伞花序顶生，疏被星状毛及金黄色腺点；花紫色，花冠筒弯曲。蒴果长圆形，外被鳞片。花期4~10月，果期8月至翌年4月。

【分布】生于山地向阳山坡、林缘灌木丛中。产于广西、广东、湖南、贵州、云南、四川、江西、浙江、江苏等地。

【性能主治】茎叶味辛，性温。具有祛风湿、壮筋骨、活血祛瘀的功效。主治风湿筋骨疼痛，跌打损伤，产后血瘀，痈疽溃疡。

【采收加工】全年均可采收，洗净，晒干。

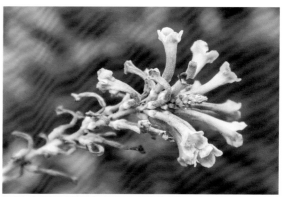

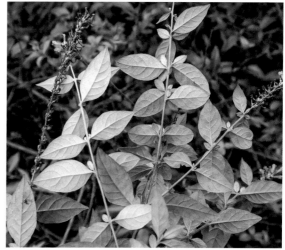

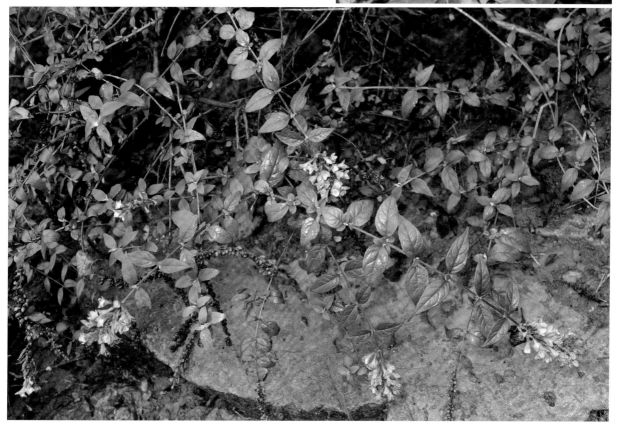

断肠草

【基原】为马钱科钩吻 *Gelsemium elegans* (Gardn. et Champ.) Benth. 的根及茎。

【别名】大茶药、烂肠草、胡蔓藤。

【形态特征】常绿木质藤本。全株无毛。小枝圆柱形，幼时具纵棱。单叶对生；叶片膜质，卵形至卵状披针形。聚伞花序；花密集；花冠黄色，漏斗状，内有淡红色斑点。蒴果卵状椭圆形，未开裂时明显具有2条纵槽，熟时黑色。种子扁压状椭圆形或肾形。花期5~11月，果期7月至翌年2月。

【分布】生于山坡疏林下或灌木丛中。产于广西、广东、海南、贵州、云南、江西、福建、湖南等地。

【性能主治】干燥根及茎味苦、辛，性温；有大毒。具有祛风、攻毒、止痛的功效。主治疥癞、湿疹、瘰疬、痈肿、疔疮、跌打损伤、风湿痹痛、神经痛、陈旧性骨折。

【采收加工】全年均可采收，除去泥沙、杂质，晒干。

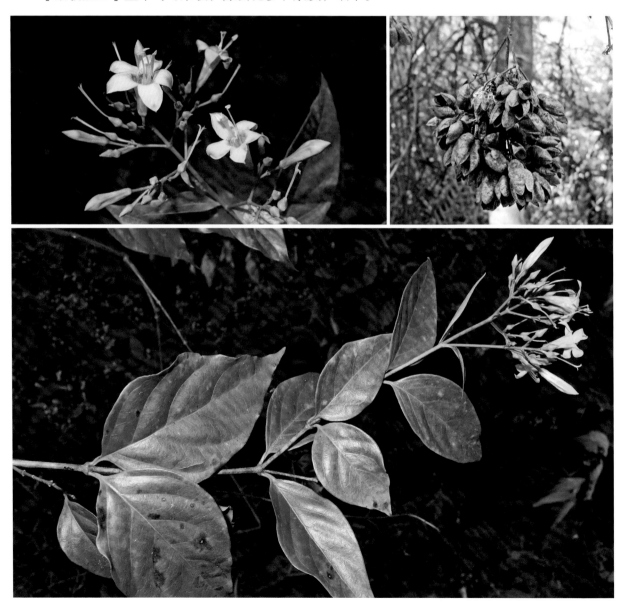

扭肚藤

【基原】为木犀科扭肚藤*Jasminum elongatum* (Bergius) Willd. 的茎叶。

【别名】断骨草、白花茶、白金银花。

【形态特征】攀缘灌木。小枝圆柱形，疏被短柔毛至密被黄褐色茸毛。单叶对生；叶片纸质，卵状披针形至卵形，先端短尖，背面有毛。聚伞花序密集，通常着生于侧枝顶端，多花；花白色，花冠管细长，高脚碟状。果长圆形，熟时黑色。花期6~10月，果期8月至翌年3月。

【分布】生于丘陵或山地林中。产于广西、广东、云南、海南等地。

【性能主治】茎叶味微苦，性凉。具有清热利湿、解毒、消滞的功效。主治急性胃肠炎，消化不良，急性结膜炎，急性扁桃体炎，痢疾。

【采收加工】夏、秋季采收，鲜用或晒干。

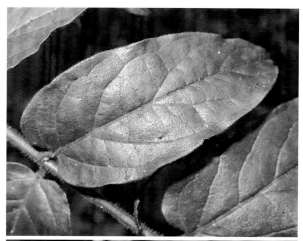

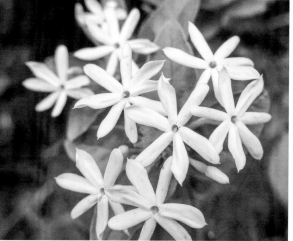

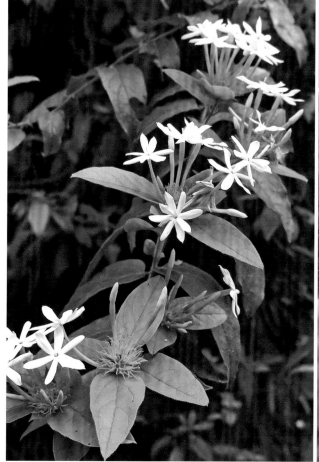

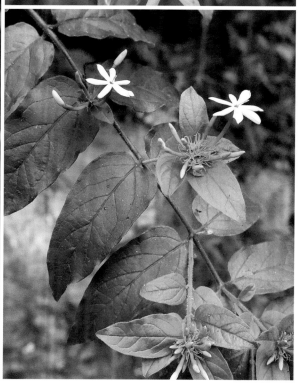

破骨风

【基原】为木犀科清香藤 *Jasminum lanceolaria* Roxb. 的全株。

【别名】碎骨风、散骨藤。

【形态特征】攀缘灌木。小枝圆柱形，稀具棱，节处稍压扁，全株无毛或微被短柔毛。叶对生，三出复叶；小叶近等大，具小叶柄，革质，卵圆形、椭圆形至披针形。聚伞花序顶生，兼有腋生，花萼三角形或不明显，花冠白色。果球形或椭圆形，黑色。花期4~10月，果期6月至翌年3月。

【分布】生于疏林或灌木丛中。产于广西、湖南、台湾、甘肃等地。

【性能主治】全株味苦、辛，性平。具有活血破瘀、理气止痛的功效。主治风湿痹痛，跌打骨折，外伤出血。

【采收加工】全年均可采收，除去杂质，晒干。

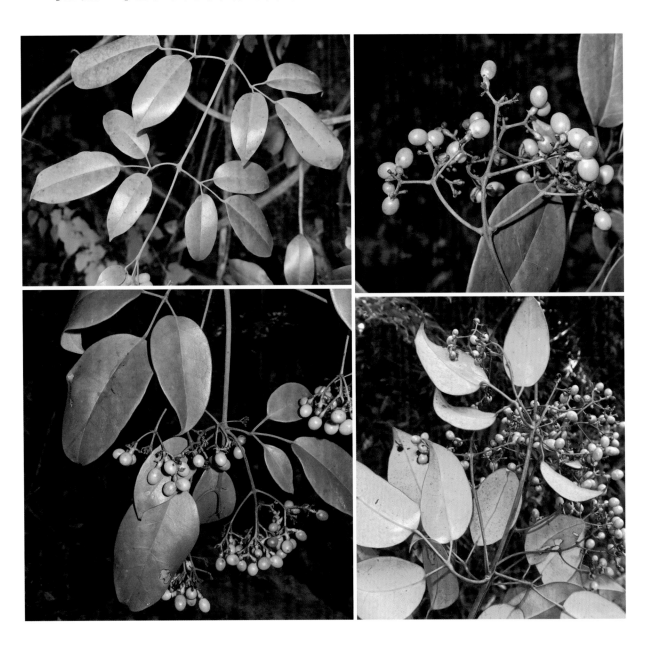

女贞子

【基原】为木犀科女贞 *Ligustrum lucidum* W. T. Aiton 的果实。

【别名】白蜡树、冬青子。

【形态特征】常绿大灌木或乔木。小枝灰褐色，无毛，具圆形小皮孔。叶片革质，阔椭圆形，光亮无毛，中脉在腹面凹入，背面突起。圆锥花序疏散，花序轴果时具棱；花序基部苞片常与叶同型；花冠白色，裂片反折。果肾形，熟时蓝黑色并被白粉。花期5~7月，果期7~12月。

【分布】生于山谷、路旁、村边的疏林中或向阳处。产于广西、四川、福建、浙江、江苏等地。

【性能主治】果实味甘、苦，性凉。具有滋补肝肾、明目乌发的功效。主治眩晕耳鸣，腰膝酸软，须发早白，目暗不明。

【采收加工】冬季成熟时采收，除去枝叶，稍蒸或置沸水中稍烫后，晒干。

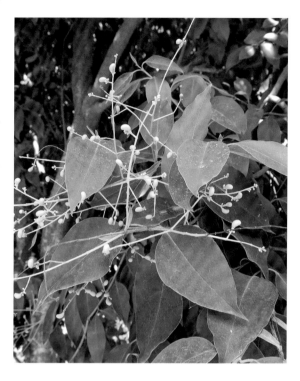

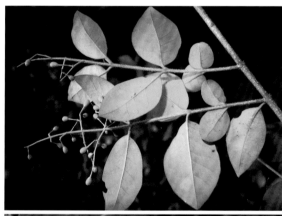

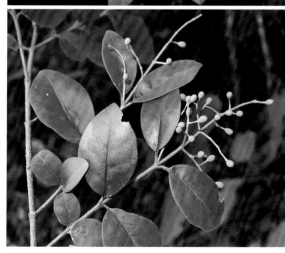

小蜡树

【基原】为木犀科小蜡 *Ligustrum sinense* Lour. 的树皮及枝叶。

【别名】冬青、鱼腊树。

【形态特征】落叶灌木或小乔木。小枝被淡黄色柔毛，老时近无毛。叶片纸质或薄革质，卵形至披针形，先端渐尖至微凹，基部宽楔形或近圆形。圆锥花序顶生或腋生，塔形，花序轴基部有叶；花白色；花丝与花冠裂片近等长或长于裂片。果近球形。花期5~6月，果期9~12月。

【分布】生于山谷、山坡林中。产于广西、广东、湖南、贵州、四川、江西、湖北等地。

【性能主治】树皮及枝叶味苦，性凉。具有清热利湿、解毒消肿的功效。主治感冒发热，肺热咳嗽，咽喉肿痛，口舌生疮，湿疹，皮炎，跌打损伤，烧烫伤。

【采收加工】夏、秋季采收，鲜用或晒干。

络石藤

【基原】为夹竹桃科络石 *Trachelospermum jasminoides* (Lindl.) Lem. 的带叶藤茎。

【别名】软筋藤、羊角藤。

【形态特征】常绿木质藤本。植株具乳汁。叶片革质，椭圆形至卵状椭圆形。聚伞花序，花白色繁密，芳香，花蕾顶端钝；花萼裂片向外反折；花冠筒圆筒形，中部膨大；雄蕊着生于花冠筒中部，隐藏于花喉内。蓇葖果双生，叉开。种子顶端具白色绢质种毛。花期3~7月，果期7~12月。

【分布】生于林缘或山坡灌木丛中，常攀缘附生于树上、墙壁上或石上，亦有栽于庭院作观赏。产于广西、广东、江苏、安徽、湖北、山东、四川、浙江等地。

【性能主治】带叶藤茎味苦，性微寒。具有凉血消肿、祛风通络的功效。主治风湿热痹，筋脉拘挛，腰膝酸痛，痈肿，跌打损伤。

【采收加工】冬季至翌年春季采收，晒干。

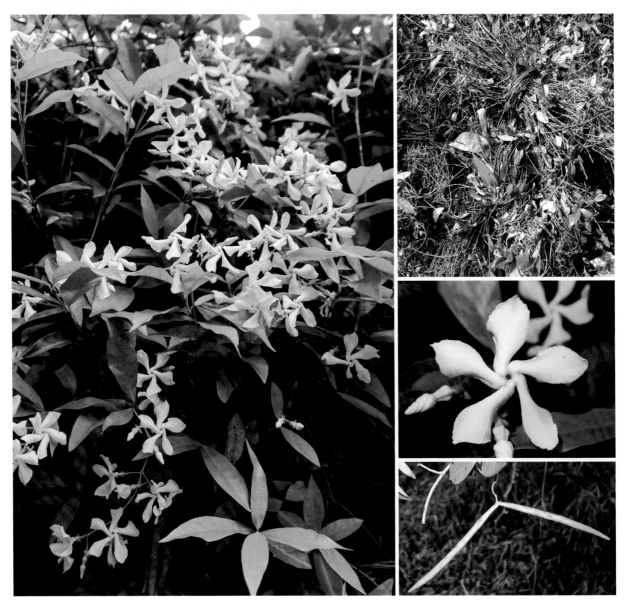

杜仲藤

【基原】为夹竹桃科毛杜仲藤 *Urceola huaitingii* (Chun et Tsiang) D. J. Middleton 的老茎及根。

【别名】藤杜仲、红杜仲、土杜仲。

【形态特征】粗壮木质攀缘藤本。枝有不明显的皮孔，具乳汁，全株密被锈色柔毛或茸毛。叶生于枝的顶端，对生；叶片椭圆形或卵状椭圆形，腋间及腋内多腺体。聚伞花序总状序近顶生，花小且密集，黄色。蓇葖果双生或1个不发育，卵状披针形，基部膨大，向上细尖。花期3~6月，果期7~12月。

【分布】生于山地林中或灌木丛中。产于广西、广东、湖南、贵州等地。

【性能主治】老茎及根味苦、涩、微辛，性平。具有祛风活络、壮腰膝、强筋骨、消肿的功效。主治风湿痹痛，腰膝酸软，跌打损伤。

【采收加工】全年均可采收，鲜用或晒干。

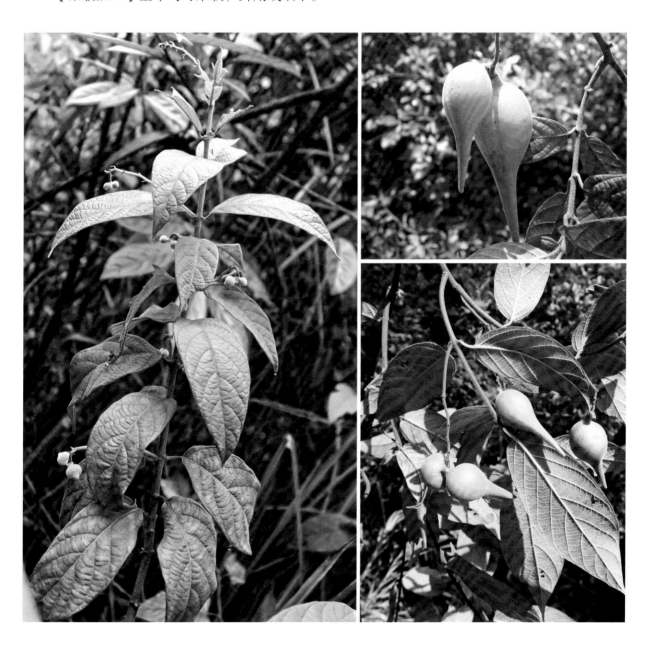

红背酸藤

【基原】为夹竹桃科酸叶胶藤 *Urceola rosea* (Hook. et Arn.) D. J. Middleton 的根及叶。

【别名】伞风藤、黑风藤。

【形态特征】木质大藤本。植株含胶液。单叶对生；叶片纸质，宽椭圆形，背面被白粉。聚伞花序圆锥状，宽松展开，多歧，顶生；花小，花冠近坛状，粉红色。果双生，叉开成1条直线，有明显斑点。花期4~12月，果期7月至翌年1月。

【分布】生于山地杂木林、水沟旁较湿润处。产于长江以南各地至台湾。

【性能主治】根及叶味酸，性平。具有清热解毒、利尿消肿的功效。主治咽喉肿痛，慢性肾炎，肠炎，风湿骨痛，跌打瘀肿。

【采收加工】夏、秋季采收，晒干。

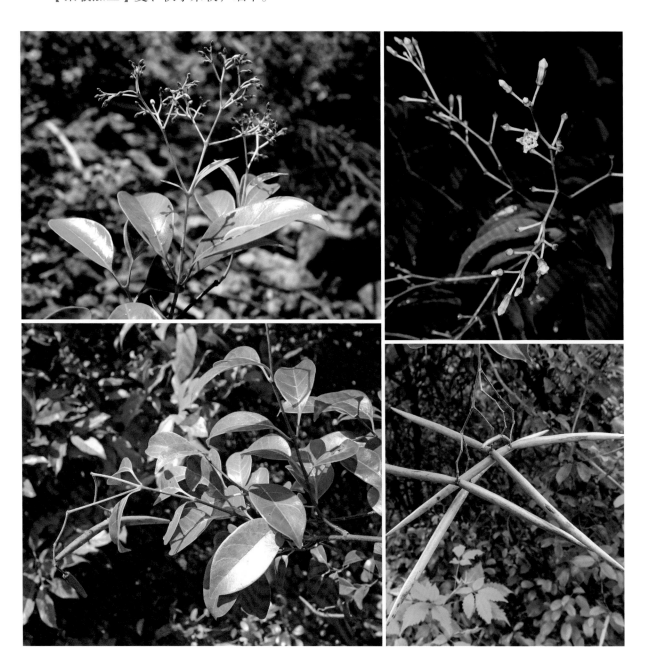

莲生桂子花

【基原】为萝藦科马利筋 *Asclepias curassavica* L. 的全草。

【别名】山桃花、野鹤嘴、水羊角。

【形态特征】灌木状草本。全株有白色乳汁。茎淡灰色。叶片膜质，披针形或椭圆状披针形，基部楔形而下延至叶柄。聚伞花序顶生或腋生，着花10~20朵；花冠紫红色，裂片长圆形，向下反折；副花冠黄色。蓇葖果披针形。种子卵形，顶端白色种毛长2.5 cm。花期几乎全年，果期8~12月。

【分布】广西、广东、云南、贵州、四川、湖南、江西、福建、台湾等地均有栽培，也有逸为野生和驯化。

【性能主治】全草味苦，性寒；有毒。具有清热解毒、活血止血、消肿止痛的功效。主治咽喉肿痛，肺热咳嗽，热淋，月经不调，顽癣，崩漏，带下，痈疮肿毒，湿疹，创伤出血。

【采收加工】全年均可采收，鲜用或晒干。

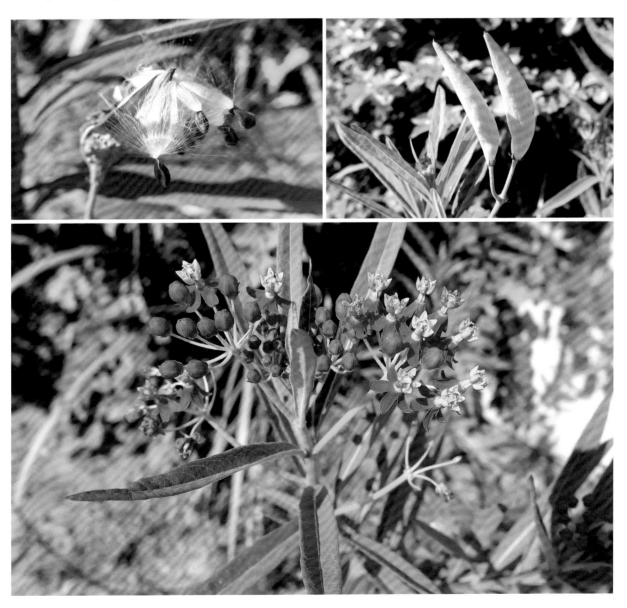

刺瓜

【基原】为萝摩科刺瓜 *Cynanchum corymbosum* Wight 的全草。

【别名】老鼠瓜、小刺瓜、野苦瓜。

【形态特征】多年生草质藤本。叶片卵形或卵状长圆形，先端短尖，基部心形，背面苍白色。花序腋外生，着花约20朵；花绿白色，近辐状；副花冠大型，杯状或高钟状。菁葵果纺锤状，具弯刺，向端部渐尖，中部膨胀。种子卵形；种毛白色绢质。花期5~10月，果期8月至翌年1月。

【分布】生于山野河边灌木丛中及林下潮湿处。产于广西、广东、云南、四川、福建等地。

【性能主治】全草味甘、淡，性平。具有益气、催乳、解毒的功效。主治乳汁不足，神经衰弱，慢性肾炎。

【采收加工】全年均可采收，晒干。

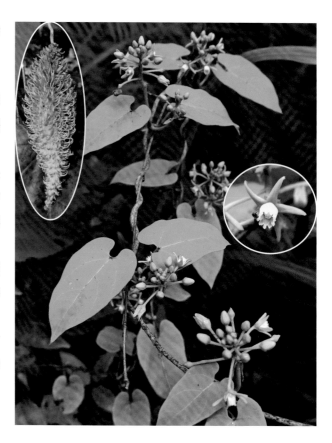

鲫鱼藤

【基原】为萝摩科鲫鱼藤 *Secamone elliptica* R. Br. 的根。

【别名】黄花藤、吊山桃、小羊角扭。

【形态特征】藤状灌木。植株高约2 m，具乳汁。叶片纸质，有透明腺点，椭圆形，先端尾状渐尖，基部楔形，侧脉不明显。聚伞花序腋生，着花多朵；花萼裂片卵圆形，背面被柔毛；花萼腹面基部具有腺体；花冠黄色，花冠筒短，裂片长圆形。菁葵果广歧，披针形，基部膨大。花期7~8月，果期10月至翌年1月。

【分布】生于山谷疏林中，攀缘树上。产于广西、广东、云南等地。

【性能主治】主治风湿痹痛，跌打损伤，疮疡肿毒。

【采收加工】全年均可采收，洗净，鲜用或晒干。

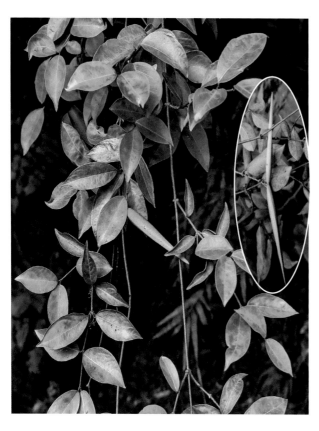

水团花

【基原】为茜草科水团花 *Adina pilulifera* (Lam.) Franch. ex Drake 的根、枝叶、花及果。

【别名】水杨梅、穿鱼柳、假杨梅。

【形态特征】常绿灌木或小乔木。植株高达5 m。叶对生；叶片厚纸质，椭圆形至椭圆状披针形，腹面无毛，背面无毛或有时被稀疏短柔毛；托叶2裂，早落。头状花序腋生，稀顶生；花序轴单生，不分枝；花冠白色，窄漏斗状，裂片卵状长圆形。蒴果楔形，长2~5 mm。花期6~7月，果期8~9月。

【分布】生于山谷疏林下、旷野路旁或溪边水畔。产于长江以南各地。

【性能主治】根味苦、涩，性凉。具有清热利湿、解毒消肿的功效。主治感冒发热，肺热咳嗽，腮腺炎，肝炎，风湿性关节痛。枝叶、花及果味苦、涩，性凉。具有清热祛湿、散瘀止痛、止血敛疮的功效。主治痢疾，肠炎，浮肿，痈肿疮毒，湿疹，溃疡不敛，创伤出血。

【采收加工】根全年均可采收，鲜用或晒干。枝叶全年均可采收，切碎，鲜用或晒干。花、果夏秋季采收，洗净，鲜用或晒干。

【附注】《中华本草》记载水团花以根、枝叶或花果入药的药材名分别为水团花根、水团花。

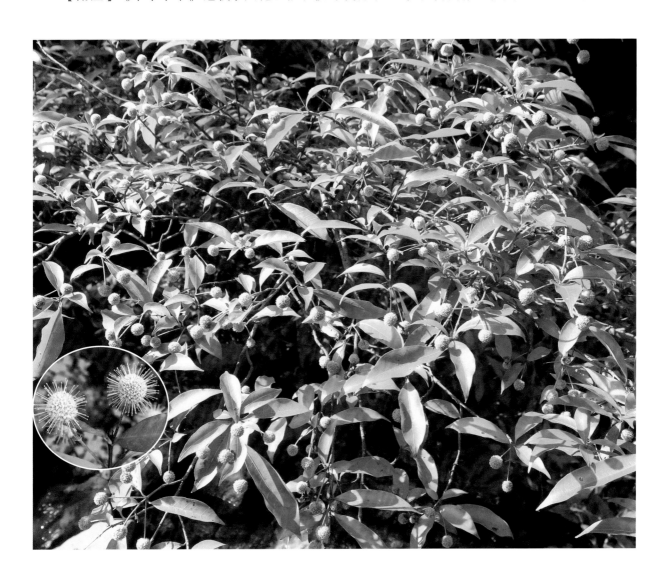

栀子

【基原】为茜草科栀子 *Gardenia jasminoides* J. Ellis 的成熟果实。

【别名】黄栀子、山栀子、水横枝。

【形态特征】常绿灌木。植株高0.3~3 m。嫩枝常被短毛，枝圆柱形。叶对生，叶形多样，常无毛。花芳香，常单朵生于枝顶，白色或乳黄色，高脚碟状。果卵形、近球形、椭圆形或长圆形，黄色或橙红色，有翅状纵棱5~9条，顶部具宿存萼片。花期3~7月，果期5月至翌年2月。

【分布】生于旷野、山谷、山坡的灌木丛中或疏林中。产于广西、广东、云南、贵州、湖南、江西、福建等地。

【性能主治】成熟果实味苦，性寒。具有泻火除烦、清热利湿、凉血解毒、消肿止痛的功效。主治热病心烦，湿热黄疸，淋证涩痛，血热吐血，目赤肿痛，火毒疮疡；外用治扭挫伤痛。

【采收加工】9~11月果实成熟时采收，除去果梗及杂质，蒸至上气或置沸水中稍烫，取出，晒干。

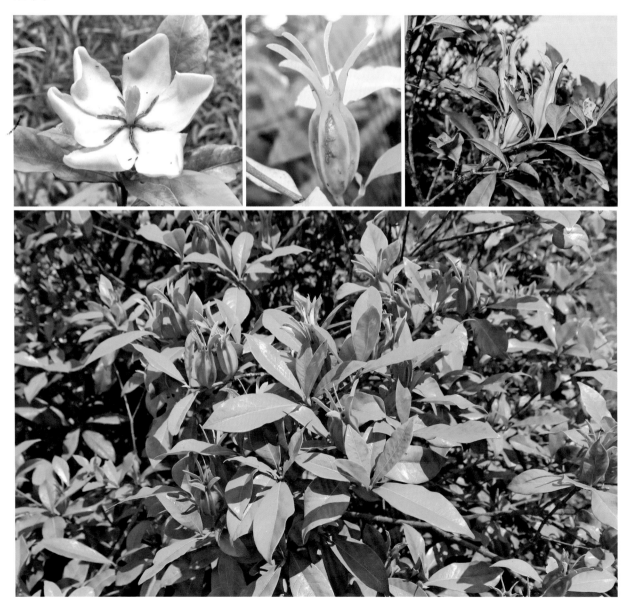

牛白藤

【基原】为茜草科牛白藤 *Hedyotis hedyotidea* (DC.) Merr. 的根、藤及叶。

【别名】糯饭藤、藤耳草、白藤草。

【形态特征】藤状灌木。嫩枝方柱形，被粉末状柔毛，老时圆柱形。叶对生；叶片膜质，长卵形或卵形，腹面粗糙，背面被柔毛。花序腋生和顶生，由10~20朵花集聚成伞形花序；花冠白色，管形，先端4浅裂，裂片披针形。蒴果近球形，直径2~3 mm。花期4~7月。

【分布】生于山谷灌木丛中或丘陵坡地上。产于广西、广东、云南、贵州、福建等地。

【性能主治】根及藤味甘、淡，性凉。具有消肿止血、祛风活络的功效。主治风湿性关节痛，痔疮出血，跌打损伤。叶味甘、淡，性凉。具有清热祛风的功效。主治肺热咳嗽，感冒，肠炎；外用治湿疹，皮肤瘙痒，带状疱疹。

【采收加工】全年均可采收，洗净，切片，鲜用或晒干。

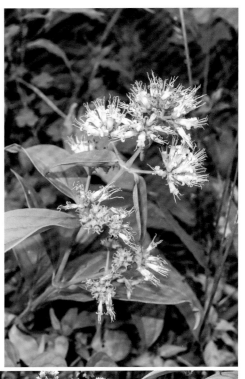

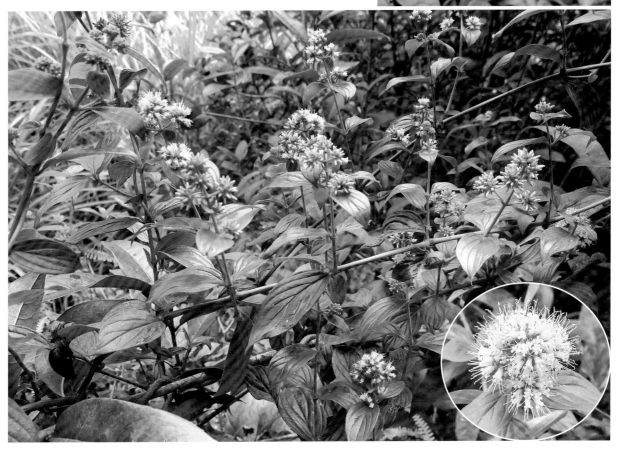

纤花耳草

【基原】为茜草科纤花耳草 *Hedyotis tenelliflora* Blume 的全草。

【别名】蛇舌草、石耳草、虾子草。

【形态特征】柔弱披散多分枝草本。植株高15~40 cm，全株无毛。枝的上部方柱形，有4条锐棱。叶对生，无柄，薄革质，线形或线状披针形，边缘干后反卷。花无梗，1~3朵簇生于叶腋内；花冠白色，漏斗形。蒴果卵形或近球形，直径1.5~2 mm。花期4~11月。

【分布】生于山谷两旁坡地或田埂上。产于广西、广东、海南、云南、江西、浙江等地。

【性能主治】全草味苦、辛，性凉。具有清热解毒、消肿止痛的功效。主治癌症，阑尾炎，痢疾；外用治跌打损伤，毒蛇咬伤。

【采收加工】夏、秋季采收，洗净，鲜用或晒干。

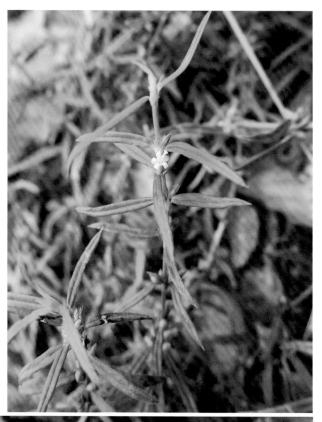

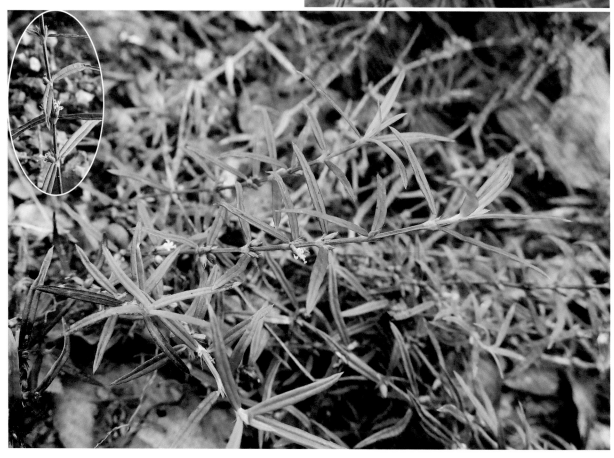

羊角藤

【基原】为茜草科羊角藤 *Morinda umbellata* L. subsp. *obovata* Y. Z. Ruan 的根及全株。

【别名】龙骨风、马骨风、乌藤。

【形态特征】藤本，攀缘或缠绕，有时呈披散灌木状。老枝具细棱，蓝黑色，多少木质化。叶片倒卵形、倒卵状披针形或倒卵状长圆形。花序3~11个呈伞状排列于枝顶；头状花序具花6~12朵；花白色。聚花核果由3~7朵花发育而成，熟时红色，近球形或扁球形；核果具分核2~4粒。花期6~7月，果期10~11月。

【分布】攀缘于林下、溪旁、路旁的灌木上。产于广西、广东、海南、湖南、浙江、江西、福建、台湾等地。

【性能主治】根及全株味甘，性凉。具有止痛止血、祛风除湿的功效。主治胃痛，风湿性关节痛；叶外用治创伤出血。

【采收加工】全年均可采收，鲜用或晒干。

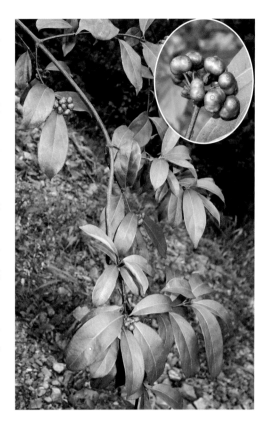

鸡矢藤

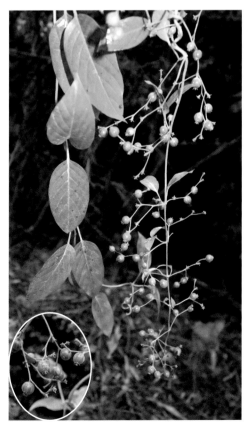

【基原】为茜草科鸡矢藤 *Paederia scandens* (Lour.) Merr. 的根或全草。

【别名】雀儿藤、狗屁藤、臭屁藤。

【形态特征】多年生缠绕藤本。枝叶揉碎有强烈的鸡屎臭味。叶对生；叶片纸质，卵形至披针形。圆锥花序式的聚伞花序腋生和顶生，扩展；花冠筒钟状，外面白色，里面紫红色，有茸毛。果球形，熟时近黄色，有光泽，藤枯后仍不落。花期6~10月，果期11~12月。

【分布】生于山坡、林缘灌木丛中或缠绕于树上。产于广西、广东、云南、贵州、湖南、湖北、福建、江西、四川、安徽等地。

【性能主治】根或全草味甘、微苦，性平。具有祛风利湿、消食化积、止咳、止痛的功效。主治风湿筋骨痛，黄疸型肝炎，肠炎，消化不良，肺结核咯血，支气管炎，外伤性疼痛，跌打损伤；外用治皮炎，湿疹，疮疡肿毒。

【采收加工】全草夏季采收，根秋、冬季采收，洗净，晒干。

花叶九节木

【基原】为茜草科驳骨九节 *Psychotria prainii* Lévl. 的全株。

【别名】驳骨草、小功劳、百样化。

【形态特征】直立灌木。植株高0.5~2 m。嫩枝、叶背面、叶柄、托叶外面和花序均被暗红色的皱曲柔毛。叶对生，常较密聚生于枝顶；叶片椭圆形、长圆形至卵形。聚伞花序顶生，密集成头状；花冠白色。核果椭圆形或倒卵形，红色，具纵棱，顶冠以宿萼密集成头状。花期5~8月，果期7~11月。

【分布】生于山坡、山谷、溪边的林中或灌木丛中。产于广西、广东、云南、贵州等地。

【性能主治】全株味苦，性凉。具有清热解毒、祛风止痛、散瘀止血的功效。主治感冒，咳嗽，肠炎，痢疾，风湿骨痛，跌打损伤，骨折。

【采收加工】全年均可采收，洗净，切段，晒干。

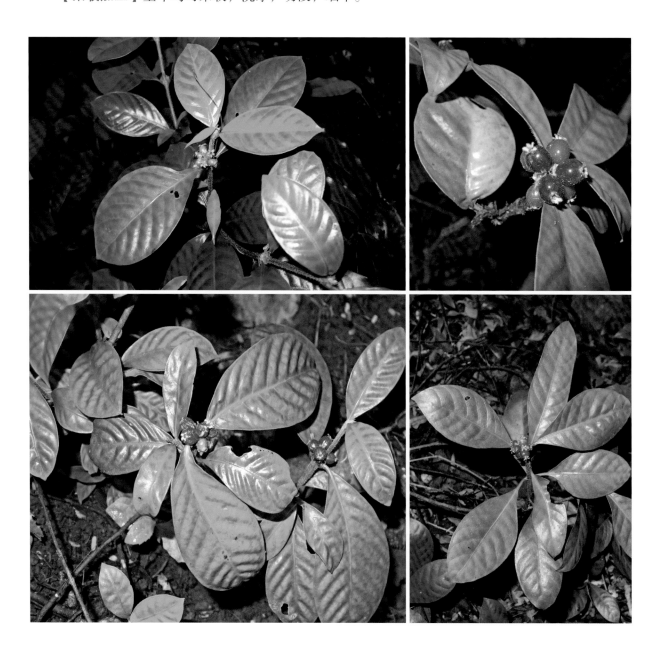

钩藤

【基原】为茜草科钩藤 *Uncaria rhynchophylla* (Miq.) Miq. ex Havil. 的带钩茎枝。

【别名】倒挂金钩、双钩藤、鹰爪风。

【形态特征】木质藤本。嫩枝较纤细，方柱形或有4条棱，无毛。叶腋有成对的钩刺。单叶对生；叶片纸质，椭圆形或椭圆状长圆形，边缘全缘。头状花序单个腋生或集成顶生；花小；花冠黄白色，管状漏斗形。小蒴果被短柔毛，宿存萼裂片近三角形。花期5~7月，果期10~11月。

【分布】生于山谷、溪边的林中或灌木丛中。产于广西、广东、云南、贵州、湖南、湖北、江西、福建等地。

【性能主治】带钩茎枝味甘，性凉。具有清热平肝、息风定惊的功效。主治肝风内动，惊痫抽搐，高热惊厥，感冒夹惊，小儿惊啼，妊娠子痫，头痛眩晕。

【采收加工】秋、冬季采收，除去叶，切断，晒干。

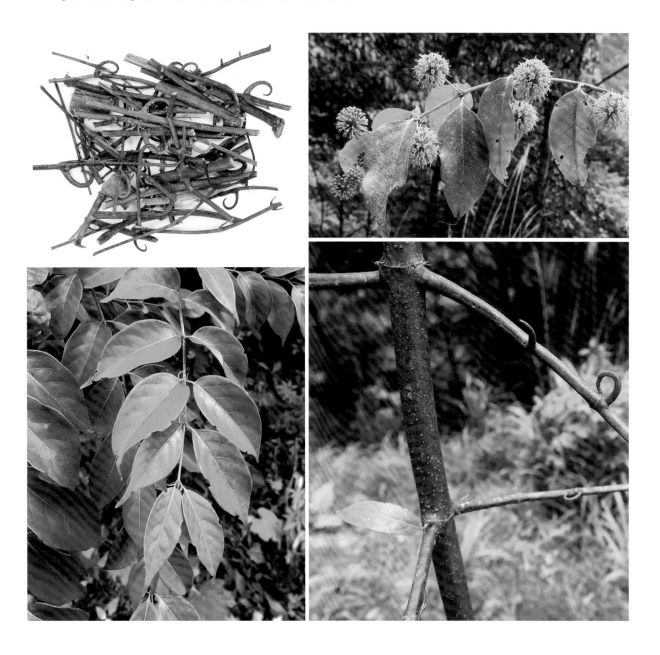

山银花

【基原】为忍冬科菰腺忍冬 *Lonicera hypoglauca* Miq. 的花蕾或初开的花。

【别名】大银花。

【形态特征】缠绕藤本。小枝、叶柄、叶及总花梗均密被淡黄褐色短柔毛。叶片卵形至卵状长圆形，背面具橘红色蘑菇状腺。双花单生或多朵集生于侧生短枝上，或于小枝顶集合成总状；苞片线状披针形；花白色，后变黄色。果近球形，黑色，被白粉。花期4~5月，果期10~11月。

【分布】生于灌木丛中或疏林中。产于广西、广东、四川、贵州、云南、安徽、江西、福建等地。

【性能主治】花蕾或初开的花味甘，性寒。具有清热解毒、疏散风热的功效。主治风热感冒，温病发热，喉痹，丹毒，热毒血痢，痈肿疔疮。

【采收加工】夏初花开放前采收，晒干。

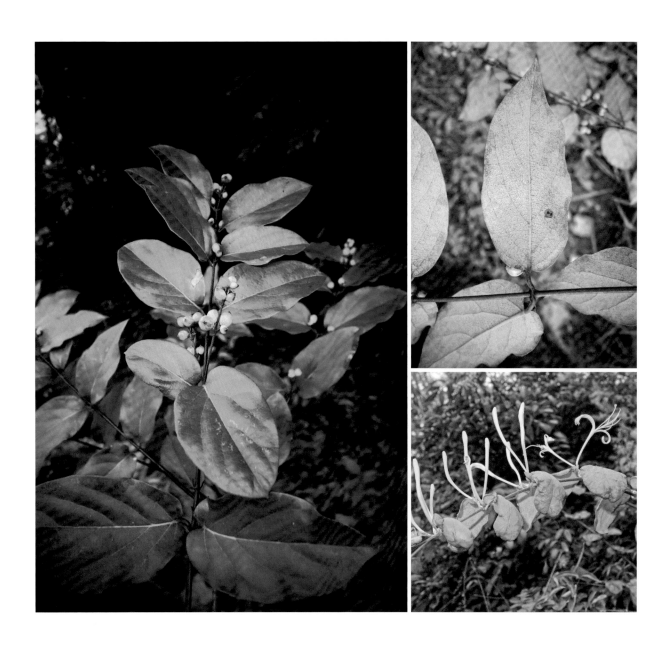

陆英

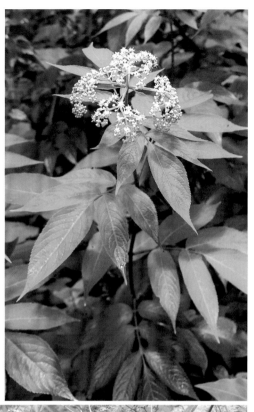

【基原】为忍冬科接骨草 *Sambucus chinensis* Lindl. 的茎叶。

【别名】走马风。

【形态特征】高大草本或半灌木。枝具条棱，髓部白色。奇数羽状复叶对生；小叶2~3对，狭卵形。聚伞花序复伞状，顶生，大而疏散；总花梗基部托为叶状总苞片，分枝3~5出，纤细；花小，白色，杂有黄色杯状的不孕花。果实近圆形，熟时红色。花期4~7月，果期9~11月。

【分布】生于山坡、林下、沟边和草丛中。产于广西、广东、贵州、云南、四川、湖南、湖北、陕西、江苏、安徽、浙江、江西、河南等地。

【性能主治】茎叶味甘、微苦，性平。具有祛风、利湿、舒筋、活血的功效。主治风湿痹痛，腰腿痛，水肿，黄疸，风疹瘙痒，丹毒，疮肿，跌打损伤。

【采收加工】夏、秋季采收，切段，鲜用或晒干。

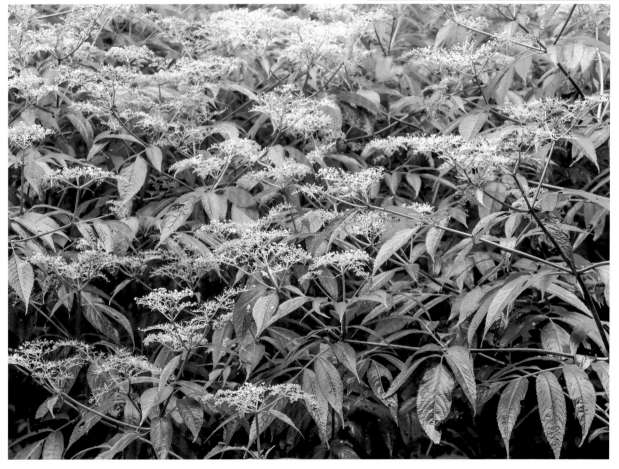

南方荚蒾

【基原】为忍冬科南方荚蒾 *Viburnum fordiae* Hance 的根、茎及叶。

【别名】火柴树、心伴木、满山红。

【形态特征】灌木或小乔木。植株高可达5 m，几乎均被暗黄色或黄褐色茸毛。叶片厚纸质，宽卵形或菱状卵形，边缘常有小尖齿，叶脉在腹面略凹陷，在背面凸起。复伞形式聚伞花序，花冠白色，辐状，裂片卵形。果红色，卵圆形。花期4~5月，果期10~11月。

【分布】生于山谷旁疏林、山坡灌木丛中。产于广西、广东、云南、湖南、安徽、福建等地。

【性能主治】根、茎及叶味苦，性凉。具有祛风清热、散瘀活血的功效。主治感冒，发热，月经不调，肥大性脊椎炎，风湿痹痛，跌打骨折，湿疹。

【采收加工】根全年均可采收，洗净，切段，晒干。茎叶夏、秋季采收，鲜用或切段晒干。

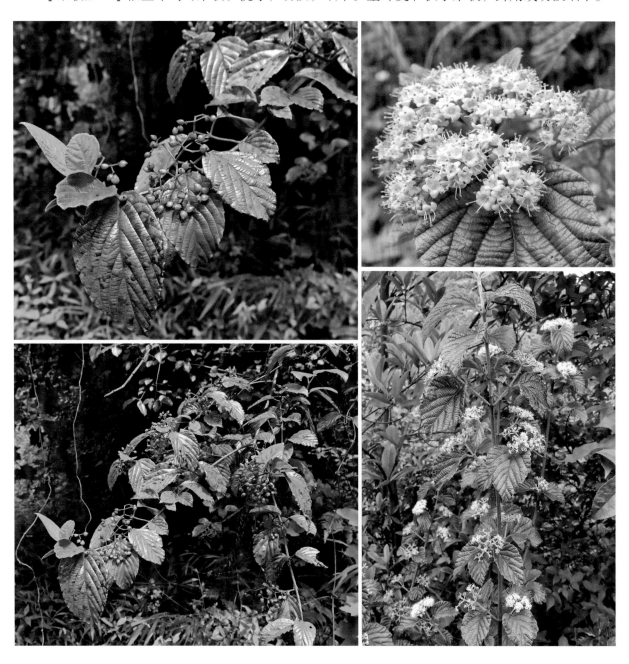

鸭脚艾

【基原】为菊科白苞蒿 *Artemisia lactiflora* Wall. ex DC. 的全草。

【别名】刘寄奴、鸭脚菜、甜菜子。

【形态特征】多年生草本。茎常单生，直立，高50~150 cm，上部多分枝。叶片纸质，阔卵形，羽状分裂；裂片3~5枚，卵状椭圆形或长椭圆状披针形。头状花序长圆形，无柄，排成密穗状花序，在分枝上排成复穗状花序，而在茎上端组成开展或略开展的圆锥花序。花果期8~11月。

【分布】生于林下、林缘、路旁及灌木丛下湿润处。产于西南、西部、中南、华东地区。

【性能主治】全草味甘、微苦，性平。具有活血理气、解毒利湿、消肿、调经的功效。主治月经不调，闭经，白带异常，慢性肝炎，肝硬化，肾炎水肿，荨麻疹，腹胀，疝气；外用治跌打损伤，外伤出血，烧烫伤，疮疡，湿疹。

【采收加工】夏、秋季采收，鲜用或晒干。

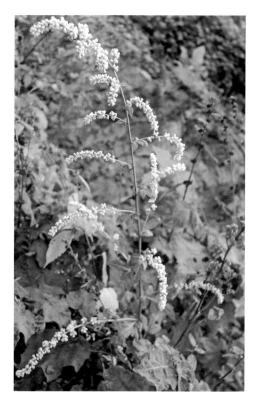

东风草

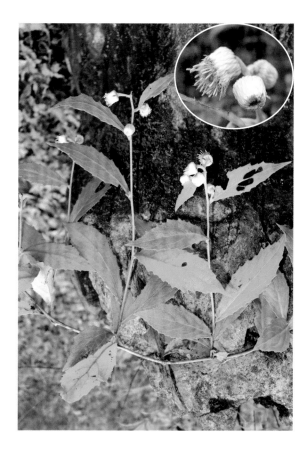

【基原】为菊科东风草 *Blumea megacephala* (Randeria) Chang et Tseng 的全草。

【别名】黄花地胆草、九里明。

【形态特征】攀缘状草质藤本或基部木质。茎圆柱形，多分枝，有明显的沟纹。叶片卵形、卵状长圆形或长椭圆形。头状花序，通常1~7个在腋生枝顶排成总状或近伞房状，再组成具叶圆锥花序；花黄色，雌花多数，细管状。瘦果圆柱形，有10条棱，冠毛白色。花期8~12月。

【分布】生于林缘、灌木丛中、山坡阳处。产于广西、广东、云南、贵州、四川、湖南、江西、福建、台湾等地。

【性能主治】全草味微辛、苦，性凉。具有清热明目、祛风止痒、解毒消肿的功效。主治目赤肿痛，翳膜遮睛，风疹，疥疮，皮肤瘙痒，痈肿疮疖，跌打红肿。

【采收加工】夏、秋季采收，鲜用或晒干。

鹅不食草

【基原】为菊科石胡荽 *Centipeda minima* (L.) A. Br. et Aschers. 的全草。

【别名】球子草、地胡椒。

【形态特征】一年生草本。茎匍匐或披散，基部多分枝，微被蛛丝状毛或无毛。叶互生；叶片楔状倒披针形，先端钝，基部楔形，边缘有少数齿，无毛或背面微被蛛丝状毛。头状花序，单生于叶腋内，扁球形；边缘花雌性，多层；盘花两性，淡紫红色。瘦果椭圆形。花果期4~11月。

【分布】生于路旁荒野、田埂及阴暗潮湿草地上。产于华南、西南、华中、东北、华北地区。

【性能主治】全草味辛，性温。具有发散风寒、通鼻窍、止咳的功效。主治风寒头痛，咳嗽痰多，鼻塞不通，鼻渊流涕。

【采收加工】夏、秋季开花时采收，洗去泥沙，晒干。

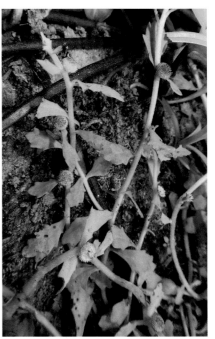

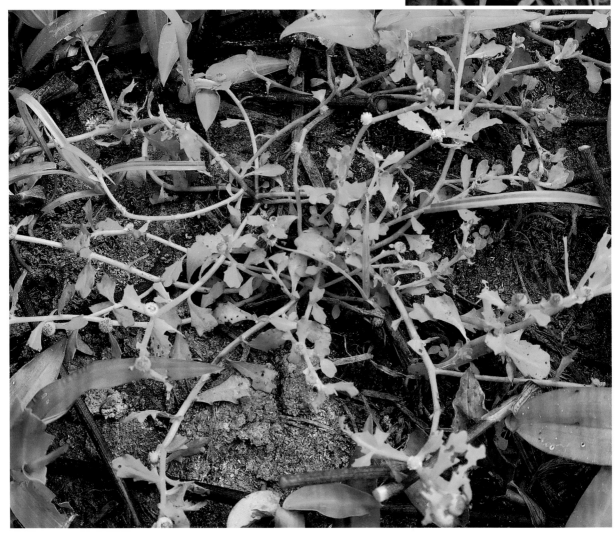

野菊

【基原】为菊科野菊 *Chrysanthemum indicum* L. 的头状花序。

【别名】野黄菊、苦薏。

【形态特征】多年生草本。有地下长或短匍匐茎。茎直立或铺散，分枝或仅在茎顶有伞房状花序分枝。基生叶和下部叶于花期脱落；中部茎叶卵形、长卵形或椭圆状卵形。头状花序常在枝顶排成伞房状圆锥花序；全部苞片边缘白色或褐色宽膜质；舌状花黄色。瘦果。花期6~11月。

【分布】生于田边、路旁、灌木丛中及山坡草地上。产于东北、华北、华中、华南及西南地区。

【性能主治】头状花序味辛、苦，性微寒。具有清热解毒、泻火平肝的功效。主治目赤肿痛，头痛眩晕，疔疮痈肿。

【采收加工】秋冬季花初开放时采摘，晒干，或蒸后晒干。

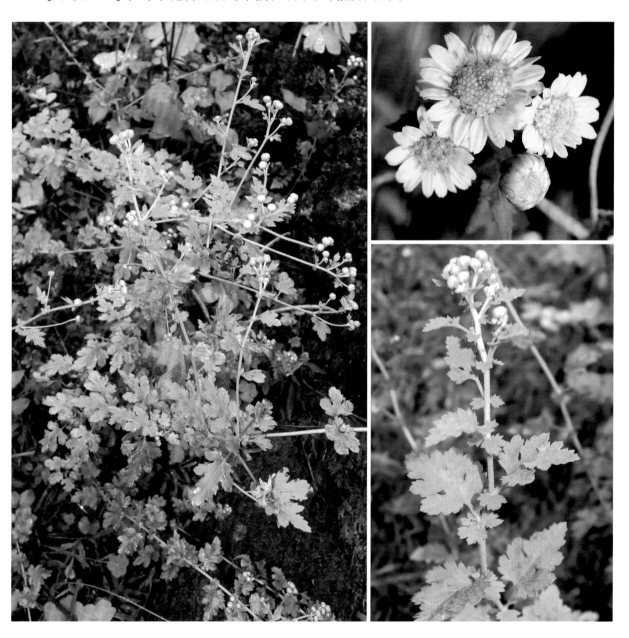

野木耳菜

【基原】为菊科野茼蒿 *Crassocephalum crepidioides* (Benth.) S. Moore 的全草。

【别名】满天飞、安南草、金黄花草。

【形态特征】直立草本。茎有纵条棱。叶片椭圆形或长圆状椭圆形，边缘有不规则齿或重齿，或有时基部羽状裂。头状花序数个在茎端排成伞房状；总苞钟状，有数枚不等长的线形小苞片；小花管状，花冠红褐色或橙红色。瘦果狭圆柱形，赤红色；冠毛白色，易脱落。花期7~12月。

【分布】生于山坡上、路旁杂草丛中、灌木丛中。产于广西、广东、贵州、云南、湖南、四川、西藏、湖北、江西等地。

【性能主治】全草味辛、微苦，性平。具有清热解毒、调和脾胃的功效。主治感冒，口腔炎，消化不良，肠炎，痢疾，乳腺炎。

【采收加工】夏季采收，鲜用或晒干。

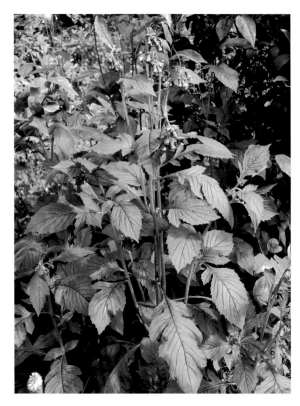

苦地胆根

【基原】为菊科地胆草 *Elephantopus scaber* L. 的根。

【别名】地胆头、草鞋根。

【形态特征】直立草本。根状茎平卧或斜升，具多数纤维状根。茎直立，密被白色贴生长硬毛。基部叶莲座状，匙形或倒披针状匙形；茎叶少数且小。头状花序，束生于枝顶，基部被3枚叶状苞片包围；花淡紫色或粉红色。瘦果长圆状线形；冠毛污白色，基部宽扁。花期7~11月。

【分布】生于开阔山坡上、路旁或山谷林缘。产于广西、广东、云南、贵州、江西、福建、台湾、湖南、浙江等地。

【性能主治】根味苦，性寒。具有清热解毒、除湿的功效。主治中暑发热，头痛，牙痛，肾炎水肿，肠炎，乳腺炎，月经不调，白带异常。

【采收加工】全年均可采收，鲜用或晒干。

墨旱莲

【基原】为菊科鳢肠 *Eclipta prostrata* (L.) L. 的地上部分。

【别名】墨菜、水旱莲。

【形态特征】一年生草本。茎直立，斜升或平卧，通常自基部分枝，被贴生糙毛。叶片长圆状披针形或披针形，无柄或有极短的柄。头状花序具细长梗；花白色，中央为管状花，外层2列为舌状花，花序形如莲蓬。瘦果暗褐色，雌花的瘦果三棱形，两性花的瘦果扁四棱形。花期6~9月。

【分布】生于河边、田边及路旁。产于全国各地。

【性能主治】地上部分味甘、酸，性寒。具有滋补肝肾、凉血止血的功效。主治眩晕耳鸣，腰膝酸软，阴虚血热、崩漏下血，外伤出血。

【采收加工】花开时采收，晒干。

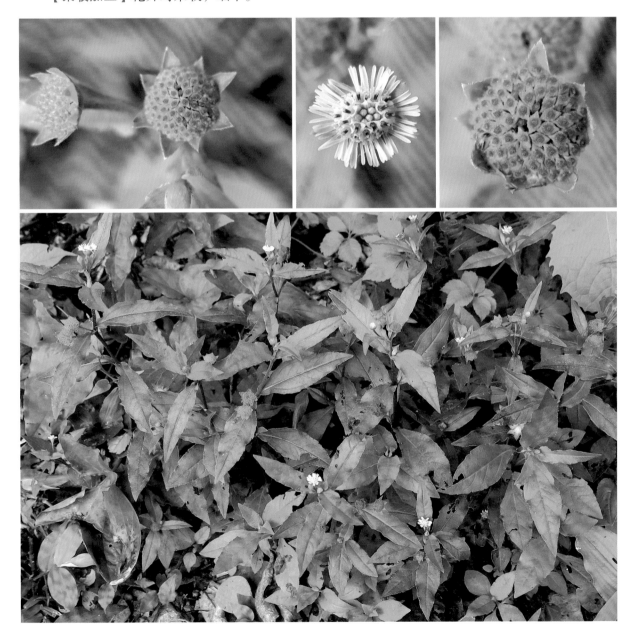

一点红

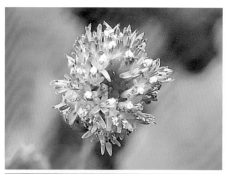

【基原】为菊科一点红 *Emilia sonchifolia* (L.) DC. 的全草。

【别名】野芥兰、红背叶、羊蹄草。

【形态特征】一年生草本。根垂直，有白色疏毛。茎直立或斜升。叶片质较厚；下部叶片密集，大头羽状分裂；中部茎叶疏生，较小；上部叶片少数，线形。头状花序顶生，在枝端排列成疏伞房状；小花粉红色或紫色。瘦果圆柱形，肋间被微毛；冠毛丰富，白色，细软。花果期7~10月。

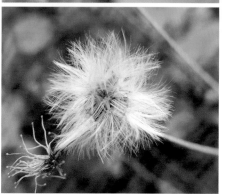

【分布】生于荒地、田埂和路旁。产于广西、广东、福建、贵州、江西等地。

【性能主治】全草味苦，性凉。具有清热解毒、散瘀消肿的功效。主治上呼吸道感染，咽喉肿痛，口腔溃疡，肺炎，急性肠炎，细菌性痢疾，泌尿系统感染，睾丸炎，乳腺炎，疖肿疮疡，皮肤湿疹，跌打扭伤。

【采收加工】夏、秋季采收。

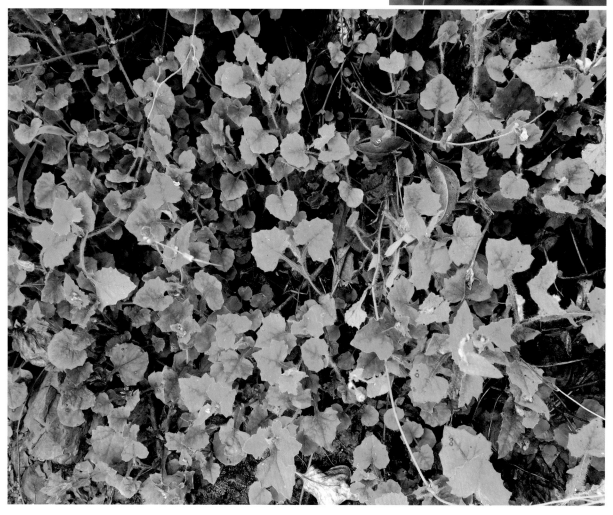

佩兰

【基原】为菊科佩兰 *Eupatorium fortunei* Turcz. 的地上部分。

【别名】兰草、泽兰、省头草。

【形态特征】多年生草本。根茎横走，淡红褐色。叶片两面光滑，无毛无腺点，边缘有粗齿或不规则的细齿；中部茎叶片较大，3全裂或3深裂；中部以下茎叶片渐小，基部叶片花期枯萎。头状花序排列呈聚伞花序状；花白色或带微红色。瘦果黑褐色，冠毛白色。花果期7~11月。

【分布】生于溪边、路旁、灌木丛中，常见栽培。产于广西、广东、湖南、云南、贵州、四川、江苏、浙江、江西、湖北等地。

【性能主治】地上部分味辛，性平。具有芳香化湿、醒脾开胃、发表解暑的功效。主治湿浊中阻，脘痞呕恶，口中甜腻，多涎，暑湿表证，湿温初起，发热倦怠，胸闷不舒。

【采收加工】夏、秋季分2次采收，除去杂质，晒干。

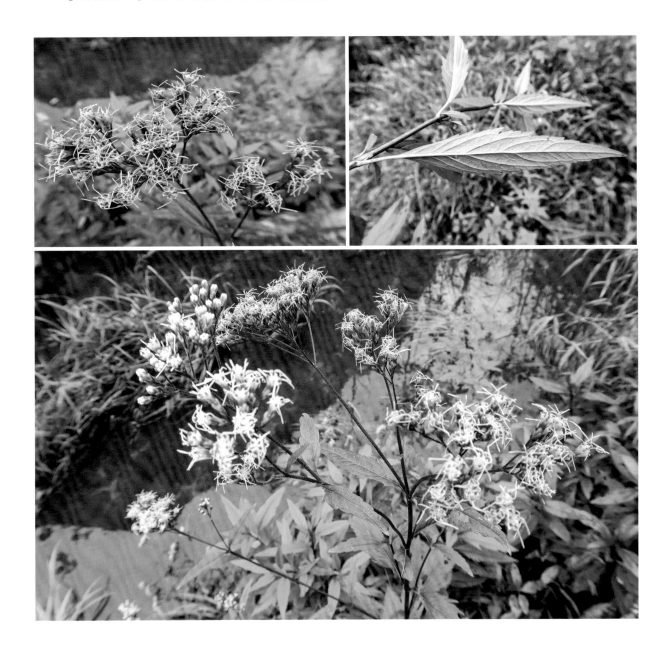

羊耳菊

【基原】为菊科羊耳菊 *Inula cappa* (Buch.-Ham. ex D. Don) DC. 的地上部分。

【别名】山白芷、土白芷、小茅香。

【形态特征】半灌木。全株被污白色或浅褐色密茸毛。叶片长圆形或长圆状披针形；上部叶片渐小近无柄，边缘有小尖头状细齿或浅齿，网脉明显。头状花序倒卵圆形，多数密集于茎和枝端成聚伞圆锥花序，被绢状密茸毛；花黄色。瘦果长圆柱形，被白色长绢毛。花期6~10月，果期8~12月。

【分布】生于低山和亚高山的湿润或干燥丘陵地、荒地、灌木丛或草地，在酸性土、沙壤土和黏土上常见。产于广西、广东、四川、云南、贵州、江西、福建、浙江等地。

【性能主治】地上部分味辛、微苦，性温。具有祛风、利湿、行气化滞的功效。主治风湿性关节痛，胸膈痞闷，疟疾，痢疾，泄泻，产后感冒，肝炎，痔疮，疥癣。

【采收加工】夏、秋季采收，除去杂质，晒干。

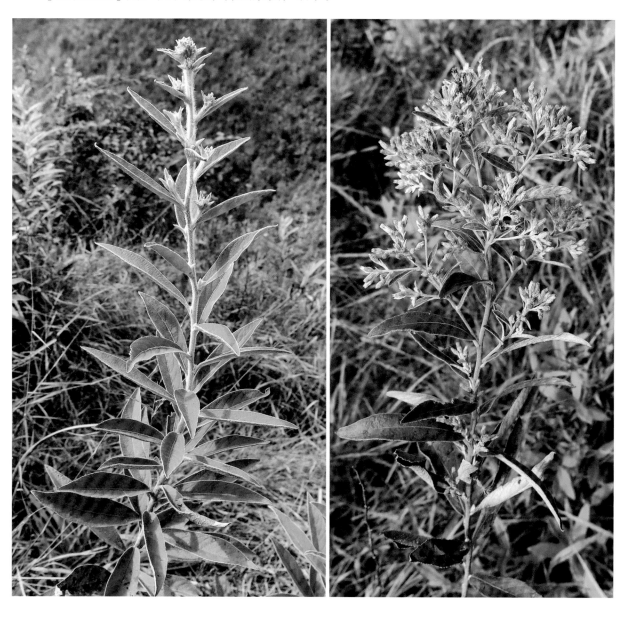

路边草

【基原】为菊科马兰 *Kalimeris indica* (L.) Sch. -Bip. 的全草。

【别名】星星蒿、花叶鱼鳅串、鸡儿肠。

【形态特征】多年生直立草本。根状茎有匍匐枝，有时具直根。基部叶片在花期枯萎；茎部叶片倒披针形或倒卵状矩圆形。头状花序单生于枝端并排列成疏伞房状。总苞半球形；舌状花1层，15~20个；舌片浅紫色，被短密毛。瘦果倒卵状矩圆形，极扁。花期5~9月，果期8~10月。

【分布】生于草丛、溪岸、路旁林缘。产于我国南部地区。

【性能主治】全草味苦、微辛，性平。具有健脾利湿、解毒止血的功效。主治小儿疳积，腹泻，痢疾，毒蛇咬伤，外伤出血。

【采收加工】夏、秋季采收，鲜用或阴干。

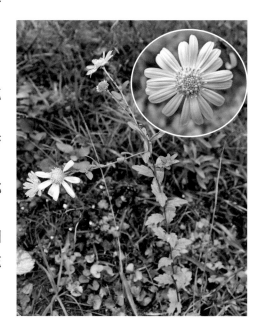

伤寒草

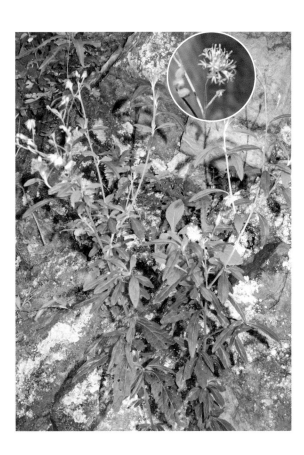

【基原】为菊科夜香牛 *Vernonia cinerea* (L.) Less. 的全草或根。

【别名】夜牵牛、星拭草、寄色草。

【形态特征】一年生或多年生草本。下部和中部叶片菱状长圆形或卵形，基部楔状狭成具翅的柄，边缘有具小尖的疏齿，或波状，背面被灰白色或淡黄色短柔毛，两面均有腺点；上部叶渐尖。头状花序，多数，在茎枝端排成伞房状圆锥花序；花淡红紫色，花冠管状。花期全年。

【分布】生于山坡旷野、荒地、田边、路旁。产于广西、广东、云南、四川、湖南、湖北、浙江、江西、福建、台湾等地。

【性能主治】全草或根味苦、辛，性凉。具有疏风清热、除湿、解毒的功效。主治感冒发热，咳嗽，急性黄疸型肝炎，湿热腹泻，白带异常，疔疮肿毒，乳腺炎，鼻炎，毒蛇咬伤。

【采收加工】全草夏、秋季采收，洗净，切片，晒干或鲜用。根秋、冬采收，洗净，切片，晒干。

千里光

【基原】为菊科千里光 *Senecio scandens* Buch.-Ham. ex D. Don 的全草。

【别名】千里及、千里急、黄花演。

【形态特征】多年生攀缘草本。茎多分枝，被柔毛或无毛，老时变木质，皮淡色。叶具柄；叶片卵状披针形至长三角形，通常具浅齿或深齿，有时具细裂或羽状浅裂。头状花序，有舌状花多数，在茎枝端排列成顶生复聚伞状圆锥花序；花冠黄色。瘦果圆柱形，被柔毛。花期10月到翌年3月。

【分布】生于森林、灌木丛中，攀缘于灌木、岩石上或溪边。产于广西、广东、云南、贵州、四川、湖南、湖北、江西、福建、台湾、安徽、浙江、陕西、西藏等地。

【性能主治】全草味苦、辛，性凉。具有清热解毒、明目退翳、杀虫止痒的功效。主治流感，上呼吸道感染，肺炎，急性扁桃体炎，肋腺炎，急性肠炎，菌痢，黄疸型肝炎，胆湿癣炎，急性尿路感染，目赤肿痛，翳障，痈肿疔毒，丹毒，湿疹，干湿癣疮，滴虫性阴道炎，烧烫伤。

【采收加工】9~10月采收，鲜用或晒干。

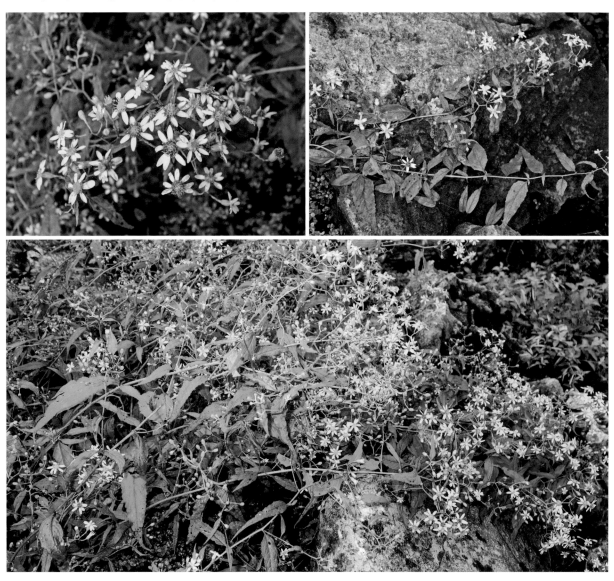

肥猪苗

【基原】为菊科蒲儿根 *Sinosenecio oldhamianus* (Maxim.) B. Nord. 的全草。

【别名】黄菊莲、猫耳朵、野麻叶。

【形态特征】多年生或二年生草本。根状茎木质，具多数纤维状根。茎单生，被白色蛛丝状毛及疏长柔毛，或多少脱毛至近无毛。基部叶片在花期凋落；下部茎叶片卵状圆形或近圆形；最上部叶片卵形或卵状披针形。头状花序，多数，排列成顶生复伞房状花序；花黄色。瘦果圆柱形。花期1~12月。

【分布】生于林缘、溪边、潮湿岩石边、草坡及田边。产于广西、广东、云南、贵州、四川、江西、福建、香港、湖南、湖北、安徽、浙江、山西、河南、陕西、甘肃、西藏等地。

【性能主治】全草味辛、苦，性凉；有小毒。具有清热解毒、利湿、活血的功效。主治痈疮肿毒，泌尿系统感染，湿疹，跌打损伤。

【采收加工】夏季采收，洗净，鲜用或晒干。

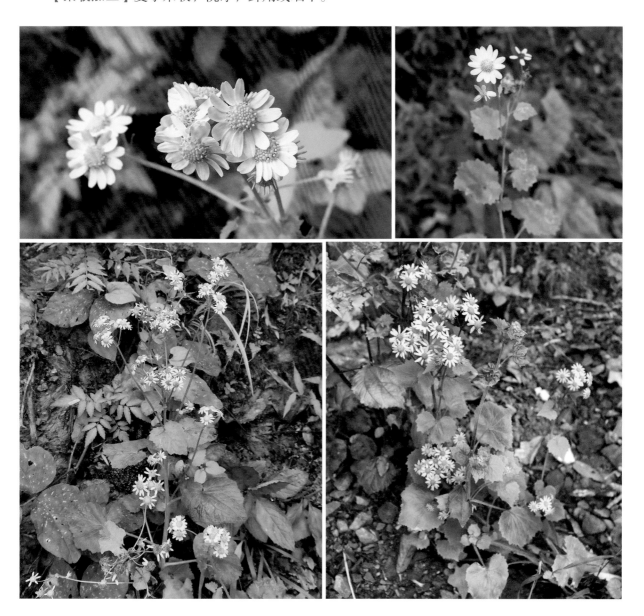

穿心草

【基原】为龙胆科穿心草 *Canscora lucidissima* (H. Lévl. et Vaniot) Hand.-Mazz. 的全草。

【别名】顶心风、穿钱草、狮子草。

【形态特征】一年生草本。全株光滑无毛。基生叶对生，具短柄，卵形；茎生叶片为圆形贯穿叶，背面灰绿色，具突起的清晰网脉。复聚伞花序呈假二叉状分枝，多花，有叶状苞片；花冠白色或淡黄白色，钟状。蒴果内藏，无柄，宽矩圆形。种子多数，扁平，黄褐色。花果期8月。

【分布】生于石灰岩山坡较阴湿的岩壁下或石缝中。产于广西、贵州等地。

【性能主治】全草味微甘、微苦，性凉。具有清热解毒、理气活血的功效。主治肺热咳嗽，肝炎，胸痛，胃痛，跌打损伤，毒蛇咬伤。

【采收加工】秋、冬季采收，洗净，鲜用或扎成小把晒干。

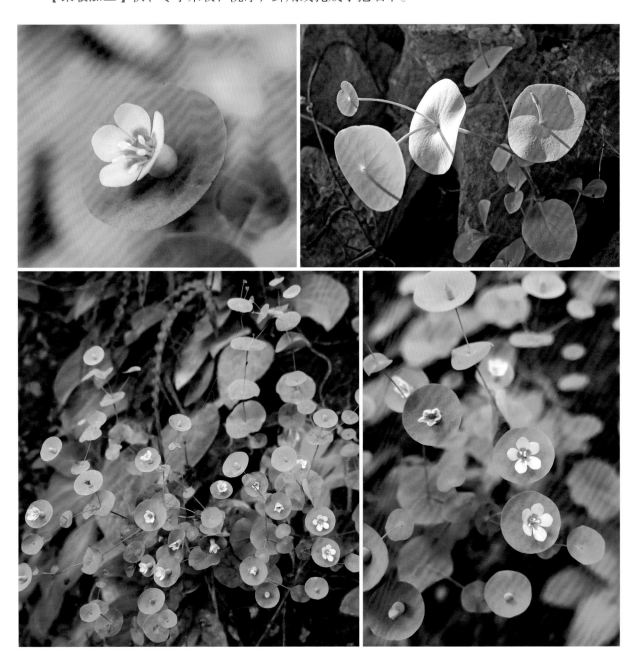

香排草

【基原】为报春花科石山细梗香草 *Lysimachia capillipes* var. *cavaleriei* (H. Lév.) Hand.-Mazz. 的全草。

【别名】排香、排香草、香草。

【形态特征】植株干后有浓郁香气。茎坚硬，木质化，具棱，棱边不成翅状，上部叶腋常发出多数长2~3 mm的短枝和少数较长枝条。叶片披针形至卵状披针形，茎下部的叶片有时呈卵圆形，质地较厚。花萼长约4 mm；裂片披针形，先端渐尖成钻形。蒴果直径约3 mm。花期6~7月，果期10月。

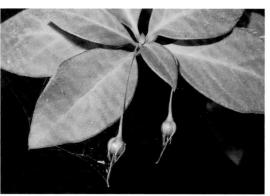

【分布】生于石灰岩石山。产于广西、广东、贵州、云南等地。

【性能主治】全草味甘，性平。具有祛风除湿、行气止痛、调经、解毒的功效。主治感冒，咳嗽，风湿痹痛，脘腹胀痛，月经不调，疔疮，毒蛇咬伤。

【采收加工】夏季开花时采收，鲜用或晒干。

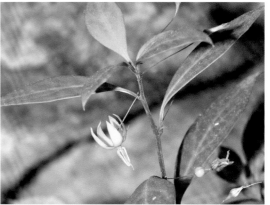

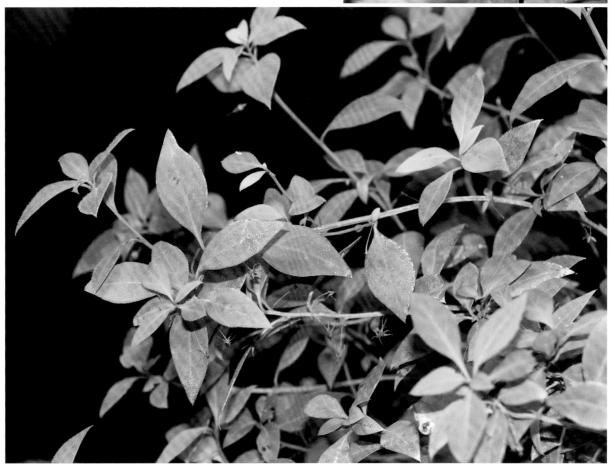

风寒草

【基原】为报春花科临时救 *Lysimachia congestiflora* Hemsl. 的全草。

【别名】过路黄、小过路黄。

【形态特征】茎下部匍匐，节上生不定根，上部及分枝上升，密被卷曲柔毛。叶对生，有时沿中肋和侧脉呈紫红色，边缘具褐色或紫红色腺点。花2~4朵集生于茎端和枝端成近头状的总状花序，在花序下方的一对叶腋有时具单生花；花冠黄色，内面基部紫红色。花期5~6月，果期7~10月。

【分布】生于水沟边、田边、山坡的林缘和草地等湿润处。产于长江以南各地及陕西、甘肃南部、台湾等地。

【性能主治】全草味辛、微苦，性微温。具有祛风散寒、止咳化痰、消积解毒的功效。主治风寒头痛，咳嗽痰多，咽喉肿痛，黄疸，胆道结石，尿路结石，小儿疳积，痈疽疔疮，毒蛇咬伤。

【采收加工】栽种当年的10~11月可采收1次，栽种后第二、第三年的5~6月和10~11月可各采收1次，齐地面割下，择净杂草，晒干或烘干。

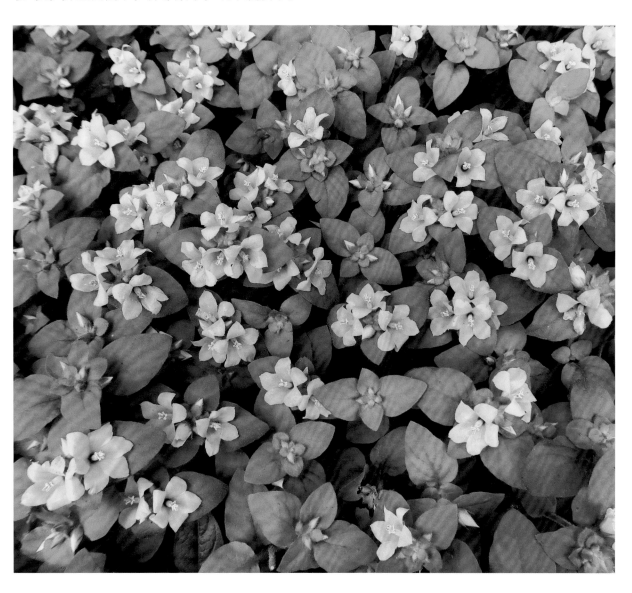

大田基黄

【基原】为报春花科星宿菜 *Lysimachia fortunei* Maxim. 的全草或根。

【别名】红头绳、假辣蓼。

【形态特征】多年生草本。全株无毛。根状茎横走，紫红色。茎直立，有黑色腺点，基部紫红色，嫩梢和花序轴具褐色腺体。叶互生，近无柄；叶片两面均有黑色腺点，干后粒状突起。总状花序顶生，细瘦；花冠白色，有黑色腺点。蒴果球形。花期6~8月，果期8~11月。

【分布】生于沟边、田边等湿润处。产于中南、华南、华东地区。

【性能主治】全草或根味苦、辛，性凉。具有清热利湿、凉血活血、解毒消肿的功效。主治黄疸，泄痢，目赤，吐血，血淋，白带异常，崩漏，痛经，闭经，咽喉肿痛，痈肿疮毒，跌打损伤，虫蛇咬伤。

【采收加工】4~8月采收，鲜用或晒干。

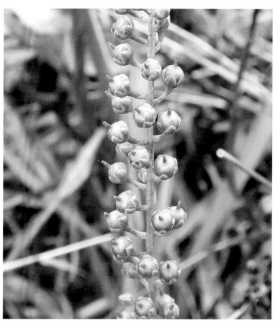

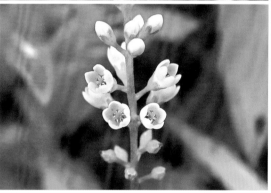

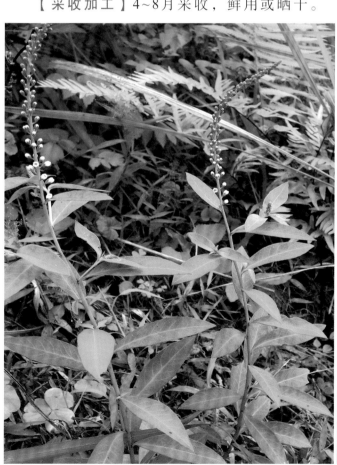

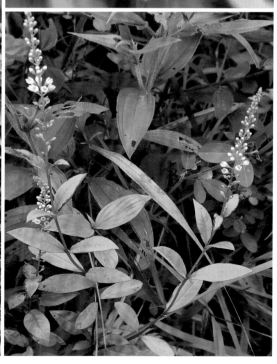

追风伞

【基原】为报春花科狭叶落地梅 *Lysimachia paridiformis* Franch. var. *stenophylla* Franch. 的全草或根。

【别名】破凉伞、惊风伞、一把伞。

【形态特征】根状茎粗短或成块状；根簇生，密被黄褐色茸毛。茎通常2条至数条簇生，直立。叶6~18片轮生于茎端，披针形至线状披针形，无柄，两面散生黑色腺条。花集生于茎端成伞形花序，有时亦有少数花生于近茎端的1对鳞片状叶腋；花冠黄色。蒴果近球形。花期5~6月，果期7~9月。

【分布】生于林下和阴湿沟边。产于广西、四川、贵州、湖北、湖南等地。

【性能主治】全草味辛，性温。具有祛风通络、活血止痛的功效。主治风湿痹痛，小儿惊风，半身不遂，跌打损伤，骨折。

【采收加工】全年均可采收，洗净，鲜用或晒干。

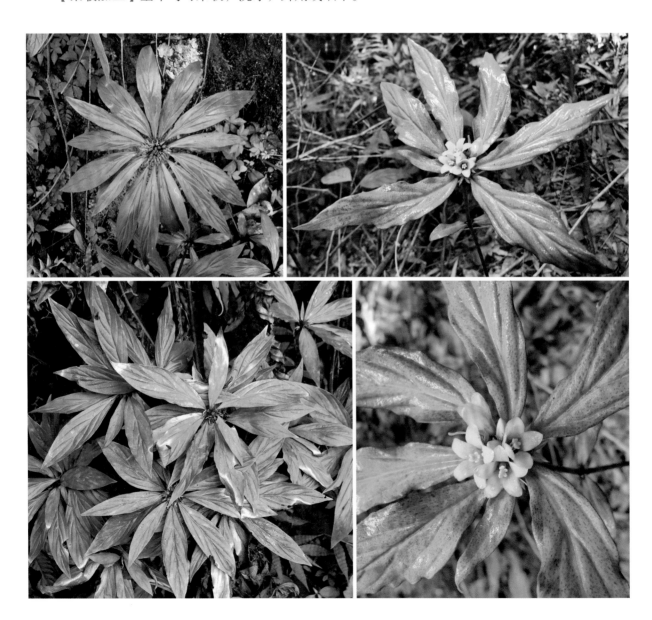

白花丹

【基原】为白花丹科白花丹 *Plumbago zeylanica* L. 的全草。

【别名】猛老虎、火灵丹、余笑花。

【形态特征】常绿半灌木。植株高1~3 m。枝条开散或上端蔓状，常被明显钙质颗粒，具腺，无毛。叶片薄，通常长卵形。穗状花序顶生；花轴与总花梗皆有头状或具柄的腺；花冠白色或微带蓝白色。蒴果长圆形，淡黄褐色。种子红褐色。花期10月至翌年3月，果期12月至翌年4月。

【分布】生于污秽阴湿处或半遮荫的地方。产于广西、广东、贵州南部、云南、四川西昌、重庆、台湾、福建等地。

【性能主治】全草味辛、苦、涩，性温；有毒。具有祛风、散瘀、解毒、杀虫的功效。主治风湿性关节炎，慢性肝炎，肝区疼痛，血瘀经闭，跌打损伤，肿毒恶疮，疥癣，肛周脓肿，急性淋巴腺炎，乳腺炎，蜂窝组织炎，瘰疬未溃。

【采收加工】全年均可采收，干燥。

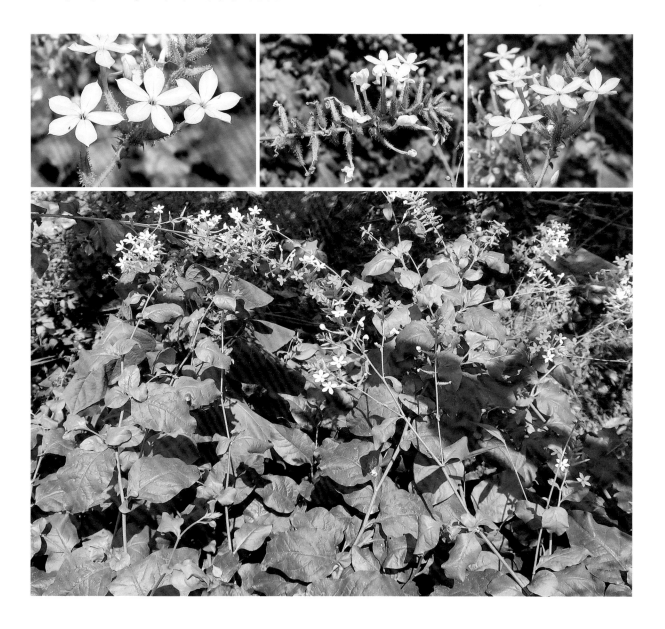

土党参

【基原】为桔梗科大花金钱豹 *Campanumoea javanica* Blume 的根。

【别名】桂党参、奶参、土羊乳。

【形态特征】缠绕草质藤本。植株具乳汁，具胡萝卜状根。茎无毛，多分枝。叶对生；叶片心形，边缘具浅钝齿。花单生于叶腋；花冠上位，白色或黄绿色，内面紫色，钟状，裂至中部。浆果黑紫色或紫红色，球状。种子不规则，常为短柱状，表面有网状纹饰。花期5~11月。

【分布】生于山坡或丛林中。产于广西、广东、贵州、云南等地。

【性能主治】根味甘，性平。具有健脾益气、补肺止咳、下乳的功效。主治虚劳内伤，气虚乏力，心悸，多汗，脾虚泄泻，白带异常，乳汁稀少，小儿疳积，遗尿，肺虚咳嗽。

【采收加工】秋季采收，洗净，晒干。

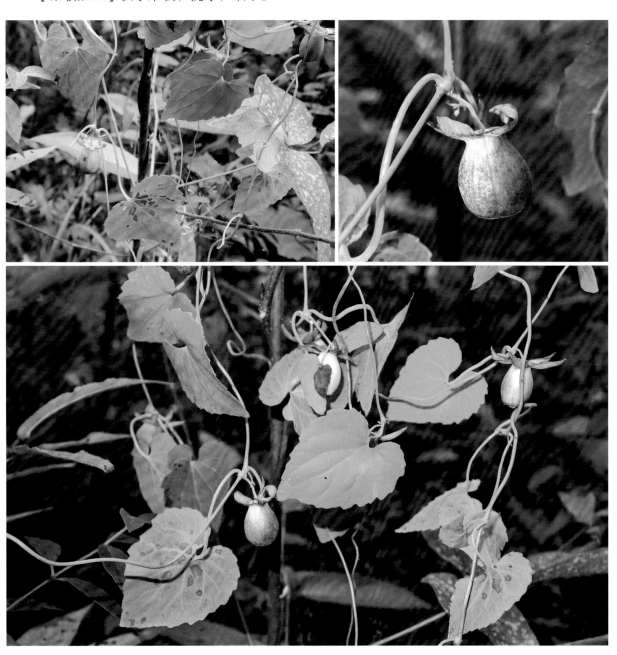

山海螺

【基原】为桔梗科羊乳 *Codonopsis lanceolata* (Sieb. et Zucc.) Benth. et Hook. f. 的根。

【别名】奶树、四叶参。

【形态特征】缠绕草本。根通常肥大呈纺锤形，近上部有稀疏环纹，下部则疏生横长皮孔。在小枝顶端的叶2~4片近对生或轮生；叶片菱状卵形、狭卵形至椭圆形。花单生或对生于小枝顶端；花冠阔钟状，黄绿色或乳白色内有紫色斑。蒴果下部半球形，上部有喙。花果期7~8月。

【分布】生于山地林下、沟边阴湿处。产于东北、华北、华东和中南地区。

【性能主治】根味甘、辛，性平。具有益气养阴、解毒消肿、排脓、通乳的功效。主治神疲乏力，头晕头痛，肺痈，乳痈，肠痈，疮疖肿毒，喉蛾，产后乳少，毒蛇咬伤。

【采收加工】7~8月采收，洗净，鲜用或切片晒干。

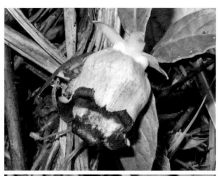
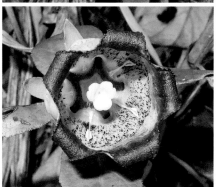

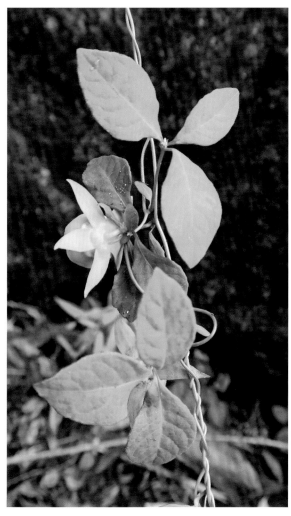
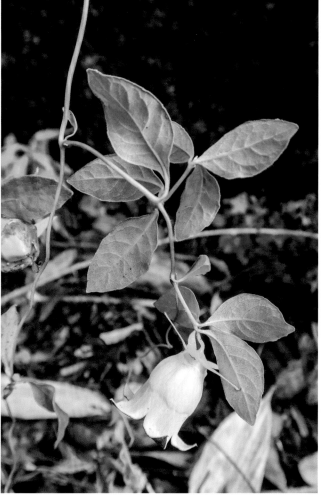

红果参

【基原】为桔梗科长叶轮钟草 *Cyclocodon lancifolius* (Roxb.) Kurz 的根。

【别名】蜘蛛果、山荸荠。

【形态特征】直立或蔓性草本。茎高可达3 m，中空，分枝多而长。叶对生，偶有3片轮生；叶片卵形、卵状披针形至披针形。花通常单朵顶生兼腋生，有时3朵组成聚伞花序；花白色或淡红色，管状钟形，5~6裂至中部。浆果球状，熟时紫黑色。种子极多数，呈多角体。花期7~10月。

【分布】生于灌木丛、草地中。产于广西、广东、贵州、四川、湖北、福建等地。

【性能主治】根味甘、微苦，性平。具有益气、祛瘀、止痛的功效。主治气虚乏力，跌打损伤。

【采收加工】夏、秋季采收，洗净，鲜用或晒干。

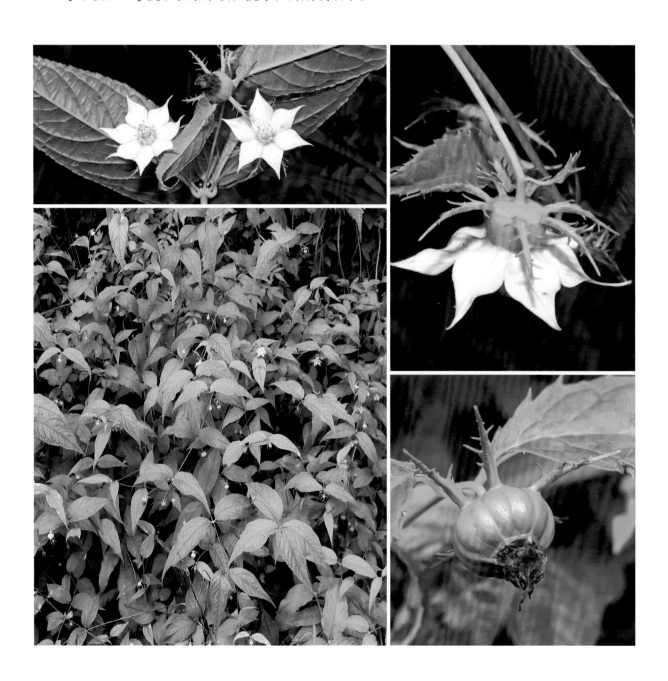

铜锤玉带草

【基原】为半边莲科铜锤玉带草 *Lobelia angulata* Forst. 的全草及果实。

【别名】小铜锤、扣子草、铜锤草。

【形态特征】多年生匍匐草本。植株有白色乳汁。茎平卧，被开展的柔毛，节上生不定根。叶互生；叶片卵形或心形，边缘具细齿，叶脉掌状至掌状羽脉。花单生于叶腋；花冠紫红色、淡紫色、绿色或黄白色。浆果紫红色，椭圆状球形。种子多数，近圆球状，稍压扁，表面有小疣突。花果期全年。

【分布】生于田边、路旁或疏林中潮湿处。产于广西、广东、湖南、湖北、四川等地。

【性能主治】全草味辛、苦，性平。具有祛风除湿、活血、解毒的功效。主治风湿疼痛，跌打损伤，月经不调，目赤肿痛，乳痈，无名肿毒。果实味苦、辛，性平。具有祛风除湿、理气散瘀的功效。主治风湿痹痛，疝气，跌打损伤，遗精，白带异常。

【采收加工】全草全年均可采收，洗净，鲜用或晒干。果实8~9月采收，鲜用或晒干。

【附注】《中华本草》记载铜锤玉带草以全草、果实入药的药材名分别为铜锤玉带草、地茄子。

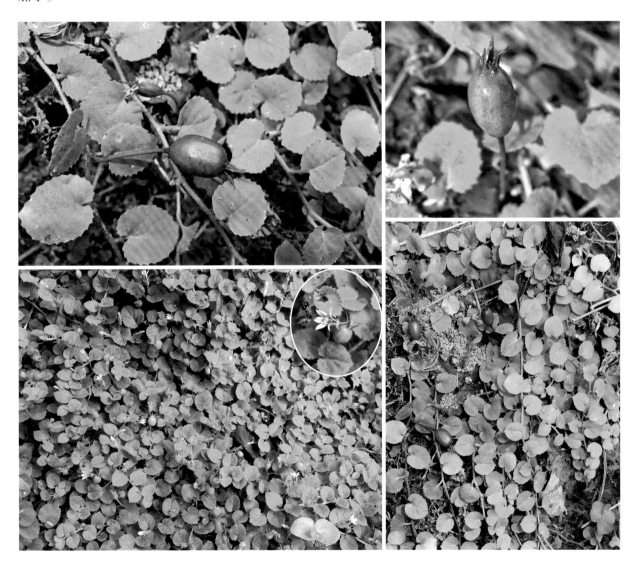

半边莲

【基原】为半边莲科半边莲 *Lobelia chinensis* Lour. 的全草。

【别名】急解索、蛇利草。

【形态特征】多年生草本。茎细弱，匍匐，节上生不定根。叶互生；叶片线形至披针形，边缘全缘或顶部有明显的齿，无毛。花单生于分枝的上部叶腋；花冠粉红色或白色，喉部以下生白色柔毛；裂片全部平展于下方，呈一个平面。蒴果倒锥形。种子椭圆形，稍扁压，近肉色。花果期5~10月。

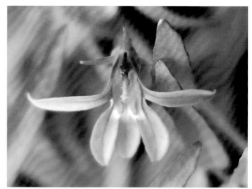

【分布】生于水田边、沟边及草地上。产于长江中下游及长江以南各地。

【性能主治】全草味辛，性平。具有利尿消肿、清热解毒的功效。主治痈肿疔疮，蛇虫咬伤，臌胀水肿，湿热黄疸，湿疹湿疮。

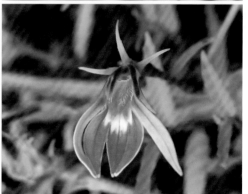

【采收加工】夏季采收，除去泥沙，洗净，晒干。

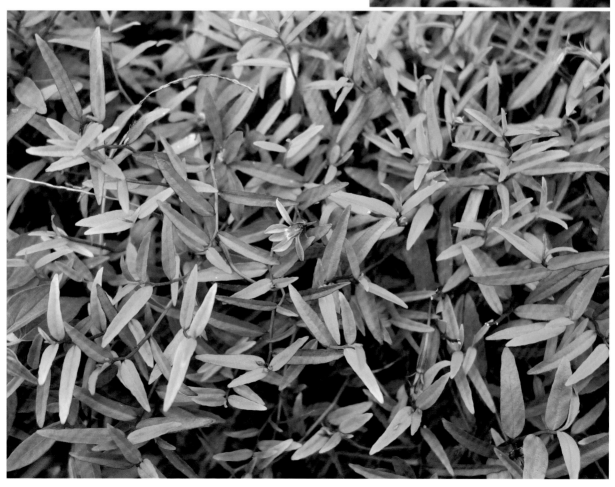

毛药

【基原】为茄科红丝线 *Lycianthes biflora* (Lour.) Bitter 的全株。

【别名】十萼茄、双花红丝线、红珠草。

【形态特征】半灌木。小枝、叶背面、叶柄、花梗及萼的背面密被淡黄色毛。叶常假双生，大小不相等；大叶片椭圆状卵形；小叶片宽卵形。花2~5朵生于叶腋；花冠淡紫色或白色，星形；萼齿10枚，钻状线形。浆果球形，熟时绯红色。种子淡黄色，水平压扁。花期5~8月，果期7~11月。

【分布】生于山谷林下、路旁、水边。产于广西、广东、云南、四川、江西等地。

【性能主治】全株味苦，性凉。具有清热解毒、祛痰止咳的功效。主治热淋，狂犬咬伤，咳嗽，哮喘，外伤出血。

【采收加工】夏季采收，通常鲜用。

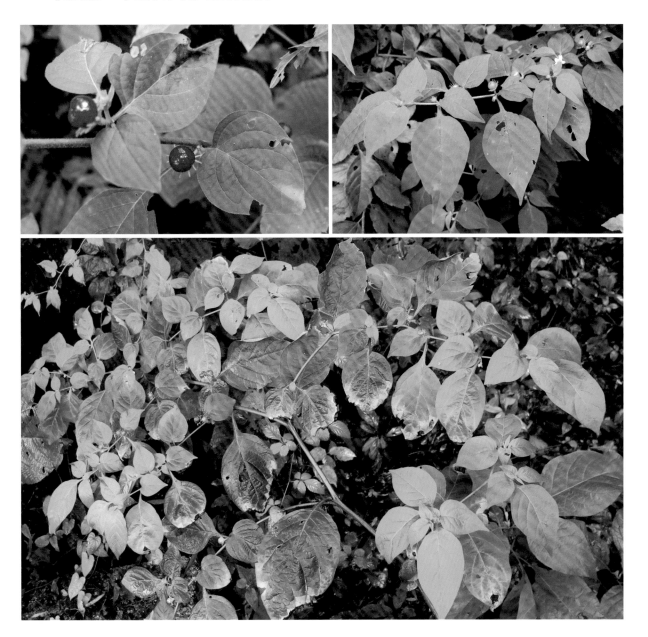

地骨皮

【基原】为茄科枸杞 *Lycium chinense* Mill. 的根皮。

【别名】杞根、地骨。

【形态特征】多分枝灌木。枝条细弱，弓状弯曲或俯垂，淡灰色，有纵条纹，小枝顶端锐尖成棘刺状。叶片先端急尖，基部楔形。花在长枝上单生或双生于叶腋，在短枝上则同叶簇生；花冠漏斗状，淡紫色。浆果红色，卵状，果皮肉质。种子扁肾形。花期5~10月，果期6~11月。

【分布】生于山坡、路旁或村边屋旁。产于我国大部分地区。

【性能主治】根皮味甘，性寒。具有凉血除蒸、清肺降火的功效。主治阴虚潮热，骨蒸盗汗，肺热咳嗽，咯血，鼻出血，内热消渴。

【采收加工】春初或秋后采收，洗净，剥取根皮，晒干。

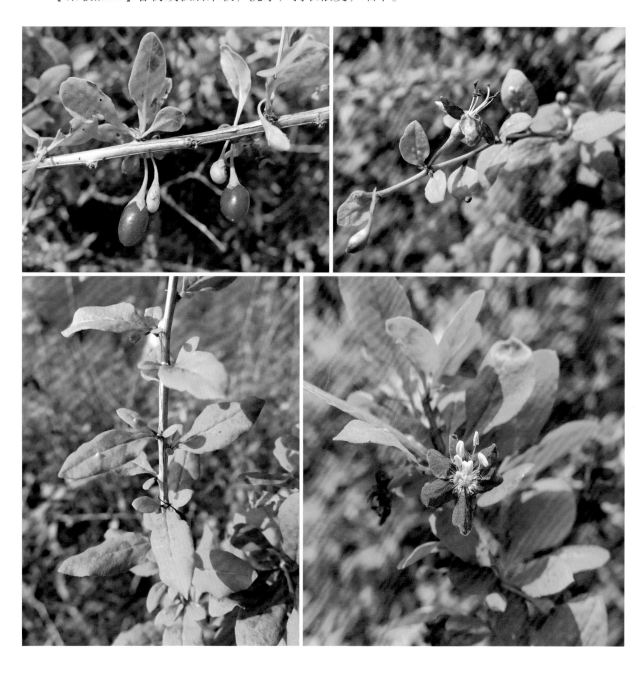

野颠茄

【基原】为茄科喀西茄 *Solanum aculeatissimum* Jacquem. 的全株。

【别名】颠茄、山马铃、小颠茄。

【形态特征】直立草本或半灌木。茎、枝、叶及花柄多混生黄白色毛及淡黄色基部宽扁的直刺。叶片阔卵形，5~7深裂，裂片边缘具齿裂及浅裂。花序腋外生，短而少花，单生或2~4朵；花淡黄色；萼钟状。浆果球状，初时绿白色，具绿色花纹，熟时淡黄色。花期春、夏季，果期冬季。

【分布】生于路边灌木丛中、荒地上、草坡上或疏林中。产于广西、广东、湖南、江西、四川等地。

【性能主治】全株味苦、辛，性微寒；有毒。具有镇咳平喘、散瘀止痛的功效。主治慢性支气管炎，哮喘，胃痛，风湿性腰腿痛，痈肿疮毒，跌打损伤。

【采收加工】全年均可采收，鲜用或晒干。

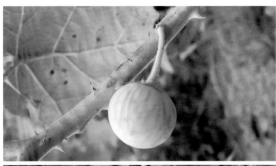

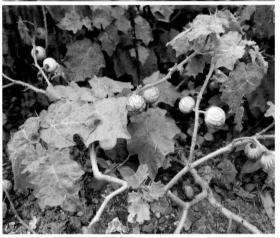

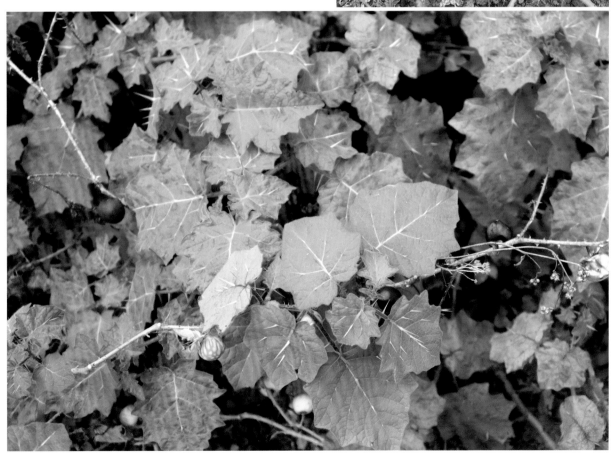

白毛藤

【基原】为茄科白英 *Solanum lyratum* Thunb. 的全草。

【别名】千年不烂心、鬼目草、白草。

【形态特征】多年生草质藤本。茎、叶密生有节长柔毛。叶互生；叶片多数呈琴形，基部常3~5深裂，裂片边缘全缘，两面均被白色发亮的长柔毛。聚伞花序顶生或腋外生，花冠蓝色或白色，花冠筒隐于萼内。浆果球形，熟时红黑色。种子近盘状，扁平。花期夏、秋季，果期秋季末。

【分布】生于路旁、田边或山谷草地上。产于广西、广东、湖南、湖北、云南、四川、福建、江西、甘肃、陕西等地。

【性能主治】全草味甘、苦，性寒；有小毒。具有清热利湿、解毒消肿的功效。主治湿热黄疸，胆囊炎，胆石症，肾炎水肿，风湿性关节痛，湿热带下，小儿高热惊搐，湿疹瘙痒，带状疱疹。

【采收加工】夏、秋季采收全草，鲜用或晒干。

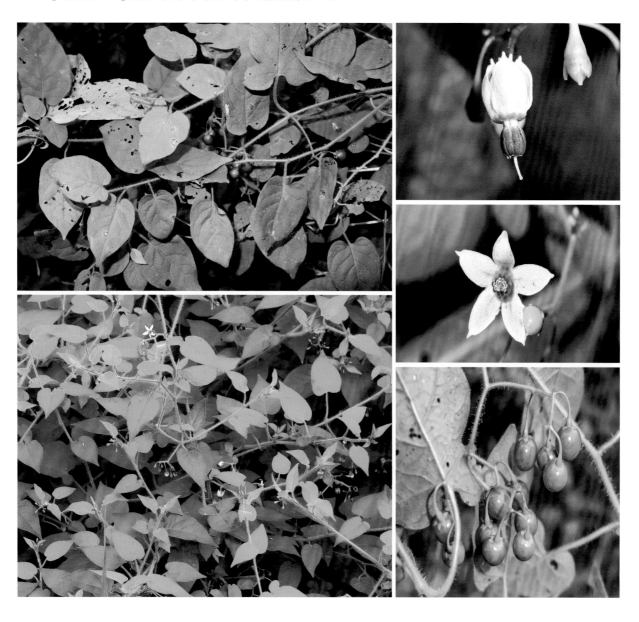

水茄

【基原】为茄科水茄 *Solanum torvum* Swartz 的根及老茎。

【别名】山颠茄、金衫扣、天茄子。

【形态特征】灌木。小枝、叶背面、叶柄及花序柄均具不等长5~9个分支的尘土色星状毛。叶单生或双生；叶片卵形至椭圆形，基部心形或楔形。伞房花序腋外生，2~3歧；花白色；萼杯状，背面被星状毛及腺毛；花冠辐形。浆果黄色，圆球形，宿萼背面被稀疏的星状毛。花果期全年。

【分布】生于路旁、荒地、灌木丛中、沟谷及村旁等潮湿处。产于广西、广东、台湾、云南等地。

【性能主治】根及老茎味辛，性平；有小毒。具有活血消肿、止痛的功效。主治胃痛，痧症，闭经，跌打瘀痛，腰肌劳损，痈肿，疔疮。

【采收加工】全年均可采收，洗净，切片，鲜用或晒干。

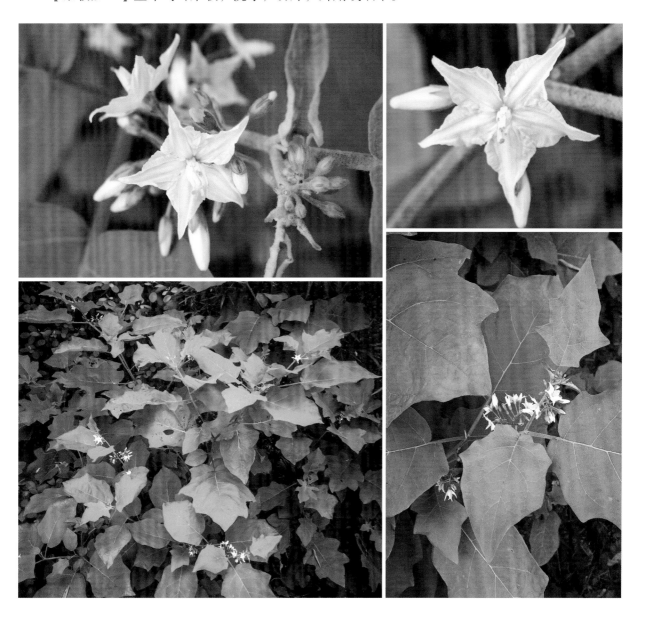

菟丝

【基原】为旋花科金灯藤 *Cuscuta japonica* Choisy 的全草。

【别名】雾水藤、红无根藤、金丝草。

【形态特征】一年生寄生缠绕草本。茎较粗状，肉质，黄色，常带紫黑色瘤状斑点。无叶。穗状花序，基部常多分枝；苞片及小苞片鳞片状，卵圆形；花冠钟形，淡红色或绿白色，顶端5浅裂，裂片卵状三角形。蒴果卵圆形，近基部周裂。种子光滑，褐色。花期8月，果期9月。

【分布】寄生于草本植物或灌木上。分布于我国南北各地。

【性能主治】全草味甘、苦，性平。具有清热解毒、凉血止血、健脾利湿的功效。主治吐血，鼻出血，便血，血崩，淋浊，带下，痢疾，黄疸，便溏，目赤肿痛，咽喉肿痛，痈疽肿毒，痱子。

【采收加工】秋季采收，鲜用或晒干。

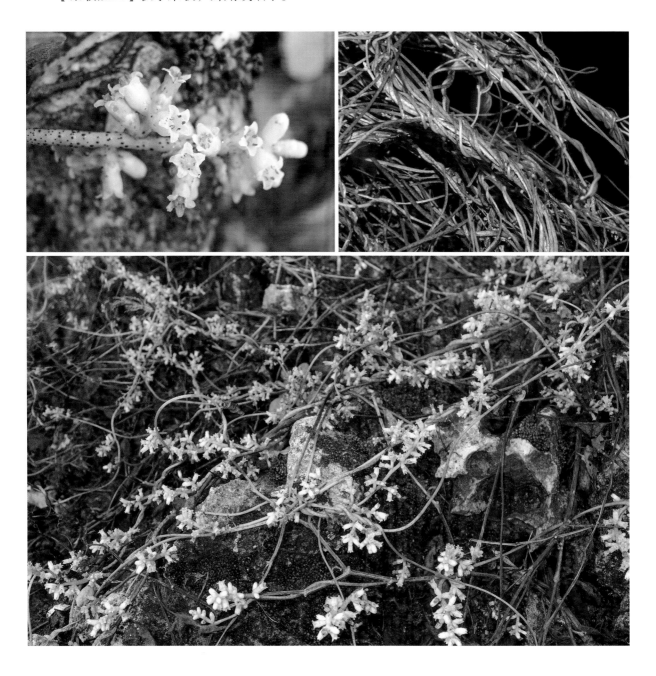

旱田草

【基原】为玄参科旱田草 *Lindernia ruellioides* (Colsm.) Pennell 的全草。

【别名】锯齿草、白花仔、双头镇。

【形态特征】一年生草本。常分枝而长蔓，节上生不定根，近于无毛。叶片矩圆形至圆形，边缘除基部外密生整齐而急尖的细齿，无芒刺，两面有粗涩的短毛或近无毛。总状花序顶生，有花2~10朵；花冠紫红色。蒴果圆柱形。种子椭圆形，褐色。花期6~9月，果期7~11月。

【分布】生于草地、平原、山谷及林下。产于广西、广东、云南、湖南、贵州、江西、福建、台湾、湖北、四川、西藏等地。

【性能主治】全草味甘、淡，性平。具有理气活血、消肿止痛的功效。主治月经不调，痛经，闭经，胃痛，乳痈，瘰疬，跌打损伤，蛇犬咬伤。

【采收加工】夏、秋季采收，鲜用或晒干。

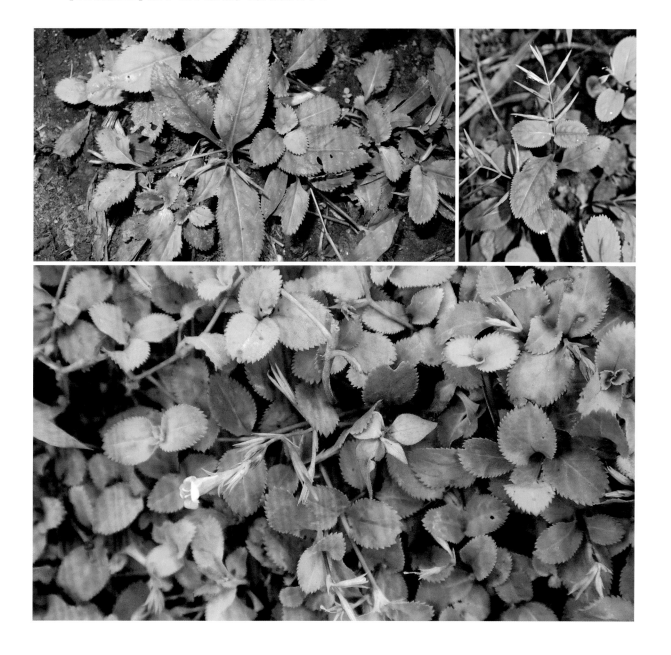

四方麻

【基原】为玄参科四方麻 *Veronicastrum caulopterum* (Hance) T. Yamaz. 的全草。

【别名】山练草、四角草、青鱼胆。

【形态特征】直立草本。全株无毛。茎多分枝，有宽达1 mm的翅。叶互生，从几无柄至有长达4 mm的柄；叶片矩圆形、卵形至披针形。花萼裂片钻状披针形；花冠血红色、紫红色或暗紫色，筒部约占一半长，后方裂片卵圆形，前方裂片披针形。蒴果卵状或卵圆状。花期8~11月。

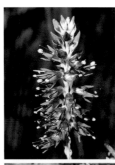
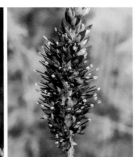
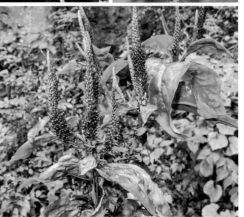

【分布】生于山谷草地、沟边及疏林下。产于广西、广东、云南、贵州、湖南、湖北、江西等地。

【性能主治】全草味苦，性寒。具有清热解毒、消肿止痛的功效。主治流行性腮腺炎，咽喉肿痛，肠炎，痢疾，淋巴结核，痈疽肿毒，湿疹，烧烫伤，跌打损伤。

【采收加工】秋季采收，鲜用或晒干。

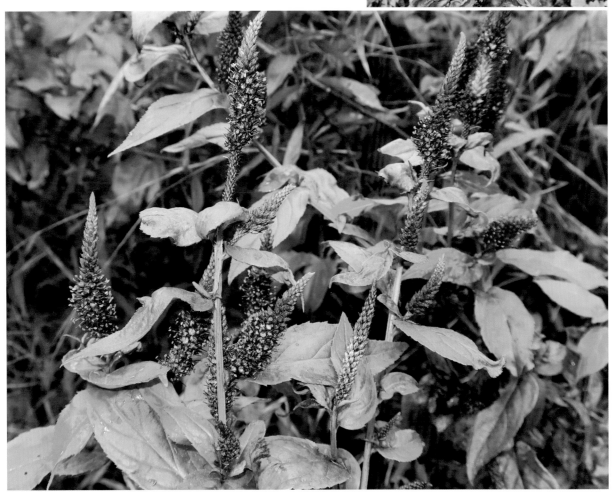

野菰

【基原】为列当科野菰 *Aeginetia indica* L. 的全草。

【别名】马口含珠、鸭肢板、烟斗花。

【形态特征】一年生寄生草本。茎黄褐色或紫红色。叶片肉红色，无毛。花常单生于茎端，稍俯垂；花梗粗壮，常直立，具紫红色的条纹；花冠带黏液，凋谢后变绿黑色，不明显的二唇形，上唇裂片和下唇的侧裂片较短，下唇中间裂片稍大。蒴果圆锥状或长卵球形。花期4~8月，果期8~10月。

【分布】生于土层深厚、湿润及枯叶多处，常寄生于芒属 *Miscanthus* Anderss.和蔗属 *Saccharum* L.等禾草类植物的根上。产于广西、广东、湖南、贵州、云南、四川、江西、浙江、江苏等地。

【性能主治】全草味苦，性凉；有小毒。具有清热解毒的功效。主治咽喉肿痛，咳嗽，小儿高热，尿路感染，骨髓炎，毒蛇咬伤，疔疮。

【采收加工】春、夏季采收，鲜用或晒干。

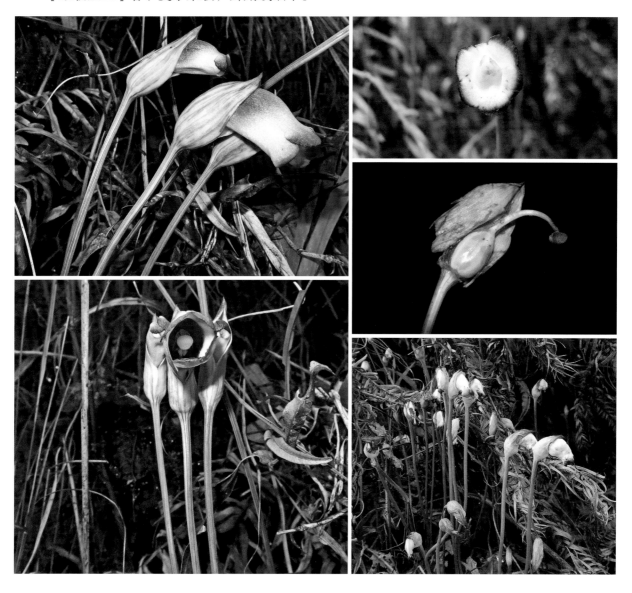

降龙草

【基原】为苦苣苔科半蒴苣苔 *Hemiboea subcapitata* C. B. Clarke 的全草。

【别名】马拐、牛耳朵、水泡菜。

【形态特征】多年生草本。茎肉质，散生紫斑。叶对生；叶片稍肉质，干时草质，椭圆形或倒卵状椭圆形，边缘全缘或有波状浅钝齿；叶柄具合生成船形的翅。聚伞花序近顶生或腋生；花冠白色，具紫色斑点；总苞球形，开放后呈船形。蒴果线状披针形。花期9~10月，果期10~12月。

【分布】生于山谷林下石上或沟边阴湿处。产于广西、广东、云南东南部、贵州、四川、湖南、湖北、江西、浙江南部、陕西南部、甘肃南部等地。

【性能主治】全草味甘，性寒。具有清暑利湿、解毒的功效。主治外感暑湿，痈肿疮疖，毒蛇咬伤。

【采收加工】秋季采收，鲜用或晒干。

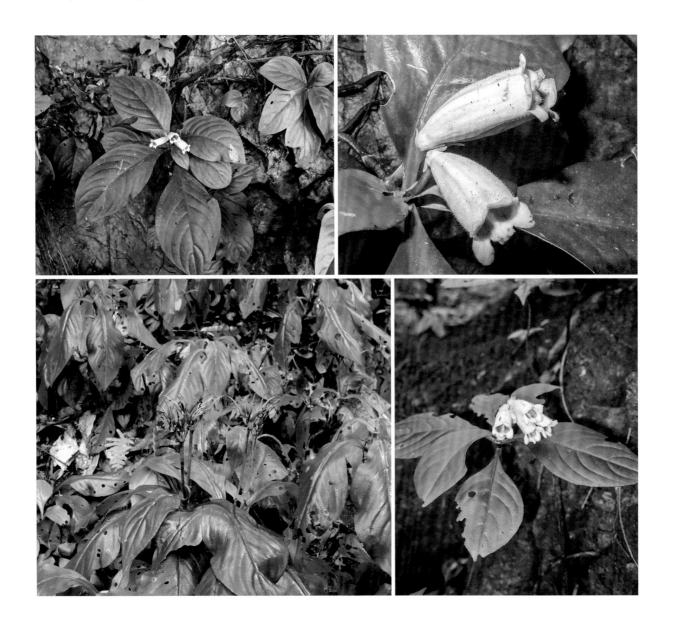

菜豆树

【基原】为紫葳科菜豆树 *Radermachera sinica* (Hance) Hemsl. 的根、叶或果实。

【别名】牛尾豆、蛇仔豆、鸡豆木。

【形态特征】小乔木。叶柄、叶轴、花序均无毛。二回羽状复叶，稀为三回羽状复叶；小叶卵形至卵状披针形，两面均无毛，侧生小叶片在近基部的一侧疏生少数盘菌状腺体。顶生圆锥花序；花冠钟状漏斗形，白色或淡黄色。蒴果细长，多沟纹，果皮薄革质。花期5~9月，果期10~12月。

【分布】生于山谷或平地疏林中。产于广西、广东、台湾、贵州、云南等地。

【性能主治】根、叶或果实味苦，性寒。具有清暑解毒、散瘀消肿的功效。主治伤暑发热，痈肿，跌打骨折，毒蛇咬伤。

【采收加工】根全年均可采收，洗净，切片，晒干。叶夏、秋季采收，果实秋季采收，鲜用或晒干。

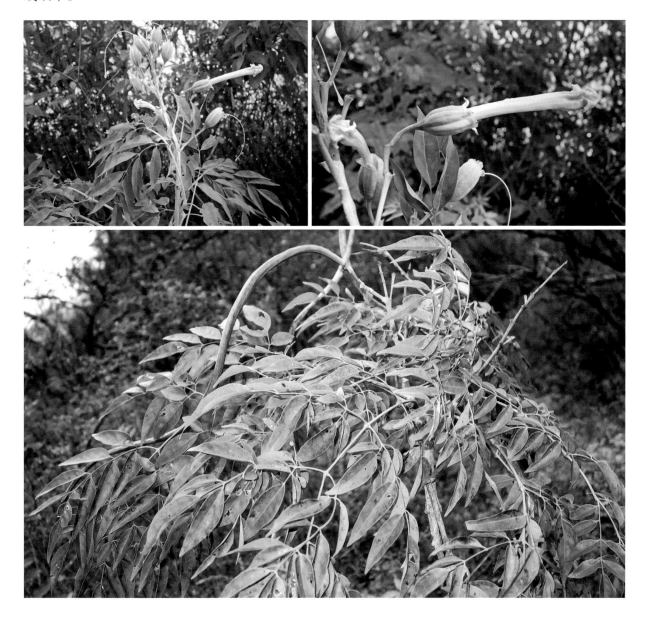

黑芝麻

【基原】为胡麻科芝麻 *Sesamum indicum* L. 的种子。

【别名】胡麻、巨胜、狗虱。

【形态特征】一年生直立草本。枝中空或具有白色髓部，微有毛。叶片矩圆形或卵形，中部叶片有齿缺，上部叶片边缘近全缘。花单生或2~3朵同生于叶腋内；花萼裂片披针形，被柔毛；花冠筒状，白色而常有紫红色或黄色的彩晕。蒴果矩圆形，被毛，分裂至中部或至基部。种子有黑白之分。花期夏末秋初。

【分布】种植于疏松土壤或砂壤土中。除西藏外，各地均有栽培。

【性能主治】种子味甘，性平。具有补益肝肾、养血益精、润肠通便的功效。主治肝肾不足所致的头晕耳鸣，腰脚痿软，须发早白，肌肤干燥，肠燥便秘，乳少，痈疮湿疹，风癫疬疡，小儿瘰疬，烧烫伤，痔疮。

【采收加工】8~9月果实呈黄黑色时采收，割取全株，晒干，打下种子，去除杂质后再晒干。

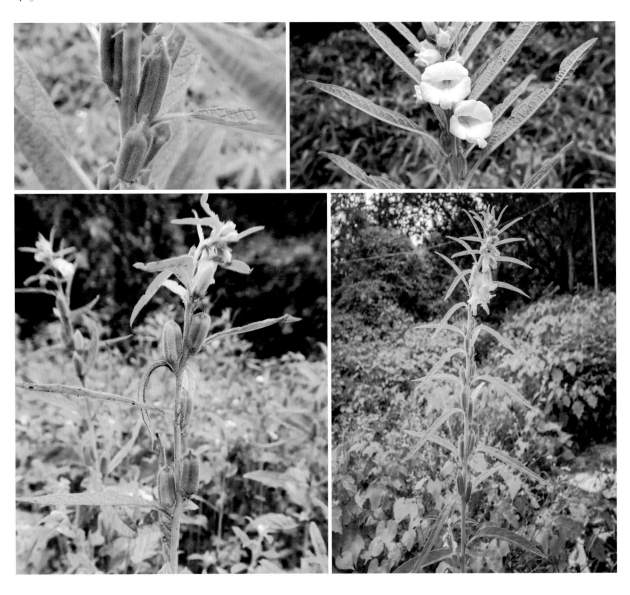

白接骨

【基原】为爵床科白接骨 *Asystasiella neesiana* (Wall.) Lindau 的全草。

【别名】玉龙盘、玉按骨。

【形态特征】草本。叶片先端尖至渐尖，边缘微波状至具浅齿，基部下延成柄，纸质；侧脉两面突起，疏被微毛。总状花序或基部有分枝，顶生；花单生或对生；花冠淡紫红色，漏斗状，外疏生腺毛，花冠筒细长。蒴果长18~22 mm，上部具4粒种子，下部实心细长似柄。花期7~8月，果期10~11月。

【分布】生于林下或溪边。产于广西、广东、云南、贵州、四川、重庆、湖南、湖北、江西、福建、台湾、安徽、浙江、江苏等地。

【性能主治】全草味苦、淡，性凉。具有化瘀止血、续筋接骨、利尿消肿、清热解毒的功效。主治吐血，便血，外伤出血，跌打瘀肿，扭伤骨折，风湿肢肿，腹水，疮疡溃烂，咽喉肿痛。

【采收加工】夏、秋季采收，鲜用或晒干。

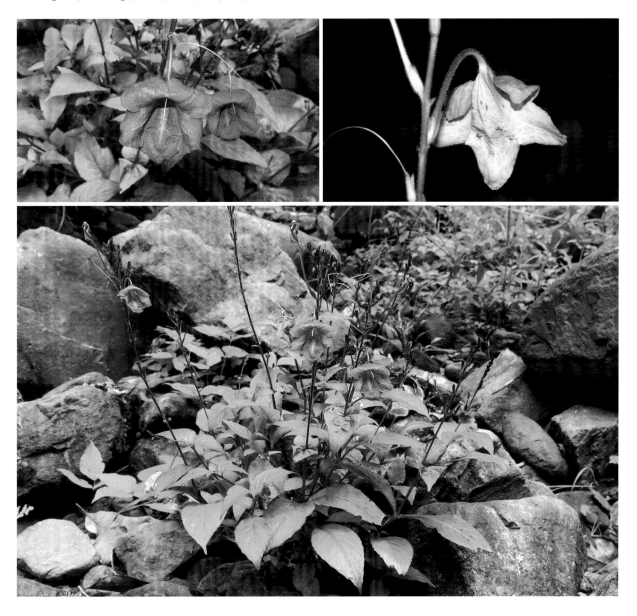

狗肝菜

【基原】为爵床科狗肝菜 *Dicliptera chinensis* (L.) Juss. 的全草。

【别名】金龙棒、猪肝菜、青蛇。

【形态特征】草本。茎外倾或上升，具6条钝棱和浅沟，节常膨大膝曲状。叶片纸质，卵状椭圆形，两面近无毛或背面脉上被疏柔毛。花序腋生或顶生，由3~4个聚伞花序组成；花冠淡紫红色，二唇形，上唇阔卵状近圆形，有紫红色斑点，下唇长圆形。蒴果，具种子4粒。花期10~11月，果期翌年2~3月。

【分布】生于疏林下、溪边、路旁。产于广西、广东、福建、台湾、海南、香港、澳门、云南、贵州、四川等地。

【性能主治】全草味甘、微苦，性寒。具有清热、凉血、利湿、解毒的功效。主治感冒发热，热病发斑，吐血，鼻出血，便血，尿血，崩漏，肺热咳嗽，咽喉肿痛，肝热目赤，小儿惊风，小便淋沥，带下，带状疱疹，痈肿疔疮，蛇犬咬伤。

【采收加工】夏、秋季采收，洗净，鲜用或晒干。

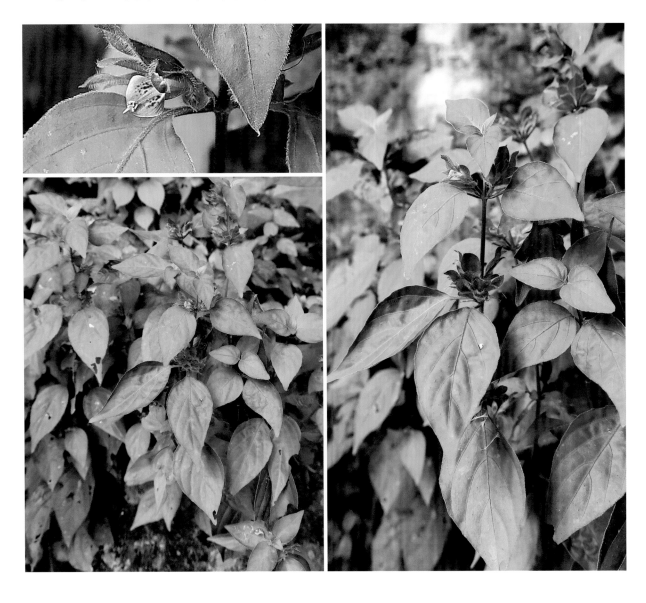

爵床

【基原】为爵床科爵床 *Justicia procumbens* L. 的全草。

【别名】爵卿、香苏、赤眼。

【形态特征】一年生草本。茎基部匍匐，高20~50 cm。叶片椭圆形至椭圆状长圆形，长1.5~3.5 cm，宽1.3~2 cm。穗状花序顶生或生于上部叶腋；花冠粉红色。蒴果长约5 mm。种子表面有瘤状皱纹。花期8~11月，果期10~11月。

【分布】生于山坡或林间的草丛中和路旁阴暗潮湿处。产于广西、广东、云南、江苏、江西、湖北、四川、福建、山东、浙江等地。

【性能主治】全草味苦、咸、辛，性寒。具有清热解毒、利湿消积、活血止痛的功效。主治感冒发热，咳嗽，咽喉肿痛，目赤肿痛，疳积，湿热泻痢，疟疾，黄疸，浮肿，小便淋浊，筋骨疼痛，跌打损伤，痈疽疔疮，湿疹。

【采收加工】8~9月盛花期采收，割取地上部分，晒干。

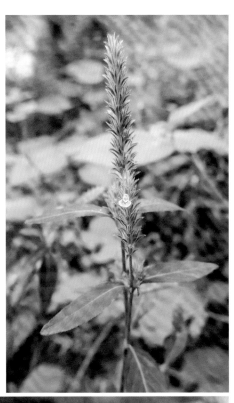

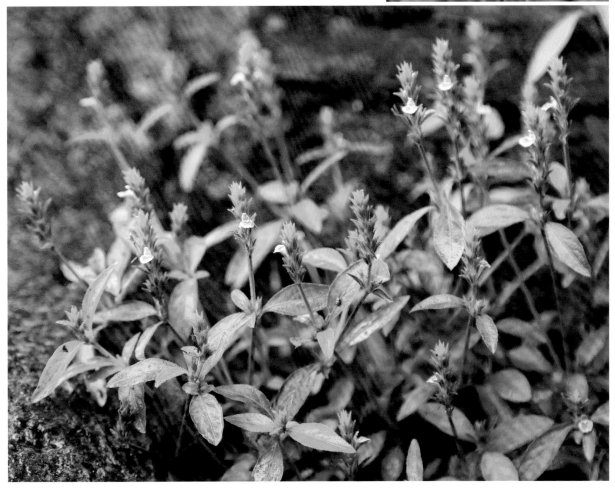

温大青

【基原】为爵床科球花马蓝 *Strobilanthes dimorphotricha* Hance 的地上部分或根。

【别名】马蓝、野蓝靛、大青草。

【形态特征】草本。叶不等大，椭圆形或椭圆状披针形，先端长渐尖，基部楔形渐狭，边缘有齿或柔软胼胝狭齿，植株上部各对叶片一大一小，两面有不明显的钟乳体，无毛。花序头状，近球形，为苞片所包覆；花冠紫红色，顶端微凹。蒴果长圆状棒形，有腺毛。种子4粒，有毛。花期9~10月。

【分布】生于山坡、沟谷的林下阴湿处。产于长江以南各地，西达西藏，东达浙江、台湾。

【性能主治】地上部分或根味苦、辛，性微寒。具有清热解毒、凉血消斑的功效。主治温病烦渴，发斑，吐血，肺热咳嗽，咽喉肿痛，口疮，丹毒，痄腮，痈肿，疮毒，湿热泻痢，夏季热，热痹，肝炎，钩端螺旋体病，毒蛇咬伤。

【采收加工】夏、秋季采收地上部分或挖取根部，洗净，鲜用或晒干。

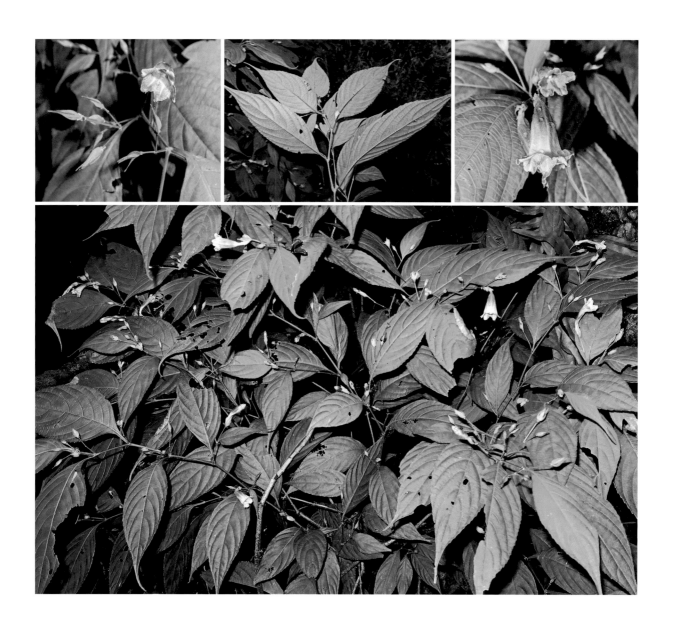

老鸦嘴

【基原】为爵床科山牵牛 *Thunbergia grandiflora* Roxb. 的全株。

【别名】土玄参、土牛七、强过头。

【形态特征】攀缘灌木。叶对生；叶片卵形至心形，两面干时棕褐色，背面较浅，腹面被柔毛，毛基部常膨大而使叶面呈粗糙状，背面密被柔毛。花在叶腋单生或成顶生总状花序；苞片小，卵形，被短柔毛；喉自花冠管以上膨大；冠檐蓝紫色，裂片圆形或宽卵形。蒴果被短柔毛。花期5~11月。

【分布】生于山地灌木丛中。产于广西、广东、海南、福建等地。

【性能主治】全株味甘、微辛，性平。具有舒筋活络、散瘀消肿的功效。主治跌打损伤，风湿，腰肌劳损，痛经，疮疡肿毒。

【采收加工】全年均可采收，根切片，茎、叶切段，晒干。

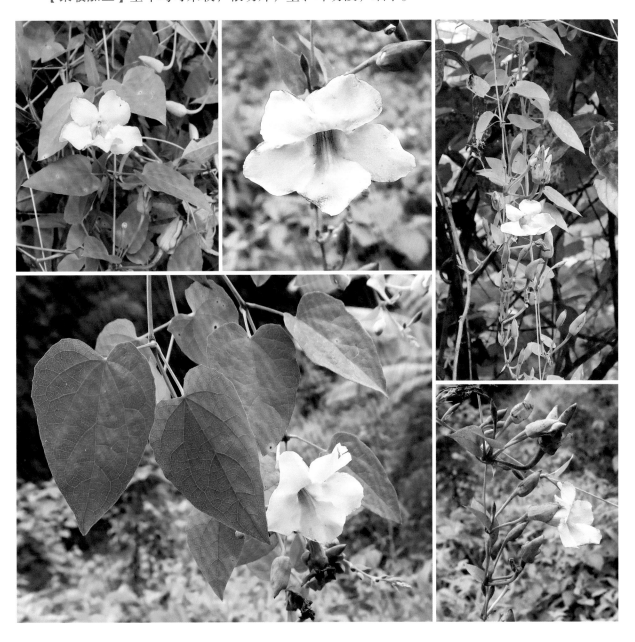

红紫珠

【基原】为马鞭草科红紫珠 *Callicarpa rubella* Lindl. 的叶及嫩枝。

【别名】山霸王、野蓝靛、空壳树。

【形态特征】灌木。植株高约2 m。小枝被黄褐色星状毛并杂有腺毛。叶片倒卵形或倒卵状椭圆形，先端尾尖或渐尖，基部心形，有时偏斜。聚伞花序宽2~4 cm；花萼被星状毛或腺毛，具黄色腺点；花冠紫红色、黄绿色或白色。果实紫红色。花期5~7月，果期7~11月。

【分布】生于山坡上、溪边林中或灌木丛中。产于广西、广东、湖南、云南、贵州、四川、浙江、江西等地。

【性能主治】叶及嫩枝味微苦，性平。具有解毒消肿、凉血止血的功效。主治吐血，咯血，痔疮，痈肿疮毒，跌打损伤，外伤出血。

【采收加工】夏、秋季采收，鲜用或晒干。

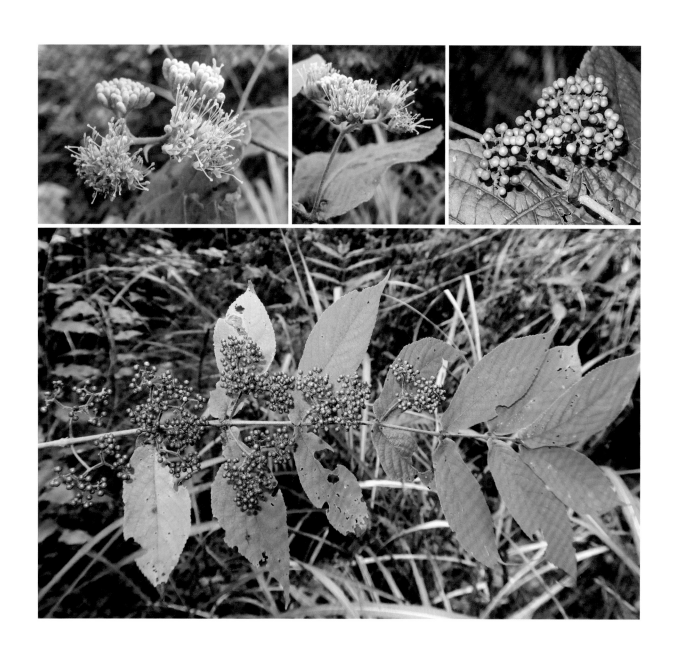

臭牡丹

【基原】为马鞭草科臭牡丹 *Clerodendrum bungei* Steud. 的茎叶。

【别名】臭枫根、大红袍、臭梧桐。

【形态特征】灌木。植株高1~2 m，有臭味。花序轴、叶柄密被褐色或紫色脱落性柔毛。小枝皮孔显著。叶片宽卵形或卵形，基部脉腋有数个盘状腺体。伞房状聚伞花序顶生，密集；花淡红色、红色或紫红色；花萼裂片三角形，长约1.8 cm。核果近球形，熟时蓝黑色。花果期5~11月。

【分布】生于山坡、林缘、沟谷、路旁等潮湿处。产于广西、江苏、安徽、浙江、江西、湖南、湖北及华北、西北、西南地区。

【性能主治】茎叶味苦、辛，性平。具有解毒消肿、祛风湿、降血压的功效。主治痈疽，疔疮，发背，乳痈，痔疮，湿疹，丹毒，风湿痹痛，高血压。

【采收加工】夏季采收茎叶，鲜用或切段晒干。

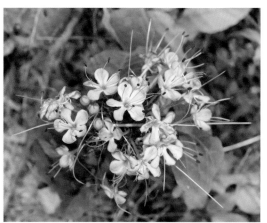

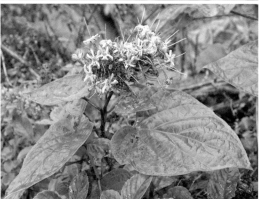

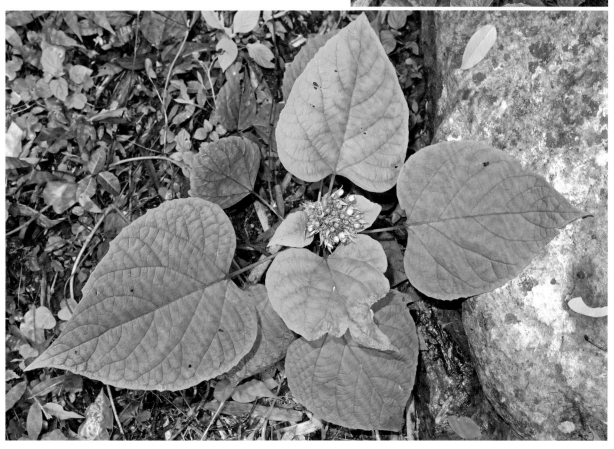

大叶白花灯笼

【基原】为马鞭草科灰毛大青 *Clerodendrum canescens* Wall. ex Walp. 的全株。

【别名】人瘦木、六灯笼、毛赪桐。

【形态特征】灌木。植株高1~3.5 m，全株密被平展或倒向灰褐色长柔毛。叶片心形或宽卵形，少为卵形，基部心形至近截形，两面都有柔毛。聚伞花序密集成头状，通常2~5枝生于枝顶；花萼由绿色变红色，钟状；花冠白色或淡红色。核果近球形，熟时深蓝色或黑色，藏于红色增大的宿萼内。花果期4~10月。

【分布】生于山坡路边或疏林中。产于广西、广东、台湾、福建、浙江、江西、湖南、贵州、四川、云南等地。

【性能主治】全株味甘、淡，性凉。具有清热解毒、凉血止血的功效。主治赤白痢疾，肺结核咯血，感冒发热，疮疡。

【采收加工】夏、秋季采收，洗净，切段，晒干。

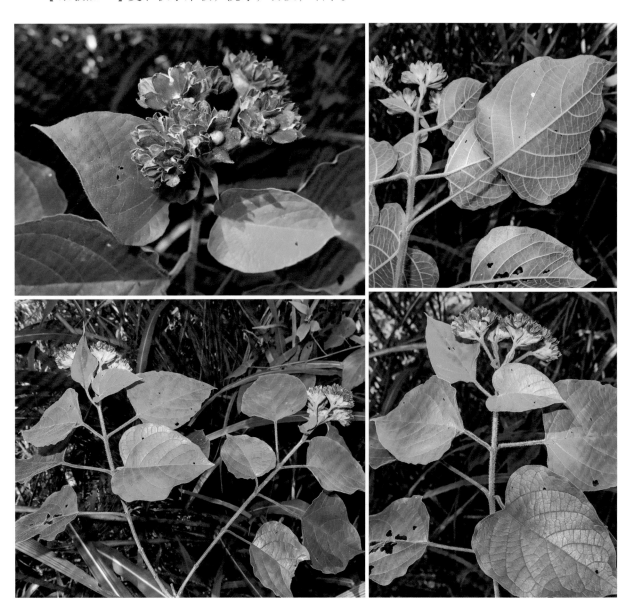

大青

【基原】为马鞭草科大青 *Clerodendrum cyrtophyllum* Turcz. 的茎叶。

【别名】路边青、猪屎青。

【形态特征】灌木或小乔木。叶片椭圆形至长圆状披针形，边缘全缘，两面无毛或沿脉疏生短柔毛，背面常有腺点，侧脉6~10对。伞房状聚伞花序；花小，白色，有橘子香味；萼杯状且果后增大；雄蕊与花柱同伸出花冠外。果实近球形，熟时蓝紫色，为红色的宿萼所托。花果期6月至翌年2月。

【分布】生于丘陵、山地林下或溪谷旁。产于西南、中南、华东地区。

【性能主治】茎叶味苦，性寒。具有清热解毒、凉血、止血的功效。主治外感热病，热盛烦渴，咽喉肿痛，黄疸，热毒痢疾，急性肠炎，痈疽肿毒，外伤出血。

【采收加工】夏、秋季采收，洗净，鲜用或切段晒干。

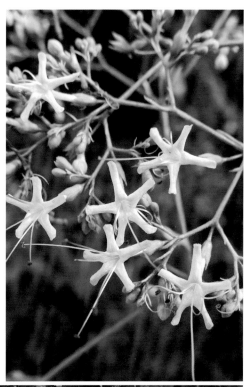

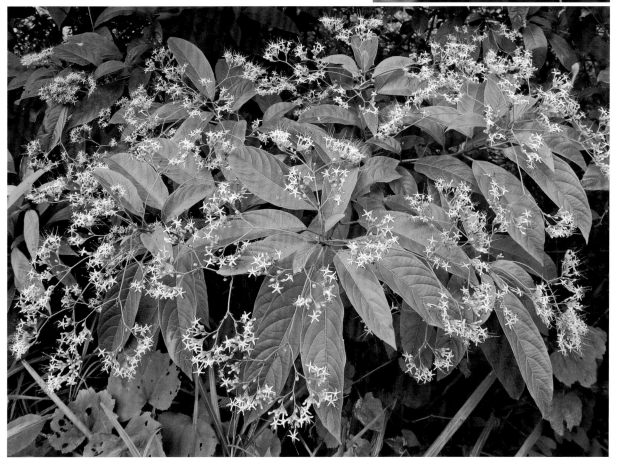

赪桐

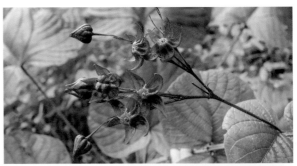

【基原】为马鞭草科赪桐 *Clerodendrum japonicum* (Thunb.) Sweet 的花及叶。

【别名】状元红、红龙船花、贞桐花。

【形态特征】灌木。小枝四棱形，有茸毛。叶对生，叶片卵形或椭圆形，边缘有疏短尖齿，腹面疏生伏毛，脉基具较密的锈褐色短柔毛，背面密具锈黄色盾形腺体。聚伞花序组成大型的顶生圆锥花序；花萼大，红色，5深裂；花冠鲜红色，筒部细长，顶端5裂并开展。果实近球形，蓝黑色。花果期5~11月。

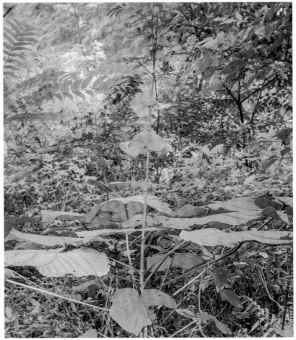

【分布】生于丘陵及山地的灌木丛或林中。产于广西、广东、台湾、福建、江苏、浙江、湖南、江西、贵州、四川、云南等地。

【性能主治】花味甘，性平。具有安神、止血的功效。主治心悸失眠，痔疮出血。叶味辛、甘，性平。具有祛风、散瘀、解毒消肿的功效。主治偏头痛，跌打瘀肿，痈肿疮毒。

【采收加工】花6~7月开时采收，晒干。叶全年均可采收，晒干，研末或鲜用。

【附注】《中华本草》记载赪桐以花、叶入药的药材名分别为荷苞花、赪桐叶。

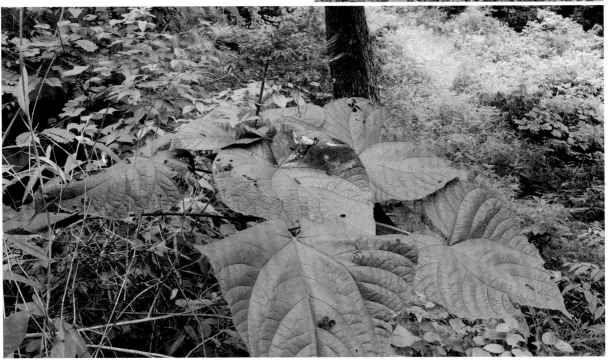

五色梅

【基原】为马鞭草科马缨丹 *Lantana camara* L. 的根、花及叶或嫩枝叶。

【别名】臭冷风、五色花、土红花。

【形态特征】直立或蔓性灌木。植株高1~2 m，有时藤状，长达4 m。单叶对生，揉烂后有强烈气味；叶片卵形至卵状长圆形，长3~8.5 cm，宽1.5~5 cm，腹面有粗糙的皱纹和短柔毛，背面有小刚毛。花序梗粗壮，长于叶柄；花冠黄色或橙黄色，开花后不久转为深红色。果圆球形，熟时紫黑色。花期全年。

【分布】生于山坡路边、村旁、空旷地带或灌木丛中。原产于美洲热带地区，我国广西、广东、福建、台湾等地有逸生。

【性能主治】根味苦，性寒。具有清热泻火、解毒散结的功效。主治感冒发热，伤暑头痛，胃火牙痛，咽喉炎，疟腮，风湿痹痛，瘰疬痰核。花味甘、淡，性凉。具有清凉解毒、活血止血、润肺止咳、解暑热的功效。主治肺痨吐血，伤暑头痛，腹痛吐泻，阴痒，湿疹，跌打损伤。叶或嫩枝叶味辛、苦，性凉。具有清热解毒、祛风止痒的功效。主治痈肿毒疮，湿疹，疥癣，皮炎，跌打损伤。

【采收加工】根、花全年均可采收，鲜用或晒干。叶或嫩枝叶春、夏季采收，鲜用或晒干。

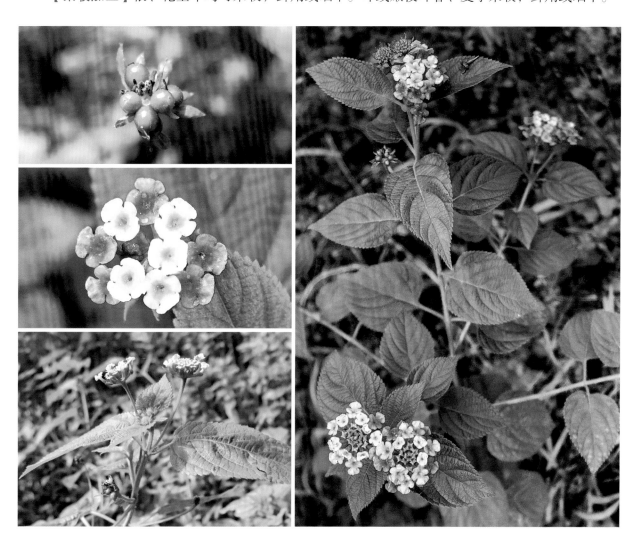

蓬莱草

【基原】为马鞭草科过江藤 *Phyla nodiflora* (L.) E. L. Greene 的全草。

【别名】苦舌草、水瓜子。

【形态特征】多年生草本。有木质宿根，多分枝，全株有紧贴丁字状短毛。叶近无柄；叶片匙形、倒卵形至倒披针形，中部以上的边缘有锐齿。穗状花序腋生，卵形或圆柱形，有长1~7 cm的花序梗；花冠白色、粉红色至紫红色，内外无毛。果淡黄色，长约1.5 mm，内藏于膜质的花萼内。花果期6~10月。

【分布】生于山坡、平地、河滩等潮湿处。产于广西、广东、湖南、福建、江苏、江西、湖北、四川、贵州、云南、西藏等地。

【性能主治】全草味微苦，性凉。具有清热解毒的功效。主治咽喉肿痛，牙疳，泄泻，痢疾，痈疽疮毒，带状疱疹，湿疹，疥癣。

【采收加工】夏、秋季采收，除去杂草，洗净，鲜用或晒干。

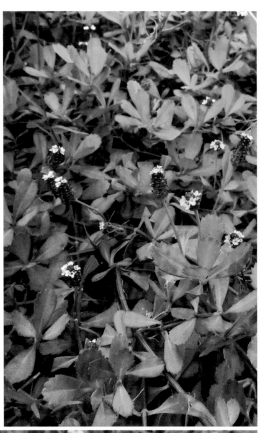

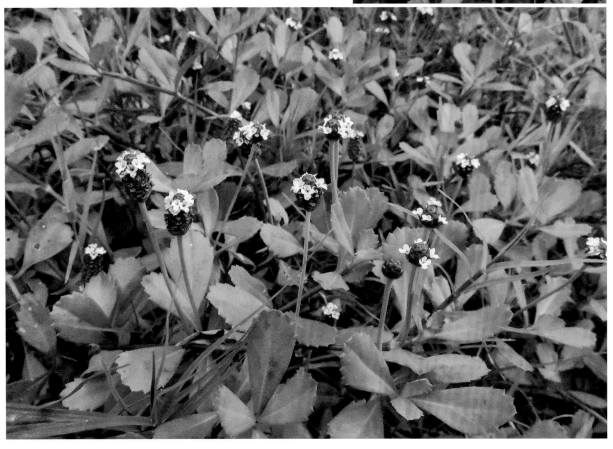

黄荆

【基原】为马鞭草科黄荆 *Vitex negundo* L. 的根、茎、叶及果实。

【别名】五指风、黄荆条、山荆。

【形态特征】灌木或小乔木。枝四棱柱形，小枝、叶背面、花序梗密被灰白色茸毛。掌状复叶；小叶5片，偶有3片，长圆状披针形，边缘全缘或每边有少数粗齿。聚伞花序排成圆锥状，顶生，长10~27 cm，花序梗密生灰白色茸毛；花冠淡紫色，二唇形。核果近球形，宿萼接近果实的长度。花期4~6月，果期7~10月。

【分布】生于向阳处的山坡、路旁及山地灌木丛中。产于长江以南各地。

【性能主治】根味辛、微苦，性温。具有解表、止咳、祛风除湿、理气止痛的功效。主治感冒，慢性气管炎，风湿痹痛，胃痛，痧气，腹痛。茎味辛、微苦，性平。具有祛风解表、消肿止痛的功效。主治感冒发热，咳嗽，喉痹肿痛，风湿骨痛，牙痛，烫伤。叶味辛、苦，性凉。有解表散热、化湿和中、杀虫止痒的功效。主治感冒发热，伤暑吐泻，痧气腹痛，肠炎，痢疾，疟疾，湿疹，癣，疥，蛇虫咬伤。果实味辛、苦，性温。具有祛风解表、止咳平喘、理气消食、止痛的功效。主治伤风感冒，咳嗽，哮喘，胃痛吞酸，消化不良，食积泻痢，胆囊炎，胆结石，疝气。

【采收加工】根2月或8月采收，洗净，鲜用或切片晒干。茎春季至秋季均可采收，切段，晒干。叶夏末开花时采收，鲜用或堆叠踏实，使其发汗，倒出晒至半干，再堆叠踏实，等绿色变黑润，再晒至足干。果实8~9月采收，晒干。

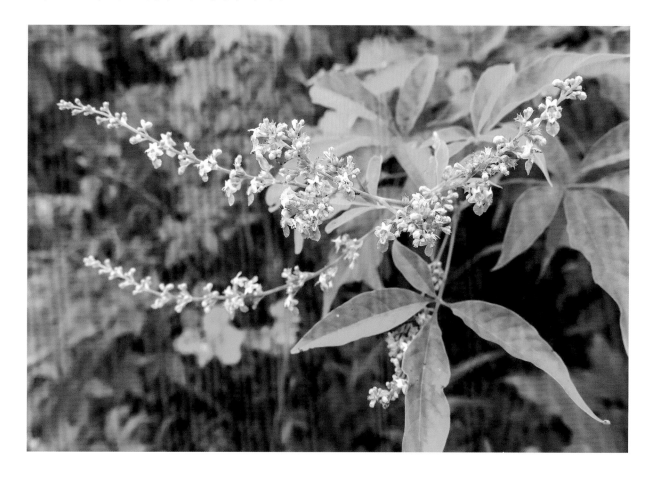

断血流

【基原】为唇形科灯笼草 *Clinopodium polycephalum* (Vaniot) C. Y. Wu et S. J. Hsuan 的地上部分。

【别名】蜂窝草、土防风、野鱼腥草。

【形态特征】多年生直立草本。植株高0.5~1 m，多分枝，基部有时匍匐。叶片卵形，长2~5 cm，宽1.5~3.2 cm，边缘具疏圆齿，两面被糙硬毛。轮伞花序，多花，球形，沿茎或分枝组成圆锥花序；花冠紫红色，冠筒伸出于花萼，外面被微柔毛；冠檐二唇形，上唇直伸，下唇3裂。小坚果卵形。花期7~8月，果期9月。

【分布】生于山坡、田间、路边、灌木丛中。产于广西、贵州、四川、湖南、湖北、浙江、山西、山东、河南、河北等地。

【性能主治】地上部分味微苦、涩，性凉。具有收敛止血的功效。主治崩漏，尿血，鼻出血，牙龈出血，创伤出血。

【采收加工】夏季开花前采收，除去泥沙，晒干。

【附注】据《中国药典》（2020年版）记载，本种及风轮菜 *Clinopodium chinense* (Benth.) O. Ktze.均可作中药材断血流用。

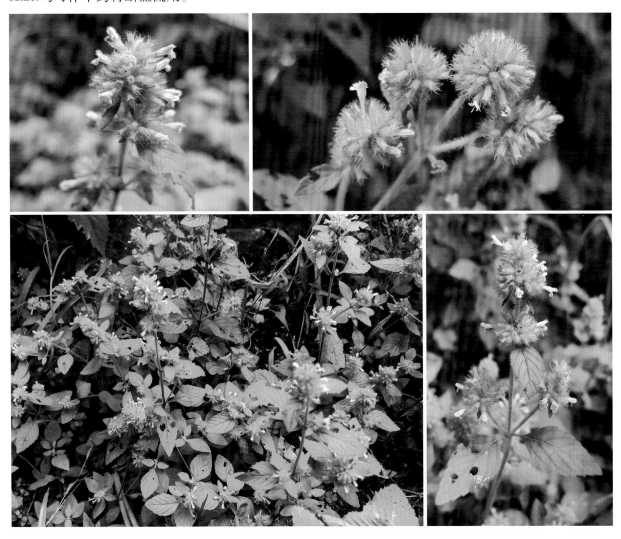

小洋紫苏

【基原】为唇形科肉叶鞘蕊花 *Coleus carnosifolius* (Hemsl.) Dunn 的全草。

【别名】假回菜、双飞蝴蝶、桂花疮。

【形态特征】多年生草本。茎较粗壮，直立，多分枝。叶片肉质，宽卵圆形或近圆形，先端钝或圆形，基部截形或近圆形，稀有急尖，边缘具圆齿，两面绿色带紫色或紫色。轮伞花序，多花，排列成总状圆锥花序；花浅紫色或深紫色。小坚果卵状圆形，黑棕色或黑色。花期9~10月，果期10~11月。

【分布】生于石山林中或岩石上。产于广西、广东、湖南等地。

【性能主治】全草味苦，性凉。具有清热解毒、消疳驱虫的功效。主治咽喉肿痛，痈肿疮毒，小儿疳积，疥疮。

【采收加工】夏、秋季采收，鲜用或晒干。

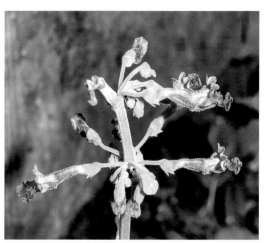

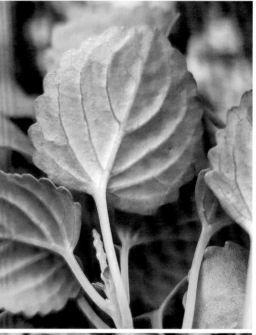

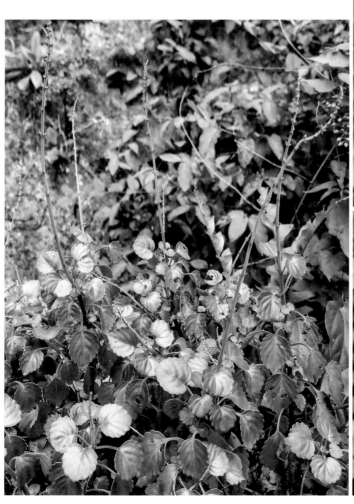

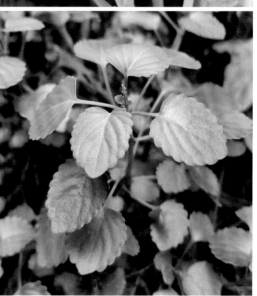

益母草

【基原】为唇形科益母草 *Leonurus japonicus* Houtt. 的地上部分。

【别名】益母艾、红花艾、燕艾。

【形态特征】一年生或二年生草本。茎四棱形，有倒向糙伏毛。叶对生；茎下部叶片掌状3裂，小裂片不规则分裂；茎上部叶片亦为3裂，小裂片呈条形。轮伞花序腋生；花冠粉红色至淡紫红色。小坚果长圆状三棱形，长2.5 mm，顶端截平而略宽大，基部楔形，光滑。花期6~9月，果期9~10月。

【分布】生于荒地、草地、路边或村边。产于全国大部分地区。

【性能主治】地上部分味辛、苦，性微寒。具有活血调经、利尿消肿、清热解毒的功效。主治月经不调，痛经闭经，恶露不尽，水肿尿少，疮疡肿毒。

【采收加工】春季幼苗期至初夏花前期采收，鲜用；夏季茎叶茂盛、花未开或初开时采收，晒干或切段晒干。

【附注】本种被《中国药典》（2020年版）收录，其干燥成熟果实称为茺蔚子，有活血调经、清肝明目的功效。

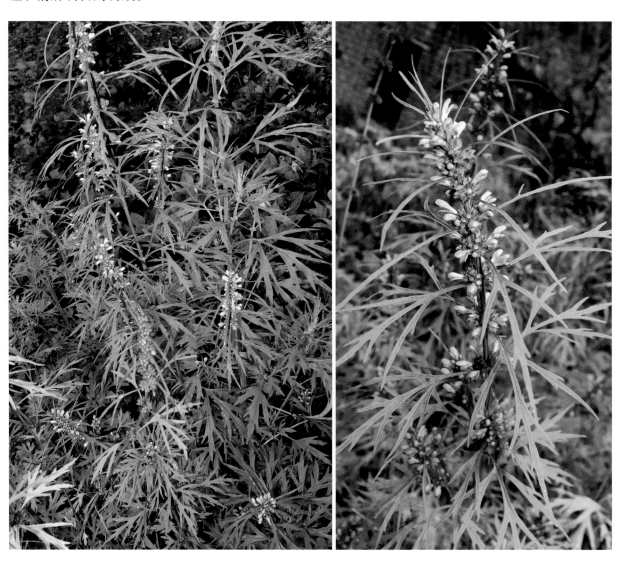

薄荷

【基原】为唇形科薄荷 *Mentha canadensis* L. 的地上部分。

【别名】野薄荷、土薄荷、水益母。

【形态特征】多年生草本。植株高30~60 cm。茎锐四棱形，上部被倒向微柔毛，下部仅沿棱上被微柔毛。叶片长圆状披针形、椭圆形或卵状披针形，边缘在基部以上疏生粗大的牙齿状齿。轮伞花序腋生，轮廓球形；花唇形，淡紫色，外面略被微柔毛，内面在喉部以下被微柔毛。花期7~9月，果期10月。

【分布】生于水旁潮湿地。产于全国南北各地。

【性能主治】地上部分味辛，性凉。具有疏风散热、清利头目、利咽、透疹、疏肝行气的功效。主治风热感冒，风温初起，头痛，目赤，喉痹，口疮，风疹，麻疹，胸胁胀闷。

【采收加工】夏、秋季茎叶茂盛或花开至3轮时，选晴天分次采割，晒干或阴干。

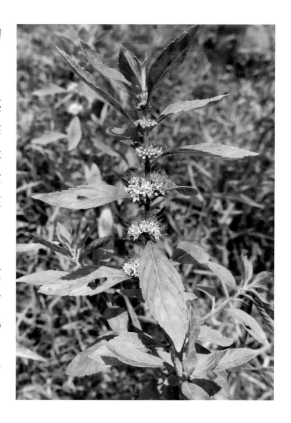

香薷

【基原】为唇形科石香薷 *Mosla chinensis* Maxim. 的地上部分。

【别名】香茹草、种芥、七星剑。

【形态特征】直立草本。茎高9~40 cm，纤细，被白色疏柔毛。叶片线状长圆形至线状披针形，先端渐尖或急尖，基部渐狭或楔形，边缘具疏浅齿，两面均被疏短柔毛及棕色腺点。总状花序头状，花紫红色、淡红色至白色，外面被微柔毛。小坚果球形，灰褐色，具深雕纹。花期6~9月，果期7~11月。

【分布】生于草坡上或林下。产于广西、广东、湖南、福建、台湾、山东、江苏、浙江、安徽、江西、贵州、四川等地。

【性能主治】地上部分味辛，性微温。具有发汗解表、和中利湿的功效。主治暑湿感冒，恶寒发热，头痛无汗，腹痛吐泻，小便不利。

【采收加工】夏季茎叶茂盛、花盛时选晴天采收，除去杂质，阴干。

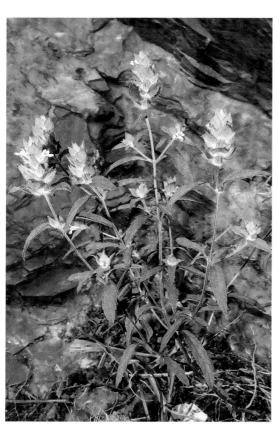

石荠苧

【基原】为唇形科石荠苧 *Mosla scabra* (Thunb.) C. Y. Wu et H. W. Li 的全草。

【别名】土荆芥、野荆芥、野芥菜。

【形态特征】一年生草本。茎四棱形，多纤细分枝。叶片卵形或卵状披针形，先端急尖或钝，基部圆形或宽楔形，边缘近基部全缘，自基部以上为锯齿状，叶腹面被灰色微柔毛，背面灰白色，密布凹陷腺点，近无毛或被极疏短柔毛。总状花序生于主茎及侧枝上；花粉红色。小坚果球形。花期5~11月，果期9~11月。

【分布】生于山坡上、路旁或灌木丛下。产于广西、广东、福建、台湾、江苏、浙江、湖南、湖北、四川、江西、陕西、甘肃、辽宁等地。

【性能主治】全草味辛、苦，性凉。具有疏风解表、清暑除湿、解毒止痒的功效。主治感冒头痛，咳嗽，中暑，风疹炎，热痱，湿疹，肢癣，蛇虫咬伤。

【采收加工】7~8月采收，鲜用或晒干。

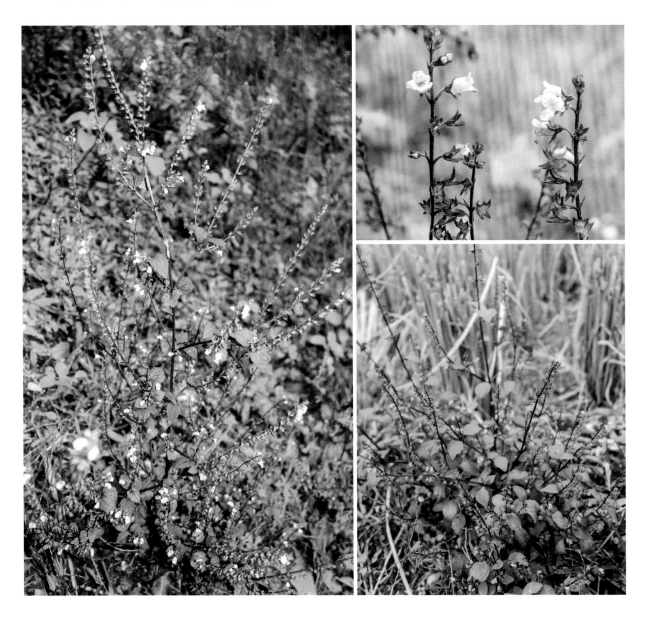

野生紫苏

【基原】为唇形科野生紫苏 *Perilla frutescens* (L.) Britton var. *purpurascens* (Hayata) H. W. Li 的根及近根老茎、茎。

【形态特征】一年生直立草本。茎钝四棱形，密被长柔毛。叶片阔卵形或圆形，膜质或草质，两面绿色或紫色，或仅背面紫色，腹面被疏柔毛，背面被贴生柔毛。轮伞花序具2朵花，组成偏向一侧的顶生及腋生总状花序。小坚果近球形，熟时灰褐色，具网纹。花期8~11月，果期8~12月。

【分布】生于山谷荒地、村边、路旁或栽培于舍旁。产于广西、广东、云南、江西、福建、江苏、河北、湖北等地。

【性能主治】根及近根老茎具有除风散寒、祛痰降气的功效。茎具有理气宽中的功效。

【采收加工】秋季采挖，去泥土，去杂质，晒干。

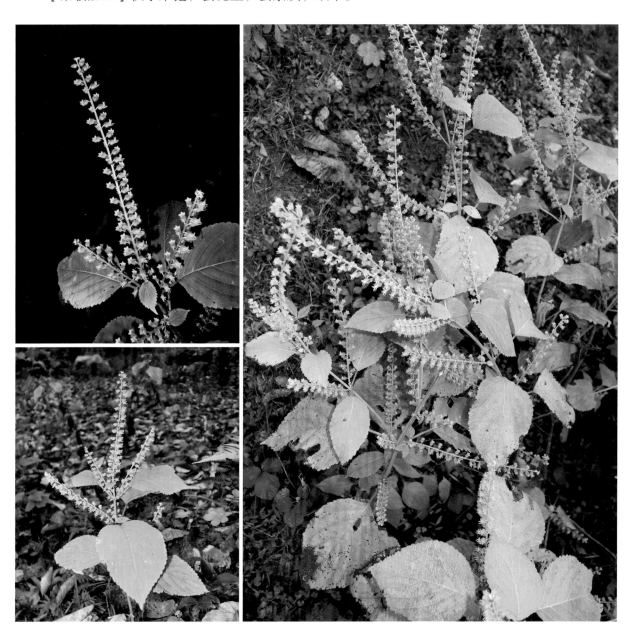

夏枯草

【基原】为唇形科夏枯草 *Prunella vulgaris* L. 的果穗。

【别名】铁色草、紫花草、毛虫药。

【形态特征】草本。具匍匐根茎，多为紫红色，茎被糙毛。茎生叶片长圆形，大小不相等，基部下延至叶柄成狭翅。轮伞花序密集组成顶生长2~4 cm的穗状花序，每个轮伞花序下承托有浅紫红色、宽心形的叶状苞片；花冠紫色、蓝紫色或红紫色，外面无毛。小坚果黄褐色，长圆状卵珠形。花期4~6月，果期7~10月。

【分布】生于草地、沟边及路旁等潮湿处。产于广西、广东、贵州、湖南、湖北、福建、台湾、浙江、江西、河南、甘肃、新疆等地。

【性能主治】果穗味辛、苦，性寒。具有清肝泻火、明目、散结消肿的功效。主治目赤肿痛，目珠夜痛，头痛眩晕，瘰疬，瘿瘤，乳痈，乳癖，乳房胀痛。

【采收加工】夏季果穗呈棕红色时采收，除去杂质，晒干。

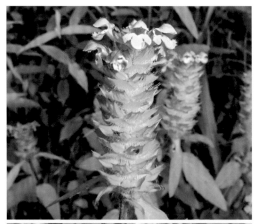

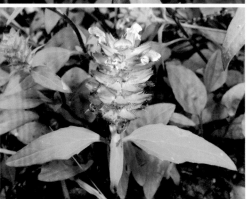

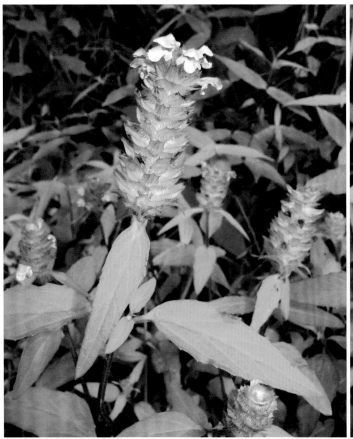

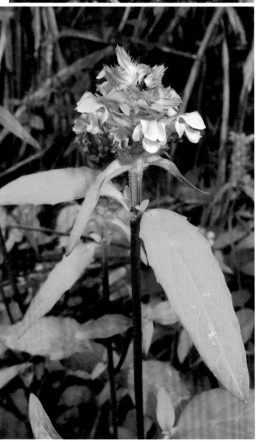

韩信草

【基原】为唇形科韩信草 *Scutellaria indica* L. 的全草。

【别名】耳挖草、大力草、钩头线。

【形态特征】多年生草本。茎四棱柱形，暗紫色，被微柔毛。叶对生；叶片卵圆形至椭圆形，边缘密生整齐圆齿，两面被微柔毛或糙伏毛；叶柄长0.4~2.8 cm，密被微柔毛。花对生，于枝端排列成总状花序；花冠蓝紫色，二唇形，下唇具深紫色斑点。小坚果熟时暗褐色，卵形，具瘤。花期4~8月，果期6~9月。

【分布】生于山坡上、路边、田边及草地上。产于广西、广东、湖南、贵州、河南、陕西、江苏、浙江、福建、四川等地。

【性能主治】全草味辛、苦，性平。具有祛风活血、解毒止痛的功效。主治吐血，咳血，痈肿，疔毒，喉风，牙痛，跌打损伤。

【采收加工】春、夏季采收，洗净，鲜用或晒干。

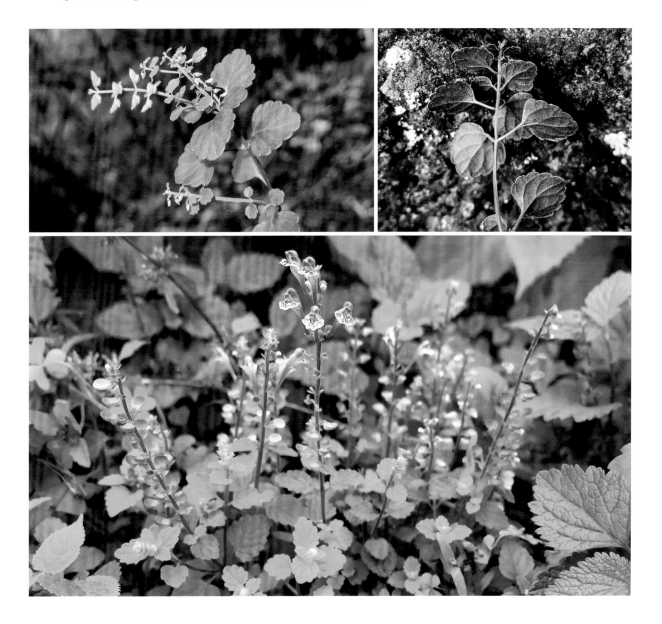

铁轴草

【基原】为唇形科铁轴草 *Teucrium quadrifarium* Buch.-Ham. ex D. Don 的全草、根或叶。

【别名】毛麝香、伤寒头、假藿香、红薄荷。

【形态特征】半灌木。茎直立，基部常常聚结成块状，高30~110 cm，常不分枝。叶片卵圆形或长圆状卵圆形，长3~7.5 cm，宽1.5~4 cm，边缘为有重齿的细齿或圆齿；叶柄长一般不超过1 cm。假穗状花序由轮伞花序组成；花冠淡红色。小坚果倒卵状近圆形，暗栗棕色，背面具网纹。花期7~9月。

【分布】生于林下、山地向阳坡上及灌木丛中。产于广西、广东、云南、贵州、湖南、福建等地。

【性能主治】全草、根或叶味辛、苦，性凉。具有利湿消肿、祛风解暑、凉血解毒的功效。主治风热感冒，肺热咳喘，肺痈，水肿，风湿痛，中暑无汗，吐血，便血，无名肿毒，风疹，湿疹，跌打损伤，外伤出血，毒蛇咬伤，蜂蜇伤。

【采收加工】全年均可采收，洗净，鲜用或晒干。

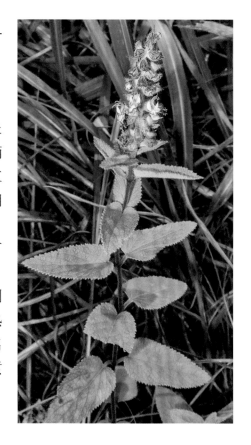

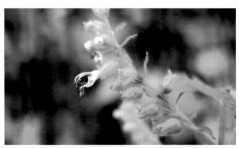

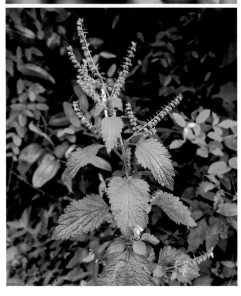

山藿香

【基原】为唇形科血见愁 *Teucrium viscidum* Bl. 的全草。

【别名】消炎草、四方草、假紫苏。

【形态特征】多年生草本。植株具匍匐茎。茎直立，高30~70 cm。叶片卵圆形至卵圆状长圆形，叶柄长1~3 cm。假穗状花序生于茎及短枝上部；苞片披针形，边缘全缘，较开放的花稍短或等长；花冠白色、淡红色或淡紫色，长6.5~7.5 mm，唇片与冠筒成大角度的钝角。小坚果扁球形，黄棕色。花期6~11月。

【分布】生于山地林下润湿处。产于广西、广东、湖南、云南、浙江、江西、福建、江苏等地。

【性能主治】全草味辛，性凉。具有消肿解毒、凉血止血的功效。主治咳血，吐血，出血，肺痈，跌打损伤，痈疽肿毒，痔疮肿痛，漆疮，脚癣，狂犬及毒蛇咬伤。

【采收加工】7~8月采收，洗净，鲜用或晒干。

穿鞘花

【基原】为鸭跖草科穿鞘花 *Amischotolype hispida* (Less. et A. Rich.) D. Y. Hong 的全株。

【别名】独竹草、纳闹红。

【形态特征】多年生粗大草本。根状茎长，节上生根，无毛。叶鞘长达4 cm，密生褐黄色细长硬毛；叶片椭圆形，基部楔状渐狭成带翅的柄，两面近边缘处及叶背面主脉的下半端密生褐黄色的细长硬毛。头状花序大，常有花数十朵。蒴果卵球状三棱形，顶端钝，近顶端疏被细硬毛。花期7~8月，果期9月以后。

【分布】生于林下及山谷溪边。产于广西、广东、海南、福建、台湾、云南、贵州、西藏等地。

【性能主治】全株味甘，性寒。具有清热利尿、解毒的功效。主治尿路感染，小便不利，毒蛇咬伤。

【采收加工】夏、秋季采收，洗净，晒干。

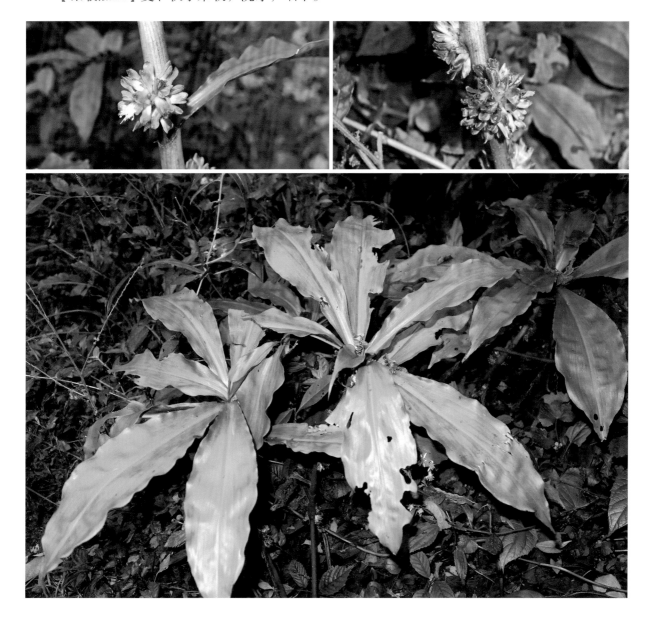

鸭跖草

【基原】为鸭跖草科鸭跖草 *Commelina communis* L. 的地上部分。

【别名】耳环草、蓝花菜、蓝花水竹草。

【形态特征】一年生披散草本。茎匍匐生根，下部无毛，上部被短毛。叶片披针形至卵状披针形。总苞片佛焰苞状，有1.5~4 cm的柄，与叶对生，折叠状，边缘常有硬毛；聚伞花序，下部分枝仅有花1朵，不孕；上部分枝具花3~4朵，具短梗，几乎不伸出佛焰苞；花瓣深蓝色。蒴果椭圆形，2片裂。花果期6~10月。

【分布】生于路旁、荒地上、林缘的灌木丛中和草丛中。产于云南、四川、甘肃以东的南北各地。

【性能主治】地上部分味甘、淡，性寒。具有清热泻火、解毒、利水消肿的功效。主治感冒发热，热病烦渴，咽喉肿痛，水肿尿少，热淋涩痛，痈肿疔毒。

【采收加工】夏、秋季采收，晒干。

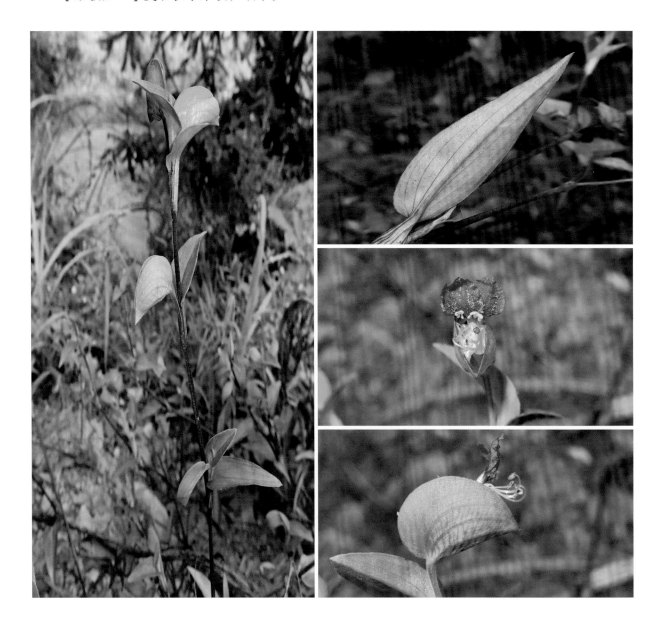

大苞甲跖草

【基原】为鸭跖草科大苞鸭跖草 *Commelina paludosa* Bl. 的全草。

【别名】七节风、竹叶菜。

【形态特征】多年生粗壮大草本。茎常直立，有时基部节上生根，无毛或疏生短毛。叶无柄；叶片披针形至卵状披针形，顶端渐尖，两面无毛或有时腹面生粒状毛而背面密被细长硬毛。蝎尾状聚伞花序有花数朵，几不伸出。蒴果卵球状三棱形，3室，3片裂。花期8~10月，果期10月至翌年4月。

【分布】生于林下及山谷溪边。产于广西、广东、台湾、江西、福建、湖南、云南、贵州、四川、西藏等地。

【性能主治】全草味甘，性寒。具有利水消肿、清热解毒、凉血止血的功效。主治水肿，脚气，小便不利，热淋尿血，鼻出血，血崩，痢疾，咽喉肿痛，丹毒，痈肿疮毒，蛇虫咬伤。

【采收加工】夏、秋季采收，洗净，鲜用或晒干。

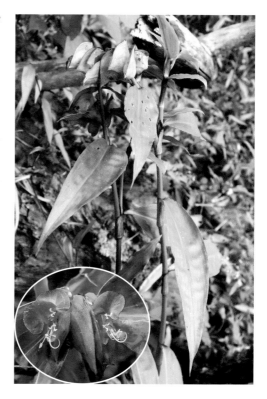

聚花草

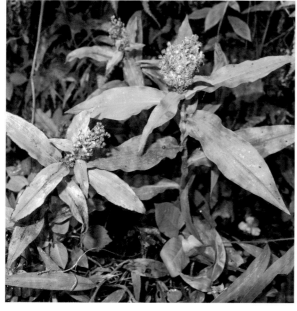

【基原】为鸭跖草科聚花草 *Floscopa scandens* Lour. 的全草。

【别名】塘壳菜、过江竹。

【形态特征】多年生草本。根状茎节上密生须根，直立茎高20~70 cm，不分枝。叶片椭圆形至披针形，腹面有鳞片状突起，无柄或有带翅短柄。圆锥花序，顶生并兼有腋生，多个组成长达8 cm、宽达4 cm的扫帚状复圆锥花序；花蓝色或紫色，少白色。蒴果卵圆状，长宽均约2 mm，侧扁。花果期7~11月。

【分布】生于水边、沟边的草地及林中。产于广西、广东、海南、浙江、台湾、湖南等地。

【性能主治】全草味苦，性凉。具有清热解毒、利水的功效。主治肺热咳嗽，目赤肿痛，疮疖肿毒，水肿，淋症。

【采收加工】夏、秋季采收，洗净，鲜用或晒干。

竹叶莲

【基原】为鸭跖草科杜若 *Pollia japonica* Thunb. 的根状茎或全草。

【别名】水芭蕉、竹叶菜、山竹壳菜、包谷七。

【形态特征】多年生草本。茎不分枝，高30~80 cm，被短柔毛。叶鞘无毛；叶片长椭圆形，近无毛。蝎尾状聚伞花序长2~4 cm，常多个成轮排列，也有不成轮的，集成圆锥花序；花序总梗长15~30 cm，花序远远伸出叶子，各级花序轴和花梗被相当密的钩状毛；花瓣白色。果球状。花期7~9月，果期9~10月。

【分布】生于山谷疏林、密林下或林缘。产于广西、广东、台湾、福建、浙江、安徽、江西、贵州、四川等地。

【性能主治】根状茎或全草味微苦，性凉。具有清热利尿、解毒消肿的功效。主治小便黄赤，热淋，疔痈疖肿，蛇虫咬伤。

【采收加工】夏、秋季采收，洗净，鲜用或晒干。

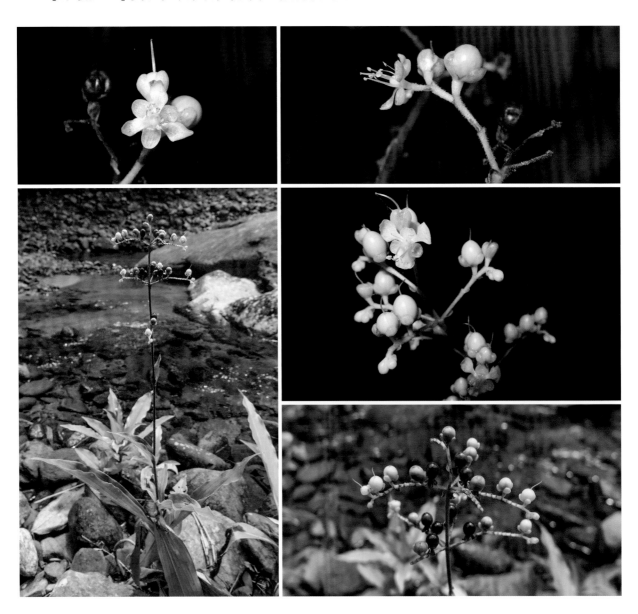

箭秆风

【基原】为姜科箭秆风 *Alpinia sichuanensis* Z. Y. Zhu 的根状茎。

【别名】土砂仁、山姜、假砂仁。

【形态特征】植株高1~1.5 m。叶片披针形或线状披针形，长20~30 cm，宽2~6 cm，顶端具细尾尖，两面无毛。穗状花序长7~20 cm；小花常每3朵一簇生于花序轴上；花序轴被茸毛；花冠白色或淡黄色。蒴果球形，直径7~10 mm，红色，被短柔毛，顶冠以宿存的萼管。花期4~6月，果期6~11月。

【分布】生于林下阴湿处。产于广西、广东、云南、湖南、贵州、江西、四川等地。

【性能主治】根状茎味辛、微苦，性温。具有除湿消肿、行气止痛的功效。主治风湿痹痛，胃痛，跌打损伤。

【采收加工】全年均可采收，除去茎叶，洗净，鲜用或切片晒干。

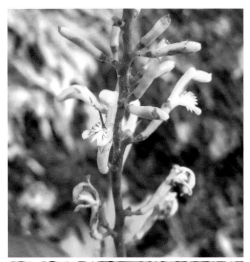

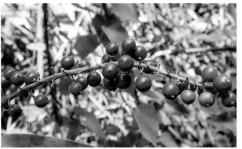

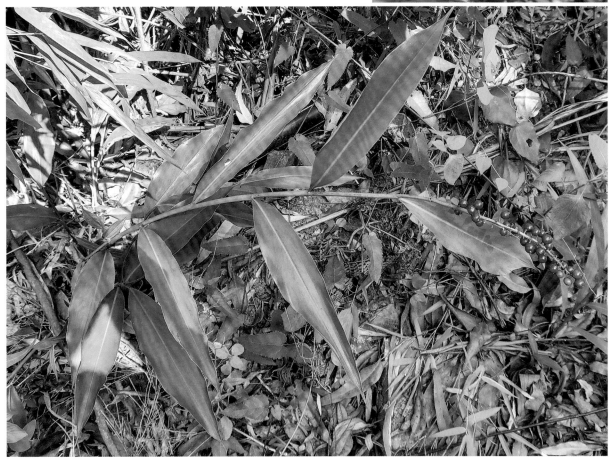

樟柳头

【基原】为姜科闭鞘姜 *Costus speciosus* (Koen.) Smith 的根状茎。

【别名】白石笋、水蕉花、广商陆。

【形态特征】多年生宿根草本。植株高1~3 m，具匍匐的根状茎。叶片螺旋状排列，长圆形或披针形，长15~20 cm，宽6~10 cm，背面密被绢毛。穗状花序顶生，椭圆形或卵形，长5~15 cm；苞片红色，革质；花冠白色或顶部红色，唇瓣宽喇叭形，纯白色。蒴果稍木质，红色。花期7~9月，果期9~11月。

【分布】生于疏林下、山谷阴湿地中、路边草丛中、荒坡上、水沟边。产于广西、广东、台湾、云南等地。

【性能主治】根状茎味辛，性寒；有毒。具有利水消肿、解毒止痒的功效。主治水肿膨胀，淋症、白浊、痈肿恶疮。

【采收加工】秋季采收，除去茎叶、须根，鲜用或切片晒干。

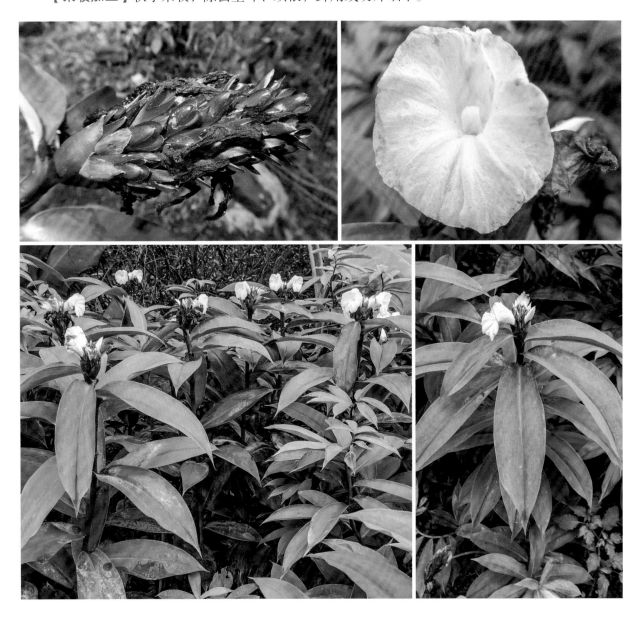

郁金

【基原】为姜科郁金 *Curcuma aromatica* Salisb. 的块根。

【别名】马蒁、五帝足、黄郁。

【形态特征】根状茎肉质，椭圆形或长椭圆形，黄色。叶基生；叶片长圆形，顶端具细尾尖，腹面无毛，背面被短柔毛；叶柄约与叶片等长。花葶单独由根状茎抽出，穗状花序圆柱形，长约15 cm；有花的苞片淡绿色；花冠管漏斗形，喉部被毛，裂片白色带粉红色；唇瓣黄色，倒卵形。花期4~6月。

【分布】生于疏林下，通常为人工栽培。产于我国西南、东南地区。

【性能主治】块根味辛、苦，性寒。具有行气化瘀、清心解郁、利胆退黄的功效。主治胸腹胁肋诸痛，失心癫狂，热病神昏，吐血，鼻出血，尿血，血淋，妇女倒经，黄疸。

【采收加工】冬、春季采收，摘取块根，除去须根，洗净泥土，入沸水中煮或蒸至透心，取出，晒干。

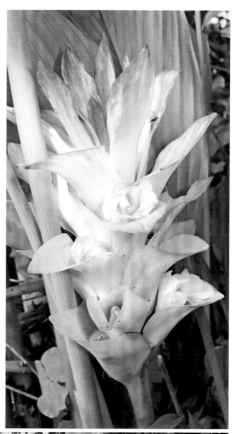

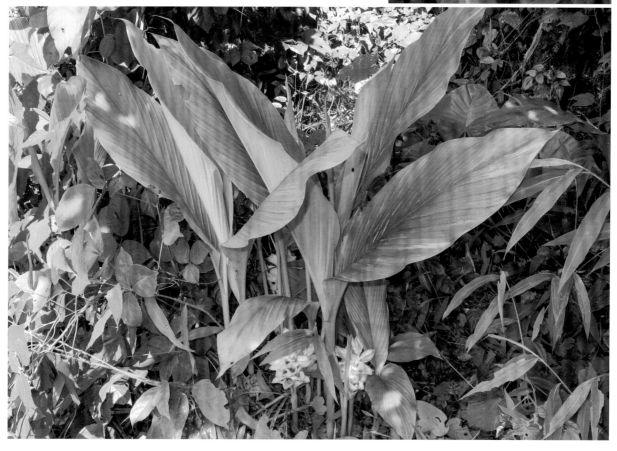

姜黄

【基原】为姜科姜黄 *Curcuma longa* L. 的根状茎。

【别名】黄姜、毛姜黄、郁金。

【形态特征】多年生草本。根状茎成丛，块根断面深黄色。分枝呈不规则的椭圆形或圆柱状，橙黄色，极香。叶片宽椭圆形或长圆形，两面无毛。花葶由叶鞘内抽出，总花梗长12~20 cm；穗状花序圆柱形，长12~18 cm；上部苞片顶端淡红色；花冠淡黄色，唇瓣倒卵形。花期7~9月。

【分布】生于向阳处，通常为人工栽培。产于广西、广东、台湾、福建、云南、西藏等地。

【性能主治】根状茎味辛、苦，性寒。具有活血止痛、行气解郁、清心凉血、利胆退黄的功效。主治胸胁刺痛，胸痹心痛，闭经痛经，乳房胀痛，热病神昏，癫痫发狂，血热吐血，黄疸尿赤。

【采收加工】冬季茎叶枯萎后采收，除去泥沙及细根，蒸或煮至透心，干燥。

【附注】据《中国药典》（2020年版）记载，本种及温郁金*Curcuma wenyujin* Y. H. Chen & C. Ling、广西莪术*Curcuma kwangsiensis* S. G. Lee et C. F. Liang、莪术*Curcuma phaeocaulis* Valeton均可作中药材"郁金"用，来自温郁金的称温郁金，来自广西莪术的称桂郁金，来自莪术的称绿丝郁金。

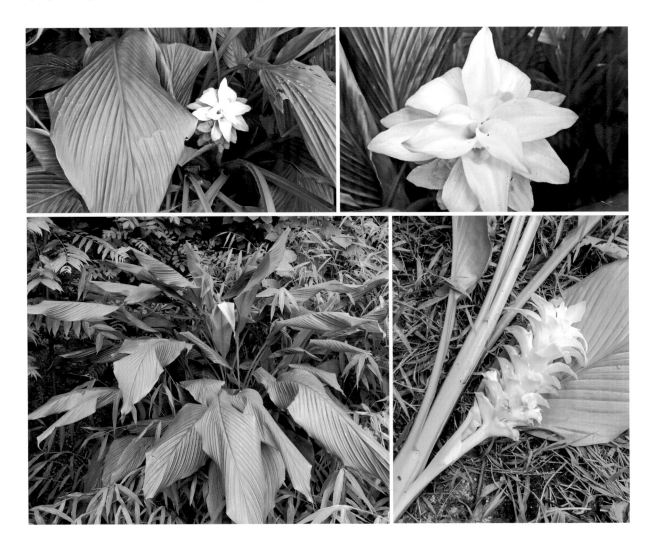

天冬

【基原】为百合科天门冬 *Asparagus cochinchinensis* (Lour.) Merr. 的块根。

【别名】三百棒、天冬草、丝冬。

【形态特征】多年生攀缘状草本。块根肉质，簇生，长椭圆形或纺锤形，长4~10 cm，灰黄色。叶状枝2~3枝簇生，线形扁平或由于中脉龙骨状而略呈锐三棱形。叶片退化为鳞片，主茎上的鳞状叶常变为下弯的短刺。花1~3朵簇生于叶状枝腋，黄白色或白色。浆果球形，熟时红色。花期5~6月，果期8~10月。

【分布】生于山野、疏林或灌木丛中，亦有栽培。产于我国中部、西北部、长江流域及南方各地。

【性能主治】块根味甘、苦，性寒。具有清肺生津、养阴润燥的功效。主治肺燥干咳，顿咳痰黏，腰膝酸痛，骨蒸潮热，内热消渴，热病津伤，咽干口渴，肠燥便秘。

【采收加工】秋、冬季采收，洗净，除去茎基和须根，置于沸水中煮或蒸至透心，趁热除去外皮，洗净，干燥。

【附注】本品被《中国药典》（2020年版）收录，呈长纺锤形，略弯曲，表面黄白色至淡黄棕色，半透明，质硬或柔润，有黏性，断面角质样，中柱黄白色。

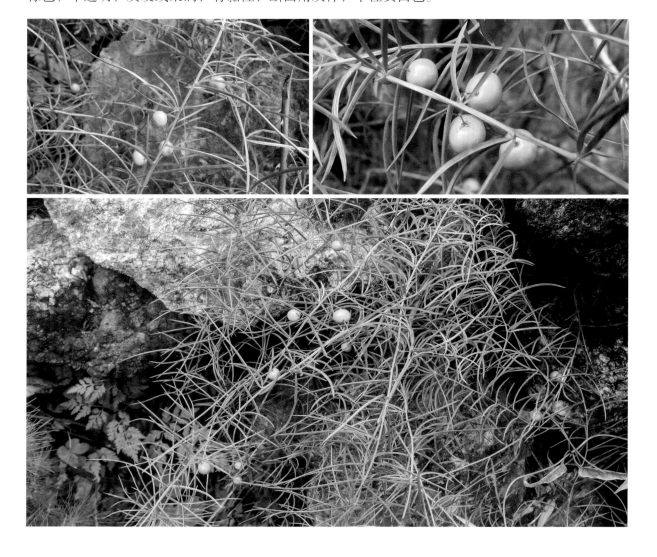

竹林霄

【基原】为百合科宝铎草 *Disporum sessile* D. Don 的根及根状茎。

【别名】遍地姜、石竹根、竹叶三七。

【形态特征】多年生草本。茎高30~80 cm，上部具叉状分枝。根状茎肉质，横出。叶片矩圆形、卵形至披针形，具横脉，有短柄或近无柄。花1~5朵，生于分枝顶端；花梗长1~2 cm，花黄色、黄绿色或白色；花被片倒卵状披针形。浆果椭圆形或球形，直径约1 cm。花期3~6月，果期6~11月。

【分布】生于林下或灌木丛中。产于广西、广东、云南、贵州、四川、湖南、江西、江苏、浙江、山东、陕西等地。

【性能主治】根及根状茎味甘、淡，性平。具有清热解毒、润肺止咳、健脾消食、舒筋活络的功效。主治肺热咳嗽，肺痨咯血，食积胀满，腰腿痛，风湿痹痛，骨折，烧烫伤。

【采收加工】夏、秋季采收，洗净，鲜用或晒干。

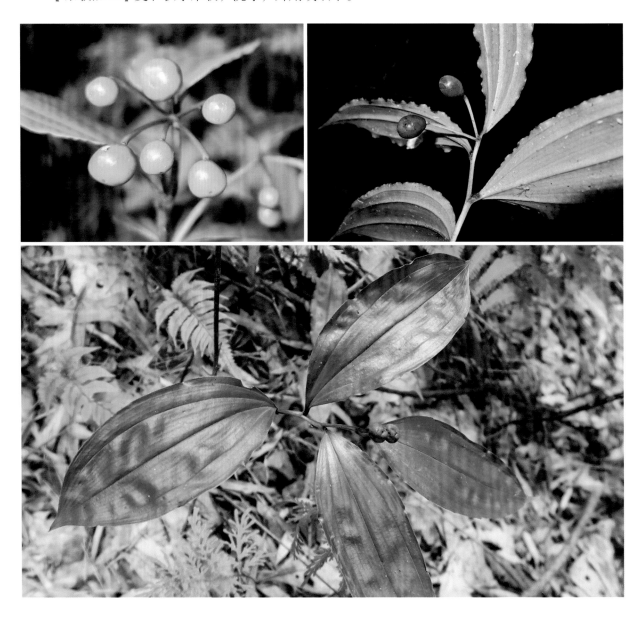

黄精

【基原】为百合科多花黄精 *Polygonatum cyrtonema* Hua 的根状茎。

【别名】野仙姜、鸡头参、玉竹黄精。

【形态特征】多年生草本。根状茎连珠状或块状，每个结节上茎痕明显，圆盘状。茎高50~100 cm，通常具10~15枚叶。叶互生，卵状披针形或长圆状披针形，长10~18 cm，宽2~7 cm。伞形花序常有花3~14朵，总花梗长1~4 cm；花被筒状，黄绿色。浆果紫黑色，直径约1 cm。花期5~6月，果期7~9月。

【分布】生于林下、沟谷或山坡背阳处。产于广西、广东、湖南、贵州、湖北、江西、安徽、江苏等地。

【性能主治】根状茎味甘，性平。具有补气养阴、健脾润肺、益肾的功效。主治口干食少，肺虚燥咳，脾胃虚弱，体倦乏力，精血不足，须发早白，内热消渴。

【采收加工】春、秋季采收，除去须根，洗净，置于沸水中稍烫或蒸至透心，干燥。

【附注】本种被《中国药典》（2020年版）收录。炮制成饮片，呈不规则厚片，质较柔软。味甜，微有酒香气。

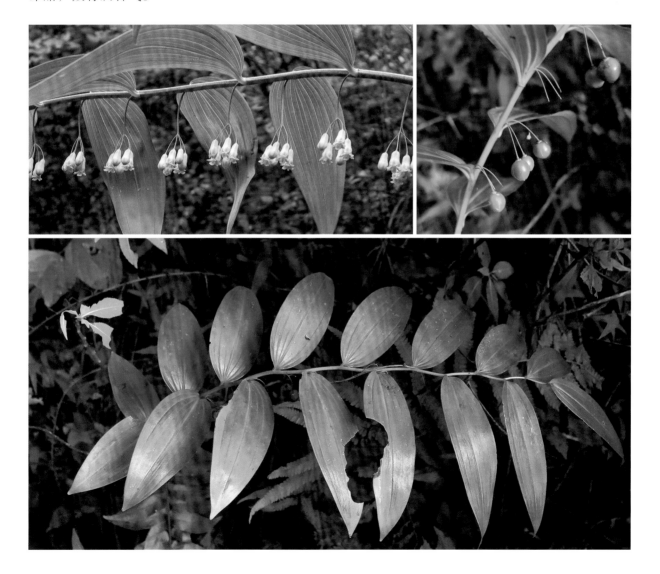

菝葜

【基原】为菝葜科菝葜 *Smilax china* L. 的根状茎。

【别名】金刚兜、金刚头、红金刚藤。

【形态特征】攀缘灌木。根状茎粗厚，坚硬，为不规则的块状，直径2~3 cm。茎疏生刺。叶干后通常红褐色或古铜色，圆形、卵形或其他形状；叶柄脱落点靠近卷须处。伞形花序生于叶片尚幼嫩的小枝上，具十几朵或更多的花，常呈球形；花黄绿色。浆果熟时红色，有粉霜。花期2~5月，果期9~11月。

【分布】生于山坡上、灌木丛中、林下、路旁。产于广西、广东、云南、贵州、四川、湖南、湖北、江苏、浙江、山东等地。

【性能主治】根状茎味甘、微苦、涩，性平。具有利湿去浊、祛风除痹、解毒散瘀的功效。主治小便淋浊，带下量多，风湿痹痛，疔疮痈肿。

【采收加工】秋末至翌年春季采收，除去须根，洗净，晒干或趁鲜切片，干燥。

【附注】本种被《中国药典》（2020年版）收录。炮制成饮片，呈不规则的片，切面棕黄色或红棕色，可见点状维管束，质硬，折断时有粉尘飞扬。

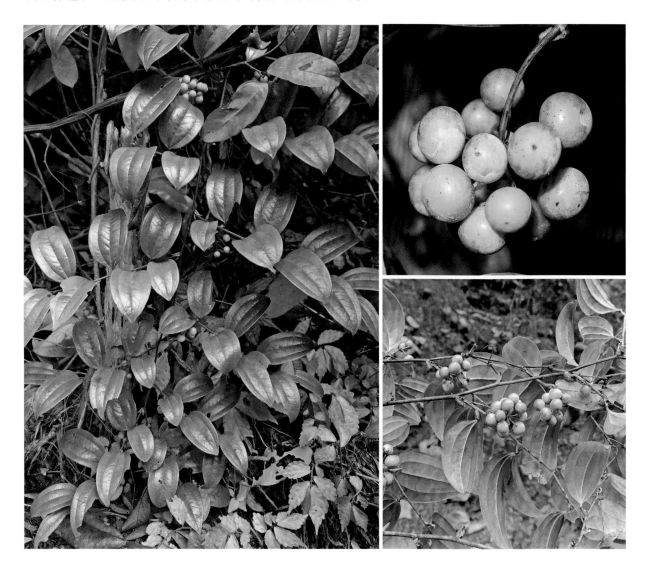

土茯苓

【基原】为菝葜科土茯苓 *Smilax glabra* Roxb. 的根状茎。

【别名】光叶菝葜、地胡苓、久老薯。

【形态特征】攀缘灌木。根状茎粗厚，块状，常由匍匐茎相连接，直径2~5 cm；茎光滑，无刺。叶片狭椭圆状披针形至狭卵状披针形，背面通常绿色，有时带苍白色；叶柄有卷须。伞形花序，通常具10多朵花；花绿白色，六棱状球形。浆果熟时紫黑色，具粉霜。花期7~11月，果期11月至翌年4月。

【分布】生于丘陵及山地的灌木丛中、疏林中或山谷中。产于广西、广东、湖南、湖北、浙江、四川、安徽、甘肃等地。

【性能主治】根状茎味甘、淡，性平。具有除湿、解毒、通利关节的功效。主治梅毒及汞中毒所致的肢体拘挛，筋骨疼痛，湿热淋浊，带下，痈肿，瘰疬，疥癣。

【采收加工】夏、秋季采收，除去须根，洗净，干燥，或趁鲜切成薄片，干燥。

【附注】本种被《中国药典》（2020年版）收录。炮制成饮片，呈长圆形或不规则的薄片，边缘不整齐，切面黄白色或红棕色，粉性，可见点状维管束及多数小亮点，以水湿润后有黏滑感。

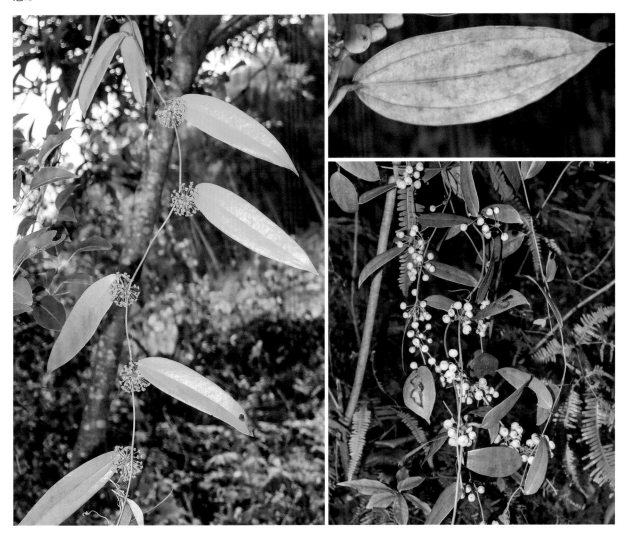

九牛力

【基原】为菝葜科抱茎菝葜 *Smilax ocreata* A. DC. 的根状茎。

【别名】大金刚、土萆薢。

【形态特征】攀缘灌木。茎常疏生刺。叶片革质，卵形或椭圆形，基部宽楔形至浅心形；叶柄长2~3.5 cm，基部两侧具耳状鞘，有卷须，鞘穿茎状抱茎。圆锥花序，具2~7个伞形花序；伞形花序单个着生，具10~30朵花；花黄绿色，稍带淡红色。浆果熟时暗红色，具粉霜。花期3~6月，果期7~10月。

【分布】生于林中、坡地、山谷阴湿处。产于广西、广东、四川、贵州、云南等地。

【性能主治】根状茎味甘、淡，性平。具有健脾胃、强筋骨的功效。主治脾虚少食，耳鸣，乏力，腰膝酸软。

【采收加工】秋、冬季采收，洗净，切片，晒干。

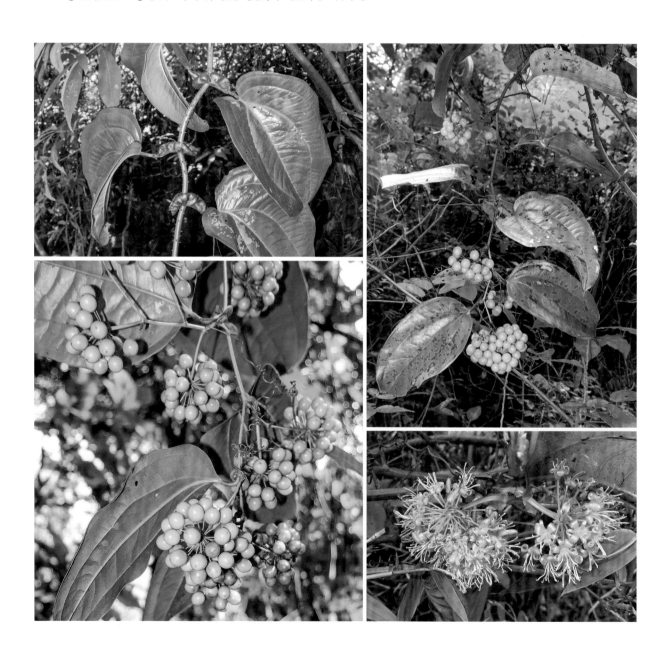

牛尾菜

【基原】为菝葜科牛尾菜 *Smilax riparia* A. DC. 的根及根状茎。

【别名】白须公、软叶菝葜、牛尾草。

【形态特征】多年生草质藤本。具密结节状根状茎；根细长弯曲，密生于节上，长15~40 cm，质坚韧不易折断。叶片长圆状卵形或披针形，长7~15 cm，宽2.5~11 cm，无毛，主脉5条；叶柄具卷须。伞形花序，花多朵，总花梗纤细。浆果直径7~9 mm，熟时黑色。花期6~7月，果期8~10月。

【分布】生于山坡林下、灌木丛中或草丛中。产于广西、广东、贵州、陕西、浙江、江苏、江西等地。

【性能主治】根及根状茎味甘、苦，性平。具有祛痰止咳、祛风活络的功效。主治支气管炎，肺结核，咳嗽，咯血，风湿性关节炎，筋骨疼痛，腰肌劳损，跌打损伤。

【采收加工】夏、秋季采收，洗净，晾干。

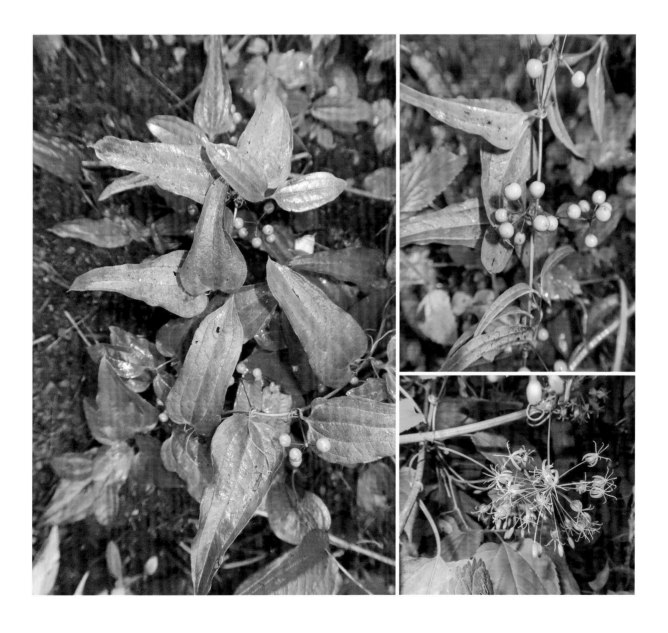

海芋

【基原】为天南星科海芋 *Alocasia odora* (Roxb.) K. Koch 的根状茎或茎。

【别名】野芋、朴薯头、大虫芋。

【形态特征】直立草本。根状茎粗，圆柱形，有节。叶柄粗大；叶片革质，极宽，箭状卵形，侧脉每边9~12条。花序柄2~3条丛生；佛焰苞管部长圆状卵形；檐部舟状，长圆形；肉穗花序芳香，雌花序白色，能育雄花序淡黄色；附属器淡绿色至乳黄色，圆锥状。浆果红色。花果期4~8月。

【分布】生于山谷林缘或沟谷中。产于广西、广东、台湾、福建、江西、湖南、贵州、云南、四川等地。

【性能主治】根状茎或茎味辛，性寒；有毒。具有清热解毒、行气止痛、散结消肿的功效。主治流感，感冒，腹痛，肺结核，风湿骨痛，疔疮，痈疽肿毒，瘰疬，附骨痈，斑秃，疥癣，虫蛇咬伤。

【采收加工】全年均可采收，用刀削去外皮，切片，清水浸漂5~7天，并多次换水，取出鲜用或晒干。加工时以布或纸垫手，以免中毒。

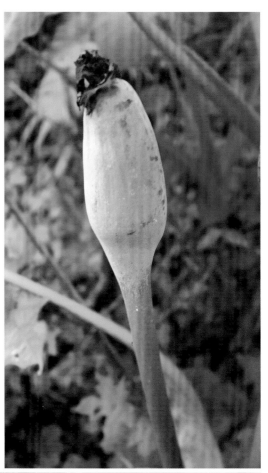

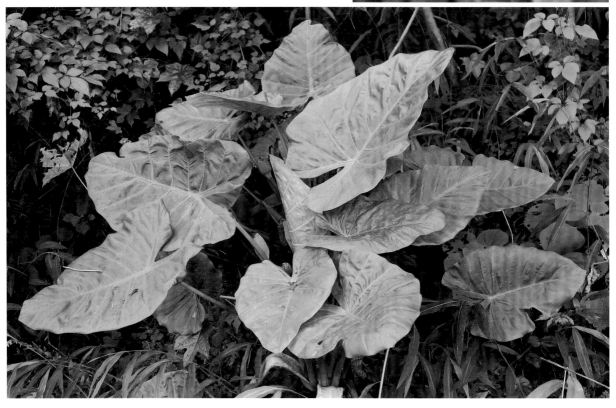

穿心藤

【基原】为天南星科穿心藤 *Amydrium hainanense* (Ting et C. Y. Wu) H. Li 的藤茎。

【别名】穿孔藤、穿心风。

【形态特征】攀缘藤本。茎干时变黑色，节间长2~3 cm。叶片压干后呈黑褐色，卵状披针形或镰状披针形，基部圆形或浅心形，边缘全缘，两侧沿中肋或有大小不一的长圆形或卵形空洞。花序柄于枝顶叶腋单生、圆柱形，长8~10 cm，干时黑褐色；佛焰苞黄红色，短舟状；肉穗花序圆柱形。花期4~10月。

【分布】生于山谷或水旁密林中，附生于树干上或石上。产于广西、广东、湖南、云南等地。

【性能主治】藤茎味甘、涩，性平。具有清热解毒、消肿止痛、祛风除湿的功效。主治胃炎，胃溃疡，胆囊炎，鹤膝风，骨髓炎。

【采收加工】全年均可采收，鲜用或切片晒干。

【附注】该种和雷公连 *Amydr ium sinense* (Engl. H. Li)在外部性特征上极为相似，常误作为雷公连使用，但两者在性味、功效及病证治疗上有较大差异。

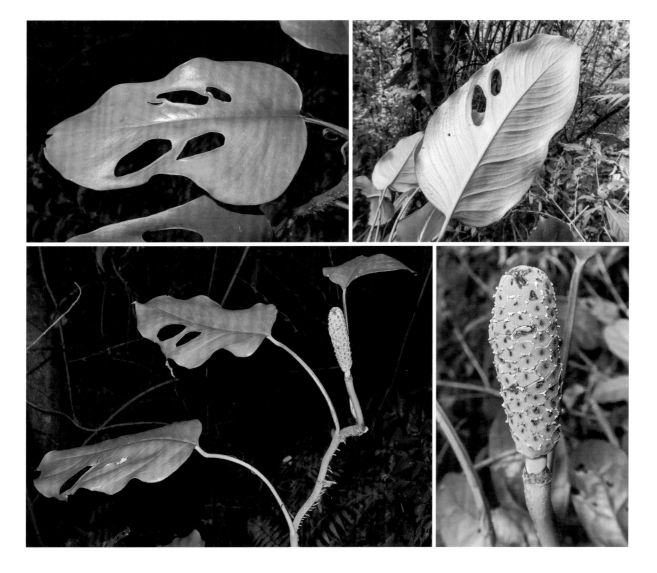

石柑子

【基原】为天南星科石柑子 *Pothos chinensis* (Raf.) Merr. 的全草。

【别名】石葫芦、上树葫芦、爬石蜈蚣。

【形态特征】附生藤本。茎亚木质，节上常束生气生根。叶片纸质，椭圆形、披针状卵形至披针状长圆形，先端渐尖至长渐尖，常有芒状尖头；叶柄倒卵状长圆形或楔形，长1~4 cm，宽0.5~1.2 cm。花序腋生，佛焰苞卵状，肉穗花序短。浆果黄绿色至红色，卵形或长圆形，长约1 cm。花果期全年。

【分布】生于阴湿密林中，常匍匐于石上或附生于树干上。产于广西、广东、台湾、四川、贵州、湖北等地。

【性能主治】全草味辛、苦，性平；有小毒。具有行气止痛、消积、祛风湿、散瘀解毒的功效。主治心胃气痛，食积胀满，疝气，小儿疳积，血吸虫晚期，肝脾肿大，风湿痹痛，脚气，跌打损伤，骨折，中耳炎，耳疮，鼻窦炎。

【采收加工】春、夏季采收，洗净，鲜用或切段晒干。

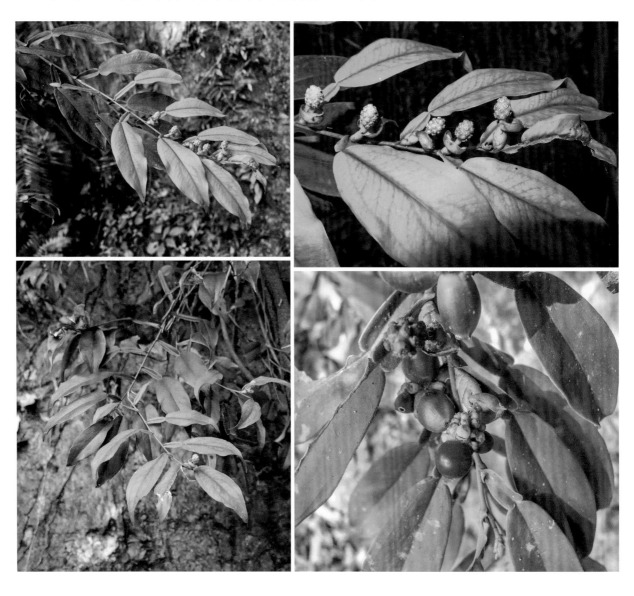

铁色箭

【基原】为石蒜科忽地笑 *Lycoris aurea* (L' Hér.) Herb. 的鳞茎。

【别名】黄花石蒜、岩大蒜、独脚蒜头。

【形态特征】多年生草本。鳞茎肥大，卵球形，直径5~6 cm，外皮棕褐色。秋季出叶，叶片剑形，质厚，宽17~25 cm。花葶先于叶抽出；伞形花序有花3~8朵；花鲜黄色至橙黄色；花被裂片6枚，背面具淡绿色中肋，倒披针形，强度反卷和皱缩；花被筒长12~15 cm。蒴果具3棱。花期8~10月。

【分布】生于山坡阴湿处。产于广西、广东、云南、湖北、湖南、四川、台湾等地。

【性能主治】鳞茎味辛、甘，微寒；有毒。具有润肺止咳、解毒消肿的功效。主治肺热咳嗽，阴虚痨热，小便不利，痈肿疮毒，疔疮结核，烫火伤。

【采收加工】秋季采收，选大者洗净，鲜用或晒干。

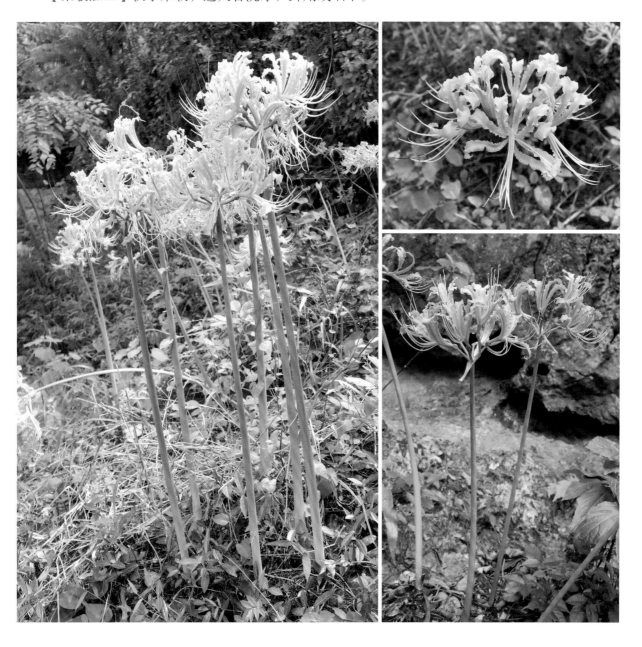

射干

【基原】为鸢尾科射干 *Belamcanda chinensis* (L.) DC. 的根状茎。

【别名】蒍蓄、较剪兰、扇把草。

【形态特征】多年生草本。根状茎呈不规则块状，表面和断面均黄色。叶互生，嵌迭状排列；叶片剑形，基部鞘状抱茎，无中脉。二歧聚伞花序，顶生，每分枝的顶端聚生有数朵花；花橙红色，散生暗红色斑点。蒴果倒卵形，顶端无喙，常残存有凋萎的花被，成熟时室背开裂。花期5~7月，果期6~9月。

【分布】生于低海拔的山谷、山脚路边及林下阴湿草地，或栽培于庭园。产于广西、广东、台湾、福建、河南、江苏、安徽、湖北、湖南、浙江、贵州、云南等地。

【性能主治】根状茎味苦，性寒。具有清热解毒、消痰利咽的功效。主治咽喉肿痛，咳嗽气喘，热毒痰火郁结，痰涎壅盛。

【采收加工】春季刚发芽或秋季茎叶枯萎时采收，除去须根，干燥。

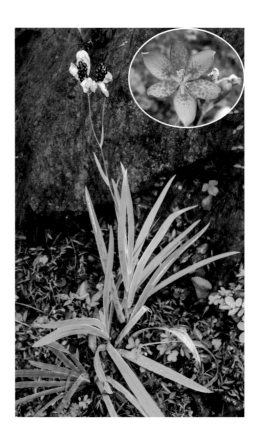

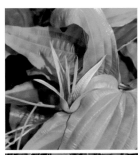
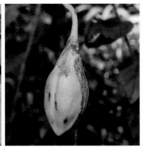
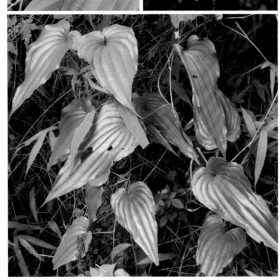

百部

【基原】为百部科大百部 *Stemona tuberosa* Lour. 的块根。

【别名】对叶百部、山百根、野天门冬。

【形态特征】多年生缠绕草本。块根肉质，纺锤形，数个簇生成束。叶通常对生或轮生，叶片卵状披针形、卵形或宽卵形，基部心形，边缘稍波状，纸质或薄革质；叶柄长3~10 cm。花单生或2~3朵排成总状花序，腋生；花被片4枚，披针形，黄绿色，具紫色脉纹。蒴果倒卵形而扁。花期4~7月，果期7~8月。

【分布】生于山坡疏林下或旷野中。产于长江以南各地。

【性能主治】块根味甘、苦，性微温。具有润肺下气、止咳、杀虫灭虱的功效。主治咳嗽，肺痨咳嗽，顿咳；外用治头虱，体虱，蛲虫病，阴痒。

【采收加工】春、秋两季采收，除去须根，洗净，置于沸水中稍烫或蒸至无白心，取出，晒干。

薯莨

【基原】为薯蓣科薯莨 *Dioscorea cirrhosa* Lour. 的块茎。

【别名】红孩儿、牛血莲、染布薯。

【形态特征】多年生藤本。块茎生于表土层或几乎全露于地面，形状多样，外皮黑褐色，有疣状突起；断面新鲜时黄红色，干后变紫黑色；茎下部具刺。叶片卵形至狭披针形；单叶，在茎下部的互生，中部以上的对生。雌花序单生于叶腋，长达12 cm。蒴果近三棱状扁圆形，具3翅。花期4~6月，果期9~11月。

【分布】生于山坡、路旁、河谷边的杂木林下、阔叶林下、灌木丛中或林边。分布于广西、广东、福建、台湾、湖南、江西、贵州、四川、云南、西藏等地。

【性能主治】块茎味苦、微酸、涩，性平；有毒。具有活血补血、收敛固涩的功效。主治咳血，咯血，呕血，鼻出血，尿血，便血，崩漏，月经不调等。

【采收加工】5~8月采收，洗净，捣碎鲜用或切片晒干。

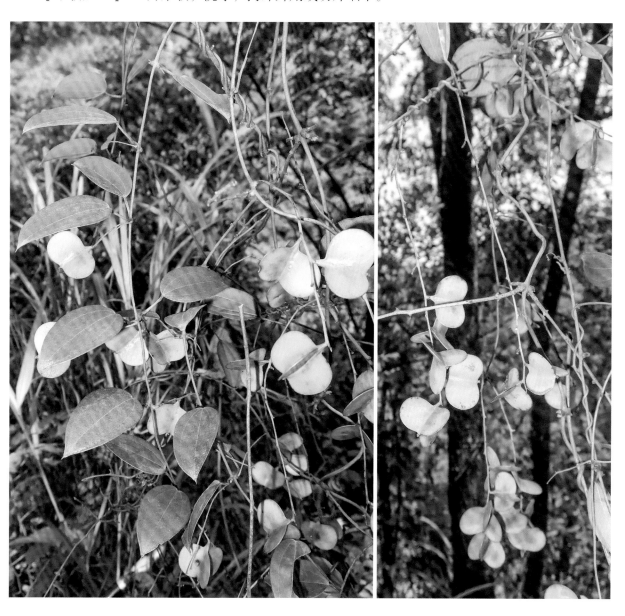

山药

【基原】为薯蓣科日本薯蓣 *Dioscorea japonica* Thunb. 的根状茎。

【别名】肥儿薯、光山药、山薯。

【形态特征】缠绕草质藤本。块茎断面白色或有时带黄白色。叶片常三角状披针形、长椭圆状窄三角形或长卵形；在茎下部的互生，中部以上的对生。雄花序为穗状花序，长2~8 cm；雄花绿白色或淡黄色，花被片有紫色斑纹；雌花序为穗状花序，长6~20 cm。蒴果三棱状扁圆形。花期5~10月，果期7~11月。

【分布】生于山坡、路旁的杂木林下或草丛中。产于广西、广东、贵州、湖南、湖北、安徽、江苏、浙江、江西等地。

【性能主治】根状茎味甘，性平。具有生津益肺、补肾涩精、补脾养胃的功效。主治肺虚喘咳，脾虚食少，肾虚遗精，带下，尿频，虚热消渴，久泻不止。

【采收加工】冬季采收，切去根头，洗净，除去外皮及须根，用硫黄熏后，干燥。也可选择肥大顺直的干燥山药，置于清水中，浸至无干心，闷透，用硫黄熏后，切齐两端，用木板搓成圆柱状，晒干，打光，俗称"光山药"。

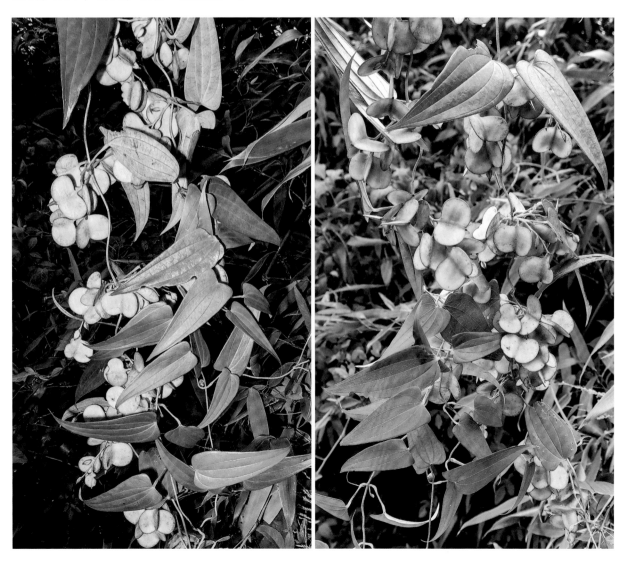

大地棕根

【基原】为仙茅科大叶仙茅 *Curculigo capitulata* (Lour.) O. Ktze. 的根状茎。

【别名】野棕、竹灵芝、岩棕。

【形态特征】多年生草本。植株高达1 m。根状茎粗短，具走茎。叶基生，通常4~7片；叶片椭圆状披针形，长40~90 cm，宽5~14 cm，边缘全缘，具折扇状平行脉。花葶长10~34 cm，通常短于叶，被褐色长柔毛；总状花序强烈缩短成头状，球形或近卵形；花黄色。浆果球形，白色，无喙。花期5~6月，果期8~9月。

【分布】生于林下或阴暗潮湿处。产于广西、广东、台湾、福建、四川、贵州、云南、西藏等地。

【性能主治】根状茎味辛、微苦，性平。具有补肾壮阳、祛风除湿、活血调经的功效。主治肾虚咳喘，阳痿遗精，白浊带下，腰膝酸软，风湿痹痛，宫冷不孕，月经不调，崩漏，子宫脱垂，跌打损伤。

【采收加工】夏、秋季采收，除去叶，洗净，切片，晒干。

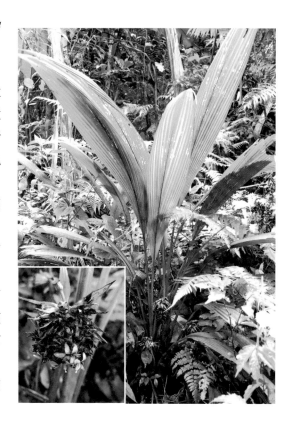

独脚仙茅

【基原】为仙茅科仙茅 *Curculigo orchioides* Gaertn. 的根状茎。

【别名】黄茅参、独脚黄茅、仙茅参。

【形态特征】多年生草本。根状茎近圆柱状，直立。叶片较窄，线形或线状披针形，大小变化甚大，长10~45 (90) cm，宽5~25 mm，两面散生疏柔毛或无毛；叶柄短或近无柄。花葶长2~7 cm；总状花序多少呈伞房状，通常具4~6朵花；花黄色。浆果近纺锤形，顶端具长喙。花果期4~9月。

【分布】生于林中、草地上或荒坡上。产于广西、广东、云南、贵州、湖南、四川、福建、台湾、浙江、江西等地。

【性能主治】根状茎味辛，性温；有毒。具有补肾壮阳、祛除寒湿的功效。主治阳萎精冷，小便失禁，脘腹冷痛，腰膝酸痛，筋骨软弱，下肢拘挛，更年期综合征。

【采收加工】秋、冬季采收，除去根头和须根，洗净，干燥。

水田七

【基原】为蒟蒻薯科裂果薯 *Schizocapsa plantaginea* Hance 的块根及叶。

【别名】水鸡仔、屈头鸡、长须果。

【形态特征】多年生草本。根状茎块状粗短，常弯曲。叶基生；叶片狭椭圆形，长10~25 cm，宽4~8 cm，基部下延，沿叶柄两侧有狭翅。花葶长6~13 cm；总苞片4枚，卵形或三角状卵形；伞形花序有花10多朵；花被裂片6枚，2轮，背面淡绿色，腹面淡紫色。蒴果近倒卵形，3瓣开裂。花果期4~11月。

【分布】生于海拔200~600 m的沟边、山谷、林下、路边潮湿处。产于广西、广东、湖南、江西、贵州、云南等地。

【性能主治】块根味甘、苦，性凉；有小毒。具有清热解毒、止咳祛痰、理气止痛、散瘀止血的功效。主治感冒发热，痰热咳嗽，百日咳，脘腹胀痛，泻痢腹痛，消化不良，小儿疳积，肝炎，咽喉肿痛，牙痛，疖腮，瘰疬，疮肿，烧烫伤，带状疱疹，跌打损伤，外伤出血。叶味苦，性寒。具有清热解毒的功效。主治疮疖，无名肿毒。

【采收加工】春、夏季采收，洗净，鲜用或切片晒干。

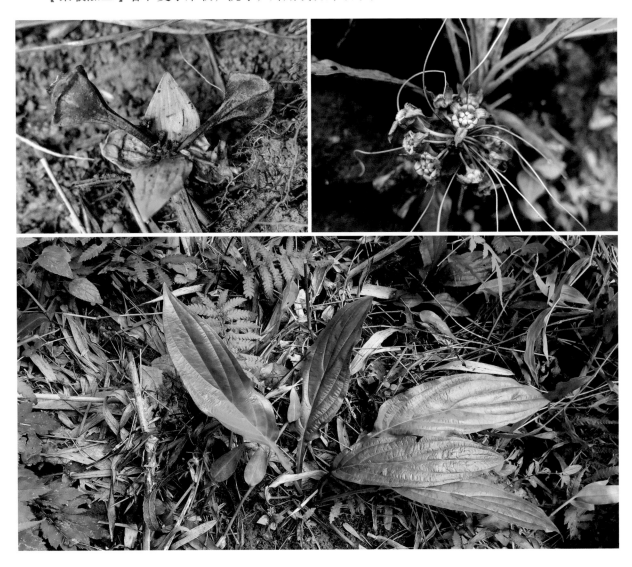

石斛

【基原】为兰科重唇石斛 *Dendrobium hercoglossum* Rchb. f. 的茎。

【别名】网脉唇石斛、吊兰花。

【形态特征】附生兰。茎通常较短，除圆柱形外，有时上部变粗且稍扁。叶片狭长圆形或长圆状披针形，宽5~13 mm，先端钝且不等侧2裂。总状花序，从落叶的老茎上发出，常具2~3朵花；花开展，萼片和花瓣淡粉红色，唇瓣的后部半球形，内侧密布短毛。花期5~6月。

【分布】生于山地树干上和山谷岩石上。产于广西、广东、海南、安徽、江西、湖南、贵州、云南等地。

【性能主治】茎味甘、淡，性寒。具有生津益胃、清热养阴的功效。主治热病伤津，口干烦渴，病后虚热，阴伤目暗。

【采收加工】全年均可采收，但以秋后采收者质量为好。一般是将鲜石斛剪去须根，洗净，晒干或烘干。

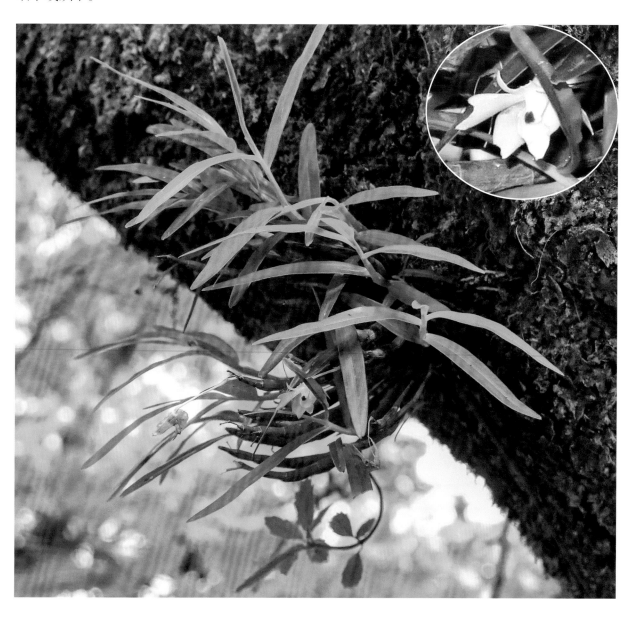

铁皮石斛

【基原】为兰科铁皮石斛 *Dendrobium officinale* Kimura et Migo 的茎。

【别名】铁皮兰、石斛、黑节草。

【形态特征】附生兰。茎圆柱形，长9~35 cm，粗2~4 mm，不分枝，具多节，表皮呈铁绿色，因此得名铁皮石斛。叶2列；叶片长圆状披针形，基部下延为抱茎的鞘，边缘和中肋常带淡紫色；叶鞘常具紫斑。总状花序常从落叶的老茎上部发出，具2~3朵花；花黄绿色；唇瓣白色，基部具1个绿色或黄色的胼胝体。花期3~6月。

【分布】生于山地半阴暗潮湿的岩石上。产于广西、安徽、浙江、四川、云南等地。

【性能主治】茎味甘，性微寒。具有生津益胃、滋阴清热、润肺益肾，明目强腰的功效。主治热病伤津，口干烦渴，胃阴不足，胃痛干呕，肺燥干咳，虚热不退，阴伤目暗，腰膝软弱。

【采收加工】四季均可采收。鲜用者，除去须根及杂质，另行保存。干用者，除去根，洗净，除去薄膜状叶鞘，晒干或烘干；也可先将石斛置开水中稍烫，再晒干或烘干。此外，还可进行特殊加工，即将长8 cm左右的石斛茎洗净晾干，用文火均匀炒至柔软，搓去叶鞘，趁热将茎扭成螺旋状或弹簧状，反复数次，最后晒干，该商品称为耳环石斛，又名枫斗。

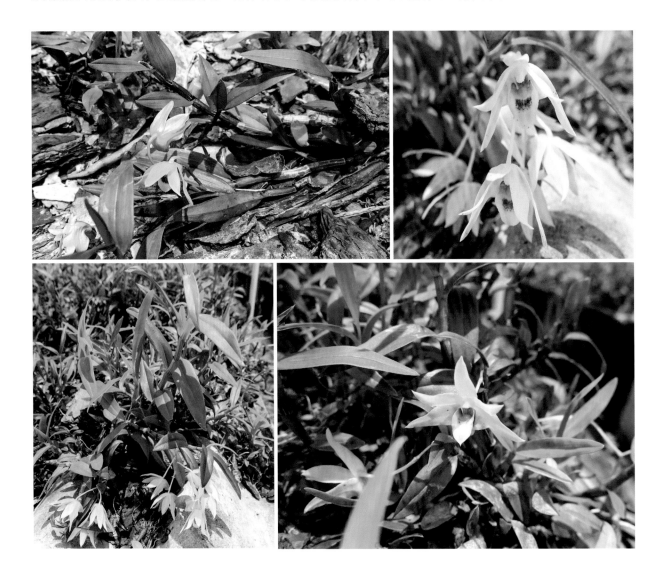

橙黄玉凤花

【基原】为兰科橙黄玉凤花 *Habenaria rhodocheila* Hance 的块茎。

【别名】龙虎草、飞花羊、鸡母虫草。

【形态特征】地生兰。植株高8~35 cm，具肉质的块茎，茎直立粗壮，下部具4~6片叶。叶片线状披针形至近长圆形，长10~15 cm，宽1.5~2 cm，基部抱茎。总状花序，具2至10多朵花；花橙黄色，唇瓣4裂，因形似飞机而易于识别。蒴果纺锤形，长约1.5 cm，先端具喙。花期7~8月，果期10~11月。

【分布】生于山坡、沟谷的林下阴处或岩石上覆土中。产于广西、广东、香港、海南、江西、福建、湖南、贵州等地。

【性能主治】块茎味甘，性平。具有清热解毒、活血止痛的功效。主治肺热咳嗽，疮疡肿毒，跌打损伤。

【采收加工】全年均可采收，洗净，鲜用或晒干。

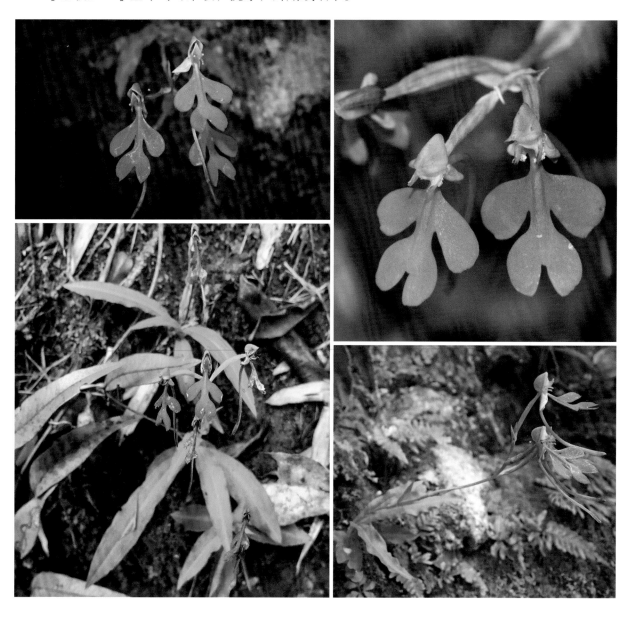

虎石头

【基原】为兰科大花羊耳蒜 *Liparis distans* C. B. Clarke 的全草。

【别名】虾仔兰、草斛、石泥鳅。

【形态特征】附生草本。植株较高大。假鳞茎密集，近圆柱形或狭卵状圆柱形，顶端具2片叶。叶片纸质至厚纸质，倒披针形或线状倒披针形，长15~35 cm。花葶长14~39 cm；总状花序，具数朵至10多朵花；花黄绿色或橘黄色，花瓣丝状，长1.2~1.6 cm。花期10月至翌年2月，果期6~7月。

【分布】生于密林中乔木上或荫蔽处岩石上。产于广西、海南、台湾、四川、贵州、云南等地。

【性能主治】全草味甘，性寒。具有清热止咳的功效。主治肺热咳嗽。

【采收加工】夏、秋季采收，切段，晒干。

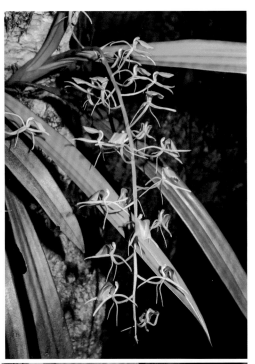

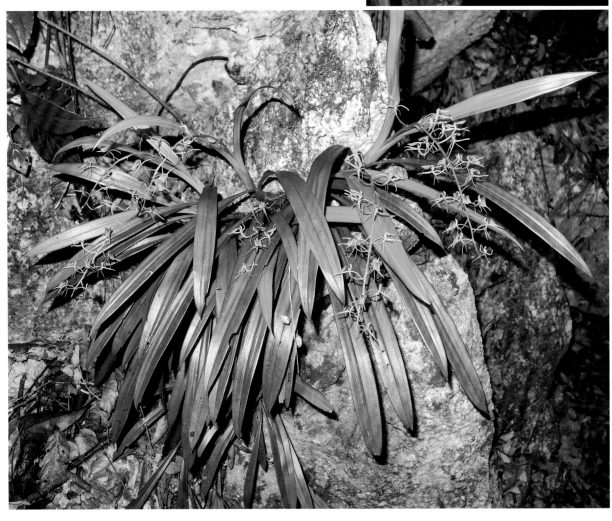

黄花独蒜

【基原】为兰科苞舌兰 *Spathoglottis pubescens* Lindl. 的假鳞茎。

【别名】土白芨、白芨。

【形态特征】假鳞茎扁球形，被革质鳞片状鞘，顶生1~3枚叶。叶片带状或狭披针形，长达43 cm，两面无毛。花葶长达50 cm，密布柔毛，下部被数枚紧抱于花序柄的筒状鞘；总状花序长2~9 cm，疏生2~8朵花；花梗和子房长2~2.5 cm，密布柔毛；花黄色，唇瓣约等长于花瓣，3裂；唇盘上具3条纵向的龙骨脊。花期7~10月。

【分布】生于海拔380~1700 m的山坡草丛中或疏林下。产于广西、广东、福建、江西、浙江、湖南、四川、贵州、云南等地。

【性能主治】假鳞茎味苦、甘，寒。具有补肺、止咳、清热解毒的功效。主治肺痨，咳嗽，咳血，咯血，痈疽疔疮，跌打损伤。

【采收加工】秋季采收，鲜用或晒干。

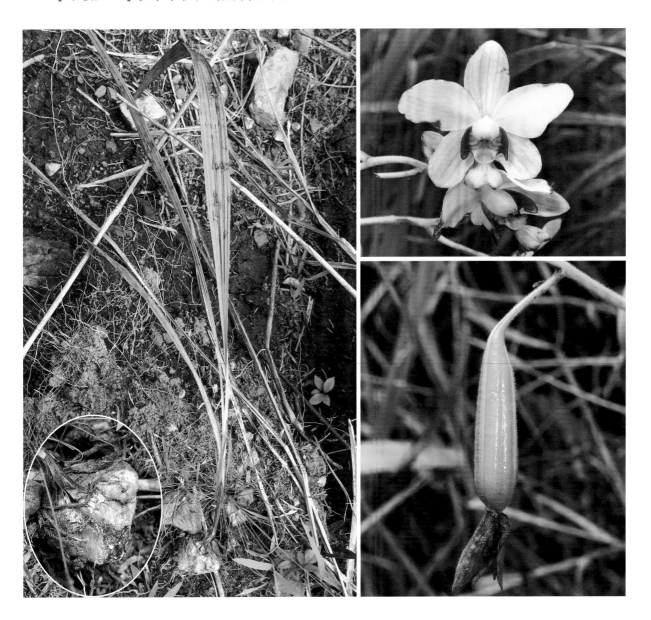

荸荠

【基原】为莎草科荸荠 *Eleocharis dulcis* (Biirm. f.) Trin. ex Hensch. 的球茎。

【别名】马蹄、地栗、红慈菇。

【形态特征】多年生水生草本。植株高30~100 cm。匍匐根茎细长，顶端膨大成球茎。秆丛生，圆柱状，光滑，无叶片。小穗圆柱状，淡绿色有多数花；鳞片卵状长圆形螺旋状排列；下位刚毛7条，较小坚果长1.5倍；有倒刺；柱头3裂。小坚果宽倒卵形，双凸状，有颈并成领状的环，棕色，光滑。花果期5~10月。

【分布】栽植于水田中。我国大部分地区有栽培。

【性能主治】球茎味甘，性寒。具有清热生津、化痰消积的功效。主治温病口渴，咽喉肿痛，痰热咳嗽，目赤，消渴，痢疾，黄疸，热淋，食积，赘疣。

【采收加工】冬季采收，洗净泥土，鲜用或风干。

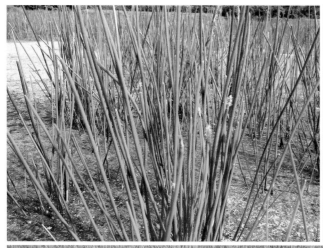
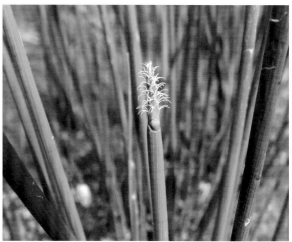
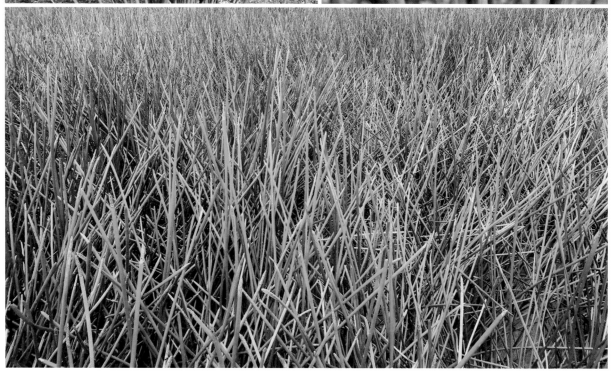

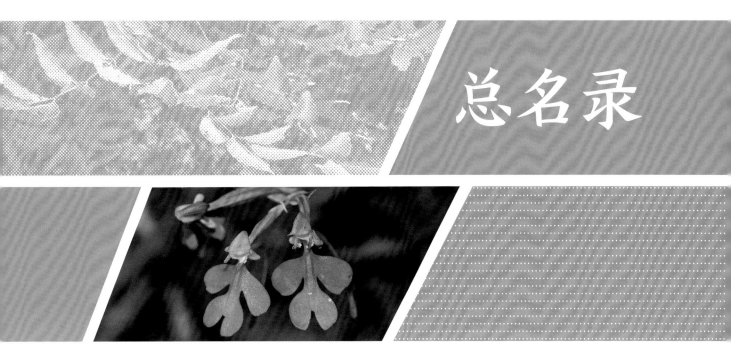

总名录

附表1 平乐县药用植物名录

真菌门 Eumycota
霜霉科 Peronosporaceae
禾生指梗霉

Sclerospora graminicola (Sacc.) Schroet.

功效来源：《广西中药资源名录》

肉座菌科 Hypocreaceae
藤仓赤霉

Gibberella fujikuroi (Saw.) Wollenw.

功效来源：《广西中药资源名录》

木耳科 Auriculariaceae
毛木耳

Auricularia polytricha (Mont.) Sacc.

功效来源：《广西中药资源名录》

裂褶菌科 Schizophyllaceae
裂摺菌

Schizophyllum commune Fr.

功效来源：《广西中药资源名录》

多孔菌科 Polyporaceae
云芝

Polystictus versicolor (L.) Fr.

功效来源：《广西中药资源名录》

血朱栓菌

Trametes cinnabarina (Jacq.) Fr. var. *sanguinea* (L. ex Fr.) Pilat

功效来源：《广西中药资源名录》

苔藓植物门 Bryophyta
葫芦藓科 Funariaceae
葫芦藓

Funaria hygrometrica Hedw.

功效来源：《广西中药资源名录》

真藓科 Bryaceae
真藓

Bryum argenteum Hedw.

功效来源：《广西中药资源名录》

提灯藓科 Mniaceae
尖叶提灯藓

Mnium cuspidatum Hedw.

功效来源：《广西中药资源名录》

灰藓科 Hypnaceae
大灰藓

Hypnum plumaeforme Wils.

功效来源：《广西中药资源名录》

金发藓科 Polytrichaceae
东亚小金发藓

Pogonatum inflexum (Lindb.) Lec.

功效来源：《广西中药资源名录》

蛇苔科 Conocephalaceae
蛇苔

Conocephalum conicum (Linn.) Dum.

功效来源：《广西中药资源名录》

地钱科 Marchantiaceae
地钱

Marchantia polymorpha Linn.

功效来源：《广西中药资源名录》

蕨类植物门 Pteridophyta
F.1. 松叶蕨科 Psilotaceae
松叶蕨属 *Psilotum* Sw.

松叶蕨 石刷把

Psilotum nudum (L.) Beauv.

凭证标本：平乐县普查队 450330170727088LY（IBK）

功效：全草，活血止血、通经、祛风除湿。

功效来源：《中华本草》

F.2. 石杉科 Huperziaceae
石杉属 *Huperzia* Bernh.

蛇足石杉 千层塔

Huperzia serrata (Thunb.) Trevis.

凭证标本：平乐县调查队 6–6054（GXMI）

功效：全草，散瘀消肿、解毒、止痛。

功效来源：《全国中草药汇编》

马尾杉属 Phlegmariurus (Herter) Holub

华南马尾杉

Phlegmariurus austrosinicus (Ching) L. B. Zhang

凭证标本：平乐县普查队 450330181108060LY（IBK）

功效：全草，消肿止痛、祛风止血、清热解毒、止咳、生肌。

功效来源：《药用植物辞典》

福氏马尾杉 麂子草

Phlegmariurus fordii (Baker) Ching

凭证标本：平乐县调查队 6-6044（GXMI）

功效：全草，祛风通络、消肿止痛、清热解毒。

功效来源：《中华本草》

F.3. 石松科 Lycopodiaceae

藤石松属 *Lycopodiastrum* Holub ex Dixit

藤石松 舒筋草

Lycopodiastrum casuarinoides (Spring) Holub

凭证标本：平乐县普查队 450330180809010LY（IBK）

功效：地上部分，舒筋活血、祛风除湿。

功效来源：《广西壮族自治区瑶药材质量标准 第一卷》（2014年版）

石松属 *Lycopodium* L.

石松 伸筋草

Lycopodium japonicum Thunb.

功效：全草，祛风除湿、舒筋活络。

功效来源：《中国药典》（2020年版）

注：县域内各地有零星分布。

垂穗石松属 *Palhinhaea* Franco et Vasc. ex Vasc. et Franco

垂穗石松 伸筋草

Palhinhaea cernua (L.) Franco et Vasc.

凭证标本：平乐县普查队 450330180515073LY（IBK）

功效：全草，祛风除湿、舒筋活络。

功效来源：《中国药典》（2020年版）

F.4. 卷柏科 Selaginellaceae

卷柏属 *Selaginella* P. Beauv.

薄叶卷柏

Selaginella delicatula (Desv.) Alston

凭证标本：平乐县普查队 450330180515078LY（IBK）

功效：全草，活血调血、清热解毒。

功效来源：《全国中草药汇编》

异穗卷柏

Selaginella heterostachys Baker

凭证标本：平乐县普查队 450330180809042LY（IBK）

功效：全草，清热解毒、凉血止血。

功效来源：《中华本草》

江南卷柏

Selaginella moellendorffii Hieron.

凭证标本：平乐县普查队 450330170729005LY（IBK）

功效：全草，清热利尿、活血消肿。

功效来源：《中药大辞典》

翠云草

Selaginella uncinata (Desv.) Spring

凭证标本：平乐县普查队 450330170727086LY（IBK）

功效：全草，清热利湿、解毒、止血。

功效来源：《广西壮族自治区壮药质量标准 第一卷》（2008年版）

F.6. 木贼科 Equisetaceae

木贼属 *Equisetum* L.

节节草 笔筒草

Equisetum ramosissimum Desf.

凭证标本：平乐县普查队 450330181107013LY（IBK）

功效：全草，祛风清热、除湿利尿。

功效来源：《中药大辞典》

笔管草 笔筒草

Equisetum ramosissimum (Desf.) Boerner subsp. *debile* (Roxb. ex Vauch.) Hauke

凭证标本：平乐县普查队 450330180908022LY（IBK）

功效：地上部分，疏风散热、明目退翳、止血。

功效来源：《广西壮族自治区壮药质量标准 第二卷》（2011年版）

F.9. 瓶尔小草科 Ophioglossaceae

瓶尔小草属 *Ophioglossum* L.

心叶瓶尔小草

Ophioglossum reticulatum L.

凭证标本：方鼎 覃方思 48616（GXMI）

功效：全草，清热解毒、活血散瘀、祛风除湿、消肿止痛。

功效来源：《药用植物辞典》

瓶尔小草

Ophioglossum vulgatum L.

凭证标本：方鼎 覃方思 48608（GXMI）

功效：全草，清热解毒、消肿止痛。

功效来源：《全国中草药汇编》

F.11. 观音座莲科 Angiopteridaceae

观音座莲属 *Angiopteris* Hoffm.

福建观音座莲 马蹄蕨

Angiopteris fokiensis Hieron.

凭证标本：平乐县普查队 450330181110037LY（IBK）

功效：根状茎，清热凉血、祛瘀止血、镇痛安神。

功效来源：《广西壮族自治区壮药质量标准 第三卷》（2018年版）

F.13. 紫萁科 Osmundaceae

紫萁属 *Osmunda* L.

紫萁 紫萁贯众

Osmunda japonica Thunb.

功效：根状茎和叶柄残基，清热解毒、止血、杀虫。

功效来源：《中国药典》（2020年版）

华南紫萁

Osmunda vachellii Hook.

凭证标本：平乐县普查队 450330181108040LY（IBK）

功效：根状茎及叶柄的髓部，祛湿舒筋、清热解毒、驱虫。

功效来源：《中华本草》

F.14. 瘤足蕨科 Plagiogyriaceae

瘤足蕨属 *Plagiogyria* Mett.

瘤足蕨 镰叶瘤足蕨

Plagiogyria adnata (Blume) Bedd.

凭证标本：平乐县普查队 450330180810011LY（IBK）

功效：全草、根状茎，发表清热、祛风止痒、透疹。

功效来源：《中华本草》

F.15. 里白科 Gleicheniaceae

芒萁属 *Dicranopteris* Bernh.

芒萁

Dicranopteris pedata (Houtt.) Nakaike

功效：叶柄、根状茎，化瘀止血、清热利尿、解毒消肿。

功效来源：《中华本草》

里白属 *Diplopterygium* (Diels) Nakai

中华里白

Diplopterygium chinense (Rosenst.) De Vol

凭证标本：平乐县普查队 450330180517017LY（IBK）

功效：根状茎，止血、接骨。

功效来源：《中华本草》

F.17. 海金沙科 Lygodiaceae

海金沙属 *Lygodium* Sw.

曲轴海金沙 金沙藤

Lygodium flexuosum (L.) Sw.

凭证标本：平乐县普查队 450330180914010LY（IBK）

功效：地上部分，清热解毒、利水通淋。

功效来源：《广西壮族自治区壮药质量标准　第三卷》（2018年版）

海金沙

Lygodium japonicum (Thunb.) Sw.

凭证标本：平乐县普查队 450330170727003LY（IBK）

功效：成熟孢子，清利湿热、通淋止痛。

功效来源：《中国药典》（2020年版）

小叶海金沙 金沙藤

Lygodium microphyllum (Cav.) R. Br.

凭证标本：平乐县普查队 450330181108001LY（IBK）

功效：地上部分，清热解毒、利水通淋。

功效来源：《广西壮族自治区壮药质量标准　第三卷》（2018年版）

F.19. 蚌壳蕨科 Dicksoniaceae

金毛狗属 *Cibotium* Kaulf.

金毛狗脊 狗脊

Cibotium barometz (L.) J. Sm.

凭证标本：平乐县普查队 450330180515032LY（IBK）

功效：根状茎，祛风湿、补肝肾、强腰膝。

功效来源：《中国药典》（2020年版）

F.20. 桫椤科 Cyatheaceae

桫椤属 *Alsophila* R. Br.

桫椤 龙骨风

Alsophila spinulosa (Wall. ex Hook.) R. M. Tryon

凭证标本：平乐县普查队 450330180517034LY（IBK）

功效：茎干，清肺胃热、祛风除湿。

功效来源：《中华本草》

F.23. 鳞始蕨科 Lindsaeaceae

鳞始蕨属 *Lindsaea* Dry.

鳞始蕨

Lindsaea odorata Roxb.

凭证标本：平乐县普查队 450330181106016LY（IBK）

功效：全草，止血、利尿。

功效来源：《中华本草》

团叶鳞始蕨

Lindsaea orbiculata (Lam.) Mett.

凭证标本：平乐县普查队 450330181111005LY（IBK）

功效：全草，清热解毒、止血。

功效来源：《中华本草》

乌蕨属 Odontosoria Fee

乌蕨 金花草

Odontosoria chinensis J. Sm.

功效：全草，清热解毒、利湿。

功效来源：《全国中草药汇编》

F.26. 蕨科 Pteridiaceae

蕨属 *Pteridium* Gled. ex Scop.

蕨

Pteridium aquilinum (L.) Kuhn var. *latiusculum* (Desv.) Underw. ex A. Heller

功效：根状茎或全草，清热利湿、消肿、安神。

功效来源：《全国中草药汇编》

F.27. 凤尾蕨科 Pteridaceae

凤尾蕨属 *Pteris* L.

剑叶凤尾蕨 井边茜

Pteris ensiformis Burm. f.

凭证标本：平乐县普查队 450330180910031LY（IBK）

功效：全草，清热解毒、利尿。

功效来源：《全国中草药汇编》

井栏边草 凤尾草

Pteris multifida Poir.

功效：全草，清热利湿、凉血止血、解毒止痢。

功效来源：《全国中草药汇编》

半边旗

Pteris semipinnata L.

凭证标本：平乐县普查队 450330181111004LY（IBK）

功效：全草，清热解毒、消肿止痛。

功效来源：《广西壮族自治区壮药质量标准 第二卷》（2011年版）

蜈蚣草

Pteris vittata L.

凭证标本：平乐县普查队 450330170725069LY（IBK）

功效：全草或根状茎，祛风活血、解毒杀虫。

功效来源：《全国中草药汇编》

F.30. 中国蕨科 Sinopteridaceae

碎米蕨属 *Cheilosoria* Trev.

毛轴碎米蕨 川层草

Cheilosoria chusana (Hook.) Ching et K. H. Shing

凭证标本：平乐县普查队 450330180516024LY（IBK）

功效：全草，清热利湿、解毒。

功效来源：《中华本草》

金粉蕨属 *Onychium* Kaulf.

栗柄金粉蕨 小野鸡尾

Onychium japonicum (Thunb.) Kunze var. *lucidum* (D. Don) Christ

凭证标本：平乐县普查队 450330180910003LY（IBK）

功效：全草、叶，清热解毒、利湿、止血。

功效来源：《中华本草》

F.31. 铁线蕨科 Adiantaceae

铁线蕨属 *Adiantum* L.

团羽铁线蕨 猪毛针

Adiantum capillusjunonis Rupr.

凭证标本：平乐县普查队 450330170727080LY（IBK）

功效：全草、根，清热利尿、舒筋活络、补肾止咳。

功效来源：《全国中草药汇编》

铁线蕨 猪鬃草

Adiantum capillusveneris L.

凭证标本：平乐县普查队 450330180908029LY（IBK）

功效：全草，清热解毒、利尿消肿。

功效来源：《全国中草药汇编》

鞭叶铁线蕨

Adiantum caudatum L.

功效：全草，清热解毒、利水消肿。

功效来源：《中华本草》

扇叶铁线蕨 铁线草

Adiantum flabellulatum L.

凭证标本：平乐县普查队 450330180516070LY（IBK）

功效：全草，清热解毒、利湿消肿。

功效来源：《广西中药材标准 第一册》（1990年版）

白垩铁线蕨

Adiantum gravesii Hance

凭证标本：平乐县普查队 450330170725080LY（IBK）

功效：全草，利水通淋、清热解毒。

功效来源：《中华本草》

F.32. 水蕨科 Parkeriaceae

水蕨属 *Ceratopteris* Brongn.

水蕨

Ceratopteris thalictroides (L.) Brongn.

功效：全草，散瘀拔毒、镇咳、化痰、止痢、止血。

功效来源：《全国中草药汇编》

F.35. 书带蕨科 Vittariaceae

书带蕨属 *Haplopteris* Presl

书带蕨

Haplopteris flexuosa (Fée) E. H. Crane

凭证标本：平乐县普查队 450330180808020LY（IBK）

功效：全草，疏风清热、舒筋止痛、健脾消疳、止血。

功效来源：《中华本草》

F.36. 蹄盖蕨科 Athyriaceae

双盖蕨属 *Diplazium* Sw.

单叶双盖蕨

Diplazium subsinuatum (Wall. ex Hook. et Grev.) Tagawa

凭证标本：平乐县普查队 450330180809046LY（IBK）

功效：全草，凉血止血、利尿通淋。

功效来源：《广西中药材标准 第一册》（1990年版）

F.37. 肿足蕨科 Hypodematiaceae

肿足蕨属 *Hypodematium* Kunze

肿足蕨

Hypodematium crenatum (Forsk.) Kuhn

凭证标本：平乐县普查队 450330180516046LY（IBK）

功效：全草，祛风除湿、止血、解毒。

功效来源：《全国中草药汇编》

F.38. 金星蕨科 Thelypteridaceae
毛蕨属 Cyclosorus Link
渐尖毛蕨
Cyclosorus acuminatus (Houtt.) Nakai
凭证标本：平乐县普查队 450330170726073LY（IBK）
功效：根状茎，清热解毒、祛风除湿、健脾。
功效来源：《中华本草》

F.39. 铁角蕨科 Aspleniaceae
铁角蕨属 Asplenium L.
线裂铁角蕨
Asplenium coenobiale Hance
凭证标本：平乐县普查队 450330180910027LY（IBK）
功效：全草，用于风湿痹痛、小儿麻痹、月经不调。
功效来源：《广西中药资源名录》

毛轴铁角蕨
Asplenium crinicaule Hance
凭证标本：平乐县普查队 450330180517027LY（IBK）
功效：全草，清热解毒、透疹。
功效来源：《中华本草》

倒挂铁角蕨 倒挂草
Asplenium normale D. Don
凭证标本：平乐县普查队 450330180517023LY（IBK）
功效：全草，清热解毒、止血。
功效来源：《中华本草》

长叶铁角蕨 倒生根
Asplenium prolongatum Hook.
凭证标本：平乐县普查队 450330181108055LY（IBK）
功效：全草，活血化瘀、祛风湿、通关节。
功效来源：《广西壮族自治区瑶药质量标准 第一卷》（2014年版）

岭南铁角蕨
Asplenium sampsonii Hance
凭证标本：平乐县普查队 450330180518027LY（IBK）
功效：全草，清热解毒、止咳化痰、止血、消疳。
功效来源：《中华本草》

石生铁角蕨 石上铁角蕨
Asplenium saxicola Ros.
功效：全草，清热润肺、解毒消肿。
功效来源：《中华本草》

铁角蕨
Asplenium trichomanes L.
凭证标本：平乐县普查队 450330171213006LY（IBK）
功效：全草，清热解毒、收敛止血、补肾调经、散瘀利湿。

功效来源：《药用植物辞典》

狭翅铁角蕨
Asplenium wrightii A. A. Eaton ex Hook.
凭证标本：平乐县普查队 450330180515039LY（IBK）
功效：根状茎，外用治伤口不收。
功效来源：《广西中药资源名录》

巢蕨属 Neottopteris J. Sm.
狭翅巢蕨 斩妖剑
Neottopteris antrophyoides (Christ) Ching
凭证标本：平乐县普查队 450330180908030LY（IBK）
功效：全草，利尿通淋、解毒消肿。
功效来源：《中华本草》

F.42. 乌毛蕨科 Blechnaceae
乌毛蕨属 Blechnum L.
乌毛蕨 贯众
Blechnum orientale L.
凭证标本：平乐县普查队 450330181111003LY（IBK）
功效：根状茎，清热解毒、凉血止血、杀虫。
功效来源：《广西中药材标准 第一册》（1990年版）

狗脊蕨属 Woodwardia Smith
狗脊蕨
Woodwardia japonica (L. f.) Sm.
凭证标本：平乐县普查队 450330170727029LY（IBK）
功效：根状茎，用于虫积腹痛、流行性感冒、风湿痹痛、蛇咬伤。
功效来源：《广西中药资源名录》

F.45. 鳞毛蕨科 Dryopteridaceae
贯众属 Cyrtomium Presl
贯众 小贯众
Cyrtomium fortunei J. Sm.
凭证标本：平乐县普查队 450330180514015LY（IBK）
功效：根状茎、叶柄残基，清热平肝、解毒杀虫、止血。
功效来源：《全国中草药汇编》

鳞毛蕨属 Dryopteris Adans.
稀羽鳞毛蕨
Dryopteris sparsa (Buch.-Ham. ex D. Don) Kuntze
凭证标本：平乐县普查队 450330180810045LY（IBK）
功效：根状茎，驱虫、解毒。
功效来源：《药用植物辞典》

F.46. 叉蕨科 Tectariaceae
沙皮蕨属 Hemigramma Christ
沙皮蕨

Hemigramma decurrens (Hook.) Cop.

凭证标本：平乐县普查队 450330180809030LY（IBK）

功效：全草，清热解毒。

功效来源：《药用植物辞典》

F.50. 肾蕨科 Nephrolepidaceae

肾蕨属 *Nephrolepis* Schott

肾蕨

Nephrolepis auriculata (L.) Trimen

功效：全草或块茎，清热利湿、宁肺止咳、软坚化结。

功效来源：《药用植物辞典》

F.52. 骨碎补科 Davalliaceae

阴石蕨属 *Humata* Cav.

圆盖阴石蕨 白毛蛇

Humata tyermannii T. Moore

凭证标本：平乐县普查队 450330180515040LY（IBK）

功效：根状茎，祛风除湿、止血、利尿。

功效来源：《全国中草药汇编》

F.56. 水龙骨科 Polypodiaceae

骨脾蕨属 *Lepidogrammitis* Ching

抱石莲 鱼鳖金星

Lepidogrammitis drymoglossoides (Baker) Ching

凭证标本：平乐县普查队 450330170713050LY（IBK）

功效：全草，清热解毒、祛风化痰、凉血祛瘀。

功效来源：《全国中草药汇编》

骨牌蕨 上树咳

Lepidogrammitis rostrata (Bedd.) Ching

凭证标本：平乐县普查队 450330180807021LY（IBK）

功效：全草，清热利尿、止咳、除烦、解毒消肿。

功效来源：《中华本草》

星蕨属 *Microsorum* Link

江南星蕨 大叶骨牌草

Microsorum fortunei (T. Moore) Ching

凭证标本：平乐县普查队 450330180514002LY（IBK）

功效：全草，清热利湿、凉血解毒。

功效来源：《中华本草》

盾蕨属 *Neolepisorus* Ching

盾蕨 大金刀

Neolepisorus ovatus (Bedd.) Ching

功效：全草、叶，清热利湿、凉血止血。

功效来源：《全国中草药汇编》

水龙骨属 *Polypodiodes* Ching

友水龙骨

Polypodiodes amoena (Wall. ex Mett.) Ching

凭证标本：平乐县普查队 450330180810041LY（IBK）

功效：根状茎，清热解毒、祛风除湿。

功效来源：《全国中草药汇编》

石韦属 *Pyrrosia* Mirbel

光石韦

Pyrrosia calvata (Baker) Ching

凭证标本：平乐县普查队 450330181110048LY（IBK）

功效：全草，清热、利尿、止咳、止血。

功效来源：《中华本草》

石韦

Pyrrosia lingua (Thunb.) Farwell

凭证标本：平乐县普查队 450330170727047LY（IBK）

功效：叶，利尿通淋、清肺止咳、凉血止血。

功效来源：《中国药典》（2020年版）

F.57. 槲蕨科 Drynariaceae

槲蕨属 *Drynaria* (Bory) J. Sm.

槲蕨 骨碎补

Drynaria roosii Nakaike

凭证标本：平乐县普查队 450330170724019LY（IBK）

功效：根状茎，疗伤止痛、补肾强骨、消风祛斑。

功效来源：《中国药典》（2020年版）

F.61. 蘋科 Marsileaceae

蘋属 *Marsilea* L.

苹蘋

Marsilea quadrifolia L.

功效：全草，清热解毒、消肿利湿、止血、安神。

功效来源：《新华本草纲要》

F.62. 槐叶蘋科 Salviniaceae

槐叶蘋属 *Salvinia* Adans.

槐叶苹 槐叶蘋

Salvinia natans (L.) All.

功效：全草，用于虚劳发热，外用治湿疹、丹毒、疔疮。

功效来源：《广西中药资源名录》

F.63. 满江红科 Azollaceae

满江红属 *Azolla* Lam.

满江红 满江红根

Azolla pinnata R. Brown subsp. *asiatica* R. M. K. Saunders et K. Fowler

功效：根，润肺止咳。

功效来源：《中华本草》

种子植物门 Spermatophyta

G.1. 苏铁科 Cycadaceae
苏铁属 *Cycas* L.

苏铁

Cycas revoluta Thunb.

功效：叶、根、大孢子叶、种子，收敛止血、解毒止痛。

功效来源：《全国中草药汇编》

G.2. 银杏科 Ginkgoaceae
银杏属 *Ginkgo* L.

银杏

Ginkgo biloba L.

功效：叶、成熟种子，活血化瘀、通络止痛、敛肺平喘、化浊降脂。

功效来源：《中国药典》（2020年版）

注：栽培。

G.4. 松科 Pinaceae
油杉属 *Keteleeria* Carriere

铁坚油杉

Keteleeria davidiana (Bertrand) Beissn.

凭证标本：黄立全 2（IBK）

功效：种子，驱虫、消积、抗癌。根部精油及种子油，用于治疗皮肤部位。

功效来源：《药用植物辞典》

油杉

Keteleeria fortunei (Murr.) Carr.

凭证标本：黄立铨等三人 3（IBK）

功效：根皮、叶，消肿解毒。

功效来源：《药用植物辞典》

松属 *Pinus* L.

马尾松 油松节

Pinus massoniana Lamb.

凭证标本：平乐县普查队 450330181110003LY（IBK）

功效：分支节、瘤状节，祛风除湿、通络止痛。花粉，收敛止血、燥湿敛疮。

功效来源：《中国药典》（2020年版）

G.5. 杉科 Taxodiaceae
杉木属 *Cunninghamia* R. Br.

杉木 杉木叶

Cunninghamia lanceolata (Lamb.) Hook.

凭证标本：平乐县普查队 450330170728021LY（IBK）

功效：叶或带叶嫩枝，祛风止痛、散瘀止血。

功效来源：《广西中药材标准 第一册》（1990年版）

柳杉属 *Cryptomeria* D. Don

日本柳杉 柳杉

Cryptomeria japonica (Thunb. ex L. f.) D. Don

功效：根皮、树皮，解毒杀虫、止痒。叶，清热解毒。

功效来源：《中华本草》

水杉属 *Metasequoia* Hu & W. C. Cheng

水杉

Metasequoia glyptostroboides Hu et W. C. Cheng

功效：叶、果实，清热解毒、消炎止痛。

功效来源：《药用植物辞典》

G.6. 柏科 Cupressaceae
柏木属 *Cupressus* L.

柏木 柏树

Cupressus funebris Endl.

凭证标本：平乐县普查队 450330170712019LY（IBK）

功效：种子，祛风清热、安神、止血。叶，止血生肌。树脂，解发热、燥湿、镇痛。

功效来源：《全国中草药汇编》

刺柏属 *Juniperus* L.

圆柏

Juniperus chinensis L.

功效：枝、叶、树皮，祛风散寒、活血消肿、解毒利尿。

功效来源：《全国中草药汇编》

侧柏属 *Platycladus* Spach

侧柏

Platycladus orientalis (L.) Franco

功效：枝梢、叶、成熟种子，凉血止血、化痰止咳、生发乌发。

功效来源：《中国药典》（2020年版）

G.7. 罗汉松科 Podocarpaceae
罗汉松属 *Podocarpus* L'Her. ex Pers.

短叶罗汉松 小叶罗汉松

Podocarpus macrophyllus D. Don var. *maki* Siebold et Zucc.

凭证标本：平乐县普查队 450330180913046LY（IBK）

功效：叶、根皮、种子，活血、补血、舒筋活络。

功效来源：《全国中草药汇编》

百日青

Podocarpus neriifolius D. Don

凭证标本：平乐县普查队 450330180809007LY（IBK）

功效：果实，益气补中。

功效来源：《药用植物辞典》

G.8. 三尖杉科 Cephalotaxaceae
三尖杉属 *Cephalotaxus* Sieb. et Zucc.

三尖杉

Cephalotaxus fortunei Hook.

功效：种子、枝、叶，驱虫、消积。

功效来源：《全国中草药汇编》

G.10. 买麻藤科 Gnetaceae
买麻藤属 *Gnetum* L.

买麻藤

Gnetum montanum Markgr.

凭证标本：平乐县普查队 450330180518011LY（IBK）

功效：藤茎，祛风活血、消肿止痛、化痰止咳。

功效来源：《广西中药材标准 第一册》（1990年版）

小叶买麻藤 买麻藤

Gnetum parvifolium (Warb.) C. Y. Cheng ex Chun

凭证标本：平乐县普查队 450330180515112LY（IBK）

功效：藤茎，祛风活血、消肿止痛、化痰止咳。

功效来源：《广西中药材标准 第一册》（1990年版）

被子植物亚门 Angiospermae

1. 木兰科 Magnoliaceae
含笑属 *Michelia* L.

白兰 白兰花

Michelia alba DC.

凭证标本：平乐县普查队 450330180518002LY（IBK）

功效：根、叶、花，芳香化湿、利尿、止咳化痰。

功效来源：《全国中草药汇编》

乐昌含笑

Michelia chapensis Dandy

凭证标本：平乐县普查队 450330180810016LY（IBK）

功效：树皮、叶，清热解毒。

功效来源：《药用植物辞典》

含笑

Michelia figo (Lour.) Spreng.

功效：花，用于月经不调。叶，用于跌打损伤。

功效来源：《药用植物辞典》

注：栽培。

深山含笑

Michelia maudiae Dunn

凭证标本：平乐县普查队 450330181108018LY（IBK）

功效：花，散风寒、通鼻窍、行气止痛。根，清热解毒、行气化浊、止咳、凉血、消炎。

功效来源：《药用植物辞典》

2a. 八角科 Illiciaceae
八角属 *Illicium* L.

八角 八角茴香

Illicium verum Hook. f.

凭证标本：平乐县普查队 450330180515056LY（IBK）

功效：果实，温阳散寒、理气止痛。

功效来源：《中国药典》（2020年版）

3. 五味子科 Schisandraceae
南五味子属 *Kadsura* Juss.

黑老虎 大钻

Kadsura coccinea (Lem.) A. C. Smith

功效：根，行气活血、祛风止痛。

功效来源：《广西壮族自治区壮药质量标准 第二卷》（2011年版）

异形南五味子 海风藤

Kadsura heteroclita (Roxb.) Craib

凭证标本：平乐县普查队 450330180810019LY（IBK）

功效：藤茎，祛风散寒、行气止痛、舒筋活络。

功效来源：《广西壮族自治区壮药质量标准 第一卷》（2008年版）

五味子属 *Schisandra* Michx.

绿叶五味子

Schisandra arisanensis Hayata subsp. *viridis* (A. C. Sm.) R. M. K. Saunders

凭证标本：平乐县普查队 450330180807016LY（IBK）

功效：藤茎或根，祛风活血、行气止痛。

功效来源：《中华本草》

8. 番荔枝科 Annonaceae
假鹰爪属 *Desmos* Lour.

假鹰爪 鸡爪风

Desmos chinensis Lour.

凭证标本：平乐县普查队 450330170728069LY（IBK）

功效：叶，祛风利湿、化瘀止痛、健脾和胃、截疟杀虫。

功效来源：《广西壮族自治区壮药质量标准 第二卷》（2011年版）

瓜馥木属 *Fissistigma* Griff.

白叶瓜馥木

Fissistigma glaucescens (Hance) Merr.

凭证标本：李荫昆 402253（IBK）

功效：根，祛风除湿、通经活血、止血。

功效来源：《全国中草药汇编》

瓜馥木 钻山风

Fissistigma oldhamii (Hemsl.) Merr.

凭证标本：平乐县普查队450330180517047LY（IBK）

功效：根、藤茎，祛风镇痛、活血化瘀。

功效来源：《广西壮族自治区瑶药材质量标准 第一卷》（2014年版）

黑风藤 黑皮跌打

Fissistigma polyanthum (Hook. f. et Thomson) Merr.

凭证标本：李荫昆402237（IBK）

功效：根、藤，通经络、强筋骨、健脾温中。

功效来源：《广西壮族自治区壮药质量标准 第一卷》（2008年版）

香港瓜馥木

Fissistigma uonicum (Dunn) Merr.

凭证标本：平乐县普查队450330180517046LY（IBK）

功效：茎，祛风活络、消肿止痛。

功效来源：《药用植物辞典》

野独活属 *Miliusa* Lesch. ex A. DC.

野独活

Miliusa chunii W. T. Wang

凭证标本：平乐县普查队450330170713024LY（IBK）

功效：根、茎，用于心胃气痛、疝痛、肾虚腰痛、风湿痹痛、痛经。

功效来源：《广西中药资源名录》

紫玉盘属 *Uvaria* L.

光叶紫玉盘

Uvaria boniana Finet et Gagnep.

凭证标本：平乐县普查队450330180808022LY（IBK）

功效：地上茎，其乙醇提取物具抗肿瘤活性。

功效来源：《药用植物辞典》

11. 樟科 Lauraceae

樟属 *Cinnamomum* Schaeff.

毛桂 山桂皮

Cinnamomum appelianum Schewe

凭证标本：平乐县普查队450330170727057LY（IBK）

功效：树皮，温中理气、发汗解肌。

功效来源：《中华本草》

阴香 阴香皮

Cinnamomum burmannii (Nees et T. Nees) Blume

凭证标本：平乐县普查队450330180514028LY（IBK）

功效：树皮或根，温中止痛、祛风散寒、解毒消肿、止血。

功效来源：《广西壮族自治区壮药质量标准 第二卷》（2011年版）

樟 香樟

Cinnamomum camphora (L.) Presl

凭证标本：平乐县普查队450330180515013LY（IBK）

功效：根、茎基，祛风散寒、行气止痛。

功效来源：《广西壮族自治区壮药质量标准 第一卷》（2008年版）

肉桂

Cinnamomum cassia (L.) D. Don

凭证标本：李荫昆402300（IBK）

功效：树皮、嫩枝，补火助阳、引火归元、散寒止痛、温通经脉。

功效来源：《中国药典》（2020年版）

黄樟

Cinnamomum parthenoxylon (Jack) Meissn.

凭证标本：李荫昆402302（IBK）

功效：根、叶，祛风利湿、行气止痛。

功效来源：《全国中草药汇编》

川桂 柴桂

Cinnamomum wilsonii Gamble

凭证标本：钟树权A63840（IBK）

功效：树皮，散风寒、止呕吐、除湿痹、通经脉。

功效来源：《全国中草药汇编》

山胡椒属 *Lindera* Thunb.

香叶树

Lindera communis Hemsl.

凭证标本：平乐县普查队450330181101019LY（IBK）

功效：枝叶或茎皮，解毒消肿、散瘀止痛。

功效来源：《中华本草》

山胡椒

Lindera glauca (Sieb. et Zucc.) Blume

凭证标本：李阴昆401960（WUK）

功效：果实、根，温中散寒、行气止痛、平喘。

功效来源：《中华本草》

黑壳楠

Lindera megaphylla Hemsl.

功效：根、枝、树皮，祛风除湿、消肿止痛。

功效来源：《全国中草药汇编》

香粉叶

Lindera pulcherrima (Nees) Hook. f. var. *attenuata* C. K. Allen

凭证标本：平乐县普查队450330180909014LY（IBK）

功效：树皮，清凉消食。

功效来源：《药用植物辞典》

木姜子属 *Litsea* Lam.

山鸡椒 荜澄茄

Litsea cubeba (Lour.) Per.

凭证标本：平乐县普查队 450330180914018LY（IBK）
功效：果实，温中散寒、行气止痛。
功效来源：《中国药典》（2020年版）

黄丹木姜子
Litsea elongata (Wall. ex Ness) Hook. f.
凭证标本：平乐县普查队 450330180809014LY（IBK）
功效：根，祛风除湿。
功效来源：《药用植物辞典》

润楠属 *Machilus* Nees
薄叶润楠 大叶楠
Machilus leptophylla Hand.-Mazz.
凭证标本：平乐县普查队 450330181108021LY（IBK）
功效：根，消肿解毒。
功效来源：《全国中草药汇编》

建润楠
Machilus oreophila Hance
凭证标本：平乐县普查队 450330180517002LY（IBK）
功效：树皮，有的地区混作厚朴药用。
功效来源：《药用植物辞典》

绒毛润楠
Machilus velutina Champ. ex Benth.
凭证标本：平乐县普查队 450330181106004LY（IBK）
功效：根、叶，化痰止咳、消肿止痛、收敛止血。
功效来源：《药用植物辞典》

新木姜子属 *Neolitsea* (Benth.) Merr.
云和新木姜子
Neolitsea aurata (Hayata) Koidz. var. *paraciculata* (Nakai) Yang et P. H. Huang
凭证标本：平乐县普查队 450330180810004LY（IBK）
功效：根，用于胃脘胀痛、水肿。
功效来源：《药用植物辞典》

锈叶新木姜子 大叶樟
Neolitsea cambodiana Lecomte
凭证标本：平乐县普查队 450330180808005LY（IBK）
功效：叶，清热解毒、祛湿止痒。
功效来源：《中华本草》

鸭公树 鸭公树子
Neolitsea chui Merr.
凭证标本：平乐县普查队 450330180517020LY（IBK）
功效：种子，行气止痛、利水消肿。
功效来源：《中华本草》

大叶新木姜子 土玉桂
Neolitsea levinei Merr.
凭证标本：平乐县普查队 450330181107035LY（IBK）

功效：树皮，祛风除湿。
功效来源：《中华本草》

鳄梨属 *Persea* Mill.
鳄梨 樟梨
Persea americana Mill.
功效：果实，生津止渴。
功效来源：《中华本草》

楠属 *Phoebe* Nees
闽楠
Phoebe bournei (Hemsl.) Yang
凭证标本：平乐县普查队 450330181107007LY（IBK）
功效：木材、枝叶、树皮，用于吐泻；外用治转筋、水肿。
功效来源：《药用植物辞典》

石山楠
Phoebe calcarea S. Lee et F. N. Wei
凭证标本：陈照宙 50017（IBK）
功效：枝、叶，用于风湿痹痛。
功效来源：《广西中药资源名录》

紫楠 紫楠叶
Phoebe sheareri (Hemsl.) Gamble
凭证标本：平乐县普查队 450330180909021LY（IBK）
功效：叶，顺气、暖胃、祛湿、散瘀。
功效来源：《中华本草》

檫木属 *Sassafras* J. Presl
檫木 檫树
Sassafras tzumu (Hemsl.) Hemsl.
功效：根、树皮、叶，祛风逐湿、活血散瘀。
功效来源：《全国中草药汇编》

13a. 青藤科 Illigeraceae
青藤属 *Illigera* Blume
红花青藤 三叶青藤
Illigera rhodantha Hance
凭证标本：平乐县普查队 450330181109021LY（IBK）
功效：地上部分，祛风散瘀、消肿止痛。
功效来源：《广西壮族自治区壮药质量标准 第一卷》（2008年版）

15. 毛茛科 Ranunculaceae
银莲花属 *Anemone* L.
打破碗花花
Anemone hupehensis Lemoine
功效：根或全草，清热利湿、解毒杀虫、消肿散瘀。
功效来源：《中华本草》

铁线莲属 *Clematis* L.

女萎 棉花藤
Clematis apiifolia DC. var. *apiifolia*
凭证标本：平乐县普查队 450330170725018LY（IBK）
功效：藤茎，消食止痢、利尿消肿、通经下乳。
功效来源：《中华本草》

钝齿铁线莲 川木通
Clematis apiifolia DC. var. *argentilucida* (H. Lév. et Vaniot) W. T. Wang
凭证标本：平乐县普查队 450330180515083LY（IBK）
功效：藤茎，消食止痢、利尿消肿、通经下乳。
功效来源：《广西中药材标准 第一册》（1990年版）

威灵仙
Clematis chinensis Osbeck
凭证标本：平乐县普查队 450330170725013LY（IBK）
功效：根、根状茎，祛风除湿、通经络。
功效来源：《中国药典》（2020年版）

小蓑衣藤
Clematis gouriana Roxb. ex DC.
凭证标本：平乐县普查队 450330181101026LY（IBK）
功效：藤茎、根，行气活血、利水通淋、祛风湿、通经止痛。
功效来源：《药用植物辞典》

毛柱铁线莲 威灵仙
Clematis meyeniana Walp. var. *meyeniana*
凭证标本：平乐县普查队 450330180909026LY（IBK）
功效：根、根状茎，祛风湿、通经络。
功效来源：《中国药典》（2020年版）

沙叶铁线莲
Clematis meyeniana Walp. var. *granulata* Finet et Gagnep.
凭证标本：平乐县普查队 450330180807066LY（IBK）
功效：全株，清热利尿、通经活络。
功效来源：《中华本草》

裂叶铁线莲
Clematis parviloba Gardner et champ.
凭证标本：平乐县普查队 450330181109017LY（IBK）
功效：藤、根，利尿消肿、通经下乳。茎、叶，行气活血。
功效来源：《药用植物辞典》

柱果铁线莲
Clematis uncinata Champ. ex Benth.
凭证标本：平乐县普查队 450330170726080LY（IBK）
功效：根、叶，祛风除湿、舒筋活络、镇痛。
功效来源：《全国中草药汇编》

翠雀属 *Delphinium* L.

还亮草
Delphinium anthriscifolium Hance
功效：全草，祛风除湿、通络止痛、化食、解毒。
功效来源：《中华本草》

毛茛属 *Ranunculus* L.

禹毛茛 自扣草
Ranunculus cantoniensis DC.
凭证标本：平乐县普查队 450330170725077LY（IBK）
功效：全草，清肝明目、除湿解毒、截疟。
功效来源：《中华本草》

毛茛
Ranunculus japonicus Thunb.
凭证标本：平乐县普查队 450330180516011LY（IBK）
功效：带根全草，利湿、消肿、止痛、退翳、截疟、杀虫。
功效来源：《全国中草药汇编》

天葵属 *Semiaquilegia* Makino

天葵 天葵子
Semiaquilegia adoxoides (DC.) Makino
功效：块根，清热解毒、消肿散结。
功效来源：《中国药典》（2020年版）

18. 睡莲科 Nymphaeaceae

莲属 *Nelumbo* Adans.

莲 藕节
Nelumbo nucifera Gaertn.
功效：根状茎，收敛止血、化瘀。
功效来源：《中国药典》（2020年版）
注：栽培。

睡莲属 *Nymphaea* L.

睡莲
Nymphaea tetragona Georgi
功效：花，消暑、解酒、定惊。
功效来源：《中华本草》

19. 小檗科 Berberidaceae

十大功劳属 *Mahonia* Nutt.

阔叶十大功劳 十大功劳
Mahonia bealei (Fortune) Carrière
凭证标本：平乐县专业队 6-6144（IBK）
功效：根、茎、叶，清热解毒。
功效来源：《全国中草药汇编》

十大功劳 十大功劳根
Mahonia fortunei (Lindl.) Fedde

凭证标本：钟树权 A64033（IBK）
功效：根，清热、燥湿、消肿、解毒。
功效来源：《中华本草》

21. 木通科 Lardizabalaceae

木通属 *Akebia* Decne.

三叶木通 八月炸

Akebia trifoliata (Thunb.) Koidz. subsp. *trifoliata*

凭证标本：平乐县普查队 450330180923001LY（IBK）
功效：果实、根，疏肝、补肾、止痛。
功效来源：《全国中草药汇编》

白木通 八月炸

Akebia trifoliata (Thunb.) Koidz. subsp. *australis* (Diels)
T. Shimizu

凭证标本：平乐县普查队 450330170712074LY（IBK）
功效：果实、根，疏肝、补肾、止痛。
功效来源：《全国中草药汇编》

野木瓜属 *Stauntonia* DC.

野木瓜 野木瓜果

Stauntonia chinensis DC.

凭证标本：平乐县普查队 450330180807070LY（IBK）
功效：果实，敛肠益胃。
功效来源：《中华本草》

22. 大血藤科 Sargentodoxaceae

大血藤属 *Sargentodoxa* Rehd. et Wils.

大血藤

Sargentodoxa cuneata (Oliv.) Rehder et E. H. Wilson

功效：藤茎，清热解毒、活血、祛风止痛。
功效来源：《中国药典》（2020年版）

23. 防己科 Menispermaceae

木防己属 *Cocculus* DC.

樟叶木防己 衡州乌药

Cocculus laurifolius DC.

凭证标本：平乐县普查队 450330181109009LY（IBK）
功效：根，顺气宽胸、祛风止痛。
功效来源：《中华本草》

轮环藤属 *Cyclea* Arn. ex Wight

粉叶轮环藤 百解藤

Cyclea hypoglauca (Schauer) Diels

凭证标本：平乐县普查队 450330180516009LY（IBK）
功效：根、藤茎，清热解毒、祛风止痛、利水通淋。
功效来源：《广西壮族自治区壮药质量标准　第一卷》（2008年版）

细圆藤属 *Pericampylus* Miers

细圆藤 黑风散

Pericampylus glaucus (Lam.) Merr.

凭证标本：平乐县普查队 450330180517028LY（IBK）
功效：藤茎或叶，清热解毒、息风止痉、祛风除湿。
功效来源：《中华本草》

千金藤属 *Stephania* Lour.

粪箕笃

Stephania longa Lour.

功效：茎、叶，清热解毒、利湿消肿、祛风活络。
功效来源：《广西壮族自治区壮药质量标准　第二卷》（2011年版）

青牛胆属 *Tinospora* Miers

青牛胆 金果榄

Tinospora sagittata (Oliv.) Gagnep.

功效：块根，清热解毒、利咽、止痛。
功效来源：《中国药典》（2020年版）

中华青牛胆 宽筋藤

Tinospora sinensis (Lour.) Merr.

功效：藤茎，祛风止痛、舒筋活络。
功效来源：《广西壮族自治区壮药质量标准　第一卷》（2008年版）

24. 马兜铃科 Aristolochiaceae

马兜铃属 *Aristolochia* L.

广防己

Aristolochia fangchi Y. C. Wu ex L. D. Chow et S. M.
Hwang

凭证标本：钟树权 A64050（IBK）
功效：根，祛风止痛、清热利水。
功效来源：《中国药典》（2020年版）

细辛属 *Asarum* L.

尾花细辛

Asarum caudigerum Hance

功效：全草，温经散寒、消肿止痛、化痰止咳。
功效来源：《中华本草》

地花细辛 大块瓦

Asarum geophilum Hemsl.

凭证标本：平乐县普查队 450330180518024LY（IBK）
功效：根、根状茎或全草，疏风散寒、宣肺止咳、消肿止痛。
功效来源：《中华本草》

金耳环

Asarum insigne Diels

凭证标本：钟树权 A64034（IBK）

功效：全草，温经散寒、祛痰止咳、散瘀消肿、行气止痛。

功效来源：《中华本草》

28. 胡椒科 Piperaceae

草胡椒属 *Peperomia* Ruiz et Pav.

草胡椒

Peperomia pellucida (L.) Kunth

功效：全草，散瘀止痛、清热解毒。

功效来源：《中华本草》

胡椒属 *Piper* L.

蒌叶

Piper betle L.

功效：全株或茎、叶，祛风散寒、行气化痰、消肿止痒。

功效来源：《中华本草》

山蒟

Piper hancei Maxim.

凭证标本：平乐县普查队 450330180929005LY（IBK）

功效：藤茎，祛风湿、强腰膝、止喘咳。

功效来源：《广西中药材标准 第一册》（1990年版）

荜拨 荜茇

Piper longum L.

功效：近成熟或成熟果穗，温中散寒、下气止痛。

功效来源：《中国药典》（2020年版）

变叶胡椒

Piper mutabile C. DC.

凭证标本：平乐县普查队 450330180515017LY（IBK）

功效：全草，活血、消肿止痛。

功效来源：《中华本草》

假蒟

Piper sarmentosum Roxb.

功效：地上部分，温中散寒、祛风利湿、消肿止痛。

功效来源：《广西壮族自治区壮药质量标准 第二卷》（2011年版）

小叶爬崖香

Piper sintenense Hatus.

功效：全株，祛风除湿、散寒止痛、活血舒筋。

功效来源：《中华本草》

石南藤

Piper wallichii (Miq.) Hand.-Mazz.

凭证标本：平乐县普查队 450330180808035LY（IBK）

功效：带叶茎枝，祛风湿、强腰膝、止咳、止痛。

功效来源：《广西中药材标准 第一册》（1990年版）

29. 三白草科 Saururaceae

蕺菜属 *Houttuynia* Thunb.

蕺菜 鱼腥草

Houttuynia cordata Thunb.

凭证标本：平乐县普查队 450330180515059LY（IBK）

功效：新鲜全草或地上部分，清热解毒、消痈排脓、利尿通淋。

功效来源：《中国药典》（2020年版）

三白草属 *Saururus* L.

三白草

Saururus chinensis (Lour.) Baill.

功效：地上部分，利尿消肿、清热解毒。

功效来源：《中国药典》（2020年版）

30. 金粟兰科 Chloranthaceae

金粟兰属 *Chloranthus* Sw.

及己

Chloranthus serratus (Thunb.) Roem et Schult

凭证标本：平乐县调查队 6–6123（GXMI）

功效：根，活血散瘀、祛风止痛、解毒杀虫。

功效来源：《中华本草》

草珊瑚属 *Sarcandra* Gardn.

草珊瑚 肿节风

Sarcandra glabra (Thunb.) Nakai

凭证标本：平乐县普查队 450330170728059LY（IBK）

功效：全株，清热凉血、活血消斑、祛风通络。

功效来源：《中国药典》（2020年版）

32. 罂粟科 Papaveraceae

博落回属 *Macleaya* R. Br.

博落回

Macleaya cordata (Willd.) R. Br.

凭证标本：平乐县普查队 450330180909003LY（IBK）

功效：根或全草，散瘀、祛风、解毒、止痛、杀虫。

功效来源：《中华本草》

罂粟属 *Papaver* L.

罂粟 罂粟壳

Papaver somniferum Linn.

凭证标本：平乐县公安局 s.n（IBK）

功效：果壳，敛肺、涩肠、固肾、止痛。

功效来源：《中华本草》

33. 紫堇科 Fumariaceae

紫堇属 *Corydalis* DC.

北越紫堇

Corydalis balansae Prain

凭证标本：覃德海 48641（GXMI）

功效：带根全草，清热解毒、消肿拔毒。

功效来源：《药用植物辞典》

小花黄堇

Corydalis racemosa (Thunb.) Pers.

凭证标本：平乐县普查队 450330170725031LY（IBK）

功效：全草，清热利尿、止痢、止血。

功效来源：《全国中草药汇编》

36. 白花菜科 Capparidaceae

黄花草属 *Arivela* Raf.

黄花草

Arivela viscosa (L.) Raf.

凭证标本：平乐县普查队 450330170726020LY（IBK）

功效：全草，散瘀消肿、去腐生肌。

功效来源：《药用植物辞典》

山柑属 *Capparis* L.

广州山柑

Capparis cantoniensis Lour.

凭证标本：平乐县普查队 450330180515007LY（IBK）

功效：根、种子、茎、叶，清热解毒、止咳、止痛。

功效来源：《中华本草》

马槟榔

Capparis masaikai H. Lév.

功效：成熟种子，清热解毒、生津止渴。

功效来源：《广西壮族自治区壮药质量标准　第三卷》（2018年版）

小绿刺　尾叶山柑

Capparis urophylla F. Chun

凭证标本：平乐县普查队 450330180515031LY（IBK）

功效：叶，解毒消肿。

功效来源：《全国中草药汇编》

鱼木属 *Crateva* L.

台湾鱼木

Crateva formosensis (M. Jacobs) B. S. Sun

凭证标本：平乐县普查队 450330181109014LY（IBK）

功效：叶，用于肠炎、痢疾、感冒。根、茎，用于痢疾、胃病、风湿、月内风。

功效来源：《药用植物辞典》

39. 十字花科 Brassicaceae

芸苔属 *Brassica* L.

擘蓝

Brassica oleracea L. var. *gongylodes* L.

功效：球茎，蜜渍嚼服用于胃及十二指肠溃疡、消化不良、食欲不振。

功效来源：《广西中药资源名录》

芸苔

Brassica rapa L. var. *oleifera* DC.

功效：种子，行血散瘀、消肿散结。茎、叶，散血消肿。

功效来源：《药用植物辞典》

白菜

Brassica rapa L. var. *glabra* Regel

功效：叶，消食下气、利肠胃、利尿。

功效来源：《药用植物辞典》

荠属 *Capsella* Medik.

荠

Capsella bursapastoris (L.) Medik.

凭证标本：钟树权 A62868（WUK）

功效：全草、花序、种子，凉肝止血、平肝明目、清热利湿。

功效来源：《中华本草》

独行菜属 *Lepidium* L.

北美独行菜　葶苈子

Lepidium virginicum L.

凭证标本：韦春强 GL55（IBK）

功效：种子，泻肺降气、祛痰平喘、利水消肿、泄逐邪。全草，清热解毒、利尿、通淋。

功效来源：《中华本草》

豆瓣菜属 *Nasturtium* W. T. Aiton

豆瓣菜　西洋菜干

Nasturtium officinale R. Br.

凭证标本：平乐县普查队 450330170727014LY（IBK）

功效：全草，清肺、凉血、利尿、解毒。

功效来源：《中华本草》

萝卜属 *Raphanus* L.

萝卜　莱菔子

Raphanus sativus L. var. *sativus*

功效：种子，消食除胀、降气化痰。全草，消食止渴、祛热解毒。

功效来源：《中国药典》（2020年版）

长羽裂萝卜　长裂羽萝卜

Raphanus sativus L. var. *longipinnatus* L. H. Bailey

功效：根或叶，外治冻疮。种子，用于消化不良。

功效来源：《广西中药资源名录》

蔊菜属 *Rorippa* Scop.

无瓣蔊菜　蔊菜

Rorippa dubia (Pers.) H. Hara

凭证标本：平乐县专业队 6-6115（GXMI）

功效：全草，祛痰止咳、解表散寒、活血解毒、利湿退黄。

功效来源：《中华本草》

蔊菜

Rorippa indica (L.) Hiern

凭证标本：平乐县普查队 450330170725079LY（IBK）

功效：全草，祛痰止咳、解表散寒、活血解毒、利湿退黄。

功效来源：《中华本草》

40. 堇菜科 Violaceae

堇菜属 *Viola* L.

七星莲 地白草

Viola diffusa Ging.

凭证标本：平乐县普查队 450330180517009LY（IBK）

功效：全草，清热解毒、散瘀消肿。

功效来源：《中华本草》

柔毛堇菜

Viola fargesii H. Boissieu

凭证标本：平乐县普查队 450330180515029LY（IBK）

功效：全草，清热解毒、散结、祛瘀生新。

功效来源：《药用植物辞典》

长萼堇菜

Viola inconspicua Blume

凭证标本：平乐县普查队 450330181112031LY（IBK）

功效：全草或带根全草，清热解毒、散瘀消肿。

功效来源：《药用植物辞典》

堇菜 罐嘴菜

Viola verecunda A. Gray

凭证标本：平乐县专业队 6–6175（GXMI）

功效：全草，清热解毒、止咳、止血。

功效来源：《全国中草药汇编》

42. 远志科 Polygalaceae

远志属 *Polygala* L.

华南远志 大金不换

Polygala chinensis L.

凭证标本：平乐县普查队 450330180910045LY（IBK）

功效：全草，祛痰、消积、散瘀、解毒。

功效来源：《广西壮族自治区壮药质量标准　第二卷》（2011年版）

黄花倒水莲

Polygala fallax Hemsl.

凭证标本：平乐县普查队 450330180810015LY（IBK）

功效：根，补益、强壮、祛湿、散瘀。

功效来源：《广西壮族自治区瑶药材质量标准　第一卷》（2014年版）

香港远志

Polygala hongkongensis Hemsl. var. *hongkongensis*

凭证标本：平乐县普查队 450330170729010LY（IBK）

功效：全草，活血化痰、解毒。根、根皮，化痰、安神。

功效来源：《药用植物辞典》

狭叶远志

Polygala hongkongensis Hemsl. var. *stenophylla* (Hayata) Migo

凭证标本：平乐县普查队 450330180909058LY（IBK）

功效：全草，用于小儿疳积、咳嗽、肝炎。

功效来源：《广西中药资源名录》

瓜子金

Polygala japonica Houtt.

功效：全草，镇咳、化痰、活血、止血、安神、解毒。

功效来源：《广西壮族自治区瑶药质量标准　第一卷》（2014年版）

小花远志

Polygala polifolia Presl

凭证标本：钟树权 A63853（IBK）

功效：全草，散瘀止血、化痰止咳、解毒消肿、破血。

功效来源：《药用植物辞典》

齿果草属 *Salomonia* Lour.

齿果草 吹云草

Salomonia cantoniensis Lour.

凭证标本：平乐县普查队 450330170727027LY（IBK）

功效：全草，解毒消肿、散瘀止痛。

功效来源：《中华本草》

45. 景天科 Crassulaceae

落地生根属 *Bryophyllum* Salisb.

落地生根

Bryophyllum pinnatum (L. f.) Oken

功效：根、全草，解毒消肿、活血止痛、拔毒。

功效来源：《中华本草》

伽蓝菜属 *Kalanchoe* Adans.

伽蓝菜

Kalanchoe ceratophylla Haw.

功效：全草，清热解毒、消肿、散瘀止痛。

功效来源：《药用植物辞典》

景天属 *Sedum* L.

珠芽景天 珠芽半枝

Sedum bulbiferum Makino

凭证标本：平乐县普查队450330180514022LY（IBK）
功效：全草，散寒、理气、止痛、截疟。
功效来源：《全国中草药汇编》

大叶火焰草 龙鳞草
Sedum drymarioides Hance
凭证标本：覃方思，方鼎48610（GXMI）
功效：全草，清热解毒、消肿止痛。
功效来源：《全国中草药汇编》

凹叶景天 马牙半支
Sedum emarginatum Migo
功效：全草，清热解毒、凉血止血、利湿。
功效来源：《中华本草》

佛甲草
Sedum lineare Thunb.
凭证标本：平乐县普查队450330170712012LY（IBK）
功效：茎、叶，清热解毒、利湿、止血。
功效来源：《中华本草》

53. 石竹科 Caryophyllaceae
田繁缕属 *Bergia* L.
倍蕊田繁缕
Bergia serrata Blanco
功效：全草，用于毒蛇咬伤。
功效来源：《广西中药资源名录》

卷耳属 *Cerastium* L.
球序卷耳 婆婆指甲菜
Cerastium glomeratum Thuill.
功效：全草，清热、利湿、凉血解毒。
功效来源：《中华本草》

荷莲豆草属 *Drymaria* Willd. ex Schult.
荷莲豆草 荷莲豆菜
Drymaria cordata (L.) Willd. ex Schult.
凭证标本：平乐县普查队450330181112024LY（IBK）
功效：全草，清热解毒、利湿、消食化痰。
功效来源：《广西壮族自治区壮药质量标准　第二卷》（2011年版）

鹅肠菜属 *Myosoton* Moench
鹅肠菜 鹅肠草
Myosoton aquaticum (L.) Moench
凭证标本：平乐县普查队450330180910005LY（IBK）
功效：全草，清热解毒、散瘀消肿。
功效来源：《中华本草》

漆姑草属 *Sagina* L.
漆姑草
Sagina japonica (Sw.) Ohwi
凭证标本：平乐县普查队450330180516042LY（IBK）
功效：全草，凉血解毒、杀虫止痒。
功效来源：《中华本草》

繁缕属 *Stellaria* L.
繁缕
Stellaria media (L.) Vill.
凭证标本：平乐县普查队450330180515005LY（IBK）
功效：全草，清热解毒、化瘀止痛、催乳。
功效来源：《全国中草药汇编》

54. 粟米草科 Molluginaceae
粟米草属 *Mollugo* L.
粟米草
Mollugo stricta L.
凭证标本：平乐县普查队450330170726026LY（IBK）
功效：全草，清热化湿、解毒消肿。
功效来源：《中华本草》

56. 马齿苋科 Portulacaceae
马齿苋属 *Portulaca* L.
大花马齿苋 午时花
Portulaca grandiflora Hook.
功效：全草，散瘀止痛、解毒消肿。
功效来源：《全国中草药汇编》

马齿苋
Portulaca oleracea L.
凭证标本：平乐县普查队450330170726023LY（IBK）
功效：全草，清热解毒、凉血止痢、除湿通淋。
功效来源：《广西壮族自治区壮药质量标准　第二卷》（2011年版）

土人参属 *Talinum* Adans.
土人参
Talinum paniculatum (Jacq.) Gaertn.
凭证标本：平乐县普查队450330170724036LY（IBK）
功效：根，补气润肺、止咳、调经。
功效来源：《中华本草》

57. 蓼科 Polygonaceae
金线草属 *Antenoron* Raf.
金线草
Antenoron filiforme (Thunb.) Roberty et Vautier
凭证标本：平乐县普查队450330181110006LY（IBK）
功效：全草，凉血止血、清热利湿、散瘀止痛。
功效来源：《中华本草》

荞麦属 *Fagopyrum* Mill.

金荞麦
Fagopyrum dibotrys (D. Don) H. Hara
凭证标本：平乐县普查队 450330180516052LY（IBK）
功效：根状茎，清热解毒、排脓祛瘀。
功效来源：《中国药典》（2020年版）

荞麦
Fagopyrum esculentum Moench
功效：茎、叶，降压、止血。种子，健胃、收敛。
功效来源：《全国中草药汇编》

何首乌属 *Fallopia* Adans.

何首乌
Fallopia multiflora (Thunb.) Haraldson
凭证标本：平乐县普查队 450330181107003LY（IBK）
功效：块根，解毒、消痈、截疟、润肠通便。
功效来源：《中国药典》（2020年版）

蓼属 *Polygonum* L.

褐鞘蓼 萹蓄
Polygonum aviculare L.
凭证标本：钟树权 A62886（WUK）
功效：地上部分，利尿通淋、杀虫、止痒。
功效来源：《中国药典》（2020年版）

毛蓼
Polygonum barbatum L.
凭证标本：钟树权 A60854（WUK）
功效：全草，清热解毒、排脓生肌、活血、透疹。
功效来源：《中华本草》

头花蓼 石莽草
Polygonum capitatum Buch.-Ham. ex D. Don
凭证标本：平乐县普查队 450330180517041LY（IBK）
功效：全草，清热利湿、活血止痛。
功效来源：《中华本草》

火炭母
Polygonum chinense L.
凭证标本：平乐县普查队 450330181110001LY（IBK）
功效：全草，清热解毒、利湿止痒、明目退翳。
功效来源：《广西壮族自治区壮药质量标准 第一卷》（2008年版）

大箭叶蓼
Polygonum darrisii H. Lév.
凭证标本：平乐县普查队 450330180912022LY（IBK）
功效：全草，清热解毒、祛风除湿。
功效来源：《药用植物辞典》

水蓼 辣蓼
Polygonum hydropiper L.
凭证标本：李荫昆 401889（IBK）
功效：全草，除湿、化滞。
功效来源：《广西壮族自治区壮药质量标准 第二卷》（2011年版）

愉悦蓼
Polygonum jucundum Meissn.
凭证标本：平乐县普查队 450330181106018LY（IBK）
功效：全草，外治风湿肿痛、跌打、扭挫伤肿痛。
功效来源：《广西中药资源名录》

酸模叶蓼 大马蓼
Polygonum lapathifolium L.
凭证标本：平乐县普查队 450330180516033LY（IBK）
功效：全草，清热解毒、利湿止痒。
功效来源：《全国中草药汇编》

长鬃蓼 白辣蓼
Polygonum longisetum Bruijn var. *longisetum*
凭证标本：平乐县普查队 450330180909036LY（IBK）
功效：全草，解毒、除湿。
功效来源：《中华本草》

圆基长鬃蓼
Polygonum longisetum Bruijn var. *rotundatum* A. J. Li
功效：全草，用于久疟虚寒；外用治麻疹不透。
功效来源：《广西中药资源名录》

红蓼 水红花子
Polygonum orientale L.
功效：果实，散血消症、消积止痛、利水消肿。
功效来源：《中国药典》（2020年版）

掌叶蓼
Polygonum palmatum Dunn
凭证标本：平乐县专业队 6–6131（GXMI）
功效：全草，止血、清热。
功效来源：《中华本草》

杠板归 扛板归
Polygonum perfoliatum L.
凭证标本：平乐县普查队 450330170712030LY（IBK）
功效：全草，清热解毒、利湿消肿、散瘀止血。
功效来源：《广西壮族自治区壮药质量标准 第一卷》（2008年版）

习见蓼 小萹蓄
Polygonum plebeium R. Br.
凭证标本：平乐县普查队 450330180516048LY（IBK）

功效：全草，清热解毒、通淋利尿、化湿杀虫。
功效来源：《中华本草》

丛枝蓼
Polygonum posumbu Buch.-Ham. ex D. Don
功效：全草，用于腹痛泄泻、痢疾。
功效来源：《中药大辞典》

伏毛蓼
Polygonum pubescens Blume
功效：全草，清热解毒、祛风利湿。
功效来源：《药用植物辞典》

刺蓼
Polygonum senticosum (Meisn.) Franch. et Sav.
凭证标本：平乐县普查队 450330180913031LY（IBK）
功效：全草，解毒消肿、利湿止痒。
功效来源：《全国中草药汇编》

糙毛蓼 水湿蓼
Polygonum strigosum R. Br.
凭证标本：平乐县普查队 450330180913005LY（IBK）
功效：全草，用于痢疾；外用治骨折。
功效来源：《广西中药资源名录》

虎杖属 *Reynoutria* Houtt.
虎杖
Reynoutria japonica Houtt.
凭证标本：平乐县普查队 450330180810005LY（IBK）
功效：根状茎和根，消痰、软坚散结、利水消肿。
功效来源：《中国药典》（2020年版）

酸模属 *Rumex* L.
羊蹄
Rumex japonicus Houtt.
凭证标本：平乐县普查队 450330180516032LY（IBK）
功效：根或全草，清热解毒、止血、通便、杀虫。
功效来源：《全国中草药汇编》

刺酸模 假菠菜
Rumex maritimus L.
凭证标本：平乐县普查队 450330180514026LY（IBK）
功效：全草，清热凉血、解毒杀虫。
功效来源：《全国中草药汇编》

59. 商陆科 Phytolaccaceae
商陆属 *Phytolacca* L.
商陆
Phytolacca acinosa Roxb.
凭证标本：平乐县普查队 450330171025006LY（IBK）

功效：根，逐水消肿、通利二便。
功效来源：《中国药典》（2020年版）

垂序商陆 商陆
Phytolacca americana L.
凭证标本：平乐县普查队 450330170726003LY（IBK）
功效：根，逐水消肿、通利二便。
功效来源：《中国药典》（2020年版）

日本商陆
Phytolacca japonica Makino
凭证标本：平乐县普查队 450330180515037LY（IBK）
功效：根，用作利尿剂，治疗一般水肿，亦用作堕胎药；外用治痈肿疮毒。
功效来源：《药用植物辞典》

61. 藜科 Chenopodiaceae
甜菜属 *Beta* L.
厚皮菜 莙荙子
Beta vulgaris L. var. *cicla* L.
功效：果实，清热解毒、凉血止血。
功效来源：《中华本草》

藜属 *Chenopodium* L.
藜
Chenopodium album L.
功效：全草、果实或种子，清热祛湿、解毒消肿、杀虫止痒。
功效来源：《中华本草》

小藜
Chenopodium ficifolium Sm.
凭证标本：平乐县普查队 450330180516030LY（IBK）
功效：全草，清热解毒、祛湿、止痒透疹、杀虫。
功效来源：《药用植物辞典》

刺藜属 *Dysphania* Pax
土荆芥
Dysphania ambrosioides (L.) Mosyakin et Clemants
凭证标本：平乐县普查队 450330170726069LY（IBK）
功效：全草，杀虫、祛风、止痛。
功效来源：《广西壮族自治区壮药质量标准 第三卷》（2018年版）

菠菜属 *Spinacia* L.
菠菜
Spinacia oleracea L.
功效：全草，滋阴平肝、止咳润肠。
功效来源：《全国中草药汇编》

63. 苋科 Amaranthaceae

牛膝属 *Achyranthes* L.

土牛膝 倒扣草
Achyranthes aspera L.
功效：全草，解表清热、利湿。
功效来源：《广西壮族自治区壮药质量标准 第一卷》（2008年版）

牛膝
Achyranthes bidentata Blume
凭证标本：平乐县普查队 450330170725057LY（IBK）
功效：根，逐瘀通经、补肝肾、强筋骨、引血下行。
功效来源：《中国药典》（2020年版）

柳叶牛膝 土牛膝
Achyranthes longifolia (Makino) Makino
凭证标本：李荫昆 402204（IBSC）
功效：根及根状茎，活血化瘀、泻火解毒、利尿通淋。
功效来源：《中华本草》

白花苋属 *Aerva* Forssk.

少毛白花苋
Aerva glabrata Hook. f.
凭证标本：平乐县普查队 450330180514013LY（IBK）
功效：根，散瘀止痛、消肿除湿、止咳、止痢、调经。
功效来源：《药用植物辞典》

莲子草属 *Alternanthera* Forssk.

锦绣苋
Alternanthera bettzickiana (Regel) Nichols.
凭证标本：平乐县普查队 450330181101014LY（IBK）
功效：全株，清热解毒、凉血止血、消积逐瘀。
功效来源：《药用植物辞典》

喜旱莲子草 空心苋
Alternanthera philoxeroides (Mart.) Griseb.
功效：全草，清热利湿、凉血解毒。
功效来源：《广西壮族自治区壮药质量标准 第三卷》（2018年版）

莲子草 节节花
Alternanthera sessilis (L.) R. Br. ex DC.
凭证标本：平乐县普查队 450330180516072LY（IBK）
功效：全草，凉血散瘀、清热解毒、除湿通淋。
功效来源：《中华本草》

苋属 *Amaranthus* L.

刺苋
Amaranthus spinosus L.
凭证标本：平乐县普查队 450330170726043LY（IBK）
功效：全草，清热利湿、解毒消肿、凉血止血。
功效来源：《广西壮族自治区壮药质量标准 第三卷》（2018年版）

苋
Amaranthus tricolor L.
功效：茎、叶，清肝明目、通利二便。
功效来源：《中华本草》

皱果苋 野苋菜
Amaranthus viridis L.
凭证标本：韦春强 GL56（IBK）
功效：全草，清热利湿。
功效来源：《全国中草药汇编》

青葙属 *Celosia* L.

青葙 青箱子
Celosia argentea L.
凭证标本：平乐县普查队 450330180516064LY（IBK）
功效：成熟种子，清虚热、除骨蒸、解暑热、截疟、退黄。
功效来源：《中国药典》（2020年版）

鸡冠花
Celosia cristata L.
功效：花序，收敛止血、止带、止痢。
功效来源：《中国药典》（2020年版）

千日红属 *Gomphrena* L.

千日红
Gomphrena globosa L.
功效：花序，止咳平喘、平肝明目。
功效来源：《全国中草药汇编》

64. 落葵科 Basellaceae

落葵薯属 *Anredera* Juss.

落葵薯 藤三七
Anredera cordifolia (Ten.) Steenis
凭证标本：平乐县普查队 450330180914036LY（IBK）
功效：珠芽，补肾强腰、散瘀消肿。
功效来源：《中华本草》

落葵属 *Basella* L.

落葵
Basella alba L.
凭证标本：平乐县普查队 450330181112010LY（IBK）
功效：全草，清热解毒、接骨止痛。
功效来源：《全国中草药汇编》

65. 亚麻科 Linaceae
亚麻属 *Linum* L.
亚麻 亚麻子
Linum usitatissimum L.
功效：种子，润肠通便、养血祛风。
功效来源：《全国中草药汇编》

青篱柴属 *Tirpitzia* Hallier f.
青篱柴
Tirpitzia sinensis (Hemsl.) H. Hallier
凭证标本：平乐县普查队 450330170728004LY（IBK）
功效：根，用于风湿骨痛、跌打扭伤。叶，用于白带异常；外用治骨折、跌打肿痛。
功效来源：《广西中药资源名录》

67. 牻牛儿苗科 Geraniaceae
老鹳草属 *Geranium* L.
野老鹳草 老鹳草
Geranium carolinianum L.
凭证标本：平乐县普查队 450330180516035LY（IBK）
功效：地上部分，祛风湿、通经络、止泻利。
功效来源：《中国药典》（2020年版）

天竺葵属 *Pelargonium* L'Hér. ex Aiton
天竺葵 石蜡红
Pelargonium hortorum L. H. Bailey
功效：花，清热消炎。
功效来源：《全国中草药汇编》

69. 酢浆草科 Oxalidaceae
酢浆草属 *Oxalis* L.
酢浆草
Oxalis corniculata L.
凭证标本：平乐县普查队 450330181112023LY（IBK）
功效：全草，清热利湿、消肿解毒。
功效来源：《广西壮族自治区壮药质量标准 第二卷》（2011年版）

红花酢浆草 铜锤草
Oxalis corymbosa DC.
凭证标本：平乐县普查队 450330180516068LY（IBK）
功效：全草，散瘀消肿、清热利湿、解毒。
功效来源：《中华本草》

70. 旱金莲科 Tropaeolaceae
旱金莲属 *Tropaeolum* L.
旱金莲 旱莲花
Tropaeolum majus L.
功效：全草，清热解毒、凉血止血。
功效来源：《中华本草》

71. 凤仙花科 Balsaminaceae
凤仙花属 *Impatiens* L.
凤仙花
Impatiens balsamina L.
功效：花，祛风除湿、活血止痛、解毒杀虫。
功效来源：《中华本草》
注：栽培。

华凤仙 水边指甲花
Impatiens chinensis L.
凭证标本：平乐县普查队 450330181108062LY（IBK）
功效：全草，清热解毒、活血散瘀、消肿拔脓。
功效来源：《全国中草药汇编》

黄金凤
Impatiens siculifer Hook. f.
凭证标本：平乐县普查队 450330180807073LY（IBK）
功效：根、全草、种子，祛瘀消肿、清热解毒、祛风、活血止痛。
功效来源：《药用植物辞典》

72. 千屈菜科 Lythraceae
水苋菜属 *Ammannia* L.
水苋菜
Ammannia baccifera L.
凭证标本：钟树权 62887（WUK）
功效：全草，散瘀止血、除湿解毒。
功效来源：《中华本草》

紫薇属 *Lagerstroemia* L.
紫薇
Lagerstroemia indica L.
凭证标本：平乐县普查队 450330170728044LY（IBK）
功效：根、树皮，活血、止血、解毒、消肿。
功效来源：《全国中草药汇编》

南紫薇
Lagerstroemia subcostata Koehne
凭证标本：平乐县普查队 450330170712027LY（IBK）
功效：花、根，败毒消瘀。
功效来源：《药用植物辞典》

千屈菜属 *Lythrum* L.
千屈菜 千屈草
Lythrum salicaria L.
凭证标本：平乐县普查队 450330170726018LY（IBK）
功效：全草，清热解毒、凉血止血。
功效来源：《全国中草药汇编》

节节菜属 *Rotala* L.

节节菜 水马齿苋
Rotala indica (Willd.) Koehne
凭证标本：平乐县普查队 450330181111018LY（IBK）
功效：全草，清热解毒、止泻。
功效来源：《中华本草》

圆叶节节菜 水苋菜
Rotala rotundifolia (Buch. - Ham. ex Roxb.) Koehne
功效：全草，清热利湿、解毒。
功效来源：《全国中草药汇编》

75. 安石榴科 Punicaceae
石榴属 *Punica* L.

石榴 石榴皮
Punica granatum L.
凭证标本：平乐县普查队 450330170727010LY（IBK）
功效：果皮，涩肠止泻、止血、驱虫。
功效来源：《中国药典》（2020年版）

77. 柳叶菜科 Onagraceae
丁香蓼属 *Ludwigia* L.

水龙 过塘蛇
Ludwigia adscendens (L.) Hara
凭证标本：平乐县普查队 450330180516049LY（IBK）
功效：全草，清热解毒、利尿消肿。
功效来源：《广西中药材标准 第一册》（1990年版）

草龙
Ludwigia hyssopifolia (G. Don) Exell
凭证标本：平乐县普查队 450330170726048LY（IBK）
功效：全草，清热解毒、利湿消肿。
功效来源：《广西壮族自治区壮药质量标准 第三卷》（2018年版）

毛草龙
Ludwigia octovalvis (Jacq.) P. H. Raven
凭证标本：平乐县普查队 450330170728010LY（IBK）
功效：全草，清热利湿、解毒消肿。
功效来源：《中华本草》

丁香蓼
Ludwigia prostrata Roxb.
凭证标本：平乐县专业队 6–6120（GXMI）
功效：全草，清热解毒、利湿消肿。
功效来源：《全国中草药汇编》

78. 小二仙草科 Haloragaceae
小二仙草属 *Gonocarpus* Thunb.

小二仙草
Gonocarpus micrantha Thunb.
凭证标本：平乐县普查队 450330180909039LY（IBK）
功效：全草，止咳平喘、清热利湿、调经活血。
功效来源：《中华本草》

狐尾藻属 *Myriophyllum* L.

穗状狐尾藻
Myriophyllum spicatum L.
凭证标本：邓志农 13100（IBSC）
功效：全草，用于痢疾；外用治烧烫伤。
功效来源：《广西中药资源名录》

81. 瑞香科 Thymelaeaceae
瑞香属 *Daphne* L.

长柱瑞香
Daphne championii Benth.
凭证标本：平乐县普查队 450330181106011LY（IBK）
功效：根皮、茎皮，祛风除湿、解毒消肿、消疳散积。全株，消疳散积、消炎。
功效来源：《药用植物辞典》

毛瑞香 铁牛皮
Daphne kiusiana var. *atrocaulis* (Rehder) F. Maek.
凭证标本：平乐县普查队 450330181112005LY（IBK）
功效：全株，祛风除湿、调经止痛、解毒。
功效来源：《广西壮族自治区瑶药材质量标准 第一卷》（2014年版）

结香属 *Edgeworthia* Meisn.
结香 黄瑞香
Edgeworthia chrysantha Lindl.
凭证标本：李荫昆 402318（IBSC）
功效：全株，舒筋络、益肝肾。
功效来源：《广西壮族自治区瑶药材质量标准 第一卷》（2014年版）

荛花属 *Wikstroemia* Endl.
了哥王
Wikstroemia indica (L.) C. A. Mey.
凭证标本：平乐县普查队 450330180516061LY（IBK）
功效：茎、叶，消热解毒、化痰散结、消肿止痛。
功效来源：《广西壮族自治区壮药质量标准 第一卷》（2008年版）

北江荛花
Wikstroemia monnula Hance
凭证标本：平乐县普查队 450330180810036LY（IBK）
功效：根，散结散瘀、清热消肿、通经逐水。
功效来源：《药用植物辞典》

83. 紫茉莉科 Nyctaginaceae

叶子花属 Bougainvillea Comm. ex Juss.

光叶子花 紫三角
Bougainvillea glabra Choisy
功效：花，调和气血。
功效来源：《全国中草药汇编》

紫茉莉属 Mirabilis L.

紫茉莉
Mirabilis jalapa L.
功效：叶、果实，清热解毒、祛风渗湿、活血。
功效来源：《中华本草》
注：栽培。

84. 山龙眼科 Proteaceae

山龙眼属 Helicia Lour.

小果山龙眼
Helicia cochinchinensis Lour.
功效：根、叶，行气活血、祛瘀止痛。
功效来源：《药用植物辞典》

网脉山龙眼
Helicia reticulata W. T. Wang
凭证标本：平乐县普查队 450330180515054LY（IBK）
功效：枝、叶，止血。
功效来源：《中华本草》

88. 海桐花科 Pittosporaceae

海桐花属 Pittosporum Banks ex Sol.

短萼海桐
Pittosporum brevicalyx (Oliv.) Gagnep.
凭证标本：平乐县普查队 450330170725074LY（IBK）
功效：全株、茎皮、叶、果实，祛风、消肿解毒、镇咳祛痰、平喘、消炎止痛。根皮，活血调经、化瘀生新。
功效来源：《药用植物辞典》

光叶海桐
Pittosporum glabratum Lindl.
凭证标本：钟树权 60858（WUK）
功效：叶，消肿解毒、止血。根或根皮，祛风除湿、活血通络、止咳涩精。种子，清热利咽、止泻。
功效来源：《中华本草》

海金子 海桐树
Pittosporum illicioides Makino
凭证标本：李荫昆 401926（IBK）
功效：根、种子，祛风活络、散瘀止痛。
功效来源：《全国中草药汇编》

卵果海桐
Pittosporum lenticellatum Chun ex H. Peng et Y. F. Deng

凭证标本：平乐县普查队 450330170726079LY（IBK）
功效：叶，止血。
功效来源：《药用植物辞典》

少花海桐 海金子
Pittosporum pauciflorum Hook. et Arn.
凭证标本：平乐县普查队 450330180515097LY（IBK）
功效：茎、枝，祛风活络、散寒止痛、镇静。
功效来源：《广西壮族自治区瑶药材质量标准 第一卷》（2014年版）

海桐 海桐花
Pittosporum tobira (Thunb.) W. T. Aiton
功效：枝、叶，杀虫；外用煎水洗疥疮。
功效来源：《全国中草药汇编》

93. 大风子科 Flacourtiaceae

山桂花属 Bennettiodendron Merr.

山桂花
Bennettiodendron leprosipes (Clos) Merr.
凭证标本：平乐县普查队 450330170728051LY（IBK）
功效：树皮、叶，清热解毒、消炎、止血生肌。
功效来源：《药用植物辞典》

栀子皮属 Itoa Hemsl.

栀子皮 大黄树
Itoa orientalis Hemsl.
凭证标本：IBK00288070（IBK）
功效：根、树皮，祛风除湿、活血通络。
功效来源：《中华本草》

柞木属 Xylosma G. Forst.

南岭柞木
Xylosma controversa Clos
凭证标本：平乐县普查队 450330180514055LY（IBK）
功效：根、叶，清热凉血、散瘀消肿。
功效来源：《药用植物辞典》

101. 西番莲科 Passifloraceae

西番莲属 Passiflora L.

西番莲 转心莲
Passiflora caerulea L.
凭证标本：平乐县普查队 450330180518001LY（IBK）
功效：根、藤、果实，祛风除湿、活血止痛。
功效来源：《全国中草药汇编》

鸡蛋果
Passiflora edulis Sims
功效：果实，清热解毒、镇痛安神。
功效来源：《全国中草药汇编》
注：栽培。

103. 葫芦科 Cucurbitaceae

盒子草属 *Actinostemma* Griff.

盒子草

Actinostemma tenerum Griff.

凭证标本：平乐县普查队 450330170713003LY（IBK）

功效：全草或种子，利水消肿、清热解毒。

功效来源：《中华本草》

冬瓜属 *Benincasa* Savi

冬瓜 冬瓜皮

Benincasa hispida (Thunb.) Cogn.

凭证标本：平乐县普查队 450330181112035LY（IBK）

功效：果皮，利尿消肿。

功效来源：《中国药典》（2020年版）

西瓜属 *Citrullus* Schrad.

西瓜 西瓜霜

Citrullus lanatus (Thunb.) Matsum. et Nakai

凭证标本：平乐县普查队 450330170728015LY（IBK）

功效：果实、皮硝，清热泻火、消肿止痛。

功效来源：《中国药典》（2020年版）

黄瓜属 *Cucumis* L.

甜瓜 甜瓜子

Cucumis melo L. var. *melo*

功效：种子，清肺、润肠、化瘀、排脓、疗伤止痛。

功效来源：《中国药典》（2020年版）

菜瓜

Cucumis melo L. var. *conomon* (Thunb.) Makino

功效：果实，除烦热、生津液、利小便。果实腌制品，健胃和中、生津止渴。

功效来源：《中华本草》

黄瓜

Cucumis sativus L.

功效：果实，清热利尿。藤，消炎、祛痰、镇痉。

功效来源：《全国中草药汇编》

南瓜属 *Cucurbita* L.

南瓜 南瓜干

Cucurbita moschata (Duch. ex Lam.) Duch. ex Poir.

功效：果实，补中益气、消炎止痛、解毒杀虫。

功效来源：《广西中药材标准 第一册》（1990年版）

西葫芦 桃南瓜

Cucurbita pepo L.

功效：果实，平喘、宁嗽。

功效来源：《全国中草药汇编》

金瓜属 *Gymnopetalum* Arn.

金瓜

Gymnopetalum chinensis (Lour.) Merr.

凭证标本：平乐县普查队 450330170728092LY（IBK）

功效：全草，用于瘰疬、妇科病、全身痛、手脚萎缩。

功效来源：《药用植物辞典》

绞股蓝属 *Gynostemma* Blume

光叶绞股蓝

Gynostemma laxum (Wall.) Cogn.

凭证标本：平乐县普查队 450330170726032LY（IBK）

功效：全草，清热解毒、消炎、止咳祛痰。

功效来源：《药用植物辞典》

绞股蓝

Gynostemma pentaphyllum (Thunb.) Makino

凭证标本：平乐县普查队 450330170728076LY（IBK）

功效：全草，清热解毒、止咳祛痰、益气养阴、延缓衰老。

功效来源：《广西壮族自治区壮药质量标准 第三卷》（2018年版）

雪胆属 *Hemsleya* Cogn. ex F. B. Forbes et Hemsl.

马铜铃

Hemsleya graciliflora (Harms) Cogn.

凭证标本：平乐县普查队 450330181101036LY（IBK）

功效：块根，清热解毒、抗菌消炎、消肿止痛。果实，化痰止咳。

功效来源：《药用植物辞典》

葫芦属 *Lagenaria* Ser.

葫芦

Lagenaria siceraria (Molina) Standl.

功效：果皮、种子，利尿、消肿、散结。

功效来源：《全国中草药汇编》

丝瓜属 *Luffa* Mill.

广东丝瓜

Luffa acutangula (L.) Roxb.

功效：汁液，清热解毒、止咳化痰。

功效来源：《中华本草》

注：栽培。

丝瓜 丝瓜络

Luffa cylindrica Roem.

功效：果实的维管，祛风、通络、活血、下乳。

功效来源：《中国药典》（2020年版）

苦瓜属 Momordica L.

苦瓜 苦瓜干

Momordica charantia L.

功效：果实，清暑涤热、明目、解毒。

功效来源：《广西壮族自治区壮药质量标准 第二卷》（2011年版）

木鳖子

Momordica cochinchinensis (Lour.) Spreng.

凭证标本：平乐县普查队 450330170725073LY（IBK）

功效：成熟种子，散结消肿、攻毒疗疮。

功效来源：《中国药典》（2020年版）

凹萼木鳖

Momordica subangulata Blume

凭证标本：平乐县普查队 450330170725026LY（IBK）

功效：根，用于结膜炎、腮腺炎、喉咙肿痛、瘰疬、疮疡肿毒。

功效来源：《广西中药资源名录》

帽儿瓜属 Mukia Arn.

帽儿瓜

Mukia maderaspatana (L.) M. J. Roem.

功效：根，用于疮疡肿毒。地上部分，用于肺热咳嗽。

功效来源：《广西中药资源名录》

佛手瓜属 Sechium P. Browne

佛手瓜

Sechium edule (Jacq.) Sw.

功效：叶，清热消肿。

功效来源：《药用植物辞典》

注：栽培。

茅瓜属 Solena Lour.

茅瓜

Solena amplexicaulis (Lam.) Gandhi

凭证标本：平乐县普查队 450330170728008LY（IBK）

功效：块根、叶，清热解毒、化瘀散结、化痰利湿。

功效来源：《中华本草》

赤瓟儿属 Thladiantha Bunge

大苞赤瓟

Thladiantha cordifolia (Blume) Cogn.

凭证标本：李荫昆 402201（WUK）

功效：块根，消炎解毒。

功效来源：《药用植物辞典》

球果赤瓟

Thladiantha globicarpa A. M. Lu et Z. Y. Zhang

凭证标本：平乐县普查队 450330181110047LY（IBK）

功效：全草，用于深部脓肿、各种化脓性感染、骨髓炎。

功效来源：《广西中药资源名录》

南赤瓟

Thladiantha nudiflora Hemsl. ex Forbes et Hemsl.

凭证标本：平乐县普查队 450330170726037LY（IBK）

功效：根，清热、利胆、通便、通乳、消肿、解毒、排脓。果实，理气、活血、祛瘀利湿。

功效来源：《药用植物辞典》

栝楼属 Trichosanthes L.

王瓜

Trichosanthes cucumeroides (Ser.) Maxim.

凭证标本：平乐县普查队 450330170713041LY（IBK）

功效：种子、果实，清热利湿、凉血止血。

功效来源：《中华本草》

糙点栝楼

Trichosanthes dunniana H. Lév.

凭证标本：平乐县普查队 450330181111020LY（IBK）

功效：种子，润肺、祛痰、滑肠。

功效来源：《药用植物辞典》

全缘栝楼 实葫芦根

Trichosanthes ovigera Blume

凭证标本：平乐县普查队 450330181110007LY（IBK）

功效：根，散瘀消肿、清热解毒。

功效来源：《中华本草》

两广栝楼

Trichosanthes reticulinervis C. Y. Wu ex S. K. Chen

凭证标本：平乐县普查队 450330180517007LY（IBK）

功效：根，用于热病烦渴、肺热燥咳、内热消渴、疮疡肿毒。

功效来源：《广西中药资源名录》

马𤫎儿属 Zehneria Endl.

马𤫎儿 马交儿

Zehneria japonica (Thunberg) H. Y. Liu

凭证标本：平乐县普查队 450330180516059LY（IBK）

功效：根或叶，清热解毒、消肿散结。

功效来源：《全国中草药汇编》

钮子瓜

Zehneria bodinieri (H. Léveillé) W. J. de Wilde et Duyfjes

凭证标本：平乐县普查队 450330170725039LY（IBK）

功效：全草或根，清热解毒、通淋。

功效来源：《中华本草》

104. 秋海棠科 Begoniaceae
秋海棠属 *Begonia* L.
紫背天葵 红天葵
Begonia fimbristipula Hance
凭证标本：平乐县普查队 450330180515090LY（IBK）
功效：块茎或全草，清热凉血、散瘀消肿、止咳化痰。
功效来源：《广西中药材标准 第一册》（1990年版）

癞叶秋海棠 团扇叶秋海棠
Begonia leprosa Hance
凭证标本：严克俭 48645（GXMI）
功效：全草，用于咳血、吐血、跌打损伤。
功效来源：《广西中药资源名录》

粗喙秋海棠 大半边莲
Begonia longifolia Blume
功效：根状茎，清热解毒、消肿止痛。
功效来源：《广西壮族自治区壮药质量标准 第二卷》（2011年版）

裂叶秋海棠 红孩儿
Begonia palmata D. Don
凭证标本：平乐县普查队 450330180809022LY（IBK）
功效：全草，清热解毒、化瘀消肿。
功效来源：《广西壮族自治区壮药质量标准 第二卷》（2011年版）

105. 仙人掌科 Cactaceae
昙花属 *Epiphyllum* Haw.
昙花
Epiphyllum oxypetalum (DC.) Haw.
功效：花，清肺止咳、凉血止血、养心安神。茎，清热解毒。
功效来源：《中华本草》

量天尺属 *Hylocereus* Britton et Rose
量天尺
Hylocereus undatus (Haw.) Britton et Rose
功效：茎，舒筋活络、解毒消肿。
功效来源：《中华本草》

仙人掌属 *Opuntia* Mill.
仙人掌
Opuntia stricta (Haw.) Haw. var. *dillenii* (Ker Gawl.) L. D. Benson
功效：地上部分，行气活血、清热解毒。
功效来源：《广西壮族自治区壮药质量标准 第二卷》（2011年版）

106. 番木瓜科 Caricaceae
番木瓜属 *Carica* L.
番木瓜
Carica papaya L.
功效：果实，健胃消食、滋补催乳、舒筋通络。
功效来源：《全国中草药汇编》
注：栽培。

108. 山茶科 Theaceae
杨桐属 *Adinandra* Jack
尖萼川杨桐 尖叶川黄瑞木
Adinandra bockiana E. Pritz. ex Diels var. *acutifolia* (Hand.-Mazz.) Kobuski
凭证标本：平乐县普查队 450330180807003LY（IBK）
功效：全株，祛风解表、行气止痛。
功效来源：《中华本草》

亮叶杨桐
Adinandra nitida Merr. ex H. L. Li
凭证标本：平乐县普查队 450330180515095LY（IBK）
功效：叶，民间当茶饮，消炎、退热、降压、止血。
功效来源：《药用植物辞典》

山茶属 *Camellia* L.
长尾毛蕊茶
Camellia caudata Wall.
凭证标本：平乐县普查队 450330180810049LY（IBK）
功效：茎、叶、花，活血止血、祛腐生新。
功效来源：《药用植物辞典》

心叶毛蕊茶
Camellia cordifolia (F. P. Metcalf) Nakai
凭证标本：平乐县普查队 450330181108048LY（IBK）
功效：根、花，收敛、凉血、止血。
功效来源：《药用植物辞典》

连蕊茶 尖连蕊茶根
Camellia cuspidata (Kochs) Wright
凭证标本：李荫昆 402178（IBK）
功效：根，健脾消食、补虚。
功效来源：《中华本草》

山茶 山茶花
Camellia japonica L.
功效：根、花，收敛、凉血、止血。
功效来源：《全国中草药汇编》

油茶
Camellia oleifera Abel
凭证标本：平乐县普查队 450330180515103LY（IBK）

功效：根、茶子饼，清热解毒、活血散瘀、止痛。

功效来源：《全国中草药汇编》

金花茶

Camellia petelotii (Merr.) Sealy

凭证标本：平乐县专业队 6-6202（GXMI）

功效：叶，清热解毒、利尿消肿、止痢。

功效来源：《广西壮族自治区壮药质量标准 第二卷》（2011年版）

茶 茶叶

Camellia sinensis (L.) O. Kuntze

凭证标本：平乐县普查队 450330181106010LY（IBK）

功效：嫩叶或嫩芽，清头目、除烦渴、消食化痰、利尿止泻。

功效来源：《广西壮族自治区壮药质量标准 第三卷》（2018年版）

柃木属 *Eurya* Thunb.
尖萼毛柃

Eurya acutisepala Hu et L. K. Ling

凭证标本：平乐县普查队 450330181111021LY（IBK）

功效：叶、果实，祛风除湿、活血祛瘀，用于风湿痛、跌打损伤。

功效来源：《药用植物辞典》

翅柃

Eurya alata Kobuski

凭证标本：平乐县普查队 450330180516001LY（IBK）

功效：根皮，理气活血、消瘀止痛。枝、叶，清热消肿。

功效来源：《药用植物辞典》

岗柃

Eurya groffii Merr.

凭证标本：平乐县普查队 450330170712064LY（IBK）

功效：叶，豁痰镇咳、消肿止痛。

功效来源：《全国中草药汇编》

微毛柃

Eurya hebeclados Ling

凭证标本：平乐县普查队 450330181111006LY（IBK）

功效：根、茎、果实、枝、叶，截疟、祛风、消肿、止血、解毒。

功效来源：《药用植物辞典》

黑柃

Eurya macartneyi Champ.

凭证标本：平乐县普查队 450330180808040LY（IBK）

功效：茎、叶，清热解毒。

功效来源：《药用植物辞典》

长毛柃 长毛柃叶

Eurya patentipila Chun

凭证标本：平乐县普查队 450330180517030LY（IBK）

功效：叶，清热解毒、消肿止痛。

功效来源：《全国中草药汇编》

窄叶柃

Eurya stenophylla Merr.

凭证标本：平乐县普查队 450330180809019LY（IBK）

功效：根、枝、叶，清热、补虚。

功效来源：《药用植物辞典》

四角柃

Eurya tetragonoclada Merr. et Chun

凭证标本：平乐县普查队 450330170728049LY（IBK）

功效：根，消肿止痛。

功效来源：《药用植物辞典》

大头茶属 *Polyspora* Sweet ex G. Don
大头茶

Polyspora axillaris (Roxb. ex Ker Gawl.) Sweet

凭证标本：李荫昆 402223（IBK）

功效：芽、叶、花，清热解毒。茎皮、根、果实，清热止痒、活络止痛、温中止泻。

功效来源：《药用植物辞典》

木荷属 *Schima* Reinw. ex Blume
木荷 木荷叶

Schima superba Gardner et Champ.

凭证标本：平乐县普查队 450330180912006LY（IBK）

功效：叶，解毒疗疮。

功效来源：《中华本草》

厚皮香属 *Ternstroemia* Mutis ex L. f.
厚皮香

Ternstroemia gymnanthera (Wight et Arn.) Bedd.

凭证标本：吕清华 5050（IBK）

功效：叶、花、果实，清热解毒、消痈肿。

功效来源：《药用植物辞典》

尖萼厚皮香

Ternstroemia luteoflora L. K. Ling

凭证标本：平乐县专业队 6-6204（GXMI）

功效：根、叶，清热解毒、舒筋活络、消肿止痛、止泻。

功效来源：《药用植物辞典》

112. 猕猴桃科 Actinidiaceae
猕猴桃属 *Actinidia* Lindl.
硬齿猕猴桃 水梨藤

Actinidia callosa Lindl.

凭证标本：平乐县专业队 6–6197（GXMI）
功效：根皮，清热、消肿、利湿、止痛。
功效来源：《中华本草》

黄毛猕猴桃
Actinidia fulvicoma Hance
凭证标本：平乐县普查队 450330180810013LY（IBK）
功效：根、叶、果实，清热止渴、除烦下气、和中利尿。
功效来源：《药用植物辞典》

阔叶猕猴桃 多花猕猴桃茎叶
Actinidia latifolia (Gardn. et Champ.) Merr.
凭证标本：平乐县普查队 450330180515117LY（IBK）
功效：茎、叶，清热解毒、消肿止痛、除湿。
功效来源：《中华本草》

两广猕猴桃
Actinidia liangguangensis C. F. Liang
凭证标本：平乐县普查队 450330180807071LY（IBK）
功效：根或全株，利尿、清热、舒筋活络。
功效来源：《药用植物辞典》

美丽猕猴桃
Actinidia melliana Hand.-Mazz.
凭证标本：平乐县普查队 450330180515115LY（IBK）
功效：根，止血、消炎、祛风除湿、解毒接骨。
功效来源：《药用植物辞典》

红茎猕猴桃
Actinidia rubricaulis Dunn
凭证标本：平乐县普查队 450330181108036LY（IBK）
功效：根、茎，祛风活络、消肿止痛、行气散瘀。
功效来源：《药用植物辞典》

113. 水东哥科 Saurauiaceae
水东哥属 *Saurauia* Willd.
水东哥 水枇杷
Saurauia tristyla DC.
凭证标本：平乐县普查队 450330181111011LY（IBK）
功效：根或叶，疏风清热、止咳、止痛。
功效来源：《中华本草》

118. 桃金娘科 Myrtaceae
红千层属 *Callistemon* R. Br.
红千层
Callistemon rigidus R. Br.
凭证标本：平乐县普查队 450330170725017LY（IBK）
功效：小枝、叶，祛痰泻热。
功效来源：《药用植物辞典》

子楝树属 *Decaspermum* J. R. Forst. et G. Forst.
子楝树 子楝树叶
Decaspermum gracilentum (Hance) Merr. et L. M. Perry
凭证标本：平乐县普查队 450330170712042LY（IBK）
功效：叶，理气化湿、解毒杀虫。
功效来源：《中华本草》

桉属 *Eucalyptus* L'Her.
桉 大叶桉
Eucalyptus robusta Sm.
凭证标本：李荫昆 402301（IBK）
功效：叶，清热泻火、燥湿解毒。
功效来源：《广西壮族自治区壮药质量标准　第一卷》（2008年版）

番石榴属 *Psidium* L.
番石榴
Psidium guajava L.
凭证标本：平乐县普查队 450330180516056LY（IBK）
功效：叶、果，收敛止泻、消炎止血。
功效来源：《广西壮族自治区壮药质量标准　第一卷》（2008年版）

桃金娘属 *Rhodomyrtus* (DC.) Rchb.
桃金娘
Rhodomyrtus tomentosa (Aiton) Hassk.
凭证标本：平乐县普查队 450330170712069LY（IBK）
功效：果实，补血滋养、涩肠固精。根，理气止痛、利湿止泻、化瘀止血、益肾养血。
功效来源：《广西壮族自治区壮药质量标准　第一卷》（2008年版）

蒲桃属 *Syzygium* R. Br. ex Gaertn.
赤楠
Syzygium buxifolium Hooker et Arnott
凭证标本：平乐县普查队 450330181108038LY（IBK）
功效：根或根皮，健脾利湿、平喘、散瘀消肿。叶，清热解毒。
功效来源：《中华本草》

轮叶蒲桃
Syzygium grijsii (Hance) Merr. et L. M. Perry
凭证标本：李荫昆 402195（IBSC）
功效：根、叶，祛风散寒、活血化瘀。
功效来源：《药用植物辞典》

120. 野牡丹科 Melastomataceae
柏拉木属 *Blastus* Lour.
长瓣金花树
Blastus apricus (Hand.-Mazz.) H. L. Li var. *longiflorus* (Hand.-Mazz.) C. Chen

凭证标本：平乐县普查队 450330180810052LY（IBK）

功效：全株，外治疮疖。

功效来源：《广西中药资源名录》

柏拉木 山崩砂

Blastus cochinchinensis Lour.

凭证标本：平乐县专业队 6-6021（GXMI）

功效：根，收敛止血、消肿解毒。

功效来源：《全国中草药汇编》

野海棠属 *Bredia* Blume

叶底红

Bredia fordii (Hance) Diels

凭证标本：平乐县普查队 450330180912007LY（IBK）

功效：全株，养血调经。

功效来源：《中华本草》

异药花属 *Fordiophyton* Stapf

肥肉草

Fordiophyton fordii (Oliv.) Krasser

凭证标本：平乐县普查队 450330180909067LY（IBK）

功效：全草，清热利湿、凉血消肿。

功效来源：《中华本草》

野牡丹属 *Melastoma* L.

地态

Melastoma dodecandrum Lour.

凭证标本：李荫昆 402259（IBK）

功效：全株，清热解毒、活血止血。

功效来源：《广西壮族自治区壮药质量标准 第三卷》（2018年版）

野牡丹

Melastoma malabathricum L.

凭证标本：平乐县普查队 450330180516058LY（IBK）

功效：根、茎，收敛止血、消食、清热解毒。

功效来源：《广西壮族自治区瑶药材质量标准 第一卷》（2014年版）

金锦香属 *Osbeckia* L.

金锦香 天香炉

Osbeckia chinensis L.

凭证标本：钟树权 A63858（IBK）

功效：全草或根，化痰利湿、祛瘀止血、解毒消肿。

功效来源：《中华本草》

假朝天罐 朝天罐

Osbeckia crinita Benth.

凭证标本：平乐县普查队 450330180909030LY（IBK）

功效：根、果，清热利湿、止咳、调经。

功效来源：《全国中草药汇编》

朝天罐

Osbeckia opipara C. Y. Wu et C. Chen

凭证标本：平乐县普查队 450330180810035LY（IBK）

功效：根、枝、叶，止血、解毒。

功效来源：《广西壮族自治区壮药质量标准 第三卷》（2018年版）

锦香草属 *Phyllagathis* Blume

锦香草

Phyllagathis cavaleriei (Lévl. et Van.) Guillaum.

凭证标本：平乐县普查队 450330180810009LY（IBK）

功效：全草，清热凉血、利湿。

功效来源：《中华本草》

肉穗草属 *Sarcopyramis* Wall.

楮头红

Sarcopyramis nepalensis Wall.

凭证标本：平乐县普查队 450330180517053LY（IBK）

功效：全草，清肺热、祛肝火。

功效来源：《药用植物辞典》

121. 使君子科 Combretaceae

风车子属 *Combretum* Loefl.

风车子 华风车子

Combretum alfredii Hance

凭证标本：平乐县专业队 6-6117（GXMI）

功效：根，清热、利胆。叶，驱虫。

功效来源：《全国中草药汇编》

使君子属 *Quisqualis* L.

使君子

Quisqualis indica L.

功效：成熟果实，杀虫消积。

功效来源：《中国药典》（2020年版）

123. 金丝桃科 Hypericaceae

金丝桃属 *Hypericum* L.

挺茎遍地金 遍地金

Hypericum elodeoides Choisy

凭证标本：平乐县普查队 450330180909025LY（IBK）

功效：全草，清热解毒、通经活血。

功效来源：《全国中草药汇编》

衡山遍地金

Hypericum hengshanense W. T. Wang

凭证标本：平乐县普查队 450330180809005LY（IBK）

功效：全草，清热解毒、凉血止血、舒筋活血、利尿消肿。

功效来源：《药用植物辞典》

地耳草

Hypericum japonicum Thunb.

凭证标本：平乐县普查队 450330180517011LY（IBK）

功效：全草，清利湿热、散瘀消肿。

功效来源：《广西壮族自治区壮药质量标准 第二卷》（2011年版）

元宝草

Hypericum sampsonii Hance

凭证标本：平乐县普查队 450330180514023LY（IBK）

功效：全草，凉血止血、清热解毒、活血调经、祛风通络。

功效来源：《中华本草》

126. 藤黄科 Guttiferae

藤黄属 *Garcinia* L.

木竹子

Garcinia multiflora Champ. ex Benth.

凭证标本：平乐县普查队 450330180515114LY（IBK）

功效：树皮、果实，清热解毒、收敛生肌。

功效来源：《中华本草》

128. 椴树科 Tiliaceae

田麻属 *Corchoropsis* Sieb. et Zucc.

田麻

Corchoropsis crenata Sieb. et Zucc.

凭证标本：平乐县普查队 450330180909041LY（IBK）

功效：全草，平肝利湿、解毒、止血。

功效来源：《全国中草药汇编》

黄麻属 *Corchorus* L.

甜麻 野黄麻

Corchorus aestuans L.

凭证标本：平乐县普查队 450330180910008LY（IBK）

功效：全草，清热利湿、消肿拔毒。

功效来源：《全国中草药汇编》

黄麻

Corchorus capsularis L.

凭证标本：李荫昆 401885（IBSC）

功效：根，利尿、止泻止痢。叶，理气止血、排脓生肌。

功效来源：《药用植物辞典》

长蒴黄麻 山麻

Corchorus olitorius L.

凭证标本：平乐县普查队 450330181113014LY（IBK）

功效：全草，疏风、止咳、利湿。

功效来源：《中华本草》

扁担杆属 *Grewia* L.

扁担杆

Grewia biloba G. Don

凭证标本：平乐县普查队 450330180514031LY（IBK）

功效：根或全株，健脾益气、固精止带、祛风除湿。

功效来源：《全国中草药汇编》

刺蒴麻属 *Triumfetta* L.

单毛刺蒴麻

Triumfetta annua L.

凭证标本：平乐县专业队 6-6070（GXMI）

功效：叶，解毒、止血。根，祛风、活血、镇痛。

功效来源：《药用植物辞典》

毛刺蒴麻 毛黐头婆

Triumfetta cana Blume

凭证标本：平乐县普查队 450330180910039LY（IBK）

功效：全株，祛风除湿、利尿消肿。

功效来源：《中华本草》

长勾刺蒴麻 金纳香

Triumfetta pilosa Roth

凭证标本：平乐县普查队 450330181110032LY（IBK）

功效：根、叶，活血行气、散瘀消肿。

功效来源：《中华本草》

刺蒴麻 黄花地桃花

Triumfetta rhomboidea Jacquem.

凭证标本：平乐县普查队 450330180910037LY（IBK）

功效：根或全草，清热利湿、通淋化石。

功效来源：《中华本草》

128a. 杜英科 Elaeocarpaceae

杜英属 *Elaeocarpus* L.

中华杜英 高山望

Elaeocarpus chinensis (Gardn. et Champ.) Hook. f. ex Benth.

凭证标本：平乐县普查队 450330180517015LY（IBK）

功效：根，散瘀、消肿。

功效来源：《中华本草》

山杜英

Elaeocarpus sylvestris (Lour.) Poir.

凭证标本：平乐县普查队 450330180517031LY（IBK）

功效：根皮，散瘀、消肿。

功效来源：《药用植物辞典》

猴欢喜属 *Sloanea* L.

猴欢喜

Sloanea sinensis (Hance) Hemsl.

凭证标本：平乐县专业队 6-6206（GXMI）

功效：根，健脾和胃、祛风、益肾、壮腰。
功效来源：《药用植物辞典》

薄果猴欢喜
Sloanea leptocarpa Diels
功效：根，消肿止痛、祛风除湿。
功效来源：《药用植物辞典》

130. 梧桐科 Sterculiaceae
梧桐属 *Firmiana* Marsili
梧桐
Firmiana simplex (L.) W. Wight
功效：树皮、花、种子，祛风除湿、调经止血、解毒疗疮。
功效来源：《中华本草》

马松子属 *Melochia* L.
马松子 木达地黄
Melochia corchorifolia L.
凭证标本：平乐县普查队 450330180913009LY（IBK）
功效：茎、叶，清热利湿。
功效来源：《全国中草药汇编》

翅子树属 *Pterospermum* Schreb.
翻白叶树
Pterospermum heterophyllum Hance
凭证标本：平乐县普查队 450330170727036LY（IBK）
功效：全株，祛风除湿、舒筋活络。
功效来源：《广西壮族自治区瑶药材质量标准 第一卷》（2014年版）

苹婆属 *Sterculia* L.
粉苹婆
Sterculia euosma W. W. Sm.
凭证标本：陈照宙 50035（IBK）
功效：树皮，止咳平喘。
功效来源：《药用植物辞典》

假苹婆 红郎伞
Sterculia lanceolata Cav.
凭证标本：平乐县普查队 450330180515001LY（IBK）
功效：叶，散瘀止痛。
功效来源：《全国中草药汇编》

132. 锦葵科 Malvaceae
秋葵属 *Abelmoschus* Medik.
黄蜀葵
Abelmoschus manihot (L.) Medik.
凭证标本：平乐县普查队 450330180518034LY（IBK）
功效：根、茎或茎皮、叶、花、种子，利水、通经、解毒。

功效来源：《中华本草》

黄葵
Abelmoschus moschatus (L.) Medik.
凭证标本：平乐县普查队 450330170725014LY（IBK）
功效：根、叶、花，清热利湿、拔毒排脓。
功效来源：《全国中草药汇编》

棉属 *Gossypium* L.
陆地棉 棉花根
Gossypium hirsutum L.
凭证标本：平乐县普查队 450330181109022LY（IBK）
功效：根，补气、止咳、平喘。种子，温肾、通乳、活血止血。
功效来源：《全国中草药汇编》

木槿属 *Hibiscus* L.
大麻槿
Hibiscus cannabinus L.
凭证标本：李荫昆 402337（IBK）
功效：叶，清热消肿。种子，祛风、明目、解毒散结、止痢、通乳、消炎、利尿、润肠。
功效来源：《药用植物辞典》

木芙蓉 芙蓉叶
Hibiscus mutabilis L.
凭证标本：李荫昆 402308（IBK）
功效：叶，清肺凉血、解毒、消肿排脓。
功效来源：《广西壮族自治区壮药质量标准 第一卷》（2008年版）

木槿 木槿花
Hibiscus syriacus L.
凭证标本：平乐县普查队 450330170725085LY（IBK）
功效：花，清湿热、凉血。
功效来源：《广西壮族自治区壮药质量标准 第一卷》（2008年版）

锦葵属 *Malva* L.
野葵 冬葵根
Malva verticillata L.
功效：根，清热利水、解毒。种子，利水通淋、滑肠通便、下乳。
功效来源：《中华本草》

赛葵属 *Malvastrum* A. Gray
赛葵
Malvastrum coromandelianum (L.) Gürcke
凭证标本：平乐县普查队 450330170726070LY（IBK）
功效：全草，清热利湿、解毒消肿。
功效来源：《中华本草》

黄花稔属 *Sida* L.

桤叶黄花稔 黄花稔
Sida alnifolia L.
凭证标本：平乐县普查队 450330180908040LY（IBK）
功效：全株，清热利湿、排脓止痛。
功效来源：《全国中草药汇编》

白背黄花稔 黄花稔
Sida rhombifolia L.
凭证标本：平乐县普查队 450330170712008LY（IBK）
功效：全株，清热利湿、排脓止痛。
功效来源：《全国中草药汇编》

梵天花属 *Urena* L.

地桃花
Urena lobata L.
凭证标本：平乐县普查队 450330171025004LY（IBK）
功效：根或全草，祛风利湿、消热解毒、活血消肿。
功效来源：《广西壮族自治区壮药质量标准 第一卷》（2008年版）

136. 大戟科 Euphorbiaceae

铁苋菜属 *Acalypha* L.

铁苋菜 铁苋
Acalypha australis L.
凭证标本：平乐县普查队 450330180911017LY（IBK）
功效：地上部分，清热解毒、利湿、收敛止血。
功效来源：《广西壮族自治区壮药质量标准 第二卷》（2011年版）

山麻杆属 *Alchornea* Sw.

红背山麻杆 红背娘
Alchornea trewioides (Benth.) Muell.-Arg.
功效：全株，清热解毒、杀虫止痒。
功效来源：《广西壮族自治区壮药质量标准 第三卷》（2018年版）

绿背山麻杆
Alchornea trewioides (Benth.) Müll. Arg. var. *sinica* (Benth.) Müll. Arg.
凭证标本：平乐县普查队 450330170724013LY（IBK）
功效：根，用于肾炎水肿。枝、叶，用于外伤出血、疮疡肿毒。
功效来源：《广西中药资源名录》

五月茶属 *Antidesma* L.

日本五月茶
Antidesma japonicum Sieb. et Zucc.
凭证标本：平乐县普查队 450330180515067LY（IBK）
功效：全株，祛风湿、止泻、生津。
功效来源：《药用植物辞典》

秋枫属 *Bischofia* Blume

秋枫
Bischofia javanica Bl.
功效：根、树皮、叶，行气活血、消肿解毒。
功效来源：《全国中草药汇编》

黑面神属 *Breynia* J. R. Forst. et G. Forst.

小叶黑面神 小叶黑面叶
Breynia vitisidaea (Burm.) C. E. C. Fisch.
凭证标本：赖其瑞 48627（GXMI）
功效：根、叶，清热解毒、止血止痛。
功效来源：《全国中草药汇编》

土蜜树属 *Bridelia* Willd.

大叶土蜜树
Bridelia retusa (L.) A. Jussieu
凭证标本：平乐县普查队 450330170713022LY（IBK）
功效：全株，清热利尿、活血调经。
功效来源：《药用植物辞典》

棒柄花属 *Cleidion* Blume

棒柄花 大树三台
Cleidion brevipetiolatum Pax et K. Hoffm.
凭证标本：平乐县普查队 450330181101017LY（IBK）
功效：树皮，消炎解表、利湿解毒、通便。
功效来源：《广西壮族自治区壮药质量标准 第一卷》（2008年版）

巴豆属 *Croton* L.

石山巴豆 巴豆
Croton euryphyllus W. W. Sm.
凭证标本：陈照宙 50048（IBK）
功效：成熟果实、种子，泻下祛积、逐水消肿。根，温中散寒、祛风活络。叶，外治冻疮，并可杀孑孓、蝇蛆。
功效来源：《中国药典》（2020年版）

毛果巴豆 小叶双眼龙
Croton lachynocarpus Benth.
凭证标本：平乐县普查队 450330180517022LY（IBK）
功效：根、叶，散寒除湿、祛风活血。
功效来源：《中华本草》

巴豆
Croton tiglium L.
凭证标本：钟树权 A63876（IBK）
功效：种子，泻下祛积、逐水消肿。根，温中散寒、祛风活络。叶，外用治冻疮，并可杀孑孓、蝇蛆。
功效来源：《中国药典》（2020年版）

大戟属 *Euphorbia* L.

猩猩草
Euphorbia cyathophora Murray
功效：全草，调经、止血、止咳、接骨、消肿。
功效来源：《药用植物辞典》

飞扬草
Euphorbia hirta L.
凭证标本：平乐县普查队 450330170712035LY（IBK）
功效：全草，清热解毒、止痒利湿、通乳。
功效来源：《中国药典》（2020年版）

地锦 地锦草
Euphorbia humifusa Willd. ex Schltdl.
凭证标本：平乐县普查队 450330170726022LY（IBK）
功效：全草，清热解毒、凉血止血、利湿退黄。
功效来源：《中国药典》（2020年版）

通奶草
Euphorbia hypericifolia L.
凭证标本：平乐县普查队 450330170726024LY（IBK）
功效：全草，清热解毒、利水、健脾通乳。
功效来源：《药用植物辞典》

铁海棠
Euphorbia milii Des Moul.
功效：花，止血。茎、叶，拔毒消肿。
功效来源：《全国中草药汇编》

大戟 京大戟
Euphorbia pekinensis Rupr.
凭证标本：平乐县普查队 450330180929007LY（IBK）
功效：根，泻水逐饮、消肿散结。
功效来源：《中国药典》（2020年版）

一品红 猩猩木
Euphorbia pulcherrima Willd. ex Klotzsch
功效：全株，调经止血、接骨消肿。
功效来源：《全国中草药汇编》

千根草 小飞扬草
Euphorbia thymifolia L.
功效：全草，清热利湿、收敛止痒。
功效来源：《全国中草药汇编》

白饭树属 *Flueggea* Willd.

一叶萩
Flueggea suffruticosa (Pall.) Baill.
凭证标本：平乐县普查队 450330170724023LY（IBK）
功效：嫩枝叶、根，活血舒筋、健脾益肾。
功效来源：《药用植物辞典》

白饭树
Flueggea virosa (Roxb. ex Willd.) Voigt
凭证标本：平乐县普查队 450330170725053LY（IBK）
功效：全株，清热解毒、消肿止痛、止痒止血。
功效来源：《广西壮族自治区壮药质量标准 第三卷》（2018年版）

算盘子属 *Glochidion* J. R. Forst. et G. Forst.

四裂算盘子
Glochidion ellipticum Wight
凭证标本：陈照宙 50044（IBK）
功效：叶，外治湿疹、痈疮肿毒、牛皮癣。
功效来源：《药用植物辞典》

毛果算盘子
Glochidion eriocarpum Champ. ex Benth.
凭证标本：平乐县普查队 450330180515106LY（IBK）
功效：地上部分，清热利湿、散瘀消肿、解毒止痒。
功效来源：《广西壮族自治区壮药质量标准 第一卷》（2008年版）

算盘子
Glochidion puberum (L.) Hutch.
凭证标本：平乐县普查队 450330180514057LY（IBK）
功效：全株，清热利湿、解毒消肿。
功效来源：《广西壮族自治区壮药质量标准 第三卷》（2018年版）

野桐属 *Mallotus* Lour.

白背叶
Mallotus apelta (Lour.) Müll. Arg.
凭证标本：平乐县普查队 450330170728037LY（IBK）
功效：根、叶，柔肝活血、健脾化湿、收敛固脱。
功效来源：《广西壮族自治区壮药质量标准 第一卷》（2008年版）

毛桐
Mallotus barbatus (Wall.) Müll. Arg.
凭证标本：平乐县普查队 450330180515023LY（IBK）
功效：根，清热利尿。
功效来源：《广西壮族自治区壮药质量标准 第三卷》（2018年版）

白楸
Mallotus paniculatus (Lam.) Müll. Arg.
凭证标本：平乐县普查队 450330181111024LY（IBK）
功效：全株，固脱、止痢、消炎。
功效来源：《药用植物辞典》

粗糠柴 粗糠柴根
Mallotus philippinensis (Lam.) Müll. Arg.
凭证标本：平乐县普查队 450330180515003LY（IBK）

功效：根，清热利湿。

功效来源：《广西壮族自治区壮药质量标准 第一卷》（2008年版）

石岩枫 杠香藤

Mallotus repandus (Willd.) Müll. Arg.

凭证标本：平乐县普查队 450330180514049LY（IBK）

功效：全株，祛风除湿、活血通络、解毒消肿、驱虫止痒。

功效来源：《中华本草》

木薯属 *Manihot* Mill.

木薯

Manihot esculenta Crantz

功效：叶或根，解毒消肿。

功效来源：《中华本草》

叶下珠属 *Phyllanthus* L.

余甘子

Phyllanthus emblica L.

功效：成熟果实，清热凉血、消食健胃、生津止咳。

功效来源：《中国药典》（2020年版）

叶下珠

Phyllanthus urinaria L.

凭证标本：平乐县普查队 450330170725030LY（IBK）

功效：全草，平肝清热、利水解毒。

功效来源：《广西壮族自治区壮药质量标准 第二卷》（2011年版）

黄珠子草

Phyllanthus virgatus G. Forst.

凭证标本：平乐县普查队 450330170725061LY（IBK）

功效：全草，健脾消积、利尿通淋、清热解毒。

功效来源：《中华本草》

蓖麻属 *Ricinus* L.

蓖麻 蓖麻子

Ricinus communis L.

凭证标本：平乐县普查队 450330170726016LY（IBK）

功效：成熟种子，消肿拔毒、泻下通滞。

功效来源：《中国药典》（2020年版）

乌桕属 *Sapium* Jacq.

济新乌桕

Sapium chihsinianum S. Lee

凭证标本：平乐县普查队 450330170712052LY（IBK）

功效：根、树皮，用于水肿、大便燥结、小便急胀。叶、果实，用于湿疹、皮肤瘙痒、毒蛇咬伤。

功效来源：《广西中药资源名录》

山乌桕

Sapium discolor (Champ. ex Benth.) Müll. Arg.

凭证标本：平乐县普查队 450330180515109LY（IBK）

功效：根皮、树皮、叶，泻下逐水、消肿散瘀。

功效来源：《全国中草药汇编》

圆叶乌桕

Sapium rotundifolium Hemsl.

凭证标本：平乐县普查队 450330170725040LY（IBK）

功效：叶或果实，解毒消肿、杀虫。

功效来源：《中华本草》

乌桕 乌桕根

Sapium sebiferum (L.) Roxb.

凭证标本：平乐县普查队 450330180516038LY（IBK）

功效：根，泻下逐水、消肿散结、解蛇虫毒。

功效来源：《广西壮族自治区壮药质量标准 第二卷》（2011年版）

守宫木属 *Sauropus* Blume

方枝守宫木

Sauropus quadrangularis (Willd.) Muell. Arg.

凭证标本：平乐县普查队 450330170725028LY（IBK）

功效：全草，用于毒蛇咬伤。

功效来源：《广西中药资源名录》

油桐属 *Vernicia* Lour.

油桐

Vernicia fordii (Hemsl.) Airy Shaw

凭证标本：平乐县普查队 450330181107042LY（IBK）

功效：全株、种子所榨出的油，下气消积、利水化痰、驱虫。

功效来源：《中华本草》

木油桐

Vernicia montana Lour.

凭证标本：平乐县普查队 450330180515015LY（IBK）

功效：根、叶、果实，杀虫止痒、拔毒生肌。

功效来源：《药用植物辞典》

136a. 虎皮楠科 Daphniphyllaceae

虎皮楠属 *Daphniphyllum* Blume

牛耳枫

Daphniphyllum calycinum Benth.

凭证标本：平乐县普查队 450330170712073LY（IBK）

功效：全株，清热解毒、活血化瘀。

功效来源：《广西壮族自治区壮药质量标准 第一卷》（2008年版）

虎皮楠

Daphniphyllum oldhamii (Hemsl.) Rosenthal

凭证标本：平乐县普查队450330180809012LY（IBK）

功效：根、叶，清热解毒、活血散瘀。

功效来源：《中华本草》

139a. 鼠刺科 Escalloniaceae

鼠刺属 Itea L.

鼠刺

Itea chinensis Hook. et Arn.

凭证标本：平乐县普查队450330180914011LY（IBK）

功效：根、叶，活血、消肿、止痛。根、花，滋补强壮。

功效来源：《药用植物辞典》

厚叶鼠刺

Itea coriacea Y. C. Wu

凭证标本：平乐县普查队450330180515110LY（IBK）

功效：叶，用于刀伤出血。

功效来源：《药用植物辞典》

142. 绣球花科 Hydrangeaceae

常山属 Dichroa Lour.

常山

Dichroa febrifuga Lour.

凭证标本：平乐县普查队450330180807048LY（IBK）

功效：根，涌吐痰涎、截疟。

功效来源：《中国药典》（2020年版）

罗蒙常山

Dichroa yaoshanensis Y. C. Wu

凭证标本：平乐县普查队450330181106025LY（IBK）

功效：全株，用于喉痛、瘰疬。

功效来源：《广西中药资源名录》

绣球属 Hydrangea L.

临桂绣球

Hydrangea linkweiensis Chun

凭证标本：平乐县普查队450330180515066LY（IBK）

功效：根、叶，祛风、解热、止痛、止咳、接骨、截疟。

功效来源：《药用植物辞典》

冠盖藤属 Pileostegia Hook. f. et Thomson

星毛冠盖藤 青棉花藤

Pileostegia tomentella Hand.-Mazz.

凭证标本：李荫昆402220（IBK）

功效：根、藤、叶，祛风除湿、散瘀止痛、接骨。

功效来源：《全国中草药汇编》

冠盖藤 青棉花藤叶

Pileostegia viburnoides Hook. f. et Thoms.

凭证标本：平乐县普查队450330180810017LY（IBK）

功效：根，祛风除湿、散瘀止痛、消肿解毒。

功效来源：《中华本草》

钻地风属 Schizophragma Sieb. et Zucc.

钻地风

Schizophragma integrifolium Oliv.

凭证标本：平乐县普查队450330180810031LY（IBK）

功效：根、藤，舒筋活络、祛风活血。

功效来源：《全国中草药汇编》

143. 蔷薇科 Rosaceae

龙芽草属 Agrimonia L.

小花龙芽草

Agrimonia nipponica Koidz. var. *occidentalis* Koidz.

凭证标本：平乐县普查队450330180911001LY（IBK）

功效：全草，用于咳血、吐血、血痢、感冒发热。

功效来源：《广西中药资源名录》

龙芽草 仙鹤草

Agrimonia pilosa Ledeb.

凭证标本：平乐县专业队6-6116（GXMI）

功效：地上部分，收敛止血、杀虫。

功效来源：《广西壮族自治区壮药质量标准 第二卷》（2011年版）

桃属 Amygdalus L.

桃 桃花

Amygdalus persica L.

凭证标本：平乐县普查队450330180518043LY（IBK）

功效：花，泻下通便、利水消肿。

功效来源：《全国中草药汇编》

杏属 Armeniaca Mill.

梅 梅花

Armeniaca mume Sieb.

功效：花蕾，疏肝和中、化痰散结。

功效来源：《中国药典》（2020年版）

山楂属 Crataegus L.

野山楂 山楂

Crataegus cuneata Sieb. et Zucc.

凭证标本：平乐县专业队6-6158（GXMI）

功效：果实、根、叶，消食化滞、散瘀止痛。

功效来源：《全国中草药汇编》

蛇莓属 Duchesnea Sm.

蛇莓

Duchesnea indica (Andrews) Focke

凭证标本：平乐县普查队450330181107040LY（IBK）

功效：全草，清热解毒、散瘀消肿、凉血止血。

功效来源：《中华本草》

枇杷属 *Eriobotrya* Lindl.

大花枇杷

Eriobotrya cavaleriei (H. Lév.) Rehder

凭证标本：平乐县普查队 450330180808009LY（IBK）

功效：叶，清肺止咳。花、叶、根皮，清肺、止咳、平喘、消肿止痛。

功效来源：《药用植物辞典》

香花枇杷

Eriobotrya fragrans Champ. ex Benth.

凭证标本：李荫昆 402245（IBSC）

功效：叶（去毛），清肺止咳。

功效来源：《药用植物辞典》

枇杷　枇杷叶

Eriobotrya japonica (Thunb.) Lindl.

凭证标本：平乐县普查队 450330181107039LY（IBK）

功效：叶，清肺止咳、降逆止呕。

功效来源：《中国药典》（2020年版）

路边青属 *Geum* L.

柔毛路边青

Geum japonicum Thunb.

功效：全草，补虚益肾、活血解毒。

功效来源：《药用植物辞典》

桂樱属 *Laurocerasus* Duham.

腺叶桂樱

Laurocerasus phaeosticta (Hance) C. K. Schneid.

凭证标本：平乐县普查队 450330180807060LY（IBK）

功效：全株、种子，活血祛瘀、镇咳利尿、润燥滑肠。

功效来源：《药用植物辞典》

刺叶桂樱

Laurocerasus spinulosa (Sieb. et Zucc.) C. K. Schneid.

凭证标本：李荫昆 402246（IBK）

功效：果实、种子，祛风除湿、消肿止血。

功效来源：《药用植物辞典》

尖叶桂樱

Laurocerasus undulata (Buch.-Ham. ex D. Don) M. Roem. f. *undulata*

凭证标本：平乐县普查队 450330181110038LY（IBK）

功效：根，用于关节肿痛、水肿。

功效来源：《广西中药资源名录》

钝齿尖叶桂樱

Laurocerasus undulata (Buch.-Ham. ex D. Don) M. Roem. f. *microbotrys* (Koehne) T. T. Yu et L.T. Lu

凭证标本：平乐县普查队 450330181108016LY（IBK）

功效：根，用于关节肿痛、水肿。

功效来源：《广西中药资源名录》

大叶桂樱

Laurocerasus zippeliana (Miq.) T. T. Yü et L. T. Lu

凭证标本：陈照宙 50055（IBK）

功效：根、叶，外用治跌打损伤。叶，镇咳祛痰、祛风解毒。

功效来源：《药用植物辞典》

苹果属 *Malus* Mill.

台湾海棠　涩梨

Malus doumeri (Bois) A. Chev.

凭证标本：平乐县普查队 450330180516055LY（IBK）

功效：果实，消食导滞、理气健脾。

功效来源：《中华本草》

石楠属 *Photinia* Lindl.

中华石楠

Photinia beauverdiana C. K. Schneid.

凭证标本：平乐县普查队 450330180807052LY（IBK）

功效：果，补肾强筋。根或叶，行气活血、祛风止痛。

功效来源：《中华本草》

贵州石楠

Photinia bodinieri H. Lév.

凭证标本：陈照宙 50007（IBK）

功效：根、叶，清热解毒、利尿、祛风止痛。

功效来源：《药用植物辞典》

小叶石楠

Photinia parvifolia (E. Pritz.) C. K. Schneid.

凭证标本：平乐县普查队 450330180909016LY（IBK）

功效：根，清热解毒、活血止痛。

功效来源：《中华本草》

桃叶石楠

Photinia prunifolia (Hook. et Arn.) Lindl.

凭证标本：平乐县普查队 450330180515087LY（IBK）

功效：叶，祛风、通络、益肾。

功效来源：《药用植物辞典》

石楠

Photinia serratifolia (Desf.) Kalkman

功效：根、叶，祛风止痛。

功效来源：《全国中草药汇编》

委陵菜属 *Potentilla* L.

翻白草

Potentilla discolor Bunge

凭证标本：平乐县普查队 450330180516025LY（IBK）

功效：全草，清热解毒、止痢、止血。

功效来源：《中国药典》（2020年版）

李属 *Prunus* L.

李

Prunus salicina Lindl.

功效：根，清热解毒、利湿、止痛。种子，活血祛瘀、滑肠、利水。

功效来源：《全国中草药汇编》

火棘属 *Pyracantha* M. Roem.

全缘火棘

Pyracantha atalantioides (Hance) Stapf

凭证标本：平乐县普查队 450330181107047LY（IBK）

功效：叶、果实，清热解毒、止血。

功效来源：《中华本草》

火棘

Pyracantha fortuneana (Maxim.) H. L. Li

功效：叶、果实，清热解毒、止血。

功效来源：《中华本草》

梨属 *Pyrus* L.

豆梨

Pyrus calleryana Decne.

凭证标本：平乐县普查队 450330180914028LY（IBK）

功效：根皮、果实，清热解毒、敛疮、健脾消食、涩肠止痢。

功效来源：《中华本草》

沙梨

Pyrus pyrifolia (Burm. f.) Nakai

凭证标本：平乐县普查队 450330180516023LY（IBK）

功效：果实，生津、润燥、清热、化痰。

功效来源：《广西壮族自治区壮药质量标准 第三卷》（2018年版）

石斑木属 *Rhaphiolepis* Lindl.

石斑木

Rhaphiolepis indica (L.) Lindl.

功效：根、叶，活血祛风、止痛、消肿解毒。

功效来源：《药用植物辞典》

蔷薇属 *Rosa* L.

月季花

Rosa chinensis Jacquem.

凭证标本：李荫昆 402265（IBK）

功效：花，活血调经、疏肝解郁。

功效来源：《中国药典》（2020年版）

小果蔷薇 金樱根

Rosa cymosa Tratt.

凭证标本：平乐县普查队 450330180514040LY（IBK）

功效：根、根状茎，清热解毒、利湿消肿、收敛止血、活血散瘀、固涩益肾。

功效来源：《广西壮族自治区瑶药材质量标准 第一卷》（2014年版）

软条七蔷薇

Rosa henryi Boulenger

凭证标本：平乐县普查队 450330181111025LY（IBK）

功效：根，祛风除湿、活血调经、化痰、止血。

功效来源：《药用植物辞典》

金樱子

Rosa laevigata Michx.

凭证标本：平乐县普查队 450330170713037LY（IBK）

功效：成熟果实，固精缩尿、固崩止带、涩肠止泻。

功效来源：《中国药典》（2020年版）

悬钩子蔷薇

Rosa rubus H. Lév. et Vaniot

凭证标本：钟树权 62801（WUK）

功效：根，清热利湿、收敛、固涩。果实，清肝热、解毒。

功效来源：《药用植物辞典》

悬钩子属 *Rubus* L.

粗叶悬钩子

Rubus alceifolius Poir.

凭证标本：平乐县普查队 450330180808043LY（IBK）

功效：根、叶，清热利湿、止血、散瘀。

功效来源：《中华本草》

甜茶

Rubus chingii Hu var. *suavissimus* (S. Lee) L. T. Lu

功效：果实，益肾、固精、缩尿。

功效来源：《中国药典》（2020年版）

注：栽培。

小柱悬钩子

Rubus columellaris Tutcher

凭证标本：平乐县普查队 450330180515091LY（IBK）

功效：根，外用治跌打损伤。

功效来源：《药用植物辞典》

山莓

Rubus corchorifolius L. f.

功效：根、叶，活血、止血、祛风利湿。

功效来源：《全国中草药汇编》

华南悬钩子
Rubus hanceanus Kuntze
凭证标本：平乐县普查队 450330180514019LY（IBK）
功效：根、叶，用于跌打肿痛、刀伤出血、月经不调、产后恶露不尽。
功效来源：《药用植物辞典》

白叶莓
Rubus innominatus S. Moore
凭证标本：平乐县普查队 450330180517052LY（IBK）
功效：根，清热解毒、止咳平喘、止血、止痛。
功效来源：《药用植物辞典》

高粱泡 高粱泡叶
Rubus lambertianus Ser.
凭证标本：平乐县普查队 450330180914006LY（IBK）
功效：叶，清热凉血、解毒疗疮。
功效来源：《中华本草》

梨叶悬钩子 红簕钩
Rubus pirifolius Sm.
凭证标本：平乐县普查队 450330180808008LY（IBK）
功效：根，清肺凉血、解郁。
功效来源：《全国中草药汇编》

深裂悬钩子 七爪风
Rubus reflexus Ker Gawl. var. *lanceolobus* F. P. Metcalf
凭证标本：平乐县普查队 450330180515021LY（IBK）
功效：根，祛风除湿、活血通络。
功效来源：《全国中草药汇编》

空心泡 倒触伞
Rubus rosifolius Sm.
功效：根或嫩枝叶，清热解毒、止咳、收敛止血、接骨。
功效来源：《中华本草》

红腺悬钩子 牛奶莓
Rubus sumatranus Miq.
凭证标本：平乐县普查队 450330180912040LY（IBK）
功效：根，清热解毒、开胃、利水。
功效来源：《中华本草》

灰白毛莓
Rubus tephrodes Hance var. *tephrodes*
功效：果实、种子，补肝肾、缩小便、补气益精。叶，止血解毒。
功效来源：《药用植物辞典》

无腺灰白毛莓
Rubus tephrodes Hance var. *ampliflorus* (H. Lév. et Vaniot) Hand.-Mazz.
凭证标本：平乐县普查队 450330170725067LY（IBK）
功效：根，祛风除湿、活血调经、凉血止血。果实、种子，补肝肾、缩小便、补气益精。叶，止血解毒。
功效来源：《药用植物辞典》

地榆属 *Sanguisorba* L.
地榆
Sanguisorba officinalis L. var. *officinalis*
凭证标本：钟树权 62787（WUK）
功效：根，凉血止血、解毒敛疮。
功效来源：《中国药典》（2020年版）

长叶地榆
Sanguisorba officinalis L. var. *longifolia* (Bertol.)T. T. Yü et C. L. Li
功效：根、根状茎，凉血止血、清热解毒。
功效来源：《药用植物辞典》

绣线菊属 *Spiraea* L.
中华绣线菊 笑靥花
Spiraea chinensis Maxim.
凭证标本：平乐县普查队 450330170726076LY（IBK）
功效：根，利咽消肿、祛风止痛。
功效来源：《中华本草》

145. 蜡梅科 Calycanthaceae
蜡梅属 *Chimonanthus* Lindl.
山蜡梅
Chimonanthus nitens Oliv.
凭证标本：平乐县普查队 450330180516018LY（IBK）
功效：叶，解表祛风、清热解毒。
功效来源：《全国中草药汇编》

146. 含羞草科 Mimosaceae
猴耳环属 *Abarema* Pittier
围涎树 尿桶弓
Abarema clypearia (Jack.) Kosterm.
功效：枝、叶，祛风消肿、凉血解毒、收敛生肌。
功效来源：《中华本草》

亮叶猴耳环
Abarema lucida (Benth.) Kosterm.
凭证标本：平乐县普查队 450330180517029LY（IBK）
功效：枝、叶，消肿、祛风湿、凉血、消炎生肌。
功效来源：《药用植物辞典》

金合欢属 *Acacia* Mill.
藤金合欢
Acacia sinuata (Lour.) Merr.
凭证标本：平乐县普查队 450330180517054LY（IBK）

功效：叶，解毒消肿。
功效来源：《全国中草药汇编》

合欢属 Albizia Durazz.
天香藤

Albizia corniculata (Lour.) Druce

凭证标本：平乐县普查队 450330180912049LY（IBK）

功效：根、树皮，用于风湿骨痛、小便不利。

功效来源：《广西中药资源名录》

合欢 合欢皮、合欢花

Albizia julibrissin Durazz.

凭证标本：平乐县普查队 450330170726041LY（IBK）

功效：树皮，解郁安神、活血消肿。花序或花蕾，解郁安神。

功效来源：《中国药典》（2020年版）

山槐

Albizia kalkora (Roxb.) Prain

凭证标本：陈照宙 50031（IBK）

功效：根、树皮、花，舒筋活络、活血、消肿止痛、解郁安神。

功效来源：《药用植物辞典》

银合欢属 Leucaena Benth.
银合欢

Leucaena leucocephala (Lam.) de Wit

凭证标本：平乐县普查队 450330170725005LY（IBK）

功效：种子、驱虫、消渴。

功效来源：《药用植物辞典》

含羞草属 Mimosa L.
含羞草

Mimosa pudica L.

功效：全草，凉血解毒、清热利湿、镇静安神。

功效来源：《中华本草》

147. 苏木科 Caesalpiniaceae
羊蹄甲属 Bauhinia L.
龙须藤 九龙藤

Bauhinia championii (Benth.) Benth.

凭证标本：平乐县普查队 450330180908039LY（IBK）

功效：藤茎，祛风除湿、活血止痛、健脾理气。

功效来源：《广西壮族自治区壮药质量标准　第一卷》（2008年版）

粉叶羊蹄甲

Bauhinia glauca (Wall. ex Benth.) Benth.

凭证标本：平乐县普查队 450330180807005LY（IBK）

功效：根，清热利湿、消肿止痛、收敛止血。

功效来源：《药用植物辞典》

云实属 Caesalpinia L.
云实 云实根

Caesalpinia decapetala (Roth) Alston

凭证标本：平乐县普查队 450330180514036LY（IBK）

功效：根或茎，解表散寒、祛风除湿。

功效来源：《广西中药材标准　第一册》（1990年版）

小叶云实

Caesalpinia millettii Hook. et Arn.

凭证标本：平乐县普查队 450330181110043LY（IBK）

功效：根，祛风除湿、发表散寒。

功效来源：《药用植物辞典》

喙荚云实 南蛇簕

Caesalpinia minax Hance

功效：茎，清热利湿、散瘀止痛。成熟果实，泻火解毒、祛湿。

功效来源：《广西壮族自治区壮药质量标准　第二卷》（2011年版）

决明属 Cassia L.
含羞草决明

Cassia mimosoides L.

凭证标本：李荫昆 402299（IBSC）

功效：全草，清热解毒、散瘀化积、利尿、通便。

功效来源：《药用植物辞典》

皂荚属 Gleditsia L.
皂荚

Gleditsia sinensis Lam.

功效：棘刺、不育果实，消肿脱毒、排脓、杀虫。

功效来源：《中国药典》（2020年版）

老虎刺属 Pterolobium R. Br. ex Wight et Arn.
老虎刺

Pterolobium punctatum Hemsl.

凭证标本：平乐县普查队 450330170726004LY（IBK）

功效：根，消炎、解热、止痛。

功效来源：《全国中草药汇编》

山扁豆属 Senna Mill.
望江南 望江南子

Senna occidentalis (L.) Link

凭证标本：平乐县普查队 450330181106002LY（IBK）

功效：种子，清肝明目、健胃、通便、解毒。

功效来源：《广西中药材标准　第一册》（1990年版）

决明 决明子

Senna tora (L.) Roxb.

凭证标本：平乐县普查队 450330181107049LY（IBK）

功效：成熟种子，清热明目、润肠通便。
功效来源：《中国药典》（2020年版）

148. 蝶形花科 Papilionaceae
落花生属 *Arachis* L.
落花生 花生衣
Arachis hypogaea L.
功效：种皮，止血、散瘀、消肿。
功效来源：《全国中草药汇编》

黄芪属 *Astragalus* L.
紫云英 红花菜
Astragalus sinicus L.
功效：全草，清热解毒、祛风明目、凉血止血。
功效来源：《中华本草》

木豆属 *Cajanus* Adans.
木豆
Cajanus cajan (L.) Huth
凭证标本：李荫昆 402319（IBSC）
功效：根，利湿消肿、散瘀止痛。
功效来源：《全国中草药汇编》

蔓草虫豆
Cajanus scarabaeoides (L.) Thouars
凭证标本：李荫昆 402288（IBSC）
功效：叶，解暑利尿、止血生肌。
功效来源：《全国中草药汇编》

鸡血藤属 *Callerya* Endl.
绿花崖豆藤
Callerya championii (Benth.) X. Y. Zhu
凭证标本：平乐县专业队 6–6217（GXMI）
功效：根或根皮，凉血散瘀、驱风通络、消肿。
功效来源：《药用植物辞典》

灰毛崖豆藤
Callerya cinerea (Benth.) Schot
凭证标本：平乐县专业队 6–6112（GXMI）
功效：藤茎，用于补血。种子，用于痢疾。
功效来源：《药用植物辞典》

喙果崖豆藤
Callerya cochinchinensis (Gagnep.) Schot
凭证标本：李荫昆 401966（IBSC）
功效：根、藤茎，行血、补气、祛风。茎，补血、祛风湿、调经。
功效来源：《药用植物辞典》

香花鸡血藤
Callerya dielsiana (Harms) P. K. Loc ex Z. Wei et Pedley

凭证标本：李荫昆 401962（IBSC）
功效：根、藤茎，活血补血、舒筋通络、通经。
功效来源：《药用植物辞典》

宽序崖豆藤
Callerya eurybotrya (Drake) Schot
凭证标本：平乐县普查队 450330180913036LY（IBK）
功效：全株、藤茎，祛风湿、解毒。
功效来源：《药用植物辞典》

广东崖豆藤
Callerya fordii (Dunn) Schott
凭证标本：李荫昆 401972（IBK）
功效：根，健胃、泻火、镇静、滋补、壮筋骨、润肺。
功效来源：《药用植物辞典》

亮叶崖豆藤
Callerya nitida (Benth.) R. Geesink var. *nitida*
凭证标本：平乐县普查队 450330180912024LY（IBK）
功效：根、藤茎，活血补血、通经活络、解热解毒、止痢。
功效来源：《药用植物辞典》

丰城崖豆藤
Callerya nitida (Benth.) R. Geesink var. *hirsutissima* (Z. Wei) X. Y. Zhu
凭证标本：平乐县普查队 450330170728085LY（IBK）
功效：根、茎，作鸡血藤药用。用于风湿骨痛、跌打损伤、肝炎、贫血。
功效来源：《药用植物辞典》

海南崖豆藤
Callerya pachyloba (Drake) H. Sun
凭证标本：平乐县普查队 450330181110010LY（IBK）
功效：全株，杀虫止痒、逐湿痹、祛瘀、消炎止痛。
功效来源：《药用植物辞典》

网脉崖豆藤 鸡血藤
Callerya reticulata (Benth.) Schot
凭证标本：平乐县普查队 450330180516037LY（IBK）
功效：藤茎，补血、活血、通络。
功效来源：《中国药典》（2020年版）

美丽崖豆藤
Callerya speciosa (Champion ex Bentham) Schot
功效：根，补虚润肺、强筋活络。
功效来源：《全国中草药汇编》

杭子梢属 *Campylotropis* Bunge
杭子梢 壮筋草
Campylotropis macrocarpa (Bunge) Rehder

凭证标本：平乐县普查队 450330170724026LY（IBK）
功效：根、枝、叶，疏风解表、活血通络。
功效来源：《中华本草》

刀豆属 Canavalia Adans.
刀豆
Canavalia gladiata (Jacq.) DC.
功效：种子，温中、下气、止呃。
功效来源：《中国药典》（2020年版）

蝙蝠草属 Christia Moench
铺地蝙蝠草 半边钱
Christia obcordata (Poir.) Bakh. f. ex Meeuwen
凭证标本：平乐县普查队 450330180911025LY（IBK）
功效：全株，利水通淋、散瘀止血、清热解毒。
功效来源：《中华本草》

猪屎豆属 Crotalaria L.
响铃豆
Crotalaria albida B. Heyne ex Roth
凭证标本：平乐县普查队 450330180514054LY（IBK）
功效：根、全草，清热解毒、止咳平喘。
功效来源：《全国中草药汇编》

大猪屎豆 自消容
Crotalaria assamica Benth.
凭证标本：李荫昆 402281（IBSC）
功效：茎、叶，清热解毒、凉血止血、利水消肿。
功效来源：《中华本草》

假地蓝 响铃草
Crotalaria ferruginea Graham ex Benth.
凭证标本：平乐县普查队 450330170725066LY（IBK）
功效：全草，敛肺气、补脾肾、利小便、消肿毒。
功效来源：《中药大辞典》

线叶猪屎豆 条叶猪屎豆
Crotalaria linifolia L. f.
凭证标本：李荫昆 401977（IBSC）
功效：根，清热解毒、理气消积。
功效来源：《全国中草药汇编》

假苜蓿
Crotalaria medicaginea Lam.
凭证标本：平乐县普查队 450330170725083LY（IBK）
功效：全草，清热、化湿、利尿、抗肿瘤。
功效来源：《药用植物辞典》

黄檀属 Dalbergia L. f.
南岭黄檀
Dalbergia balansae Prain

凭证标本：平乐县普查队 450330170725015LY（IBK）
功效：木材，行气止痛、解毒消肿。
功效来源：《中华本草》

两广黄檀
Dalbergia benthamii Prain
凭证标本：平乐县普查队 450330180515024LY（IBK）
功效：茎，活血通经。
功效来源：《药用植物辞典》

藤黄檀
Dalbergia hancei Benth.
凭证标本：平乐县普查队 450330180515098LY（IBK）
功效：根，理气止痛、舒筋活络、强壮筋骨。
功效来源：《广西壮族自治区壮药质量标准　第二卷》（2011年版）

黄檀 檀根
Dalbergia hupeana Hance
凭证标本：平乐县普查队 450330180807004LY（IBK）
功效：根、根皮，清热解毒、止血消肿。
功效来源：《中华本草》

降香
Dalbergia odorifera T. C. Chen
凭证标本：平乐县普查队 450330170726007LY（IBK）
功效：树干和根的心材，化瘀止血、理气止痛。
功效来源：《中国药典》（2020年版）

多裂黄檀
Dalbergia rimosa Roxb.
凭证标本：李荫昆 402251（IBSC）
功效：根，止痛、接骨。叶，用于治疗疔疮。
功效来源：《药用植物辞典》

假木豆属 Dendrolobium (Wight et Arn.) Benth.
假木豆
Dendrolobium triangulare (Retz.) Schindl.
凭证标本：平乐县普查队 450330170725021LY（IBK）
功效：根或叶，清热凉血、舒筋活络、健脾利湿。
功效来源：《中华本草》

鱼藤属 Derris Lour.
中南鱼藤 毒鱼藤
Derris fordii Oliv.
凭证标本：平乐县普查队 450330170727009LY（IBK）
功效：茎、叶，解毒杀虫。
功效来源：《中华本草》

山蚂蝗属 Desmodium Desv.
大叶山蚂蝗 红母鸡草
Desmodium gangeticum (L.) DC.

凭证标本：平乐县普查队 450330181112033LY（IBK）

功效：茎、叶，祛瘀调经、解毒、止痛。

功效来源：《中华本草》

假地豆 山花生

Desmodium heterocarpon (L.) DC.

凭证标本：平乐县普查队 450330181111009LY（IBK）

功效：全草，清热解毒、消肿止痛。

功效来源：《全国中草药汇编》

小叶三点金草 小叶三点金

Desmodium microphyllum (Thunb.) DC.

凭证标本：平乐县专业队 6-6128（GXMI）

功效：根、全草，健脾利湿、止咳平喘、解毒消肿。

功效来源：《全国中草药汇编》

饿蚂蝗

Desmodium multiflorum DC.

凭证标本：钟树权 A63908（IBK）

功效：全株，活血止痛、解毒消肿。

功效来源：《中华本草》

广东金钱草 广金钱草

Desmodium styracifolium (Osbeck) Merr.

凭证标本：平乐县普查队 450330181111008LY（IBK）

功效：地上部分，利湿退黄、利尿通淋。

功效来源：《中国药典》（2020年版）

单叶拿身草

Desmodium zonatum Miq.

凭证标本：平乐县普查队 450330180910009LY（IBK）

功效：根，清热消滞。

功效来源：《药用植物辞典》

野扁豆属 *Dunbaria* Wight et Arn.

圆叶野扁豆

Dunbaria rotundifolia (Lour.) Merr.

凭证标本：李荫昆 401969（IBSC）

功效：全草，清热解毒、止血生肌。

功效来源：《全国中草药汇编》

野扁豆

Dunbaria villosa (Thunb.) Makino

凭证标本：平乐县普查队 450330181111027LY（IBK）

功效：全草或种子，清热解毒、消肿止带。

功效来源：《中华本草》

鸡头薯属 *Eriosema* (DC.) G. Don

鸡头薯 猪仔笠

Eriosema chinense Vogel

功效：块根，清肺化痰、生津止渴、消肿。

功效来源：《中华本草》

千斤拔属 *Flemingia* Roxb. ex W. T. Aiton

大叶千斤拔 千斤拔

Flemingia macrophylla (Willd.) Kuntze ex Prain

凭证标本：李荫昆 402334（IBSC）

功效：根，祛风湿、强腰膝。

功效来源：《广西中药材标准 第一册》（1990年版）

千斤拔

Flemingia prostrata Roxb. f. ex Roxb.

凭证标本：平乐县普查队 450330181112007LY（IBK）

功效：根，祛风湿、强腰膝。

功效来源：《广西壮族自治区壮药质量标准 第一卷》（2008年版）

球穗千斤拔

Flemingia strobilifera (L.) R. Br.

凭证标本：平乐县专业队 6-6161（GXMI）

功效：叶，止血、生肌收口、驱虫。

功效来源：《药用植物辞典》

乳豆属 *Galactia* P. Browne

乳豆

Galactia tenuiflora (Klein ex Willd.) Wight et Arn.

凭证标本：平乐县普查队 450330170727006LY（IBK）

功效：全株，用于腹痛、吐泻。外用治骨折。

功效来源：《广西中药资源名录》

大豆属 *Glycine* Willd.

大豆 淡豆豉

Glycine max (L.) Merr.

凭证标本：平乐县普查队 450330181112018LY（IBK）

功效：种子，解表、除烦、宣发郁热。

功效来源：《中国药典》（2020年版）

野大豆

Glycine soja Sieb. et Zucc.

凭证标本：平乐县普查队 450330180913017LY（IBK）

功效：种子，益肾、止汗。

功效来源：《全国中草药汇编》

长柄山蚂蝗属 *Hylodesmum* H. Ohashi et R. R. Mill

侧序长柄山蚂蝗

Hylodesmum laterale (Schindl.) H. Ohashi et R. R. Mill.

凭证标本：平乐县专业队 6-6102（GXMI）

功效：全草，用于感冒。

功效来源：《药用植物辞典》

尖叶长柄山蚂蝗

Hylodesmum podocarpum (DC.) H. Ohashi et R. R. Mill subsp. *oxyphyllum* (DC.) H. Ohashi et R. R. Mill

凭证标本：平乐县普查队 450330180810040LY（IBK）
功效：根、全草，祛风活络、解毒消肿。
功效来源：《药用植物辞典》

木蓝属 *Indigofera* L.
马棘
Indigofera pseudotinctoria Matsum.
凭证标本：平乐县普查队 450330170725101LY（IBK）
功效：根或全株，清热解毒、消肿散结。
功效来源：《全国中草药汇编》

鸡眼草属 *Kummerowia* (A. K.) Schindl.
长萼鸡眼草 鸡眼草
Kummerowia stipulacea (Maxim.) Makino
凭证标本：平乐县普查队 450330170725011LY（IBK）
功效：全草，清热解毒、活血、利湿止泻。
功效来源：《全国中草药汇编》

鸡眼草
Kummerowia striata (Thunb.) Schindl.
功效：全草，清热解毒、健脾利湿、活血止血。
功效来源：《中华本草》

扁豆属 *Lablab* Adans.
扁豆 白扁豆
Lablab purpureus (L.) Sw.
凭证标本：平乐县普查队 450330181112022LY（IBK）
功效：种子，健脾化湿、和中消暑。
功效来源：《中国药典》（2020年版）

胡枝子属 *Lespedeza* Michx.
胡枝子
Lespedeza bicolor Turcz.
功效：根，解表。
功效来源：《全国中草药汇编》

中华胡枝子 细叶马料梢
Lespedeza chinensis G. Don
凭证标本：平乐县普查队 450330181107020LY（IBK）
功效：根或全株，清热解毒、宣肺平喘、截疟、祛风除湿。
功效来源：《中华本草》

截叶铁扫帚 铁扫帚
Lespedeza cuneata (Dum. Cours.) G. Don
凭证标本：平乐县普查队 450330181107005LY（IBK）
功效：地上部分，补肝肾、益肺阴、散瘀消肿。
功效来源：《广西壮族自治区壮药质量标准 第一卷》（2008年版）

美丽胡枝子 马扫帚
Lespedeza formosa (Vogel) Koehne
凭证标本：平乐县普查队 450330181111023LY（IBK）
功效：根、全株，清热凉血、消肿止痛。
功效来源：《全国中草药汇编》

崖豆藤属 *Millettia* Wight & Arn.
厚果崖豆藤 苦檀子
Millettia pachycarpa Benth.
功效：根、叶、种子，散瘀消肿。
功效来源：《全国中草药汇编》

印度崖豆藤
Millettia pulchra (Benth.) Kurz var. *pulchra*
凭证标本：平乐县普查队 450330170713020LY（IBK）
功效：藤茎、根，活血止血、散瘀、止痛、消肿、宁神。
功效来源：《药用植物辞典》

疏叶崖豆 玉郎伞
Millettia pulchra (Benth.) Kurz var. *laxior* (Dunn) Z. Wei
凭证标本：平乐县普查队 450330180514039LY（IBK）
功效：块根，散瘀、消肿、止痛、宁神。
功效来源：《广西壮族自治区壮药质量标准 第一卷》（2008年版）

油麻藤属 *Mucuna* Adans.
褶皮黧豆
Mucuna lamellata Wilmot-Dear
凭证标本：平乐县普查队 450330170725037LY（IBK）
功效：根，清热、活血散瘀、消肿止痛。
功效来源：《药用植物辞典》

刺毛黧豆
Mucuna pruriens (L.) DC. var. *pruriens*
凭证标本：钟树权 A60865（IBK）
功效：种子，印度自古以来用于治疗神经疾患，印第安人用于驱虫、催欲。
功效来源：《药用植物辞典》

黧豆 猫豆
Mucuna pruriens var. *utilis* (Wall. ex Wight) Baker ex Burck
凭证标本：平乐县普查队 450330170727007LY（IBK）
功效：种子，温肾益气。
功效来源：《广西壮族自治区壮药质量标准 第二卷》（2011年版）

大井属 *Ohwia* H. Ohashi
小槐花
Ohwia caudata (Thunb.) Ohashi

凭证标本：平乐县普查队450330180911011LY（IBK）

功效：根或全株，清热解毒、祛风利湿。

功效来源：《广西壮族自治区壮药质量标准　第一卷》（2008年版）

红豆树属 *Ormosia* Jacks.

木荚红豆

Ormosia xylocarpa Chun ex Merr. et L. Chen

凭证标本：李荫昆402215（IBSC）

功效：种子，理气、通经。根，清热解毒、镇虚气痛。

功效来源：《药用植物辞典》

排钱树属 *Phyllodium* Desv.

毛排钱树

Phyllodium elegans (Lour.) Desv.

功效：全草，清热利湿、散瘀消肿、活血。

功效来源：《药用植物辞典》

排钱树

Phyllodium pulchellum (L.) Desv.

凭证标本：平乐县普查队450330180913049LY（IBK）

功效：根、地上部分，清热利水。

功效来源：《广西壮族自治区壮药质量标准　第一卷》（2008年版）

豌豆属 *Pisum* L.

豌豆

Pisum sativum L.

功效：种子，和中下气、强壮、利小便、解疮毒。花、叶，清热除湿、清凉解暑、消肿散结。

功效来源：《药用植物辞典》

葛属 *Pueraria* DC.

葛 葛根

Pueraria montana (Lour.) Merr. var. *lobata* (Willd.) Maesen et S. M. Almeida ex Sanjappa et Predeep

凭证标本：平乐县普查队450330181109018LY（IBK）

功效：根，解肌退热、生津止渴、透疹、升阳止泻、通经活络、解酒毒。

功效来源：《广西壮族自治区瑶药材质量标准　第一卷》（2014年版）

三裂叶野葛

Pueraria phaseoloides (Roxb.) Benth.

凭证标本：李荫昆402277（IBK）

功效：块根，清热解毒、生津止渴、发表透疹、升阳止泻。花，解酒止渴。

功效来源：《药用植物辞典》

鹿藿属 *Rhynchosia* Lour.

鹿藿

Rhynchosia volubilis Lour.

凭证标本：平乐县普查队450330170725100LY（IBK）

功效：根、茎、叶，活血止痛、解毒、消积。

功效来源：《中华本草》

田菁属 *Sesbania* Scop.

田菁

Sesbania cannabina (Retz.) Poir.

功效：叶、种子，消炎、止痛。

功效来源：《全国中草药汇编》

坡油甘属 *Smithia* Aiton

坡油甘 田唇乌蝇翼

Smithia sensitiva Aiton

凭证标本：平乐县普查队450330180909033LY（IBK）

功效：全草，解毒消肿、止咳。

功效来源：《中华本草》

槐属 *Sophora* L.

苦参

Sophora flavescens Aiton

凭证标本：钟树权A63859（IBK）

功效：根，清热燥湿、杀虫、利尿。

功效来源：《中国药典》（2020年版）

葫芦茶属 *Tadehagi* H. Ohashi

葫芦茶

Tadehagi triquetrum (L.) H. Ohashi

凭证标本：李荫昆401871（IBSC）

功效：根、枝、叶，清热止咳、拔毒散结。

功效来源：《广西壮族自治区壮药质量标准　第一卷》（2008年版）

狸尾豆属 *Uraria* Desv.

猫尾草 布狗尾

Uraria crinita (L.) Desv.

凭证标本：平乐县专业队6-6223（GXMI）

功效：全草，清热化痰、凉血止血、杀虫。

功效来源：《全国中草药汇编》

狸尾豆 狸尾草

Uraria lagopodioides (L.) Desv. ex DC.

凭证标本：平乐县普查队450330180911035LY（IBK）

功效：全草，清热解毒、散结消肿。

功效来源：《全国中草药汇编》

野豌豆属 *Vicia* L.

蚕豆

Vicia faba L.

功效：花，凉血止血、止带降压。种子，健脾利湿。

功效来源：《全国中草药汇编》

豇豆属 *Vigna* Savi

赤豆 赤小豆

Vigna angularis (Willd.) Ohwi et H. Ohashi

功效：种子，利水消肿、解毒排脓。

功效来源：《中国药典》（2020年版）

贼小豆

Vigna minima (Roxb.) Ohwi et H. Ohashi

凭证标本：平乐县普查队 450330170728013LY（IBK）

功效：种子，清热、利尿、消肿、行气、止痛。

功效来源：《药用植物辞典》

绿豆

Vigna radiata (L.) R. Wilczek

功效：种皮，清暑止渴、利尿解毒、退目翳。种子，清热解毒、利水消暑。

功效来源：《中华本草》

赤小豆

Vigna umbellata (Thunb.) Ohwi et H. Ohashi

凭证标本：平乐县普查队 450330180914035LY（IBK）

功效：种子，利水消肿、解毒排脓。

功效来源：《中国药典》（2020年版）

豇豆

Vigna unguiculata (L.) Walp. subsp. *unguiculata*

功效：种子、全株，健脾利湿、清热解毒、止血。

功效来源：《全国中草药汇编》

短豇豆

Vigna unguiculata (L.) Walp. subsp. *cylindrica* (L.) Verdc.

功效：种子，调中益气、健脾益肾。

功效来源：《药用植物辞典》

长豇豆

Vigna unguiculata (L.) Walp. subsp. *sesquipedalis* (L.) Verdc.

功效：种子，健胃、补气。

功效来源：《药用植物辞典》

紫藤属 *Wisteria* Nutt.

紫藤

Wisteria sinensis (Sims) Sweet

功效：茎皮、花、种子，止痛、杀虫。

功效来源：《全国中草药汇编》

151. 金缕梅科 Hamamelidaceae

蚊母树属 *Distylium* Siebold et Zucc.

杨梅蚊母树

Distylium myricoides Hemsl.

功效：根，通络、消肿。

功效来源：《药用植物辞典》

金缕梅属 *Hamamelis* Gronov. ex L.

金缕梅

Hamamelis mollis Oliv.

功效：根，益气。

功效来源：《中华本草》

枫香树属 *Liquidambar* L.

枫香树 枫香脂

Liquidambar formosana Hance

凭证标本：平乐县普查队 450330170724008LY（IBK）

功效：树脂，活血止痛、解毒生肌、凉血止血。

功效来源：《中国药典》（2020年版）

檵木属 *Loropetalum* R. Br. ex Rchb.

檵木 檵花

Loropetalum chinense (R. Br.) Oliv.

凭证标本：平乐县普查队 450330180910032LY（IBK）

功效：花，清热、止血。

功效来源：《中药大辞典》

半枫荷属 *Semiliquidambar* Chang

半枫荷 金缕半枫荷叶

Semiliquidambar cathayensis H. T. Chang

功效：叶，祛风止痛、通络止痛。

功效来源：《中华本草》

154. 黄杨科 Buxaceae

黄杨属 *Buxus* L.

大叶黄杨

Buxus megistophylla Lévl.

凭证标本：平乐县普查队 450330180515025LY（IBK）

功效：根，祛风除湿、行气活血。茎，祛风除湿、理气止痛。

功效来源：《药用植物辞典》

156. 杨柳科 Salicaceae

杨属 *Populus* L.

响叶杨

Populus adenopoda Maxim.

功效：根、叶、茎，散瘀活血、止痛。

功效来源：《全国中草药汇编》

柳属 *Salix* L.
垂柳 柳枝
Salix babylonica L.
功效：枝条，祛风、利湿、止痛、消肿。
功效来源：《广西中药材标准 第一册》（1990年版）

159. 杨梅科 Myricaceae
杨梅属 *Myrica* L.
毛杨梅 毛杨梅根皮
Myrica esculenta Buch.-Ham. ex D. Don
凭证标本：李荫昆 402311（IBK）
功效：根皮，收涩止泻、活血止痛、杀虫、敛疮。树皮，涩肠止泻、止血、止痛。
功效来源：《中华本草》

杨梅
Myrica rubra (Lour.) Siebold et Zucc.
凭证标本：平乐县普查队 450330180515113LY（IBK）
功效：果，生津解烦、和中消食、解酒、止血。
功效来源：《中华本草》

161. 桦木科 Betulaceae
桦木属 *Betula* L.
亮叶桦
Betula luminifera H. J. P. Winkl.
功效：叶，清热利尿。
功效来源：《全国中草药汇编》

163. 壳斗科 Fagaceae
栗属 *Castanea* Mill.
栗
Castanea mollissima Blume
凭证标本：平乐县普查队 450330180514052LY（IBK）
功效：果实，滋阴补肾。花序，止泻。
功效来源：《全国中草药汇编》

锥属 *Castanopsis* (D. Don) Spach
锥 锥栗
Castanopsis chinensis (Spreng.) Hance
功效：壳斗、叶、种子，健胃补肾、除湿热。
功效来源：《全国中草药汇编》

栲
Castanopsis fargesii Franch.
凭证标本：曹明、曹小燕 CP0175（IBK）
功效：总苞，清热、消炎、消肿止痛、止泻。
功效来源：《药用植物辞典》

黧蒴锥
Castanopsis fissa (Champ. ex Benth.) Rehder et E. H.
Wilson
凭证标本：平乐县普查队 450330181106014LY（IBK）
功效：叶，外用治跌打损伤、疮疖。果实，用于咽喉肿痛。
功效来源：《药用植物辞典》

红锥
Castanopsis hystrix Hook. f. et Thomson ex A. DC.
凭证标本：平乐县普查队 450330180809037LY（IBK）
功效：种子，用于痢疾。
功效来源：《药用植物辞典》

鹿角锥
Castanopsis lamontii Hance
凭证标本：曹小燕、何海文 CP0173（IBK）
功效：种子，用于痢疾。
功效来源：《药用植物辞典》

钩锥 钩栗
Castanopsis tibetana Hance
凭证标本：IBK00288659（IBK）
功效：果实，厚肠、止痢。
功效来源：《中华本草》

青冈属 Cyclobalanopsis Oersted
青冈 槠子
Cyclobalanopsis glauca (Thunb.) Oerst.
凭证标本：平乐县普查队 450330170724030LY（IBK）
功效：种子，涩肠止泻、生津止渴。
功效来源：《中华本草》

小叶青冈
Cyclobalanopsis myrsinaefolia (Blume) Oerst.
凭证标本：陈照宙 50050（IBK）
功效：种子，止泻痢、消食、止渴、令健行、除恶血。树皮、叶，收敛、止血、敛疮。
功效来源：《药用植物辞典》

云山青冈
Cyclobalanopsis sessilifolia (Blume) Schottky
凭证标本：平乐县普查队 450330180914034LY（IBK）
功效：树皮，为民间用作收敛剂的药物。
功效来源：《药用植物辞典》

柯属 *Lithocarpus* Blume
柯 柯树皮
Lithocarpus glaber (Thunb.) Nakai
凭证标本：平乐县普查队 450330180909061LY（IBK）
功效：树皮，行气、利水。
功效来源：《中华本草》

木姜叶柯

Lithocarpus litseifolius (Hance) Chun

凭证标本：平乐县普查队 450330181112003LY（IBK）

功效：茎，祛风除湿、止痛。根，补肾助阳。叶，清热解毒、利湿。

功效来源：《药用植物辞典》

栎属 *Quercus* L.

麻栎 麻栎

Quercus acutissima Carruth.

凭证标本：平乐县普查队 450330181107026LY（IBK）

功效：树皮、叶，收敛、止痢。果实，解毒消肿。

功效来源：《全国中草药汇编》

栓皮栎

Quercus variabilis Blume

凭证标本：平乐县普查队 450330180909019LY（IBK）

功效：果实，健胃、收敛、止血痢。果壳，止咳、涩肠。

功效来源：《药用植物辞典》

165. 榆科 Ulmaceae

糙叶树属 *Aphananthe* Planch.

糙叶树

Aphananthe aspera (Thunb.) Planch.

凭证标本：平乐县普查队 450330180914019LY（IBK）

功效：根皮、树皮，舒筋活络、止痛。

功效来源：《药用植物辞典》

朴属 *Celtis* L.

紫弹树

Celtis biondii Pamp.

凭证标本：平乐县普查队 450330170712006LY（IBK）

功效：全株，清热解毒、祛痰、利小便。

功效来源：《全国中草药汇编》

朴树

Celtis sinensis Pers.

凭证标本：平乐县普查队 450330180516012LY（IBK）

功效：树皮或根皮，调经。

功效来源：《药用植物辞典》

青檀属 *Pteroceltis* Maxim.

青檀

Pteroceltis tatarinowii Maxim.

凭证标本：平乐县普查队 450330170713048LY（IBK）

功效：茎、叶，祛风、止血、止痛。

功效来源：《药用植物辞典》

山黄麻属 *Trema* Lour.

光叶山黄麻

Trema cannabina Lour.

凭证标本：平乐县普查队 450330170727039LY（IBK）

功效：根皮、全株，利水、解毒、活血祛瘀。

功效来源：《中华本草》

银毛叶山黄麻

Trema nitida C. J. Chen

凭证标本：平乐县普查队 450330170727030LY（IBK）

功效：叶，外用治外伤出血。

功效来源：《广西中药资源名录》

山黄麻

Trema tomentosa (Roxb.) H. Hara

功效：全株，清热解毒、止咳化痰、祛风止痒。

功效来源：《广西壮族自治区壮药质量标准　第三卷》（2018年版）

榆属 *Ulmus* L.

榔榆 榔榆叶

Ulmus parvifolia Jacquem.

凭证标本：平乐县普查队 450330181113016LY（IBK）

功效：叶，清热解毒、消肿止痛。

功效来源：《中华本草》

167. 桑科 Moraceae

波罗蜜属 *Artocarpus* J. R. Forst. et G. Forst.

红山梅

Artocarpus styracifolius Pierre

凭证标本：李荫昆 402303（IBSC）

功效：根，祛风除湿、舒筋活血。

功效来源：《药用植物辞典》

构属 *Broussonetia* L'Her. ex Vent.

藤构 谷皮藤

Broussonetia kaempferi Sieb. var. *australis* T. Suzuki

凭证标本：平乐县普查队 450330180517043LY（IBK）

功效：全株，清热养阴、平肝、益肾。

功效来源：《中华本草》

构树 楮实子

Broussonetia papyrifera (L.) L' Her. ex Vent.

凭证标本：平乐县普查队 450330180514041LY（IBK）

功效：成熟果实，明目、补肾、强筋骨、利尿。

功效来源：《中国药典》（2020年版）

水蛇麻属 *Fatoua* Gaudich.

水蛇麻

Fatoua villosa (Thunb.) Nakai

凭证标本：平乐县普查队 450330170724035LY（IBK）

功效：根皮，清热解毒、凉血止血。全株，清热解毒。

功效来源：《药用植物辞典》

榕属 *Ficus* L.

石榕树

Ficus abelii Miq.

凭证标本：平乐县普查队 450330180516045LY（IBK）

功效：全株，清热解毒、止血、消肿止痛、祛腐生新。

功效来源：《药用植物辞典》

大果榕

Ficus auriculata Lour.

凭证标本：李荫昆 P00908（IBK）

功效：果实，祛风除湿。

功效来源：《药用植物辞典》

无花果

Ficus carica L.

凭证标本：平乐县普查队 450330170726011LY（IBK）

功效：果实，润肺止咳、清热润肠。

功效来源：《全国中草药汇编》

歪叶榕

Ficus cyrtophylla (Wall. ex Miq.) Miq.

功效：叶，用于支气管炎。

功效来源：《广西中药资源名录》

矮小天仙果 天仙果

Ficus erecta Thunb.

凭证标本：平乐县普查队 450330180515048LY（IBK）

功效：果实，润肠通便、解毒消肿。全株，补中健脾、祛风湿、活血通络。

功效来源：《中华本草》

黄毛榕

Ficus esquiroliana H. Lév.

凭证标本：平乐县普查队 450330180914013LY（IBK）

功效：根皮，益气健脾、活血祛风。

功效来源：《中华本草》

台湾榕 奶汁树

Ficus formosana Maxim. f. *formosana*

凭证标本：平乐县普查队 450330180515002LY（IBK）

功效：根、叶，活血补血、催乳、祛风利湿、清热解毒。

功效来源：《中华本草》

细叶台湾榕

Ficus formosana Maxim. f. *shimadai* Hayata

功效：根，用于风湿性心脏病、肺虚咳嗽。

功效来源：《广西中药资源名录》

异叶榕 奶浆果

Ficus heteromorpha Hemsl.

凭证标本：平乐县普查队 450330180810002LY（IBK）

功效：果实，下乳补血。

功效来源：《全国中草药汇编》

粗叶榕 五指毛桃

Ficus hirta Vahl

凭证标本：平乐县普查队 450330170725064LY（IBK）

功效：根，健脾补肺、行气利湿、舒筋活络。茎、叶，健脾化湿、祛瘀消肿、止咳。

功效来源：《广西壮族自治区壮药质量标准 第二卷》（2011年版）

对叶榕

Ficus hispida L. f.

凭证标本：平乐县普查队 450330170728064LY（IBK）

功效：根、茎，清热利湿、消积化痰。

功效来源：《广西壮族自治区壮药质量标准 第一卷》（2008年版）

榕树

Ficus microcarpa L. f.

凭证标本：平乐县普查队 450330180516027LY（IBK）

功效：叶，清热祛湿、化痰止咳、活血散瘀。气根，发汗、清热、透疹。

功效来源：《广西壮族自治区壮药质量标准 第二卷》（2011年版）

薜荔 王不留行

Ficus pumila L.

功效：花序托，补肾固精、利湿通乳。

功效来源：《广西壮族自治区壮药质量标准 第一卷》（2008年版）

船梨榕 梨果榕

Ficus pyriformis Hook. et Arn.

凭证标本：李荫昆 402208（IBSC）

功效：茎，清热利水、止痛。

功效来源：《中华本草》

珍珠榕 珍珠莲

Ficus sarmentosa Buch.-Ham. ex Sm. var. *henryi* (King ex Oliv.) Corner

凭证标本：平乐县普查队 450330180807046LY（IBK）

功效：藤、根，祛风除湿、消肿解毒、杀虫。

功效来源：《全国中草药汇编》

薄叶爬藤榕

Ficus sarmentosa Buch.-Ham. ex Sm. var. *lacrymans* (Lév.) Corner

凭证标本：平乐县普查队 450330180910019LY（IBK）

功效：根、藤、种子，清热解毒、祛风通络、舒筋活血、止痛。

功效来源：《药用植物辞典》

竹叶榕

Ficus stenophylla Hemsl.

凭证标本：平乐县普查队 450330180516067LY（IBK）

功效：全株，祛痰止咳、行气活血、祛风除湿。

功效来源：《全国中草药汇编》

地果 地瓜果

Ficus tikoua Bur.

功效：果实，清热解毒、涩精止遗。

功效来源：《中华本草》

斜叶榕

Ficus tinctoria G. Forst. subsp. *gibbosa* (Blume) Corner

凭证标本：平乐县普查队 450330180908014LY（IBK）

功效：树皮，清热利湿、解毒。

功效来源：《中华本草》

岩木瓜

Ficus tsiangii Merr. ex Corner

凭证标本：平乐县普查队 450330180515030LY（IBK）

功效：根，用于肝炎。

功效来源：《药用植物辞典》

变叶榕

Ficus variolosa Lindl. ex Benth.

功效：根，祛风除湿、活血止痛。

功效来源：《中华本草》

黄葛树 雀榕叶

Ficus virens Aiton

凭证标本：平乐县普查队 450330170729013LY（IBK）

功效：叶，清热解毒、除湿止痒。根，清热解毒。

功效来源：《中华本草》

柘属 *Maclura* Nutt.

构棘 穿破石

Maclura cochinchinensis (Lour.) Corner

凭证标本：平乐县普查队 450330180516007LY（IBK）

功效：根，祛风通络、清热除湿、解毒消肿。

功效来源：《广西壮族自治区壮药质量标准　第三卷》（2018年版）

柘 穿破石

Maclura tricuspidata Carrière

凭证标本：平乐县普查队 450330170727042LY（IBK）

功效：根，祛风通络、清热除湿、解毒消肿。

功效来源：《广西壮族自治区壮药质量标准　第三卷》（2018年版）

桑属 *Morus* L.

桑 桑椹

Morus alba L.

功效：果穗，补血滋阴、生津润燥。

功效来源：《中国药典》（2020年版）

鸡桑 鸡桑叶

Morus australis Poir.

功效：叶，清热解表、宣肺止咳。根或根皮，清肺、凉血、利湿。

功效来源：《中华本草》

华桑

Morus cathayana Hemsl.

凭证标本：桂林医药站 42816（IBK）

功效：根皮，泻肺、止咳平喘、利水消肿。枝，清热、祛风湿、通络、利关节。果穗，补血滋阴、生津润燥。叶，清热、祛风、凉血、清肺润燥、清肝明目。

功效来源：《药用植物辞典》

蒙桑

Morus mongolica (Bureau) C. K. Schneid.

功效：叶，清肺止咳、凉血明目。桑根白皮，利尿消肿、止咳平喘。果实，益肠胃、补肝肾、养血祛风。

功效来源：《药用植物辞典》

169. 荨麻科 Urticaceae

苎麻属 *Boehmeria* Jacq.

野线麻 水禾麻

Boehmeria japonica (L. f.) Miq.

凭证标本：平乐县普查队 450330181112030LY（IBK）

功效：全草，祛风除湿、接骨、解表寒。

功效来源：《中药大辞典》

苎麻 苎麻根

Boehmeria nivea (L.) Gaudich.

凭证标本：平乐县普查队 450330181107011LY（IBK）

功效：根、根状茎，清热毒、凉血止血。

功效来源：《广西壮族自治区壮药质量标准　第一卷》（2008年版）

水麻属 *Debregeasia* Gaudich.

鳞片水麻

Debregeasia squamata King ex Hook. f.

凭证标本：平乐县普查队 450330181110011LY（IBK）
功效：全株、止血、活血。
功效来源：《中华本草》

楼梯草属 *Elatostema* J. R. Forst. et G. Forst.

锐齿楼梯草　毛叶楼梯草
Elatostema cyrtandrifolium (Zoll. et Mor.) Miq.
凭证标本：平乐县普查队 450330180515076LY（IBK）
功效：全草，祛风除湿、解毒杀虫。
功效来源：《中华本草》

狭叶楼梯草
Elatostema lineolatum Wight
凭证标本：平乐县普查队 450330180515085LY（IBK）
功效：全草，消炎接骨。
功效来源：《药用植物辞典》

钝叶楼梯草
Elatostema obtusum Wedd.
凭证标本：平乐县普查队 450330180517032LY（IBK）
功效：全草，清热解毒、祛瘀止痛。
功效来源：《药用植物辞典》

糯米团属 *Gonostegia* Turcz.

糯米团　糯米藤
Gonostegia hirta (Blume ex Hassk.) Miq.
凭证标本：李荫昆 401979（IBSC）
功效：全草，清热解毒、止血、健脾。
功效来源：《中华本草》

艾麻属 *Laportea* Gaudich.

葡萄叶艾麻　麻风草根
Laportea violacea Gagnep.
功效：根，健胃、镇静。
功效来源：《广西中药材标准 第一册》（1990年版）

花点草属 *Nanocnide* Blume

毛花点草　雪药
Nanocnide lobata Wedd.
凭证标本：平乐县普查队 450330180516028LY（IBK）
功效：全草，通经活血。
功效来源：《中华本草》

紫麻属 *Oreocnide* Miq.

紫麻
Oreocnide frutescens (Thunb.) Miq.
凭证标本：平乐县普查队 450330181108054LY（IBK）
功效：全株，行气、活血。
功效来源：《中华本草》

冷水花属 *Pilea* Lindl.

石油菜
Pilea cavaleriei H. Lév.
凭证标本：平乐县普查队 450330181101021LY（IBK）
功效：全草，清热解毒、润肺止咳、消肿止痛。
功效来源：《全国中草药汇编》

长茎冷水花　白淋草
Pilea longicaulis Hand.-Mazz.
功效：全草，散瘀消肿、解毒敛疮。
功效来源：《中华本草》

小叶冷水花　透明草
Pilea microphylla (L.) Liebm.
凭证标本：平乐县普查队 450330170726009LY（IBK）
功效：全草，清热解毒。
功效来源：《全国中草药汇编》

盾叶冷水花　背花疮
Pilea peltata Hance
凭证标本：平乐县普查队 450330180910022LY（IBK）
功效：全草，清热解毒、祛痰化瘀。
功效来源：《中华本草》

矮冷水花　水石油菜
Pilea peploides (Gaudich.) Hook. et Arn.
凭证标本：平乐县普查队 450330180515042LY（IBK）
功效：全草，清热解毒、祛瘀止痛。
功效来源：《全国中草药汇编》

玻璃草　三角叶冷水花
Pilea swinglei Merr.
凭证标本：平乐县普查队 450330170726019LY（IBK）
功效：全草，清热解毒、祛瘀止痛。
功效来源：《中华本草》

雾水葛属 *Pouzolzia* Gaudich.

雾水葛
Pouzolzia zeylanica (L.) Benn. et R. Br. var. *zeylanica*
凭证标本：平乐县普查队 450330170712011LY（IBK）
功效：全草，清热利湿、解毒排脓。
功效来源：《全国中草药汇编》

多枝雾水葛　石珠
Pouzolzia zeylanica (L.) Benn. et R. Br. var. *microphylla* (Wedd.) W. T. Wang
凭证标本：平乐县普查队 450330181112017LY（IBK）
功效：全草，解毒消肿、接骨。
功效来源：《中华本草》

170. 大麻科 Cannabinaceae

大麻属 *Cannabis* L.

大麻 火麻仁

Cannabis sativa L.

功效：果实，润肠通便。

功效来源：《中国药典》（2020年版）

葎草属 *Humulus* L.

葎草

Humulus scandens (Lour.) Merr.

凭证标本：平乐县普查队 450330170725001LY（IBK）

功效：全草，清热解毒、利尿消肿。

功效来源：《全国中草药汇编》

171. 冬青科 Aquifoliaceae

冬青属 *Ilex* L.

满树星

Ilex aculeolata Nakai

凭证标本：平乐县普查队 450330180515105LY（IBK）

功效：根皮或叶，清热解毒、止咳化痰。

功效来源：《中华本草》

榕叶冬青 上山虎

Ilex ficoidea Hemsl.

凭证标本：李荫昆 402233（IBSC）

功效：根，清热解毒、活血止痛。

功效来源：《中华本草》

海南冬青 山绿茶

Ilex hainanensis Merr.

功效：叶，清热平肝、消肿止痛、活血通脉。

功效来源：《广西壮族自治区壮药质量标准 第一卷》（2008年版）

细刺枸骨

Ilex hylonoma Hu et Tang

凭证标本：陈照宙 50028（IBK）

功效：根，消肿止痛。

功效来源：《药用植物辞典》

广东冬青

Ilex kwangtungensis Merr.

凭证标本：平乐县普查队 450330180912009LY（IBK）

功效：根、叶，清热解毒、消肿止痛、消炎。

功效来源：《药用植物辞典》

小果冬青

Ilex micrococca Maxim.

凭证标本：李荫昆 402289（IBSC）

功效：根、叶，清热解毒、消炎、消肿止痛。

功效来源：《药用植物辞典》

毛冬青

Ilex pubescens Hook. et Arn.

凭证标本：平乐县普查队 450330180914003LY（IBK）

功效：根，清热解毒、活血通脉、消肿止痛。

功效来源：《广西壮族自治区壮药质量标准 第二卷》（2011年版）

铁冬青 救必应

Ilex rotunda Thunb.

凭证标本：平乐县普查队 450330180515014LY（IBK）

功效：树皮，清热解毒、利湿止痛。

功效来源：《中国药典》（2020年版）

四川冬青

Ilex szechwanensis Loes.

凭证标本：IBK00289044（IBK）

功效：果实，祛风、补虚。叶，清热解毒、活血止血。根皮，祛瘀、补益肌肤。

功效来源：《药用植物辞典》

三花冬青 小冬青

Ilex triflora Blume

凭证标本：平乐县普查队 450330180517049LY（IBK）

功效：根，清热解毒。

功效来源：《桂本草》第二卷上

173. 卫矛科 Celastraceae

南蛇藤属 *Celastrus* L.

过山枫

Celastrus aculeatus Merr.

功效：藤茎，清热解毒、祛风除湿。

功效来源：《广西壮族自治区瑶药材质量标准 第一卷》（2014年版）

灰叶南蛇藤

Celastrus glaucophyllus Rehd. et Wils.

凭证标本：李荫昆 402317（IBSC）

功效：根，化痰、消肿、止血生肌；外用治跌打损伤、刀伤出血。

功效来源：《药用植物辞典》

圆叶南蛇藤 称星蛇

Celastrus kusanoi Hayata

凭证标本：李荫昆 402317（WUK）

功效：根，宣肺除痰、止咳解毒。

功效来源：《全国中草药汇编》

南蛇藤

Celastrus orbiculatus Thunb.

凭证标本：平乐县普查队 450330181101025LY（IBK）

功效：全株，祛风活血、消肿止痛、解毒散瘀。果实，安神镇静。
功效来源：《全国中草药汇编》

显柱南蛇藤 无毛南蛇藤
Celastrus stylosus Wall.
凭证标本：李荫昆 402317（IBK）
功效：茎，祛风消肿、解毒消炎。
功效来源：《全国中草药汇编》

卫矛属 *Euonymus* L.
扶芳藤
Euonymus fortunei (Turcz.) Hand.-Mazz.
凭证标本：平乐县普查队 450330181108027LY（IBK）
功效：地上部分，益气血、补肝肾、舒筋活络。
功效来源：《广西壮族自治区壮药质量标准 第一卷》（2008年版）

冬青卫矛 扶芳藤
Euonymus japonicus Thunb.
功效：地上部分，益气血、补肝肾、舒筋活络。
功效来源：《广西中药材标准 第一册》（1990年版）

疏花卫矛 山杜仲
Euonymus laxiflorus Champ. ex Benth.
凭证标本：平乐县普查队 450330180807017LY（IBK）
功效：根皮、树皮，祛风湿、强筋骨。
功效来源：《全国中草药汇编》

大果卫矛
Euonymus myrianthus Hemsl.
凭证标本：平乐县普查队 450330170724001LY（IBK）
功效：根、茎，益肾壮腰、化瘀利湿。
功效来源：《中华本草》

178. 翅子藤科 Hippocrateaceae
五层龙属 *Salacia* L.
无柄五层龙
Salacia sessiliflora Hand.-Mazz.
凭证标本：平乐县普查队 450330170724031LY（IBK）
功效：果实，用于胃痛。
功效来源：《药用植物辞典》

179. 茶茱萸科 Icacinaceae
定心藤属 *Mappianthus* Hand.–Mazz.
定心藤 甜果藤
Mappianthus iodoides Hand.-Mazz.
凭证标本：平乐县普查队 450330180517025LY（IBK）
功效：根、藤茎，活血调经、祛风除湿。
功效来源：《中华本草》

假柴龙树属 *Nothapodytes* Blume
马比木
Nothapodytes pittosporoides (Oliv.) Sleum.
凭证标本：平乐县普查队 450330180515035LY（IBK）
功效：根皮，祛风除湿、理气散寒。
功效来源：《中华本草》

182. 铁青树科 Olacaceae
青皮木属 *Schoepfia* Schreb.
华南青皮木 碎骨仔树
Schoepfia chinensis Gardner et Champ.
凭证标本：平乐县普查队 450330180517070LY（IBK）
功效：根、树枝、叶，清热利湿、活血止痛。
功效来源：《中华本草》

185. 桑寄生科 Loranthaceae
离瓣寄生属 *Helixanthera* Lour.
离瓣寄生 五瓣寄生
Helixanthera parasitica Lour.
凭证标本：平乐县普查队 450330180515092LY（IBK）
功效：带叶茎枝，祛风湿、止咳、止痢。
功效来源：《广西药用植物名录》

油茶离瓣寄生
Helixanthera sampsonii (Hance) Danser
功效：全株，用于肺结核咳嗽、风湿痹痛。叶，外用治鹤膝风。
功效来源：《广西中药资源名录》

鞘花属 *Macrosolen* (Blume) Rchb.
双花鞘花
Macrosolen bibracteolatus (Hance) Danser
功效：带叶茎枝，祛风湿。
功效来源：《中华本草》

鞘花 杉寄生
Macrosolen cochinchinensis (Lour.) Tiegh.
凭证标本：平乐县普查队 450330180515089LY（IBK）
功效：茎枝、叶，祛风湿、补肝肾、活血止痛、止咳。
功效来源：《中华本草》

梨果寄生属 *Scurrula* L.
红花寄生
Scurrula parasitica L.
凭证标本：平乐县普查队 450330180911042LY（IBK）
功效：枝叶，祛风湿、强筋骨、活血解毒。
功效来源：《中华本草》

钝果寄生属 Taxillus Tiegh.
木兰寄生
Taxillus limprichtii (Grüning) H. S. Kiu
功效：茎枝，补肝肾、祛风湿、安胎。
功效来源：《中华本草》

桑寄生
Taxillus sutchuenensis (Lecomte) Danser
凭证标本：平乐县普查队 450330180809027LY（IBK）
功效：带叶茎枝，补肝肾、强筋骨、祛风湿、安胎。
功效来源：《广西壮族自治区壮药质量标准 第二卷》（2011年版）

大苞寄生属 Tolypanthus (Blume) Blume
大苞寄生
Tolypanthus maclurei (Merr.) Danser
凭证标本：平乐县普查队 450330170727021LY（IBK）
功效：带叶茎枝，补肝肾、强筋骨、祛风除湿。
功效来源：《中华本草》

槲寄生属 Viscum L.
扁枝槲寄生 枫香寄生
Viscum articulatum Burm. f.
凭证标本：黄增任 48601（GXMI）
功效：全株，祛风利湿、舒筋活络、止血。
功效来源：《中华本草》

棱枝槲寄生 柿寄生
Viscum diospyrosicola Hayata
凭证标本：平乐县普查队 450330181109010LY（IBK）
功效：带叶茎枝，祛风湿、强筋骨、止咳、降压。
功效来源：《中华本草》

枫香槲寄生 枫香寄生
Viscum liquidambaricola Hayata
功效：带叶茎枝，祛风除湿、舒筋活血。
功效来源：《中华本草》

186. 檀香科 Santalaceae
重寄生属 Phacellaria Benth.
粗序重寄生
Phacellaria caulescens Coll. et Hemsl.
凭证标本：黄增任 48603（GXMI）
功效：全株，清热。
功效来源：《药用植物辞典》

190. 鼠李科 Rhamnaceae
勾儿茶属 Berchemia Neck. ex DC.
多花勾儿茶
Berchemia floribunda (Wall.) Brongn.
凭证标本：平乐县普查队 450330170728014LY（IBK）

功效：根，健脾利湿、通经活络。茎、叶，清热解毒、利尿。
功效来源：《药用植物辞典》

大叶勾儿茶
Berchemia huana Rehd.
凭证标本：钟树权 60871（WUK）
功效：根、茎、叶，祛风利湿、活血止痛、解毒。
功效来源：《药用植物辞典》

铁包金
Berchemia lineata (L.) DC.
凭证标本：钟树权 A63899（IBK）
功效：根，化瘀止血、镇咳止痛。
功效来源：《广西壮族自治区壮药质量标准 第二卷》（2011年版）

枳椇属 Hovenia Thunb.
枳椇 枳椇子
Hovenia acerba Lindl.
凭证标本：平乐县普查队 450330170726006LY（IBK）
功效：带果序轴的果实，止渴除烦、解酒毒、利尿通便。
功效来源：《广西壮族自治区壮药质量标准 第二卷》（2011年版）

马甲子属 Paliurus Mill.
铜钱树 金钱木根
Paliurus hemsleyanus Rehder
凭证标本：平乐县普查队 450330170712047LY（IBK）
功效：根，补气。
功效来源：《中华本草》

马甲子 铁篱笆
Paliurus ramosissimus (Lour.) Poir.
凭证标本：平乐县普查队 450330170712029LY（IBK）
功效：刺、花、叶，清热解毒。
功效来源：《中华本草》

鼠李属 Rhamnus L.
长叶冻绿 黎辣根
Rhamnus crenata Sieb. et Zucc.
凭证标本：平乐县普查队 450330180518022LY（IBK）
功效：根或根皮，清热解毒、杀虫利湿。
功效来源：《中华本草》

钩齿鼠李
Rhamnus lamprophylla C. K. Schneid.
凭证标本：平乐县普查队 450330170724016LY（IBK）
功效：根，用于肺热咳嗽。果实，用于腹胀便秘。
功效来源：《药用植物辞典》

薄叶鼠李 绛梨木
Rhamnus leptophylla C. K. Schneid.
凭证标本：平乐县普查队 450330180514034LY（IBK）
功效：根、果实，消食顺气、活血祛瘀。
功效来源：《全国中草药汇编》

尼泊尔鼠李
Rhamnus napalensis (Wall.) Lawson
凭证标本：平乐县普查队 450330170727085LY（IBK）
功效：叶、根、果实，祛风除湿、利水消肿。
功效来源：《药用植物辞典》

雀梅藤属 *Sageretia* Brongn.
皱叶雀梅藤
Sageretia rugosa Hance
凭证标本：平乐县普查队 450330181101028LY（IBK）
功效：根，舒筋活络。
功效来源：《药用植物辞典》

枣属 *Ziziphus* Mill.
枣 大枣
Ziziphus jujuba Mill.
凭证标本：平乐县普查队 450330170726002LY（IBK）
功效：果实，补中益气、养血安神。
功效来源：《中国药典》（2020年版）

滇刺枣 缅枣
Ziziphus mauritiana Lam.
凭证标本：平乐县普查队 450330170725003LY（IBK）
功效：树皮、果实，消热止痛、收敛止泻。
功效来源：《中华本草》

191. 胡颓子科 Elaeagnaceae
胡颓子属 *Elaeagnus* L.
蔓胡颓子
Elaeagnus glabra Thunb.
凭证标本：平乐县普查队 450330181107008LY（IBK）
功效：果实，收敛止泻、健脾消食、止咳平喘、止血。
功效来源：《中华本草》

胡颓子
Elaeagnus pungens Thunb.
凭证标本：钟树权 A62836（WUK）
功效：根，祛风利湿、行瘀止血。叶，止咳平喘。果实，消食止痢。
功效来源：《全国中草药汇编》

193. 葡萄科 Vitaceae
蛇葡萄属 *Ampelopsis* Michx.
蓝果蛇葡萄 上山龙

Ampelopsis bodinieri (H. Lév. et Vaniot) Rehder
凭证标本：平乐县普查队 450330180911049LY（IBK）
功效：根皮，消肿解毒、止血、止痛、排脓生肌、祛风湿。
功效来源：《全国中草药汇编》

广东蛇葡萄 甜茶藤
Ampelopsis cantoniensis (Hook. et Arn.) K. Koch
凭证标本：平乐县专业队 6–6065（GXMI）
功效：茎、叶或根，清热解毒、利湿消肿。
功效来源：《中华本草》

羽叶蛇葡萄
Ampelopsis chaffanjonii (H. Lév.) Rehder
凭证标本：平乐县普查队 450330180807013LY（IBK）
功效：藤茎，祛风除湿。
功效来源：《药用植物辞典》

三裂蛇葡萄 金刚散
Ampelopsis delavayana Planch. ex Franch.
凭证标本：平乐县普查队 450330180514042LY（IBK）
功效：根、藤茎，清热利湿、活血通络、止血生肌、解毒消肿。
功效来源：《中华本草》

蛇葡萄 蝙蝠葛
Ampelopsis glandulosa (Wall.) Momiy.
凭证标本：平乐县普查队 450330170713013LY（IBK）
功效：根或根状茎，利尿、消炎、止血。叶，清热解毒、消肿止痛。
功效来源：《广西壮族自治区壮药质量标准 第三卷》（2018年版）

显齿蛇葡萄 甜茶藤
Ampelopsis grossedentata (Hand.-Mazz.) W. T. Wang
凭证标本：平乐县普查队 450330170728050LY（IBK）
功效：茎、叶或根，清热解毒、利湿消肿。
功效来源：《中华本草》

毛枝蛇葡萄
Ampelopsis rubifolia (Wall.) Planch.
凭证标本：平乐县普查队 450330180515033LY（IBK）
功效：根皮，活血散瘀、解毒、生肌长骨、祛风除湿。
功效来源：《药用植物辞典》

乌蔹莓属 *Cayratia* Juss.
乌蔹莓
Cayratia japonica (Thunb.) Gagnep. var. *japonica*
凭证标本：0514（IBK）
功效：全草，解毒消肿、清热利湿。
功效来源：《中华本草》

毛乌蔹莓 红母猪藤

Cayratia japonica (Thunb.) Gagnep. var. *mollis* (Wall.) Momiy.

凭证标本：平乐县普查队 450330180912017LY（IBK）

功效：全草，清热毒、消痈肿。

功效来源：《全国中草药汇编》

白粉藤属 *Cissus* L.

苦郎藤 风叶藤

Cissus assamica (M. A. Lawson) Craib

凭证标本：平乐县普查队 450330180810033LY（IBK）

功效：根，拔脓消肿、散瘀止痛。

功效来源：《全国中草药汇编》

翼茎白粉藤 四方藤

Cissus pteroclada Hayata

凭证标本：平乐县普查队 450330170728053LY（IBK）

功效：藤茎，祛风除湿、活血通络。

功效来源：《广西壮族自治区壮药质量标准 第一卷》（2008年版）

崖爬藤属 *Tetrastigma* (Miq.) Planch.

三叶崖爬藤 三叶青

Tetrastigma hemsleyanum Diels et Gilg

凭证标本：平乐县普查队 450330180517039LY（IBK）

功效：块根或全草，清热解毒、祛风化痰、活血止痛。

功效来源：《广西壮族自治区壮药质量标准 第三卷》（2018年版）

扁担藤

Tetrastigma planicaule (Hook. f.) Gagnep.

凭证标本：平乐县普查队 450330180515082LY（IBK）

功效：藤茎，祛风除湿、舒筋活络。

功效来源：《广西壮族自治区壮药质量标准 第二卷》（2011年版）

葡萄属 *Vitis* L.

蘡薁

Vitis bryoniaefolia Bunge

凭证标本：平乐县普查队 450330180809034LY（IBK）

功效：全株，清热解毒、祛风除湿。

功效来源：《全国中草药汇编》

毛葡萄

Vitis heyneana Roem. et Schult.

凭证标本：平乐县普查队 450330180909007LY（IBK）

功效：根皮，调经活血、补虚止带、清热解毒、生肌、利湿。全株，止血、祛风湿、安胎、解热。叶，清热利湿、消肿解毒。

功效来源：《药用植物辞典》

葡萄

Vitis vinifera L.

功效：果实，解表透疹、利尿、安胎。根、藤，祛风湿、利尿。

功效来源：《全国中草药汇编》

194. 芸香科 Rutaceae

柑橘属 *Citrus* L.

宜昌橙

Citrus ichangensis Swingle

功效：果实，化痰止咳、生津健胃、止血消炎、祛瘀止痛。根，行气、止痛、止咳平喘。

功效来源：《药用植物辞典》

柚 橘红

Citrus maxima (Burm.) Merr.

功效：未成熟或近成熟的外层果皮，理气宽中、燥湿化痰。叶，行气止痛、解毒消肿。花蕾或开放的花，行气、化痰、镇痛。

功效来源：《广西壮族自治区壮药质量标准 第二卷》（2011年版）

注：栽培。

香橼

Citrus medica L. var. *medica*

凭证标本：李延辉 402336（IBK）

功效：果实，疏肝理气、宽中、化痰。

功效来源：《中国药典》（2020年版）

佛手

Citrus medica L. var. *sarcodactylis* Swingle

功效：果实，疏肝理气、和胃止痛、燥湿化痰。

功效来源：《中国药典》（2020年版）

柑橘 青皮

Citrus reticulata Blanco

功效：幼果或未成熟果实的果皮，疏肝破气、消积化滞。

功效来源：《中国药典》（2020年版）

甜橙 枳实

Citrus sinensis (L.) Osbeck

功效：幼果，破气消积、化痰散痞。

功效来源：《中国药典》（2020年版）

黄皮属 *Clausena* Burm. f.

齿叶黄皮 野黄皮

Clausena dunniana H. Lév.

凭证标本：平乐县普查队 450330180908035LY（IBK）

功效：叶、根，疏风解表、除湿消肿、行气散瘀。

功效来源：《中华本草》

黄皮

Clausena lansium (Lour.) Skeels

凭证标本：高焕北 98（IBK）

功效：叶，疏风解表、除痰行气。成熟种子，理气、消滞、散结、止痛。

功效来源：《广西壮族自治区壮药质量标准 第一卷》（2008年版）

金橘属 *Fortunella* Swingle

山橘

Fortunella hindsii (Champ. ex Benth.) Swingle

功效：根，醒脾行气。果实，宽中化痰下气。

功效来源：《全国中草药汇编》

山小橘属 *Glycosmis* Corrêa

小花山小橘 山小橘

Glycosmis parviflora (Sims) Kurz

凭证标本：钟树权 A60840（IBK）

功效：叶，散瘀消肿、化痰、消积。

功效来源：《广西壮族自治区壮药质量标准 第一卷》（2008年版）

蜜茱萸属 *Melicope* J. R. Forst. et G. Forst.

蜜茱萸 三叉苦

Melicope pteleifolia (Champ. ex Benth.) Hartley

凭证标本：平乐县普查队 450330180515111LY（IBK）

功效：茎，清热解毒、祛风除湿、消肿止痛。

功效来源：《广西壮族自治区壮药质量标准 第一卷》（2008年版）

小芸木属 *Micromelum* Blume

小芸木

Micromelum integerrimum (Buch.-Ham. ex Colebr.) M. Roem.

凭证标本：平乐县普查队 450330170726038LY（IBK）

功效：根、树皮或叶，疏风解表、温中行气、散瘀消肿。

功效来源：《中华本草》

九里香属 *Murraya* J. König ex L.

九里香

Murraya exotica L.

凭证标本：平乐县普查队 450330171213002LY（IBK）

功效：叶、带叶嫩枝，行气止痛、活血散瘀。

功效来源：《中国药典》（2020年版）

千里香 九里香

Murraya paniculata (L.) Jack.

凭证标本：平乐县普查队 450330170724012LY（IBK）

功效：叶、带叶嫩枝，行气止痛、活血散瘀。

功效来源：《中国药典》（2020年版）

黄檗属 *Phellodendron* Rupr.

秃叶黄檗 黄柏

Phellodendron chinense var. *glabriusculum* Schneid.

凭证标本：平乐县普查队 450330180515094LY（IBK）

功效：树皮，清热燥湿、泻火解毒。

功效来源：《中国药典》（2020年版）

枳属 *Poncirus* Raf.

枳 枸橘

Poncirus trifoliata (L.) Raf.

功效：果实，健胃消食、理气止痛。叶，行气消食、止呕。

功效来源：《全国中草药汇编》

裸芸香属 *Psilopeganum* Hemsl.

裸芸香 虱子草

Psilopeganum sinense Hemsl.

功效：全草，解表、止呕定喘。根，用于腰痛。

功效来源：《全国中草药汇编》

吴茱萸属 *Tetradium* Lour.

华南吴萸

Tetradium austrosinense (Hand.-Mazz.) Hartley

凭证标本：IBK00289117（IBK）

功效：果实，温中散寒、行气止痛。

功效来源：《药用植物辞典》

吴茱萸

Tetradium ruticarpum (A. Juss.) Hartley

凭证标本：平乐县普查队 450330181108044LY（IBK）

功效：成熟果实，散寒止痛、降逆止呕、助阳止泻。

功效来源：《广西壮族自治区壮药质量标准 第三卷》（2018年版）

蜜楝吴萸 五除叶

Tetradium trichotomum Lour.

凭证标本：平乐县普查队 450330170728029LY（IBK）

功效：叶，祛风除湿、散寒止痛。

功效来源：《中华本草》

飞龙掌血属 *Toddalia* Juss.

飞龙掌血

Toddalia asiatica (L.) Lam.

凭证标本：平乐县普查队 450330170728075LY（IBK）

功效：根，祛风止痛、散瘀止血。

功效来源：《广西壮族自治区壮药质量标准 第二卷》（2011年版）

花椒属 *Zanthoxylum* L.

竹叶花椒

Zanthoxylum armatum DC.

凭证标本：平乐县普查队 450330170724020LY（IBK）

功效：成熟果实，散寒止痛、驱蛔虫。

功效来源：《广西中药材标准 第一册》（1990年版）

岭南花椒 搜山虎

Zanthoxylum austrosinense C. C. Huang

功效：根，祛风解表、行气活血、消肿止痛。

功效来源：《中华本草》

花椒

Zanthoxylum bungeanum Maxim.

功效：果皮，温中散寒、除湿止痛、杀虫、解鱼腥毒。

功效来源：《药用植物辞典》

刺壳花椒 单面针

Zanthoxylum echinocarpum Hemsl.

凭证标本：平乐县普查队 450330181112004LY（IBK）

功效：根、根皮或茎、叶，消食助运、行气止痛。

功效来源：《中华本草》

大叶臭花椒

Zanthoxylum myriacanthum Wall. ex Hooker f.

凭证标本：平乐县专业队 6-6038（GXMI）

功效：根、叶，祛风除湿、消肿止痛、止血。

功效来源：《药用植物辞典》

异叶花椒 羊山刺

Zanthoxylum ovalifolium Wight

功效：枝、叶，散寒燥湿。

功效来源：《中华本草》

花椒簕

Zanthoxylum scandens Blume

凭证标本：平乐县普查队 450330181110013LY（IBK）

功效：根、果实，活血化瘀、镇痛、清热解毒、祛风行气。

功效来源：《药用植物辞典》

197. 楝科 Meliaceae

米仔兰属 *Aglaia* Lour.

米仔兰

Aglaia odorata Lour.

功效：枝、叶，活血化瘀、消肿止痛。花，行气解郁。

功效来源：《全国中草药汇编》

注：栽培。

麻楝属 *Chukrasia* A. Juss.

麻楝

Chukrasia tabularis A. Juss.

凭证标本：陈照宙 50025（IBK）

功效：树皮，退热、祛风止痒。根，清热润肺、止咳。

功效来源：《药用植物辞典》

浆果楝属 *Cipadessa* Blume

灰毛浆果楝 野茶辣

Cipadessa baccifera (Roth) Miq.

凭证标本：平乐县普查队 450330180514051LY（IBK）

功效：根、叶，祛风化湿、行气止痛。

功效来源：《中华本草》

鹧鸪花属 *Heynea* Roxb.

鹧鸪花

Heynea trijuga Roxb.

功效：根，清热解毒、祛风湿、利咽喉。

功效来源：《药用植物辞典》

楝属 *Melia* L.

楝 苦楝

Melia azedarach L.

功效：果实、叶、树皮及根皮，行气止痛、杀虫。

功效来源：《中华本草》

川楝

Melia toosendan Sieb. et Zucc.

凭证标本：平乐县普查队 450330170726072LY（IBK）

功效：树皮、根皮、叶，清肝理气、止痛、杀虫、驱虫疗癣。果实，疏肝行气、止痛、驱虫。

功效来源：《药用植物辞典》

香椿属 *Toona* (Endl.) M. Roem.

香椿

Toona sinensis (Juss.) Roem.

凭证标本：平乐县普查队 450330170726077LY（IBK）

功效：果实、树皮或根皮韧皮部、花、树干流出的液汁，祛风、散寒、止痛。

功效来源：《中华本草》

198. 无患子科 Sapindaceae

黄梨木属 *Boniodendron* Gagnep.

黄梨木

Boniodendron minus (Hemsl.) T. C. Chen

功效：花、果实，外治目赤、眼皮溃烂。

功效来源：《广西中药资源名录》

倒地铃属 *Cardiospermum* L.

倒地铃 三角泡

Cardiospermum halicacabum L.

凭证标本：平乐县普查队 450330170725022LY（IBK）

功效：全草，清热利湿、凉血解毒。

功效来源：《广西壮族自治区壮药质量标准 第二卷》（2011年版）

车桑子属 *Dodonaea* Mill.
车桑子

Dodonaea viscosa Jacquem.

功效：根，消肿解毒。叶，清热解毒、祛瘀消肿、消炎镇咳、祛风湿。

功效来源：《药用植物辞典》

栾树属 *Koelreuteria* Laxm.
复羽叶栾树

Koelreuteria bipinnata Franch.

凭证标本：平乐县普查队 450330170727001LY（IBK）

功效：根，消肿止痛、活血、驱虫。花，清肝明目、清热止咳。

功效来源：《药用植物辞典》

柄果木属 *Mischocarpus* Bl.
褐叶柄果木

Mischocarpus pentapetalus (Roxb.) Radlk.

凭证标本：平乐县普查队 450330180808049LY（IBK）

功效：根，止咳。

功效来源：《药用植物辞典》

无患子属 *Sapindus* L.
无患子

Sapindus saponaria L.

功效：种子，清热、祛痰、消积、杀虫。

功效来源：《广西壮族自治区壮药质量标准 第一卷》（2008年版）

200. 槭树科 Aceraceae
槭属 *Acer* L.
青榨槭

Acer davidii Franch.

凭证标本：平乐县普查队 450330180517048LY（IBK）

功效：根、根皮、树皮，消炎、止痛、止血、祛风除湿、活血化瘀。枝叶，清热解毒、行气止痛。

功效来源：《药用植物辞典》

罗浮槭 蝴蝶果

Acer fabri Hance

凭证标本：平乐县普查队 450330180810048LY（IBK）

功效：果实，清热、利咽喉。

功效来源：《广西中药材标准 第一册》（1990年版）

201. 清风藤科 Sabiaceae
泡花树属 *Meliosma* Blume
香皮树

Meliosma fordii Hemsl.

凭证标本：平乐县普查队 450330181111007LY（IBK）

功效：树皮、叶，滑肠通便。

功效来源：《药用植物辞典》

笔罗子

Meliosma rigida Sieb. et Zucc.

凭证标本：IBK00289180（IBK）

功效：根皮，解毒、利水消肿。果实，宣肺止咳、平喘、止痛。

功效来源：《药用植物辞典》

清风藤属 *Sabia* Colebr.
柠檬清风藤

Sabia limoniacea Wall. ex Hook. f. et Thomson

凭证标本：平乐县普查队 450330180517014LY（IBK）

功效：根、茎，广西民间常用产后要药，治产后瘀血不尽、风湿痹痛。

功效来源：《药用植物辞典》

尖叶清风藤

Sabia swinhoei Hemsl.

凭证标本：李荫昆 402304（IBSC）

功效：根、茎、叶，祛风止痛。

功效来源：《药用植物辞典》

204. 省沽油科 Staphyleaceae
野鸦椿属 *Euscaphis* Sieb. et Zucc.
野鸦椿

Euscaphis japonica (Thunb.) Dippel

凭证标本：平乐县普查队 450330181110041LY（IBK）

功效：根、果实、花，清热解表、利湿。

功效来源：《中华本草》

山香圆属 *Turpinia* Vent.
锐尖山香圆 山香圆叶

Turpinia arguta Seem.

凭证标本：平乐县普查队 450330181108008LY（IBK）

功效：叶，清热解毒、消肿止痛。

功效来源：《中国药典》（2020年版）

205. 漆树科 Anacardiaceae
南酸枣属 *Choerospondias* Burtt et A. W. Hill
南酸枣 广枣

Choerospondias axillaris (Roxb.) B. L. Burtt et A. W. Hill

凭证标本：平乐县普查队 450330180518025LY（IBK）

功效：果实，行气活血、养心安神。

功效来源：《中国药典》（2020年版）

杧果属 *Mangifera* L.

杧果 杧果核

Mangifera indica L.

功效：叶，行气疏滞、祛痧积。成熟果核，清热消滞。

功效来源：《广西壮族自治区壮药质量标准 第一卷》（2008年版）

黄连木属 *Pistacia* L.

黄连木 黄楝树

Pistacia chinensis Bunge

凭证标本：平乐县普查队 450330180514035LY（IBK）

功效：叶芽、叶或根、树皮，清热解毒、生津。

功效来源：《中华本草》

盐肤木属 *Rhus* L.

盐肤木 五倍子

Rhus chinensis Mill. var. *chinensis*

凭证标本：平乐县普查队 450330170725023LY（IBK）

功效：虫瘿，敛肺降火、涩肠止泻、敛汗止血、收湿敛疮。

功效来源：《中国药典》（2020年版）

滨盐肤木 盐酸树

Rhus chinensis Mill. var. *roxburghii* (DC.) Rehder

功效：根、叶，解毒消肿、散瘀止痛。

功效来源：《中华本草》

漆属 *Toxicodendron* Mill.

野漆 野漆树

Toxicodendron succedaneum (L.) Kuntze

凭证标本：平乐县普查队 450330170712057LY（IBK）

功效：叶，散瘀止血、解毒。

功效来源：《中华本草》

山漆树 木蜡树根

Toxicodendron sylvestre (Sieb. et Zucc.) Kuntze

凭证标本：平乐县普查队 450330170712061LY（IBK）

功效：根，祛瘀、止痛、止血。

功效来源：《中华本草》

207. 胡桃科 Juglandaceae

黄杞属 *Engelhardtia* Lesch. ex Bl.

黄杞

Engelhardtia roxburghiana Wall.

凭证标本：平乐县专业队 6–6191（GXMI）

功效：树皮，理气化湿、导滞。叶，清热、止痛。

功效来源：《药用植物辞典》

化香树属 *Platycarya* Sieb. et Zucc.

圆果化香 化香树叶

Platycarya longipes Y. C. Wu

凭证标本：平乐县普查队 450330170726081LY（IBK）

功效：叶，解毒疗疮、杀虫止痒。

功效来源：《中华本草》

化香树

Platycarya strobilacea Sieb. et Zucc.

凭证标本：陈照宙 50034（IBK）

功效：果实，顺气祛风、消肿止痛、燥湿杀虫。叶，理气、解毒、消肿止痛、杀虫止痒。

功效来源：《药用植物辞典》

枫杨属 *Pterocarya* Kunth

枫杨

Pterocarya stenoptera C. DC.

凭证标本：平乐县普查队 450330170726008LY（IBK）

功效：树皮，解毒、杀虫止痒、祛风止痛。

功效来源：《药用植物辞典》

209. 山茱萸科 Cornaceae

桃叶珊瑚属 *Aucuba* Thunb.

狭叶桃叶珊瑚

Aucuba chinensis Benth. var. *angusta* P. T. Wang

凭证标本：平乐县普查队 450330181108019LY（IBK）

功效：枝、根，强筋壮骨、活血止痛。

功效来源：《中华本草》

山茱萸属 *Cornus* L.

毛梾

Cornus walteri Wangerin

凭证标本：平乐县普查队 450330170725060LY（IBK）

功效：枝、叶、果实，清热解毒、止痛。

功效来源：《药用植物辞典》

210. 八角枫科 Alangiaceae

八角枫属 *Alangium* Lam.

八角枫

Alangium chinense (Lour.) Harms

凭证标本：平乐县普查队 450330180516006LY（IBK）

功效：根、叶、花，祛风除湿、舒筋活络、散瘀止痛。

功效来源：《广西壮族自治区壮药质量标准 第一卷》（2008年版）

小花八角枫 五代同堂

Alangium faberi Oliv. var. *faberi*

凭证标本：平乐县普查队 450330180517050LY（IBK）

功效：根，理气活血、祛风除湿。

功效来源：《中华本草》

阔叶八角枫 五代同堂根
Alangium faberi Oliv. var. *platyphyllum* Chun et F. C. How
凭证标本：平乐县普查队 450330170713025LY（IBK）
功效：根，理气活血、祛风除湿。
功效来源：《中华本草》

211. 珙桐科 Nyssaceae
喜树属 *Camptotheca* Decne.
喜树
Camptotheca acuminata Decne.
凭证标本：平乐县普查队 450330180912046LY（IBK）
功效：果实、根，清热解毒、散结消症。
功效来源：《中华本草》

212. 五加科 Araliaceae
楤木属 *Aralia* L.
头序楤木
Aralia dasyphylla Miq.
凭证标本：李荫昆 401893（IBK）
功效：根皮、茎皮，祛风除湿、利尿消肿、活血止痛、杀虫。
功效来源：《药用植物辞典》

长刺楤木 刺叶楤木
Aralia spinifolia Merr.
凭证标本：平乐县普查队 450330181110040LY（IBK）
功效：根，祛风除湿、活血止血。
功效来源：《中华本草》

罗伞属 *Brassaiopsis* Decne. et Planch.
罗伞 鸭脚罗伞
Brassaiopsis glomerulata (Blume) Regel
凭证标本：平乐县普查队 450330180515047LY（IBK）
功效：根、树皮或叶，祛风除湿、散瘀止痛。
功效来源：《中华本草》

树参属 *Dendropanax* Decne. et Planch.
变叶树参 枫荷梨
Dendropanax proteus (Champ. ex Benth.) Benth.
凭证标本：平乐县普查队 450330181108052LY（IBK）
功效：根、茎或树皮，祛风除湿、活血消肿。
功效来源：《中华本草》

刺五加属 *Eleutherococcus* Maxim.
细柱五加 五加皮
Eleutherococcus nodiflorus (Dunn) S. Y. Hu
功效：根皮，祛风湿、补肝肾、强筋骨。
功效来源：《中国药典》（2020年版）

白簕 三加
Eleutherococcus trifoliatus (L.) S. Y. Hu
凭证标本：平乐县普查队 450330181113004LY（IBK）
功效：根、茎，清热解毒、祛风利湿、舒筋活血。
功效来源：《广西壮族自治区壮药质量标准 第一卷》（2008年版）

常春藤属 *Hedera* L.
常春藤 常春藤子
Hedera sinensis (Tobler) Hand.-Mazz.
凭证标本：平乐县普查队 450330181108013LY（IBK）
功效：果实，补肝肾、强腰膝、行气止痛。
功效来源：《中华本草》

刺楸属 *Kalopanax* Miq.
刺楸 川桐皮
Kalopanax septemlobus (Thunb.) Koidz.
凭证标本：平乐县普查队 450330181107030LY（IBK）
功效：树皮，祛风利湿、活血止痛。
功效来源：《中药大辞典》

鹅掌柴属 *Schefflera* J. R. Forst. et G. Forst.
鹅掌柴 鸭脚木根
Schefflera heptaphylla (L.) Frodin
凭证标本：平乐县普查队 450330181110005LY（IBK）
功效：根皮、树皮，发汗解表、祛风除湿、舒筋活络、消肿止痛。
功效来源：《广西壮族自治区壮药质量标准 第二卷》（2011年版）

球序鹅掌柴
Schefflera pauciflora R. Vig.
功效：根或树皮，祛风活络、散瘀止痛、消症利水。
功效来源：《中华本草》

213. 伞形科 Apiaceae
当归属 *Angelica* L.
紫花前胡 前胡
Angelica decursiva (Miq.) Franch. et Sav.
凭证标本：平乐县普查队 450330180909043LY（IBK）
功效：根，降气化痰、散风清热。
功效来源：《中国药典》（2020年版）

积雪草属 *Centella* L.
积雪草
Centella asiatica (L.) Urb.
凭证标本：平乐县普查队 450330180516063LY（IBK）
功效：全草，清热利湿、解毒消肿。
功效来源：《中国药典》（2020年版）

芫荽属 *Coriandrum* L.
芫荽 胡荽
Coriandrum sativum L.
功效：根、全草，发表透疹、消食开胃、止痛解毒。
功效来源：《中华本草》

鸭儿芹属 *Cryptotaenia* DC.
鸭儿芹
Cryptotaenia japonica Hassk.
凭证标本：平乐县普查队 450330180912026LY（IBK）
功效：茎、叶，祛风止咳、活血祛瘀。
功效来源：《中华本草》

茴香属 *Foeniculum* Mill.
茴香 小茴香
Foeniculum vulgare Mill.
功效：果实，散寒止痛、理气和胃。
功效来源：《中国药典》（2020年版）

天胡荽属 *Hydrocotyle* L.
红马蹄草
Hydrocotyle nepalensis Hook.
凭证标本：平乐县普查队 450330180807027LY（IBK）
功效：全草，清肺止咳、止血活血。
功效来源：《中华本草》

满天星 天胡荽
Hydrocotyle sibthorpioides Lam. var. *sibthorpioides*
凭证标本：平乐县普查队 450330181109003LY（IBK）
功效：全草，清热利尿、解毒消肿、祛痰止咳。
功效来源：《广西壮族自治区壮药质量标准　第一卷》（2008年版）

破铜钱 天胡荽
Hydrocotyle sibthorpioides Lam. var. *batrachaum* (Hance) Hand.-Mazz. ex Shan
功效：全草，清热利湿、解毒消肿。
功效来源：《广西中药材标准　第一册》（1990年版）

水芹属 *Oenanthe* L.
水芹
Oenanthe javanica (Blume) DC.
凭证标本：平乐县普查队 450330180807050LY（IBK）
功效：根、全草，清热利湿、止血、降血压。
功效来源：《全国中草药汇编》

茴芹属 *Pimpinella* L.
异叶茴芹 鹅脚板
Pimpinella diversifolia DC.
功效：全草、根，祛风活血、解毒消肿。
功效来源：《中华本草》

变豆菜属 *Sanicula* L.
薄片变豆菜 大肺筋草
Sanicula lamelligera Hance
凭证标本：平乐县普查队 450330180910024LY（IBK）
功效：全草，祛风发表、化痰止咳、活血调经。
功效来源：《中华本草》

野鹅脚板
Sanicula orthacantha S. Moore
凭证标本：平乐县普查队 450330170713042LY（IBK）
功效：全草，清热、解毒。
功效来源：《全国中草药汇编》

窃衣属 *Torilis* Adans.
窃衣
Torilis scabra (Thunb.) DC.
功效：果实、全草，杀虫止泻、收湿止痒。
功效来源：《中华本草》

小窃衣 窃衣
Torilis japonica (Houtt.) DC.
凭证标本：平乐县普查队 450330170725072LY（IBK）
功效：果实、全草，杀虫止泻、收湿止痒。
功效来源：《中华本草》

214. 桤叶树科 Clethraceae
山柳属 *Clethra* L.
单毛桤叶树
Clethra bodinieri H. Lév.
凭证标本：平乐县普查队 450330180807067LY（IBK）
功效：根，外用治疮疖肿毒。
功效来源：《药用植物辞典》

贵州桤叶树
Clethra kaipoensis H. Lév.
凭证标本：平乐县普查队 450330181108042LY（IBK）
功效：根、叶，祛风镇痛。
功效来源：《药用植物辞典》

215. 杜鹃花科 Ericaceae
金叶子属 *Craibiodendron* W. W. Sm.
假木荷 狗脚草根
Craibiodendron stellatum (Pierre) W. W. Smith
凭证标本：李荫昆 P01294（IBK）
功效：根，祛风湿、通络止痛。
功效来源：《中华本草》

白珠树属 *Gaultheria* Kalm ex L.
滇白珠
Gaultheria leucocarpa var. *yunnanensis* (Franch.) T. Z. Hsu et R. C. Fang

功效：根，解毒杀虫。

功效来源：《药用植物辞典》

珍珠花属 *Lyonia* Nutt.

小果珍珠花 缤木

Lyonia ovalifolia (Wall.) Drude var. *elliptica* (Sieb. et Zucc.) Hand.-Mazz.

凭证标本：平乐县普查队 450330180810020LY（IBK）

功效：根、果、叶，健脾止泻、活血、强筋。

功效来源：《全国中草药汇编》

毛果珍珠花

Lyonia ovalifolia (Wall.) Drude var. *hebecarpa* (Franch. ex F. B. Forbes et Hemsl.) Chun

凭证标本：平乐县普查队 450330180909024LY（IBK）

功效：根、叶，活血、健脾、止泻。

功效来源：《药用植物辞典》

马醉木属 *Pieris* D. Don

美丽马醉木

Pieris formosa (Wall.) D. Don

凭证标本：平乐县普查队 450330180517016LY（IBK）

功效：鲜叶汁，疗疮、杀虫。全草，消炎止痛、舒筋活络。

功效来源：《药用植物辞典》

杜鹃花属 *Rhododendron* L.

毛棉杜鹃 丝线吊芙蓉

Rhododendron moulmainense Hook. f.

凭证标本：IBK00289242（IBK）

功效：根皮、茎皮，利水、活血。

功效来源：《中华本草》

杜鹃 杜鹃花根

Rhododendron simsii Planch.

凭证标本：平乐县普查队 450330180517045LY（IBK）

功效：根、根状茎，祛风湿、活血去瘀、止血。

功效来源：《广西中药材标准 第一册》（1990年版）

216. 乌饭树科 Vacciniaceae

越桔属 *Vaccinium* L.

南烛 南烛根

Vaccinium bracteatum Thunb.

凭证标本：平乐县普查队 450330180909048LY（IBK）

功效：根，散瘀、止痛。

功效来源：《中华本草》

黄背越桔

Vaccinium iteophyllum Hance

凭证标本：平乐县普查队 450330180515065LY（IBK）

功效：全株，祛风除湿、利尿消肿、舒筋活络、消炎止痛。

功效来源：《药用植物辞典》

江南越桔

Vaccinium mandarinorum Diels

凭证标本：平乐县普查队 450330180515108LY（IBK）

功效：叶、果实，用于白带异常。外用治枪弹、铁砂入肉。

功效来源：《广西中药资源名录》

221. 柿科 Ebenaceae

柿属 *Diospyros* L.

乌材

Diospyros eriantha Champ. ex Benth.

凭证标本：平乐县普查队 450330170728040LY（IBK）

功效：叶，外用治创伤。

功效来源：《药用植物辞典》

山柿

Diospyros japonica Sieb. et Zucc.

凭证标本：平乐县普查队 450330180914001LY（IBK）

功效：树皮，提取物可抑制艾氏腹水癌生长。叶，用作毒鱼剂，提取物有抗炎、解热、镇痛、解痉和中枢抑制作用。

功效来源：《药用植物辞典》

柿 柿叶

Diospyros kaki Thunb. var. *kaki*

凭证标本：平乐县普查队 450330180516022LY（IBK）

功效：叶，止咳定喘、生津止渴、活血止血。

功效来源：《广西壮族自治区壮药质量标准 第二卷》（2011年版）

野柿

Diospyros kaki Thunb. var. *silvestris* Makino

功效：果实，润肺止咳、生津、润肠。

功效来源：《药用植物辞典》

罗浮柿

Diospyros morrisiana Hance

凭证标本：平乐县普查队 450330180807020LY（IBK）

功效：叶、茎皮，解毒消炎、收敛止泻。

功效来源：《中华本草》

油柿

Diospyros oleifera Cheng

功效：果实，清热、润肺。

功效来源：《药用植物辞典》

222. 山榄科 Sapotaceae

铁线子属 *Manilkara* Adans.

人心果

Manilkara zapota (L.) van Royen

凭证标本：平乐县普查队 450330181112025LY（IBK）

功效：树皮，清热凉血。果实，用于胃脘痛；可食，味甜可口。

功效来源：《药用植物辞典》

223. 紫金牛科 Myrsinaceae

紫金牛属 *Ardisia* Sw.

九管血 血党

Ardisia brevicaulis Diels

凭证标本：平乐县普查队 450330180809029LY（IBK）

功效：全株，祛风湿、活血调经、消肿止痛。

功效来源：《广西壮族自治区壮药质量标准 第二卷》（2011年版）

小紫金牛

Ardisia chinensis Benth.

凭证标本：平乐县普查队 450330170729004LY（IBK）

功效：全株，活血止血、散瘀止痛、清热利湿。

功效来源：《中华本草》

朱砂根

Ardisia crenata Sims

凭证标本：平乐县普查队 450330180516071LY（IBK）

功效：根，行血祛风、解毒消肿。

功效来源：《中国药典》（2020年版）

剑叶紫金牛

Ardisia ensifolia E. Walker

凭证标本：平乐县普查队 450330181108026LY（IBK）

功效：全株，镇咳祛痰、活血、利尿、解毒。

功效来源：《药用植物辞典》

郎伞树 凉伞盖珍珠

Ardisia hanceana Mez

凭证标本：平乐县普查队 450330180808012LY（IBK）

功效：根，活血止痛。

功效来源：《中华本草》

虎舌红 红毛走马胎

Ardisia mamillata Hance

凭证标本：平乐县普查队 450330181110039LY（IBK）

功效：全株，散瘀止血、清热利湿、祛腐生肌。

功效来源：《中华本草》

矮短紫金牛 花脉紫金牛

Ardisia pedalis E. Walker

凭证标本：平乐县普查队 450330180516017LY（IBK）

功效：根，用于贫血、月经不调、产后血虚头痛。

功效来源：《广西中药资源名录》

莲座紫金牛 铺地罗伞

Ardisia primulifolia Gardner et Champ.

凭证标本：平乐县普查队 450330180809031LY（IBK）

功效：全株，祛风通络、散瘀止血、解毒消痈。

功效来源：《中华本草》

九节龙 小青

Ardisia pusilla A. DC.

凭证标本：平乐县专业队 6–6106（GXMI）

功效：全株或叶，清热利湿、活血消肿。

功效来源：《中华本草》

海南罗伞树 大罗伞树

Ardisia quinquegona Blume

凭证标本：李荫昆 401920（IBK）

功效：地上部分，止咳化痰、祛风解毒、活血止痛。

功效来源：《广西壮族自治区壮药质量标准 第三卷》（2018年版）

南方紫金牛

Ardisia thyrsiflora D. Don

凭证标本：平乐县普查队 450330180914004LY（IBK）

功效：嫩叶，清热解毒、止渴。

功效来源：《药用植物辞典》

酸藤子属 *Embelia* Burm. f.

酸藤子

Embelia laeta (L.) Mez

凭证标本：平乐县普查队 450330180913023LY（IBK）

功效：根，清热解毒、散瘀止血。

功效来源：《广西壮族自治区瑶药材质量标准 第一卷》（2014年版）

白花酸藤子 咸酸蔃

Embelia ribes Burm. f. subsp. *ribes*

凭证标本：平乐县普查队 450330180515022LY（IBK）

功效：根或叶，活血调经、清热利湿、消肿解毒。

功效来源：《中华本草》

厚叶白花酸藤果 咸酸蔃

Embelia ribes Burm. f. subsp. *pachyphylla* (Chun ex C. Y. Wu et C. Chen) Pipoly et C. Chen

凭证标本：赖其瑞 48629（GXMI）

功效：根或叶，活血调经、清热利湿、消肿解毒。

功效来源：《中华本草》

瘤皮孔酸藤子 假刺藤

Embelia scandens (Lour.) Mez

凭证标本：平乐县普查队 450330181108023LY（IBK）

功效：根或叶，舒筋活络、敛肺止咳。
功效来源：《中华本草》

平叶酸藤子
Embelia undulata (Wall.) Mez
凭证标本：李荫昆 401931（IBK）
功效：全株，祛风利湿、消肿散瘀、止痛、利尿。
功效来源：《药用植物辞典》

密齿酸藤子 打虫果
Embelia vestita Roxb.
凭证标本：平乐县普查队 450330170728070LY（IBK）
功效：果实，驱虫。
功效来源：《中华本草》

杜茎山属 *Maesa* Forssk.
杜茎山
Maesa japonica (Thunb.) Moritzi et Zoll.
凭证标本：平乐县专业队 6–6215（GXMI）
功效：根、茎、叶，祛风邪、解疫毒、消肿胀。
功效来源：《中华本草》

金珠柳
Maesa montana A. DC.
凭证标本：平乐县普查队 450330170727056LY（IBK）
功效：叶、根，清湿热。
功效来源：《中华本草》

鲫鱼胆
Maesa perlarius (Lour.) Merr.
凭证标本：平乐县普查队 450330170728089LY（IBK）
功效：全株，接骨消肿、生肌祛腐。
功效来源：《全国中草药汇编》

铁仔属 *Myrsine* L.
密花树
Myrsine seguinii H. Lév.
功效：根皮、叶，清热解毒、凉血、祛湿。
功效来源：《药用植物辞典》

224. 安息香科 Styracaceae
赤杨叶属 *Alniphyllum* Matsum.
赤杨叶 豆渣树
Alniphyllum fortunei (Hemsl.) Makino
凭证标本：平乐县普查队 450330180807014LY（IBK）
功效：根、叶，祛风除湿、利水消肿。
功效来源：《中华本草》

陀螺果属 *Melliodendron* Hand.–Mazz.
陀螺果
Melliodendron xylocarpum Hand.-Mazz.

凭证标本：平乐县普查队 450330181108011LY（IBK）
功效：根、叶，清热、杀虫。枝叶，滑肠。
功效来源：《药用植物辞典》

安息香属 *Styrax* L.
赛山梅
Styrax confusus Hemsl.
凭证标本：平乐县普查队 450330180914007LY（IBK）
功效：果实，清热解毒、消痈散结。全株，止泻、止痒。
功效来源：《药用植物辞典》

白花龙
Styrax faberi Perkins
凭证标本：平乐县普查队 450330180516002LY（IBK）
功效：全株，止泻、止痒。叶，止血、生肌、消肿。
功效来源：《药用植物辞典》

225. 山矾科 Symplocaceae
山矾属 *Symplocos* Jacq.
越南山矾
Symplocos cochinchinensis (Lour.) S. Moore var. *cochinchinensis*
凭证标本：李荫昆 402295（IBSC）
功效：根，用于咳嗽、腹痛、泄泻。
功效来源：《广西中药资源名录》

黄牛奶树
Symplocos cochinchinensis (Lour.) S. Moore var. *laurina* (Retz.) Noot.
凭证标本：平乐县普查队 450330180809045LY（IBK）
功效：根、树皮，散热、清热。
功效来源：《药用植物辞典》

光叶山矾 刀灰树
Symplocos lancifolia Sieb. et Zucc.
凭证标本：李荫昆 401915（IBSC）
功效：全株，和肝健脾、止血生肌。
功效来源：《全国中草药汇编》

白檀
Symplocos paniculata (Thunb.) Miq.
凭证标本：平乐县普查队 450330170712075LY（IBK）
功效：根、叶、花或种子，清热解毒、调气散结、祛风止痒。
功效来源：《中华本草》

老鼠矢 小药木
Symplocos stellaris Brand
凭证标本：IBK00289315（IBK）
功效：叶、根，活血、止血。
功效来源：《中华本草》

228. 马钱科 Loganiaceae

醉鱼草属 *Buddleja* L.

白背枫 白鱼尾

Buddleja asiatica Lour.

凭证标本：平乐县普查队 450330170725006LY（IBK）

功效：全株，祛风利湿、行气活血。

功效来源：《中华本草》

醉鱼草

Buddleja lindleyana Fortune

凭证标本：平乐县普查队 450330170726063LY（IBK）

功效：茎、叶，祛风湿、壮筋骨、活血祛瘀。

功效来源：《中华本草》

密蒙花

Buddleja officinalis Maxim.

功效：花蕾及其花序，清热养肝、明目退翳。

功效来源：《中国药典》（2020年版）

钩吻属 *Gelsemium* Juss.

钩吻 断肠草

Gelsemium elegans (Gardn. et Champ.) Benth.

凭证标本：平乐县普查队 450330180518021LY（IBK）

功效：根、茎，祛风、攻毒、止痛。

功效来源：《广西壮族自治区壮药质量标准 第一卷》（2008年版）

229. 木犀科 Oleaceae

素馨属 *Jasminum* L.

白萼素馨

Jasminum albicalyx Kobuski

凭证标本：平乐县普查队 450330170729006LY（IBK）

功效：根，驱虫。叶、全株，生肌。

功效来源：《药用植物辞典》

扭肚藤

Jasminum elongatum (Bergius) Willd.

凭证标本：平乐县普查队 450330170728079LY（IBK）

功效：枝叶，清热利湿、解毒、消滞。

功效来源：《中华本草》

清香藤 破骨风

Jasminum lanceolaria Roxb.

凭证标本：平乐县普查队 450330181108017LY（IBK）

功效：全株，活血破瘀、理气止痛。

功效来源：《广西壮族自治区瑶药材质量标准 第一卷》（2014年版）

厚叶素馨

Jasminum pentaneurum Hand.-Mazz.

凭证标本：李荫昆 401914（IBSC）

功效：全株，清热利胆、祛瘀生新、止痛、驳骨。

功效来源：《药用植物辞典》

茉莉花

Jasminum sambac (L.) Aiton

功效：花蕾及初开的花，理气止痛、辟秽开郁。

功效来源：《广西壮族自治区壮药质量标准 第二卷》（2011年版）

亮叶素馨 亮叶茉莉

Jasminum seguinii H. Lév.

凭证标本：平乐县普查队 450330180518032LY（IBK）

功效：根、叶，散瘀、止痛、止血。

功效来源：《中华本草》

华素馨 华清香藤

Jasminum sinense Hemsl.

凭证标本：平乐县普查队 450330170713038LY（IBK）

功效：全株，清热解毒。

功效来源：《中华本草》

女贞属 *Ligustrum* L.

女贞 女贞子

Ligustrum lucidum W. T. Aiton

凭证标本：平乐县普查队 450330170727005LY（IBK）

功效：果实，滋补肝肾、明目乌发。

功效来源：《中国药典》（2020年版）

小蜡 小蜡树叶

Ligustrum sinense Lour. var. *sinense*

凭证标本：平乐县普查队 450330170724004LY（IBK）

功效：叶，清热利湿、解毒消肿。

功效来源：《广西壮族自治区壮药质量标准 第二卷》（2011年版）

光萼小蜡 毛女贞

Ligustrum sinense Lour. var. *myrianthum* (Diels) Hoefker

凭证标本：平乐县普查队 450330181107006LY（IBK）

功效：枝、叶，泻火解毒。

功效来源：《中华本草》

木犀属 *Osmanthus* Lour.

桂花

Osmanthus fragrans (Thunb.) Lour.

凭证标本：平乐县普查队 450330181111026LY（IBK）

功效：花，散寒破结、化痰止咳。果，暖胃、平肝、散寒。根，祛风湿、散寒。

功效来源：《全国中草药汇编》

230. 夹竹桃科 Apocynaceae

链珠藤属 *Alyxia* Banks ex R. Br.

筋藤

Alyxia levinei Merr.

凭证标本：平乐县普查队 450330180517038LY（IBK）

功效：全株，祛风除湿、活血止痛。

功效来源：《中华本草》

狭叶链珠藤

Alyxia schlechteri H.Lév.

凭证标本：平乐县普查队 450330170729009LY（IBK）

功效：全草、根、茎、叶，清热解毒、消肿止痛、祛风、利湿、活血通络。

功效来源：《药用植物辞典》

长春花属 *Catharanthus* G. Don

长春花

Catharanthus roseus (L.) G. Don

功效：全草，抗癌、降血压。

功效来源：《全国中草药汇编》

白长春花 长春花

Catharanthus roseus 'Albus' G.Don

功效：全草，抗癌、降血压。

功效来源：《全国中草药汇编》

夹竹桃属 *Nerium* L.

夹竹桃

Nerium oleander L.

功效：叶，强心利尿、祛痰杀虫。

功效来源：《全国中草药汇编》

鸡蛋花属 *Plumeria* L.

鸡蛋花

Plumeria rubra L.

功效：花，清热、解暑、利湿、止咳。

功效来源：《广西中药材标准 第一册》（1990年版）

帘子藤属 *Pottsia* Hook. et Arn.

帘子藤 花拐藤根

Pottsia laxiflora (Blume) Kuntze

凭证标本：平乐县普查队 450330181110009LY（IBK）

功效：根，祛风除湿、活血通络。

功效来源：《中华本草》

萝芙木属 *Rauvolfia* L.

萝芙木

Rauvolfia verticillata (Lour.) Baill.

功效：根、茎，清热、降压、宁神。

功效来源：《广西壮族自治区壮药质量标准 第一卷》（2008年版）

羊角拗属 *Strophanthus* DC.

羊角拗 羊角扭

Strophanthus divaricatus (Lour.) Hook. et Arn.

凭证标本：李荫昆 401965（IBSC）

功效：全株，祛风湿、通经络、杀虫。

功效来源：《广西壮族自治区瑶药材质量标准 第一卷》（2014年版）

马蹄花属 *Tabernaemontana* L.

狗牙花

Tabernaemontana divaricata (L.) R. Br. ex Roem. et Schult.

凭证标本：钟树权 A64047（IBK）

功效：根、根状茎，用于甲状腺肿，有抗癌作用。

功效来源：《药用植物辞典》

络石属 *Trachelospermum* Lem.

络石 络石藤

Trachelospermum jasminoides (Lindl.) Lem.

凭证标本：平乐县普查队 450330181112037LY（IBK）

功效：带叶藤茎，凉血消肿、祛风通络。

功效来源：《中国药典》（2020年版）

水壶藤属 *Urceola* Roxb.

毛杜仲藤 杜仲藤

Urceola huaitingii (Chun et Tsiang) D. J. Middleton

凭证标本：平乐县普查队 450330180515096LY（IBK）

功效：老茎、根，祛风活络、壮腰膝、强筋骨、消肿。

功效来源：《中华本草》

酸叶胶藤 红背酸藤

Urceola rosea (Hook. et Arn.) D. J. Middleton

凭证标本：平乐县普查队 450330180515019LY（IBK）

功效：根、叶，清热解毒、利尿消肿。

功效来源：《中华本草》

231. 萝藦科 Asclepiadaceae

马利筋属 *Asclepias* L.

马利筋 莲生桂子花

Asclepias curassavica L.

凭证标本：平乐县普查队 450330170727019LY（IBK）

功效：全草，清热解毒、活血止血、消肿止痛。

功效来源：《中华本草》

白叶藤属 *Cryptolepis* R. Br.

白叶藤

Cryptolepis sinensis (Lour.) Merr.

凭证标本：平乐县普查队 450330170728091LY（IBK）

功效：全株，清热解毒、散瘀止痛、止血。

功效来源：《全国中草药汇编》

鹅绒藤属 *Cynanchum* L.

牛皮消 飞来鹤
Cynanchum auriculatum Royle ex Wight
凭证标本：钟树权 A63839（IBK）
功效：根、全草，健胃消积、解毒消肿。
功效来源：《全国中草药汇编》

刺瓜
Cynanchum corymbosum Wight
凭证标本：平乐县普查队 450330180807044LY（IBK）
功效：全草，益气、催乳、解毒。
功效来源：《全国中草药汇编》

朱砂藤
Cynanchum officinale (Hemsl.) Tsiang et H. D. Zhang
凭证标本：平乐县普查队 450330180909063LY（IBK）
功效：根，理气、止痛、强筋骨、祛风湿、明目。
功效来源：《全国中草药汇编》

柳叶白前 白前
Cynanchum stauntonii (Decne.) Schltr. ex H. Lév.
凭证标本：平乐县专业队 6-6060（GXMI）
功效：根状茎、根，降气、消痰、止咳。
功效来源：《中国药典》（2020年版）

牛奶菜属 *Marsdenia* R. Br.

蓝叶藤
Marsdenia tinctoria R. Br.
凭证标本：平乐县普查队 450330180515064LY（IBK）
功效：果实，祛风除湿、化瘀散结。
功效来源：《中华本草》

鲫鱼藤属 *Secamone* R. Br.

鲫鱼藤
Secamone elliptica R. Br.
凭证标本：平乐县普查队 450330170729002LY（IBK）
功效：根，用于乳汁不足、风湿骨痛、跌打损伤。
功效来源：《广西药用植物名录》

吊山桃
Secamone sinica Hand.-Mazz.
凭证标本：平乐县普查队 450330170712048LY（IBK）
功效：叶，强筋壮骨、补精催奶。
功效来源：《全国中草药汇编》

232. 茜草科 Rubiaceae

水团花属 *Adina* Salisb.

水团花
Adina pilulifera (Lam.) Franch. ex Drake
凭证标本：平乐县普查队 450330170727063LY（IBK）
功效：根、枝、叶、花、果实，清热利湿、解毒

消肿。
功效来源：《中华本草》

细叶水团花 水杨梅
Adina rubella Hance
凭证标本：平乐县普查队 450330180911046LY（IBK）
功效：根、茎皮、叶、花、果实，清热解毒、散瘀止痛。
功效来源：《全国中草药汇编》

茜树属 *Aidia* Lour.

香楠
Aidia canthioides (Champ. ex Benth.) Masam.
凭证标本：平乐县普查队 450330180810051LY（IBK）
功效：根，用于胃痛、风湿骨痛、跌打损伤。
功效来源：《广西中药资源名录》

茜树
Aidia cochinchinensis Lour.
凭证标本：平乐县普查队 450330180515004LY（IBK）
功效：根，清热利湿、润肺止咳。全株，清热解毒、利湿消肿、润肺止咳。
功效来源：《药用植物辞典》

丰花草属 *Borreria* G. Mey.

阔叶丰花草
Borreria latifolia (Aubl.) K. Schum.
功效：全草，用于疟疾发热。
功效来源：《药用植物辞典》

鱼骨木属 *Canthium* Lam.

鱼骨木
Canthium dicoccum (Gaertn.) Merr.
凭证标本：平乐县普查队 450330170712046LY（IBK）
功效：树皮，解热。
功效来源：《广西药用植物名录》

虎刺属 *Damnacanthus* Gaertn. f.

虎刺 鸡筋参
Damnacanthus indicus C. F. Gaertn.
凭证标本：平乐县专业队 6-6225（GXMI）
功效：全株，益气补血、收敛止血。
功效来源：《中华本草》

狗骨柴属 *Diplospora* DC.

狗骨柴
Diplospora dubia (Lindl.) Masam.
凭证标本：平乐县普查队 450330180515061LY（IBK）
功效：根，消肿散结、解毒排脓。
功效来源：《药用植物辞典》

拉拉藤属 *Galium* L.

拉拉藤

Galium aparine L. var. *echinospermum* (Wallr.) Farw.

功效：全草，清热解毒、利尿通淋、消肿止血、祛瘀、止痛。

功效来源：《药用植物辞典》

四叶葎

Galium bungei Steud.

凭证标本：平乐县普查队 450330170725004LY（IBK）

功效：全草，清热解毒、利尿、止血、消食。

功效来源：《全国中草药汇编》

猪殃殃 八仙草

Galium spurium L.

功效：全草，清热解毒、利尿消肿。

功效来源：《全国中草药汇编》

栀子属 *Gardenia* J. Ellis

栀子

Gardenia jasminoides J. Ellis

凭证标本：平乐县普查队 450330181101001LY（IBK）

功效：成熟果实，泻火除烦、清热利湿、凉血解毒、消肿止痛。

功效来源：《中国药典》（2020年版）

爱地草属 *Geophila* D. Don

爱地草

Geophila herbacea (Jacq.) K. Schum.

凭证标本：李荫昆 402217（IBSC）

功效：全草，消肿、排脓、止痛。

功效来源：《药用植物辞典》

耳草属 *Hedyotis* L.

纤花耳草

Hedyotis angustifolia Cham. et Schltdl.

凭证标本：平乐县普查队 450330180913003LY（IBK）

功效：全草，清热解毒、消肿止痛。

功效来源：《全国中草药汇编》

剑叶耳草

Hedyotis caudatifolia Merr. et F. P. Metcalf

凭证标本：平乐县普查队 450330180515046LY（IBK）

功效：全草，润肺止咳、消积、止血。

功效来源：《全国中草药汇编》

伞房花耳草 水线草

Hedyotis corymbosa (L.) Lam.

功效：全草，清热解毒、利尿消肿、活血止痛。

功效来源：《中药大辞典》

白花蛇舌草

Hedyotis diffusa Willd.

功效：全草，清热解毒、利湿消肿。

功效来源：《广西壮族自治区壮药质量标准 第一卷》（2008年版）

牛白藤

Hedyotis hedyotidea (DC.) Merr.

凭证标本：平乐县普查队 450330170727052LY（IBK）

功效：根、藤、叶，消肿止血、祛风活络。

功效来源：《广西壮族自治区壮药质量标准 第一卷》（2008年版）

长节耳草

Hedyotis uncinella Hook. et Arn.

凭证标本：钟树权 60869（IBK）

功效：根、全草，消食、祛风散寒、除湿。

功效来源：《药用植物辞典》

粗叶耳草

Hedyotis verticillata (L.) Lam.

凭证标本：平乐县普查队 450330170728072LY（IBK）

功效：全草，清热解毒、消肿止痛、止血、杀虫。

功效来源：《药用植物辞典》

龙船花属 Ixora L.

白花龙船花

Ixora henryi H. Lév.

凭证标本：平乐县专业队 6–6020（GXMI）

功效：全株，清热消肿、止痛、接骨。

功效来源：《广西药用植物名录》

粗叶木属 *Lasianthus* Jack

日本粗叶木

Lasianthus japonicus Miq.

功效：全株，抗炎、抗菌。

功效来源：文献

巴戟天属 *Morinda* L.

大果巴戟

Morinda cochinchinensis DC.

凭证标本：李荫昆 402179（IBK）

功效：根，祛风除湿、宣肺止咳。

功效来源：《中华本草》

羊角藤

Morinda umbellata L. subsp. *obovata* Y. Z. Ruan

凭证标本：平乐县普查队 450330181108009LY（IBK）

功效：根、全株，止痛止血、祛风除湿。

功效来源：《全国中草药汇编》

玉叶金花属 *Mussaenda* L.

展枝玉叶金花 白常山

Mussaenda divaricata Hutch.

凭证标本：平乐县普查队 450330180516004LY（IBK）

功效：根，解热抗疟。

功效来源：《中华本草》

楠藤

Mussaenda erosa Champ. ex Benth.

凭证标本：赖其瑞 48630（GXMI）

功效：茎、叶，清热解毒。

功效来源：《中华本草》

玉叶金花

Mussaenda pubescens W. T. Aiton

凭证标本：李荫昆 401912（IBSC）

功效：茎、根，清热利湿、解毒消肿。

功效来源：《广西壮族自治区壮药质量标准 第一卷》（2008年版）

贵州玉叶金花 大叶白纸扇

Mussaenda shikokiana Makino

凭证标本：平乐县普查队 450330180810043LY（IBK）

功效：茎、叶或根，清热解毒、解暑利湿。

功效来源：《中华本草》

腺萼木属 *Mycetia* Reinw.

华腺萼木

Mycetia sinensis (Hemsl.) Craib

凭证标本：平乐县普查队 450330180808039LY（IBK）

功效：根，祛风除湿、利尿通便。

功效来源：《药用植物辞典》

新耳草属 *Neanotis* W. H. Lewis

薄叶新耳草

Neanotis hirsuta (L. f.) W. H. Lewis

凭证标本：平乐县普查队 450330180517065LY（IBK）

功效：全草，清热解毒、利尿退黄、消肿止痛。

功效来源：《药用植物辞典》

臭味新耳草 一柱香

Neanotis ingrata (Hook. f.) W. H. Lewis

凭证标本：平乐县普查队 450330180912037LY（IBK）

功效：全草，清肝泻火。

功效来源：《中华本草》

蛇根草属 *Ophiorrhiza* L.

日本蛇根草 蛇根草

Ophiorrhiza japonica Blume

凭证标本：平乐县普查队 450330180515063LY（IBK）

功效：全草，止渴祛痰、活血调经。

功效来源：《全国中草药汇编》

短小蛇根草

Ophiorrhiza pumila Champ. ex Benth.

凭证标本：平乐县普查队 450330180912025LY（IBK）

功效：全草，清热解毒、止痛。根、叶，消肿解毒。

功效来源：《药用植物辞典》

鸡矢藤属 *Paederia* L.

耳叶鸡矢藤

Paederia cavaleriei H. Lév.

凭证标本：李荫昆 401925（IBSC）

功效：根、全草，祛风利湿、消食化积、止咳、止痛。

功效来源：《药用植物辞典》

白毛鸡矢藤

Paederia pertomentosa Merr. ex H. L. Li

凭证标本：平乐县普查队 450330181106003LY（IBK）

功效：根、叶，平肝熄风、健脾消食、壮肾固涩、祛风湿。

功效来源：《药用植物辞典》

鸡矢藤

Paederia scandens (Lour.) Merr.

凭证标本：平乐县普查队 450330181111016LY（IBK）

功效：根或全草，祛风利湿、消食化积、止咳、止痛。

功效来源：《广西壮族自治区壮药质量标准 第一卷》（2008年版）

狭序鸡矢藤

Paederia stenobotrya Merr.

凭证标本：平乐县普查队 450330170728074LY（IBK）

功效：地上部分，同猪耳炖汤治耳鸣、耳聋。

功效来源：《广西中药资源名录》

大沙叶属 *Pavetta* L.

大沙叶

Pavetta arenosa Lour.

凭证标本：平乐县专业队 6–6184（GXMI）

功效：根，用于肺结核。叶，用于跌打损伤、肝炎、疮疖、小儿淋痛、风湿痹痛、清暑利湿、活血祛瘀。

功效来源：《药用植物辞典》

香港大沙叶 大沙叶

Pavetta hongkongensis Bremek.

凭证标本：IBK00289380（IBK）

功效：全株、根、叶，清热解暑、活血祛瘀。

功效来源：《全国中草药汇编》

九节属 Psychotria L.

驳骨九节 花叶九节木

Psychotria prainii H. Lév.

凭证标本：平乐县普查队 450330170713030LY（IBK）

功效：全株，清热解毒、祛风止痛、散瘀止血。

功效来源：《中华本草》

九节 九节木

Psychotria rubra (Lour.) Poir.

凭证标本：平乐县普查队 6–6185（GXMI）

功效：地上部分，清热解毒、祛风除湿、活血止痛。

功效来源：《广西壮族自治区壮药质量标准 第三卷》（2018年版）

假九节

Psychotria tutcheri Dunn

凭证标本：平乐县普查队 450330180515043LY（IBK）

功效：全株，消肿、止痛、祛风。

功效来源：《广西药用植物名录》

茜草属 Rubia L.

金剑草

Rubia alata Roxb.

凭证标本：平乐县普查队 450330181110042LY（IBK）

功效：根、根状茎，用于月经不调、风湿痹痛。

功效来源：《广西中药资源名录》

鸡仔木属 Sinoadina Ridsdale

鸡仔木 水冬瓜

Sinoadina racemosa (Sieb. et Zucc.) Ridsdale

凭证标本：陈照宙 50045（IBK）

功效：全株，清热解毒、活血散瘀。

功效来源：《中华本草》

乌口树属 Tarenna Gaertn.

假桂乌口树 乌口树

Tarenna attenuata (Voigt) Hutch.

凭证标本：钟树权 60857（IBK）

功效：全株，祛风消肿、散瘀止痛。

功效来源：《全国中草药汇编》

白皮乌口树

Tarenna depauperata Hutch.

凭证标本：平乐县普查队 450330170729008LY（IBK）

功效：叶，用于痈疮溃疡。

功效来源：《广西药用植物名录》

钩藤属 Uncaria Schreb.

钩藤

Uncaria rhynchophylla (Miq.) Miq. ex Havil.

凭证标本：平乐县普查队 450330180807045LY（IBK）

功效：带钩茎枝，清热平肝、息风定惊。

功效来源：《中国药典》（2020年版）

水锦树属 Wendlandia Bartl. ex DC.

水锦树

Wendlandia uvariifolia Hance

功效：根、叶，祛风除湿、散瘀消肿、止血生肌。

功效来源：《全国中草药汇编》

233. 忍冬科 Caprifoliaceae

忍冬属 Lonicera L.

淡红忍冬

Lonicera acuminata Wall.

凭证标本：平乐县普查队 450330181108006LY（IBK）

功效：茎枝（忍冬藤），清热解毒、疏风通络。花蕾（金银花），清热解毒、凉散风热。

功效来源：《广西中药资源名录》

菰腺忍冬 山银花

Lonicera hypoglauca Miq. subsp. *hypoglauca*

凭证标本：平乐县普查队 450330181013008LY（IBK）

功效：花蕾或初开的花，清热解毒、疏散风热。

功效来源：《中国药典》（2020年版）

净花菰腺忍冬

Lonicera hypoglauca Miq. subsp. *nudiflora* P. S. Hsu et H. J. Wang

功效：花蕾，清热解毒、疏散风热。嫩枝，清热解毒、通络。

功效来源：《药用植物辞典》

接骨木属 Sambucus L.

接骨草

Sambucus chinensis Lindl.

凭证标本：平乐县普查队 450330170712001LY（IBK）

功效：全草或根，祛风除湿、活血散瘀、活络消肿。

功效来源：《药用植物辞典》

荚蒾属 Viburnum L.

水红木 揉白叶

Viburnum cylindricum Buch. - Ham. ex D. Don

功效：根、叶、花，清热解毒。

功效来源：《全国中草药汇编》

荚蒾

Viburnum dilatatum Thunb.

凭证标本：钟树权 60850（WUK）

功效：枝、叶，清热解毒、疏风解表。根，祛瘀消肿。

功效来源：《全国中草药汇编》

南方荚蒾 满山红
Viburnum fordiae Hance
凭证标本：平乐县普查队 450330170712077LY（IBK）
功效：根，祛风清热、散瘀活血。
功效来源：《广西壮族自治区壮药质量标准 第二卷》（2011年版）

淡黄荚蒾 罗盖叶
Viburnum lutescens Blume
凭证标本：平乐县专业队 6-6024（GXMI）
功效：叶，活血、除湿。
功效来源：《中华本草》

珊瑚树 早禾树
Viburnum odoratissimum Ker Gawl.
功效：叶、树皮、根，祛风除湿、通经活络。
功效来源：《中华本草》

三脉叶荚蒾
Viburnum triplinerve Hand. -Mazz.
凭证标本：平乐县普查队 450330180514037LY（IBK）
功效：全株，止血、消肿止痛、接骨续筋。
功效来源：《药用植物辞典》

235. 败酱科 Valerianaceae
败酱属 *Patrinia* Juss.
少蕊败酱
Patrinia monandra C. B. Clarke
凭证标本：平乐县普查队 450330180911034LY（IBK）
功效：全草，清热解毒、消肿消炎、宁心安神、利湿祛瘀、排脓、止血止痛。
功效来源：《药用植物辞典》

败酱
Patrinia scabiosaefolia Fisch. ex Trev.
凭证标本：钟树权 62818（WUK）
功效：根、全草，清热解毒、利湿排脓、活血祛瘀。
功效来源：《药用植物辞典》

白花败酱 败酱草
Patrinia villosa (Thunb.) Juss.
凭证标本：平乐县普查队 450330180807034LY（IBK）
功效：根状茎、根、全草，清热解毒、消痈排脓、活血行瘀。
功效来源：《全国中草药汇编》

238. 菊科 Asteraceae
下田菊属 *Adenostemma* J. R. Forst. et G. Forst.
下田菊
Adenostemma lavenia (L.) Kuntze
凭证标本：平乐县普查队 450330181111017LY（IBK）

功效：全草，清热解毒、利湿、消肿。
功效来源：《全国中草药汇编》

藿香蓟属 *Ageratum* L.
藿香蓟 胜红蓟
Ageratum conyzoides L.
凭证标本：钟树权 A62819（WUK）
功效：全草，清热解毒、利咽消肿。
功效来源：《广西壮族自治区壮药质量标准 第三卷》（2018年版）

兔儿风属 *Ainsliaea* DC.
杏香兔儿风 金边兔耳
Ainsliaea fragrans Champ. ex Benth.
凭证标本：平乐县专业队 6-6062（GXMI）
功效：全草，清热补虚、凉血止血、利湿解毒。
功效来源：《中华本草》

蒿属 *Artemisia* L.
黄花蒿 青蒿
Artemisia annua L.
凭证标本：平乐县普查队 450330181101016LY（IBK）
功效：地上部分，清虚热、除骨蒸、解暑热、截疟、退黄。
功效来源：《中国药典》（2020年版）

奇蒿 刘寄奴
Artemisia anomala S. Moore var. *anomala*
凭证标本：平乐县专业队 6-6003（GXMI）
功效：全草，清暑利湿、活血化瘀、通经止痛。
功效来源：《全国中草药汇编》

密毛奇蒿
Artemisia anomala S. Moore var. *tomentella* Hand.-Mazz.
功效：全草、花穗，清暑利湿、活血行瘀、通经止痛。
功效来源：《药用植物辞典》

艾
Artemisia argyi Lévl. et Van.
功效：叶，散寒止痛、温经止血。
功效来源：《全国中草药汇编》

茵陈蒿 茵陈
Artemisia capillaris Thunb.
凭证标本：钟树权 A63857（IBK）
功效：地上部分，清利湿热、利胆退黄。
功效来源：《中国药典》（2020年版）

五月艾
Artemisia indica Willd.

凭证标本：平乐县普查队 450330181101013LY（IBK）

功效：叶，理气血、逐寒湿、止血通经、安胎。全草，利膈开胃、温经。

功效来源：《药用植物辞典》

牡蒿 牡蒿根

Artemisia japonica Thunb.

凭证标本：钟树权 21321（WUK）

功效：根，祛风、补虚、杀虫截疟。

功效来源：《中华本草》

白苞蒿 刘寄奴

Artemisia lactiflora Wall. ex DC.

凭证标本：李荫昆 402184（IBSC）

功效：全草，活血散瘀、通经止痛、利湿消肿、消积除胀。

功效来源：《广西中药材标准 第一册》（1990年版）

魁蒿

Artemisia princeps Pamp.

凭证标本：平乐县普查队 450330180909034LY（IBK）

功效：叶，解毒消肿、散寒除湿、温经止血。全草，驱风消肿、止痛止痒、调经止血。

功效来源：《药用植物辞典》

白莲蒿 万年蒿

Artemisia sacrorum Ledeb.

功效：全草，清热解毒、凉血止痛。

功效来源：《全国中草药汇编》

猪毛蒿 茵陈

Artemisia scoparia Waldst. et Kit.

凭证标本：钟树权 62870（WUK）

功效：地上部分，清利湿热、利胆退黄。

功效来源：《中国药典》（2020年版）

紫菀属 *Aster* L.

三脉紫菀 山白菊

Aster ageratoides Turcz. var. *ageratoides*

凭证标本：平乐县普查队 450330180807064LY（IBK）

功效：全草、根，清热解毒、祛痰镇咳、凉血止血。

功效来源：《中华本草》

毛枝三脉紫菀 毛茎马兰

Aster ageratoides Turcz. var. *lasiocladus* (Hayata) Hand.-Mazz.

凭证标本：平乐县普查队 450330181107048LY（IBK）

功效：全草，散风热、理气止痛、解毒。

功效来源：《全国中草药汇编》

钻叶紫菀 瑞连草

Aster subulatus Michx.

凭证标本：平乐县普查队 450330181110028LY（IBK）

功效：全草，清热解毒。

功效来源：《全国中草药汇编》

鬼针草属 *Bidens* L.

金盏银盘

Bidens biternata (Lour.) Merr. et Sherff

凭证标本：钟树权 A60837（IBK）

功效：全草，清热解毒、凉血止血。

功效来源：《中华本草》

鬼针草

Bidens pilosa L. var. *pilosa*

功效：全草，疏表清热、解毒、散瘀。

功效来源：《广西壮族自治区壮药质量标准 第二卷》（2011年版）

三叶鬼针草 白花鬼针草

Bidens pilosa L. var. *radiata* Sch.-Bip.

凭证标本：林绍荣 48626（GXMI）

功效：全草，清热解毒、利湿退黄。

功效来源：《中华本草》

百能葳属 *Blainvillea* Cass.

百能葳 鱼鳞菜

Blainvillea acmella (L.) Philipson

功效：全草，疏风清热、止咳。

功效来源：《中华本草》

艾纳香属 *Blumea* DC.

东风草

Blumea megacephala (Randeria) C. C. Chang et Y. Q. Tseng

凭证标本：平乐县普查队 450330181107050LY（IBK）

功效：全草，清热明目、祛风止痒、解毒消肿。

功效来源：《中华本草》

金盏花属 *Calendula* L.

金盏花 金盏菊根

Calendula officinalis L.

功效：根，活血散瘀、行气利尿。花，凉血、止血。

功效来源：《全国中草药汇编》

天名精属 *Carpesium* L.

天名精 鹤虱

Carpesium abrotanoides L.

功效：成熟果实，杀虫消积。

功效来源：《中国药典》（2020年版）

烟管头草 挖耳草

Carpesium cernuum L.

凭证标本：平乐县普查队 450330170726040LY（IBK）
功效：全草，清热解毒、消肿止痛。
功效来源：《全国中草药汇编》

石胡荽属 *Centipeda* Lour.

石胡荽 鹅不食草

Centipeda minima (L.) A. Braun et Asch.
凭证标本：平乐县普查队 450330180911044LY（IBK）
功效：全草，发风散寒、通鼻窍、止咳。
功效来源：《中国药典》（2020年版）

飞机草属 *Chromolaena* DC.

飞机草

Chromolaena odorata (L.) King et Robinson
功效：全草，散瘀消肿、止血、杀虫。
功效来源：《全国中草药汇编》

菊属 *Chrysanthemum* L.

野菊

Chrysanthemum indicum L.
凭证标本：平乐县普查队 450330181101029LY（IBK）
功效：头状花序，清热解毒、泻火平肝。
功效来源：《中国药典》（2020年版）

菊花

Chrysanthemum morifolium Ramat.
功效：花，散风清热、平肝明目、清热解毒。
功效来源：《中国药典》（2020年版）

蓟属 *Cirsium* Mill.

大蓟

Cirsium japonicum (Thunb.) Fisch. ex DC.
功效：地上部分或根，凉血止血、祛瘀消肿。
功效来源：《中华本草》

白酒草属 *Conyza* Less.

小蓬草 小飞蓬

Conyza canadensis (L.) Cronq.
凭证标本：平乐县普查队 450330180516057LY（IBK）
功效：全草，清热利湿、散瘀消肿。
功效来源：《中华本草》

野茼蒿属 *Crassocephalum* Moench

野茼蒿 假茼蒿

Crassocephalum crepidioides (Benth.) S. Moore
凭证标本：李荫昆 402314（IBK）
功效：全草，清热解毒、健脾利湿。
功效来源：《广西壮族自治区壮药质量标准 第三卷》（2018年版）

大丽花属 *Dahlia* Cav.

大丽花

Dahlia pinnata Cav.
功效：块根，清热解毒、消炎去肿、止痛。
功效来源：《药用植物辞典》

鱼眼草属 *Dichrocephala* L'Her. ex DC.

鱼眼草 蚯疽草

Dichrocephala integrifolia (Linnaeus f.) Kuntze
凭证标本：平乐县普查队 450330170712023LY（IBK）
功效：全草，活血调经、消肿解毒。
功效来源：《中华本草》

东风菜属 *Doellingeria* Nees

东风菜

Doellingeria scaber (Thunb.) Nees
凭证标本：钟树权 A63833（IBK）
功效：全草，清热解毒、消肿止痛、祛风明目。
功效来源：《药用植物辞典》

鳢肠属 *Eclipta* L.

鳢肠 墨旱莲

Eclipta prostrata (L.) L.
凭证标本：平乐县普查队 450330170726025LY（IBK）
功效：地上部分，滋补肝肾、凉血止血。
功效来源：《中国药典》（2020年版）

地胆草属 *Elephantopus* L.

地胆草 苦地胆根

Elephantopus scaber L.
凭证标本：平乐县普查队 450330180910041LY（IBK）
功效：根，清热解毒、除湿。
功效来源：《广西壮族自治区壮药质量标准 第一卷》（2008年版）

一点红属 *Emilia* (Cass.) Cass.

小一点红

Emilia prenanthoidea DC.
功效：带根全草，清热解毒、消肿止痛、利水、凉血。

功效来源：《药用植物辞典》

一点红

Emilia sonchifolia DC.
凭证标本：平乐县普查队 450330170728024LY（IBK）
功效：全草，清热解毒、散瘀消肿。
功效来源：《广西壮族自治区壮药质量标准 第一卷》（2008年版）

泽兰属 *Eupatorium* L.

多须公 华泽兰

Eupatorium chinense L.

凭证标本：平乐县普查队 450330181108003LY（IBK）

功效：根，清热解毒、凉血利咽。

功效来源：《广西中药材标准 第一册》（1990年版）

佩兰

Eupatorium fortunei Turcz.

凭证标本：平乐县普查队 450330181107009LY（IBK）

功效：地上部分，芳香化湿、醒脾开胃、发表解暑。

功效来源：《中国药典》（2020年版）

白头婆 山佩兰

Eupatorium japonicum Thunb.

功效：全草，祛暑发表、化湿和中、理气活血、解毒。

功效来源：《中华本草》

牛膝菊属 *Galinsoga* Ruiz et Pav.

牛膝菊 辣子草

Galinsoga parviflora Cav.

凭证标本：平乐县普查队 450330180516029LY（IBK）

功效：全草，止血、消炎。

功效来源：《全国中草药汇编》

大丁草属 *Gerbera* L.

毛大丁草

Gerbera piloselloides (L.) Cass.

功效：全草，清热解毒、润肺止咳、活血化瘀。

功效来源：《广西中药材标准 第一册》（1990年版）

鼠麹草属 *Gnaphalium* L.

鼠麹草 鼠曲草

Gnaphalium affine D. Don

凭证标本：李荫昆 P00927（IBK）

功效：全草，化痰止咳、祛风除湿、解毒。

功效来源：《中华本草》

秋鼠麹草

Gnaphalium hypoleucum DC.

凭证标本：钟树权 21320（WUK）

功效：全草，祛风止咳、清热利湿、定惊、生肌。

功效来源：《药用植物辞典》

细叶鼠麹草

Gnaphalium japonicum Thunb.

凭证标本：方鼎，覃方思 48613（GXMI）

功效：全草，用于结膜炎、角膜白斑、白喉。

功效来源：《广西药用植物名录》

田基黄属 *Grangea* Adans.

田基黄

Grangea maderaspatana (L.) Poir.

凭证标本：钟树权 A63854（IBK）

功效：全草，清热利湿、解毒、散瘀消肿。

功效来源：《中华本草》

菊三七属 *Gynura* Cass.

红凤菜

Gynura bicolor (Roxb. ex Willd.) DC.

凭证标本：平乐县普查队 450330181108005LY（IBK）

功效：根，行气、活血、截疟。全草，清热解毒、凉血止血、活血消肿。

功效来源：《药用植物辞典》

向日葵属 *Helianthus* L.

向日葵 向日葵茎髓

Helianthus annuus L.

功效：茎髓，清热、利尿、止咳。

功效来源：《中华本草》

菊芋

Helianthus tuberosus L.

功效：块茎、茎、叶，清热凉血、活血消肿、利尿、接骨。

功效来源：《药用植物辞典》

泥胡菜属 *Hemistepta* Bunge

泥胡菜

Hemistepta lyrata (Bunge) Bunge

凭证标本：平乐县普查队 450330181101023LY（IBK）

功效：全草、根，清热解毒、消肿祛瘀、利尿、止咳、止血、活血。

功效来源：《药用植物辞典》

旋覆花属 *Inula* L.

羊耳菊

Inula cappa (Buch.-Ham. ex D. Don) DC.

凭证标本：平乐县普查队 450330180909004LY（IBK）

功效：地上部分，祛风、利湿、行气化滞。

功效来源：《广西壮族自治区壮药质量标准 第一卷》（2008年版）

小苦荬属 *Ixeridium* (A. Gray) Tzvelev

细叶小苦荬

Ixeridium gracile (DC.) Shih

凭证标本：平乐县普查队 450330180516073LY（IBK）

功效：全草，清热解毒、消炎、消肿止痛。

功效来源：《药用植物辞典》

苦荬菜属 *Ixeris* (Cass.) Cass.
剪刀股
Ixeris japonica (Burm. f.) Nakai
功效：全草，清热解毒、消痈肿、凉血、利尿。
功效来源：《药用植物辞典》

苦荬菜 多头苦荬
Ixeris polycephala Cass.
功效：全草，清热解毒、利湿消痞。外用治消炎退肿。
功效来源：《全国中草药汇编》

马兰属 *Kalimeris* (Cass.) Cass.
马兰 路边菊
Kalimeris indica (L.) Sch. Bip.
凭证标本：平乐县普查队 450330181113003LY（IBK）
功效：全草，健脾利湿、解毒止血。
功效来源：《广西壮族自治区壮药质量标准 第二卷》（2011年版）

莴苣属 *Lactuca* L.
莴苣 莴苣子
Lactuca sativa L.
功效：种子，通乳汁、利小便、活血行瘀。
功效来源：《中华本草》

六棱菊属 *Laggera* Sch. Bip. ex Benth.
六棱菊
Laggera alata (D. Don) Sch.-Bip. ex Oliv.
凭证标本：钟树权 A64020（IBK）
功效：全草，祛风利湿、活血解毒。
功效来源：《广西中药材标准 第一册》（1990年版）

栓果菊属 *Launaea* Cass.
光茎栓果菊 滑背草鞋
Launaea acaulis (Roxb.) Babc. ex Kerr
功效：全草，清热解毒、利尿。
功效来源：《中华本草》

紫菊属 *Notoseris* C. Shih
多裂紫菊 三角草
Notoseris henryi (Dunn) C. Shih
凭证标本：平乐县普查队 450330180515070LY（IBK）
功效：全草，清热解毒、散瘀止血。
功效来源：《中华本草》

翅果菊属 *Pterocypsela* C. Shih
翅果菊
Pterocypsela indica (L.) C. Shih
凭证标本：李荫昆 401890（IBK）
功效：全草，清热解毒、活血祛瘀、利湿排脓。
功效来源：《药用植物辞典》

匹菊属 *Pyrethrum* Zinn.
除虫菊
Pyrethrum cinerariifolium Trevis.
功效：花或全草，杀虫。
功效来源：《全国中草药汇编》

风毛菊属 *Saussurea* DC.
风毛菊
Saussurea japonica (Thunb.) DC.
凭证标本：平乐县专业队 6–6151（GXMI）
功效：全草，祛风活血、散瘀止痛。
功效来源：《药用植物辞典》

千里光属 *Senecio* L.
千里光
Senecio scandens Buch.-Ham. ex D. Don
凭证标本：平乐县普查队 450330181107019LY（IBK）
功效：全草，清热解毒、明目退翳、杀虫止痒。
功效来源：《中华本草》

豨莶属 *Siegesbeckia* L.
豨莶 豨莶草
Siegesbeckia orientalis L.
功效：地上部分，祛风湿、通经络、清热解毒。
功效来源：《广西壮族自治区壮药质量标准 第二卷》（2011年版）

腺梗豨莶 豨莶
Siegesbeckia pubescens Makino
凭证标本：平乐县普查队 450330170712003LY（IBK）
功效：地上部分，祛风湿、通经络、清热解毒。
功效来源：《中华本草》

蒲儿根属 *Sinosenecio* B. Nord.
蒲儿根 肥猪苗
Sinosenecio oldhamianus (Maxim.) B. Nord.
凭证标本：平乐县普查队 450330180912029LY（IBK）
功效：全草，清热解毒、利湿、活血。
功效来源：《中华本草》

一枝黄花属 *Solidago* L.
一枝黄花
Solidago decurrens Lour.
凭证标本：钟树权 62781（WUK）
功效：全草或根，疏风泄热、解毒消肿。
功效来源：《广西壮族自治区壮药质量标准 第一卷》（2008年版）

裸柱菊属 *Soliva* Ruiz et Pavón

裸柱菊

Soliva anthemifolia (Juss.) R. Br.

凭证标本：平乐县普查队 450330180516031LY（IBK）

功效：全草，化气散结、消肿、清热解毒。有小毒。

功效来源：《药用植物辞典》

苦苣菜属 *Sonchus* L.

花叶滇苦菜

Sonchus asper (L.) Hill

功效：全草，清热解毒、消炎止血、消肿止痛、祛瘀。

功效来源：《药用植物辞典》

苦苣菜 滇苦菜

Sonchus oleraceus L.

功效：全草，清热解毒、凉血止血。

功效来源：《全国中草药汇编》

苣荬菜

Sonchus wightianus DC.

功效：全草，清热解毒、凉血利湿。

功效来源：《全国中草药汇编》

金钮扣属 *Spilanthes* Jacq.

金钮扣

Spilanthes paniculata Wall. ex DC.

功效：全草，清热解毒、消肿止痛、祛风除湿、止咳定喘。

功效来源：《广西壮族自治区壮药质量标准　第三卷》（2018年版）

金腰箭属 *Synedrella* Gaertn.

金腰箭

Synedrella nodiflora (L.) Gaertn.

功效：全草，清热解毒、散瘀消肿。

功效来源：《全国中草药汇编》

合耳菊属 *Synotis* (C. B. Clarke) C. Jeffrey et Y. L. Chen

锯叶合耳菊 白叶火草

Synotis nagensium (C. B. Clarke) C. Jeffrey et Y. L. Chen

功效：全草，散风热、定喘咳、利水湿。

功效来源：《中华本草》

蒲公英属 *Taraxacum* F. H. Wigg.

蒲公英

Taraxacum mongolicum Hand.-Mazz.

功效：全草，清热解毒、消肿散结、利尿通淋。

功效来源：《中国药典》（2020年版）

斑鸠菊属 *Vernonia* Schreb.

糙叶斑鸠菊

Vernonia aspera (Roxb.) Buch.-Ham.

凭证标本：平乐县专业队 6–6119（GXMI）

功效：茎、叶，祛风解表、提气健脾。

功效来源：《药用植物辞典》

广西斑鸠菊 大阳关

Vernonia chingiana Hand.-Mazz.

凭证标本：平乐县普查队 450330180910030LY（IBK）

功效：根、叶，清热解毒、止痉。

功效来源：《中华本草》

夜香牛 伤寒草

Vernonia cinerea (L.) Less.

凭证标本：平乐县普查队 450330180516060LY（IBK）

功效：全草，疏风清热、凉血解毒、安神。

功效来源：《广西壮族自治区壮药质量标准　第三卷》（2018年版）

毒根斑鸠菊 发痧藤

Vernonia cumingiana Benth.

凭证标本：李荫昆 402185（IBK）

功效：藤茎或根，祛风解表、舒筋活络。

功效来源：《中华本草》

咸虾花 狗仔花

Vernonia patula (Dryand.) Merr.

凭证标本：平乐县普查队 450330170725096LY（IBK）

功效：全草，发表散寒、凉血解毒、清热止泻。

功效来源：《广西壮族自治区壮药质量标准　第三卷》（2018年版）

蟛蜞菊属 *Wedelia* Jacq.

麻叶蟛蜞菊 滴血根

Wedelia urticifolia DC.

凭证标本：平乐县普查队 450330170725058LY（IBK）

功效：根，补肾、养血、通络。

功效来源：《中华本草》

山蟛蜞菊 血参

Wedelia wallichii Less.

凭证标本：钟树权 60849（WUK）

功效：全草，补血、活血。

功效来源：《全国中草药汇编》

孪花蟛蜞菊

Wedelia biflora (L.) DC.

凭证标本：傅坤俊 A60849（WUK）

功效：全草，补血、活血、散瘀、消肿。

功效来源：《药用植物辞典》

苍耳属 *Xanthium* L.

北美苍耳 苍耳子

Xanthium chinense Mill.

功效：成熟带总苞的果实，散风寒、通鼻窍、祛风湿。

功效来源：民间用药

黄鹌菜属 *Youngia* Cass.

异叶黄鹌菜

Youngia heterophylla (Hemsl.) Babc. et Stebbins

凭证标本：平乐县普查队 450330180514018LY（IBK）

功效：全株，消炎镇痛。

功效来源：《药用植物辞典》

黄鹌菜

Youngia japonica (L.) DC.

凭证标本：平乐县普查队 450330181111001LY（IBK）

功效：全草或根，清热解毒、利尿消肿、止痛。

功效来源：《全国中草药汇编》

239. 龙胆科 Gentianaceae

穿心草属 *Canscora* Lam.

罗星草

Canscora andrographioides Griff. ex C. B. Clarke

凭证标本：平乐县普查队 450330180809006LY（IBK）

功效：全草，清热消肿、散瘀止痛、接骨。

功效来源：《全国中草药汇编》

穿心草

Canscora lucidissima (H. Lév. et Vaniot) Hand.-Mazz.

凭证标本：平乐县普查队 450330180908012LY（IBK）

功效：全草，清热解毒、理气活血。

功效来源：《中华本草》

龙胆属 *Gentiana* L.

灰绿龙胆

Gentiana yokusai Burkill

凭证标本：覃方思，方鼎 48625（GXMI）

功效：根，清热解毒、利湿消肿。全草，清热解毒、活血消肿。

功效来源：《药用植物辞典》

双蝴蝶属 *Tripterospermum* Blume

双蝴蝶 肺形草

Tripterospermum chinense (Migo) Harry Sm.

凭证标本：平乐县普查队 450330180909052LY（IBK）

功效：全草，清热解毒、止咳止血。

功效来源：《全国中草药汇编》

香港双蝴蝶

Tripterospermum nienkui (C. Marquand) C. J. Wu

凭证标本：平乐县普查队 450330181108056LY（IBK）

功效：根、全草，清热、调经。

功效来源：《药用植物辞典》

240. 报春花科 Primulaceae

珍珠菜属 *Lysimachia* L.

广西过路黄

Lysimachia alfredii Hance

凭证标本：平乐县普查队 450330180515086LY（IBK）

功效：全草，清热利湿、排石通淋。

功效来源：《中华本草》

石山细梗香草 香排草

Lysimachia capillipes Hemsl. var. *cavaleriei* (H. Lév.) Hand.-Mazz.

凭证标本：平乐县普查队 450330180910016LY（IBK）

功效：全草，祛风除湿、行气止痛、调经、解毒。

功效来源：《中华本草》

临时救 风寒草

Lysimachia congestiflora Hemsl.

凭证标本：平乐县普查队 450330180516047LY（IBK）

功效：全草，祛风散寒、止咳化痰、消积解毒。

功效来源：《中华本草》

延叶珍珠菜 疬子草

Lysimachia decurrens G. Forst.

凭证标本：平乐县普查队 450330180514006LY（IBK）

功效：全草，清热解毒、活血散结。

功效来源：《中华本草》

星宿菜 大田基黄

Lysimachia fortunei Maxim.

凭证标本：平乐县普查队 450330181113008LY（IBK）

功效：全草或根，清热利湿、凉血活血、解毒消肿。

功效来源：《中华本草》

落地梅 四块瓦

Lysimachia paridiformis Franch. var. *paridiformis*

凭证标本：平乐县普查队 450330181106012LY（IBK）

功效：根，祛风除湿、活血止痛、止咳、解毒。

功效来源：《中华本草》

狭叶落地梅 追风伞

Lysimachia paridiformis Franch. var. *stenophylla* Franch.

凭证标本：平乐县普查队 450330180807047LY（IBK）

功效：全草或根，祛风通络、活血止痛。

功效来源：《中华本草》

假婆婆纳属 *Stimpsonia* C. Wright ex A. Gray
假婆婆纳
Stimpsonia chamaedryoides Wright ex A. Gray
功效：全草，清热解毒、活血、消肿止痛。
功效来源：《药用植物辞典》

241. 白花丹科 Plumbaginaceae
白花丹属 *Plumbago* L.
白花丹
Plumbago zeylanica L.
凭证标本：平乐县普查队 450330180911008LY（IBK）
功效：全草，祛风、散瘀、解毒、杀虫。
功效来源：《广西壮族自治区壮药质量标准 第一卷》（2008年版）

242. 车前科 Plantaginaceae
车前属 *Plantago* L.
车前 车前草
Plantago asiatica L.
功效：全草，清热利尿通淋、祛痰、凉血、解毒。种子，清热利尿、渗湿通淋、明目、祛痰。
功效来源：《中国药典》（2020年版）

大车前 车前子
Plantago major L.
凭证标本：李荫昆 1303（IBK）
功效：成熟种子，清热利尿、渗湿止泻、明目、祛痰。
功效来源：《中华本草》

243. 桔梗科 Campanulaceae
沙参属 *Adenophora* Fisch.
无柄沙参
Adenophora stricta Miq. subsp. *sessilifolia* D. Y. Hong
凭证标本：平乐县普查队 450330180909068LY（IBK）
功效：根，养阴清肺、化痰、益气。
功效来源：《药用植物辞典》

轮叶沙参 南沙参
Adenophora tetraphylla (Thunb.) Fisch.
凭证标本：平乐县普查队 450330180909064LY（IBK）
功效：根，养阴清肺、益胃生津、化痰、益气。
功效来源：《中国药典》（2020年版）

牧根草属 *Asyneuma* Griseb. et Schenck
球果牧根草
Asyneuma chinense D. Y. Hong
凭证标本：覃方思 48614（GXMI）
功效：根，养阴清肺、清虚火、止咳。
功效来源：《药用植物辞典》

金钱豹属 *Campanumoea* Blume
桂党参 土党参
Campanumoea javanica Blume subsp. *javanica*
凭证标本：平乐县普查队 450330180807054LY（IBK）
功效：根，补中益气、润肺生津。
功效来源：《全国中草药汇编》

金钱豹 土党参
Campanumoea javanica Blume subsp. *japonica* (Maxim. ex Makino) D. Y. Hong
凭证标本：平乐县普查队 450330180807054LY（IBK）
功效：根，健脾益气、补肺止咳、下乳。
功效来源：《中华本草》

党参属 *Codonopsis* Wall.
羊乳 山海螺
Codonopsis lanceolata (Sieb. et Zucc.) Benth. et Hook. f.
凭证标本：平乐县普查队 450330180909056LY（IBK）
功效：根，益气养阴、解毒消肿、排脓、通乳。
功效来源：《中华本草》

土党参属 *Cyclocodon* Griff.
长叶轮钟草 红果参
Cyclocodon lancifolius (Roxb.) Kurz
凭证标本：平乐县普查队 450330180912019LY（IBK）
功效：根，益气、祛瘀、止痛。
功效来源：《中华本草》

桔梗属 *Platycodon* A. DC.
桔梗
Platycodon grandiflorus (Jacq.) A. DC.
凭证标本：钟树权 A63860（IBK）
功效：根，宣肺、利咽、祛痰、排脓。
功效来源：《中国药典》（2020年版）

蓝花参属 *Wahlenbergia* Schrad. ex Roth
蓝花参
Wahlenbergia marginata (Thunb.) A. DC.
凭证标本：平乐县普查队 450330180911050LY（IBK）
功效：根或全草，益气补虚、祛痰、截疟。
功效来源：《全国中草药汇编》

244. 半边莲科 Lobeliaceae
半边莲属 *Lobelia* L.
铜锤玉带草
Lobelia angulata Forst.
凭证标本：平乐县普查队 450330180517012LY（IBK）
功效：全草，祛风利湿、活血散瘀。
功效来源：《广西壮族自治区壮药质量标准 第三卷》（2018年版）

半边莲
Lobelia chinensis Lour.
凭证标本：平乐县普查队 450330181107016LY（IBK）
功效：全草，利尿消肿、清热解毒。
功效来源：《中国药典》（2020年版）

卵叶半边莲 肉半边莲
Lobelia zeylanica L.
凭证标本：平乐县普查队 450330181108012LY（IBK）
功效：根状茎、全草，清热解毒、消肿止痛。
功效来源：《全国中草药汇编》

249. 紫草科 Boraginaceae
基及树属 *Carmona* Cav.
福建茶
Carmona microphylla (Lam.) G. Don
功效：全株，用于咯血、便血。叶，用于疔疮。
功效来源：《药用植物辞典》

厚壳树属 *Ehretia* P. Browne
厚壳树
Ehretia acuminata (DC.) R. Br.
凭证标本：平乐县普查队 450330180517068LY（IBK）
功效：叶，清热解暑、去腐生肌。
功效来源：《全国中草药汇编》

紫草属 *Lithospermum* L.
紫草
Lithospermum erythrorhizon Sieb. et Zucc.
功效：根，凉血、活血、透疹、解毒。
功效来源：《中华本草》

盾果草属 *Thyrocarpus* Hance
盾果草
Thyrocarpus sampsonii Hance
凭证标本：平乐县普查队 450330180912015LY（IBK）
功效：全草，清热解毒、消肿。
功效来源：《全国中草药汇编》

附地菜属 *Trigonotis* Steven
附地菜
Trigonotis peduncularis (Trevis.) Benth. ex Baker et S. Moore
凭证标本：覃方思，方鼎 48612（GXMI）
功效：全草，温中健胃、消肿止痛、止血。
功效来源：《全国中草药汇编》

250. 茄科 Solanaceae
辣椒属 *Capsicum* L.
辣椒 辣椒叶
Capsicum annuum L. var. *annuum*

凭证标本：平乐县普查队 450330181112034LY（IBK）
功效：叶，消肿涤络、杀虫止痒。
功效来源：《中华本草》

朝天椒
Capsicum annuum L. var. *conoides* (Mill.) Irish
功效：果实，外用治冻疮、脚气、狂犬咬伤。
功效来源：《药用植物辞典》

夜香树属 *Cestrum* L.
夜香树
Cestrum nocturnum L.
功效：叶，清热消肿。花，行气止痛、散寒。
功效来源：《药用植物辞典》

曼陀罗属 *Datura* L.
曼陀罗
Datura stramonium L.
功效：叶，麻醉、镇痛平喘、止咳。
功效来源：《广西壮族自治区壮药质量标准 第二卷》（2011年版）

红丝线属 *Lycianthes* (Dunal) Hassl.
红丝线 毛药
Lycianthes biflora (Lour.) Bitter
凭证标本：平乐县普查队 450330170712043LY（IBK）
功效：全株，清热解毒、祛痰止咳。
功效来源：《中华本草》

单花红丝线 佛葵
Lycianthes lysimachioides (Wall.) Bitter
凭证标本：平乐县普查队 450330180810046LY（IBK）
功效：全草，杀虫、解毒。
功效来源：《全国中草药汇编》

枸杞属 *Lycium* L.
枸杞 地骨皮
Lycium chinense Mill.
凭证标本：平乐县普查队 450330170726021LY（IBK）
功效：根皮，凉血除蒸、清肺降火。
功效来源：《中国药典》（2020年版）

番茄属 *Lycopersicon* Miller
番茄 西红柿
Lycopersicon esculentum Mill.
功效：果实，生津止渴、健胃消食。
功效来源：《中华本草》

假酸浆属 *Nicandra* Adan.
假酸浆
Nicandra physalodes (L.) Gaertn.

凭证标本：平乐县普查队 450330170728086LY（IBK）

功效：全草、果实、花，清热解毒、利尿镇静。

功效来源：《中华本草》

烟草属 *Nicotiana* L.

烟草

Nicotiana tabacum L.

凭证标本：平乐县普查队 450330181109019LY（IBK）

功效：全草，消肿解毒、杀虫。

功效来源：《全国中草药汇编》

矮牵牛属 *Petunia* Juss.

碧冬茄

Petunia hybrida (Hook.) Vilm.

功效：种子，舒气、杀虫。

功效来源：《药用植物辞典》

酸浆属 *Physalis* L.

苦蘵

Physalis angulata L.

凭证标本：平乐县普查队 450330170725052LY（IBK）

功效：全草，清热利尿、解毒消肿。

功效来源：《中华本草》

小酸浆 灯笼泡

Physalis minima L.

凭证标本：平乐县普查队 450330180912028LY（IBK）

功效：全草，清热利湿、祛痰止咳、软坚散结。

功效来源：《全国中草药汇编》

茄属 *Solanum* L.

喀西茄 野颠茄

Solanum aculeatissimum Jacquem.

凭证标本：平乐县普查队 450330170726071LY（IBK）

功效：全株，镇咳平喘、散瘀止痛。

功效来源：《中华本草》

少花龙葵 古钮菜

Solanum americanum Mill.

功效：全草，清热解毒、利湿消肿。

功效来源：《中华本草》

假烟叶树 野烟叶

Solanum erianthum D. Don

凭证标本：平乐县普查队 450330170728002LY（IBK）

功效：全株，清热解毒、祛风止痛。

功效来源：《广西壮族自治区壮药质量标准 第三卷》（2018年版）

白英

Solanum lyratum Thunb.

凭证标本：平乐县普查队 450330181109016LY（IBK）

功效：全草，清热利湿、解毒消肿。

功效来源：《广西壮族自治区壮药质量标准 第二卷》（2011年版）

乳茄 五指茄

Solanum mammosum L.

功效：果实，散瘀消肿。

功效来源：《全国中草药汇编》

茄 茄叶

Solanum melongena L.

功效：叶，散血消肿。

功效来源：《中华本草》

龙葵

Solanum nigrum L.

凭证标本：平乐县普查队 450330170725034LY（IBK）

功效：地上部分，清热解毒、活血消肿、消炎利尿。

功效来源：《广西壮族自治区壮药质量标准 第三卷》（2018年版）

海桐叶白英

Solanum pittosporifolium Hemsl.

凭证标本：平乐县普查队 450330180807006LY（IBK）

功效：全草，清热解毒、散瘀消肿、祛风除湿、抗癌。

功效来源：《药用植物辞典》

珊瑚樱 玉珊瑚根

Solanum pseudocapsicum L.

凭证标本：平乐县普查队 450330181109015LY（IBK）

功效：根，活血止痛。

功效来源：《中华本草》

水茄 丁茄根

Solanum torvum Sw.

凭证标本：平乐县普查队 450330170725095LY（IBK）

功效：根、老茎，活血散瘀、消肿止痛。

功效来源：《广西壮族自治区壮药质量标准 第二卷》（2011年版）

251. 旋花科 Convolvulaceae

银背藤属 *Argyreia* Lour.

东京银背藤

Argyreia pierreana Boiss.

凭证标本：平乐县普查队 450330181013005LY（IBK）

功效：根状茎，用于咳嗽。茎、叶，用于风湿骨痛、乳腺炎。

功效来源：《广西药用植物名录》

菟丝子属 *Cuscuta* L.

金灯藤 菟丝

Cuscuta japonica Choisy

凭证标本：平乐县普查队 450330181101031LY（IBK）

功效：全草，清热解毒、凉血止血、健脾利湿。

功效来源：《中华本草》

马蹄金属 *Dichondra* J. R. Forst. et G. Forst.

马蹄金 小金钱草

Dichondra micrantha Urb.

凭证标本：平乐县普查队 450330181107045LY（IBK）

功效：全草，清热利湿、解毒。

功效来源：《广西壮族自治区壮药质量标准 第一卷》（2008年版）

飞蛾藤属 *Dinetus* Buch.-Ham. ex Sweet

飞蛾藤

Dinetus racemosus (Roxb.) Buch.-Ham. ex Sweet

凭证标本：平乐县普查队 450330181110023LY（IBK）

功效：全草，发表、消食积。

功效来源：《全国中草药汇编》

番薯属 *Ipomoea* L.

月光花

Ipomoea alba L.

功效：种子，用于跌打肿痛、骨折。

功效来源：《全国中草药汇编》

蕹菜

Ipomoea aquatica Forssk.

功效：全草、根，清热解毒、利尿、止血。

功效来源：《全国中草药汇编》

番薯 甘薯

Ipomoea batatas (L.) Lam.

凭证标本：平乐县普查队 450330181109011LY（IBK）

功效：根，补中、生津、止血、排脓。

功效来源：《全国中草药汇编》

毛牵牛

Ipomoea biflora (L.) Pers.

凭证标本：平乐县普查队 450330181113012LY（IBK）

功效：全草，清热解毒、消疳祛积。

功效来源：《药用植物辞典》

牵牛 牵牛子

Ipomoea nil (L.) Roth

凭证标本：平乐县普查队 450330181109020LY（IBK）

功效：成熟种子，利水通便、祛痰逐饮、消积杀虫。

功效来源：《中华本草》

圆叶牵牛 牵牛子

Ipomoea purpurea (L.) Roth

功效：成熟种子，利水通便、祛痰逐饮、消积杀虫。

功效来源：《中华本草》

茑萝

Ipomoea quamoclit L.

凭证标本：平乐县普查队 450330170727004LY（IBK）

功效：根，用于头痛和作泻剂。

功效来源：《药用植物辞典》

鱼黄草属 *Merremia* Dennst. ex Endl.

篱栏网 篱栏子

Merremia hederacea (Burm. f.) Hallier f.

凭证标本：平乐县普查队 450330180911033LY（IBK）

功效：种子或全株，清热、利咽、凉血。

功效来源：《广西壮族自治区壮药质量标准 第一卷》（2008年版）

252. 玄参科 Scrophulariaceae

毛麝香属 *Adenosma* R. Br.

毛麝香 黑头茶

Adenosma glutinosum (L.) Druce

凭证标本：平乐县普查队 450330181110015LY（IBK）

功效：全草，祛风止痛、散瘀消肿、解毒止痒。

功效来源：《广西中药材标准 第二册》（1996年版）

球花毛麝香 大头陈

Adenosma indianum (Lour.) Merr.

凭证标本：平乐县普查队 450330181113009LY（IBK）

功效：全草，疏风解表、化湿消滞。

功效来源：《广西壮族自治区壮药质量标准 第一卷》（2008年版）

黑草属 *Buchnera* L.

黑草 鬼羽箭

Buchnera cruciata Buch.-Ham. ex D. Don

凭证标本：平乐县专业队 6-6088（GXMI）

功效：全草，清热解毒、凉血止血。

功效来源：《中华本草》

石龙尾属 *Limnophila* R. Br.

大叶石龙尾 水茴香

Limnophila rugosa (Roth) Merr.

凭证标本：平乐县专业队 6-6221（GXMI）

功效：全草，清热解表、祛风除湿、止咳止痛。

功效来源：《全国中草药汇编》

石龙尾

Limnophila sessiliflora (Vahl) Blume

凭证标本：平乐县普查队 450330170727023LY（IBK）

功效：全草，清热解毒、利尿消肿。
功效来源：《药用植物辞典》

钟萼草属 Lindenbergia Lehm.
野地钟萼草
Lindenbergia muraria (Roxb. ex D. Don) Brühl
凭证标本：平乐县普查队 450330180908020LY（IBK）
功效：全草，清热解毒。
功效来源：《药用植物辞典》

母草属 Lindernia All.
长蒴母草 鸭嘴癀
Lindernia anagallis (Burm. f.) Pennell
凭证标本：平乐县普查队 450330181112021LY（IBK）
功效：全草，清热利湿、解毒、消肿。
功效来源：《全国中草药汇编》

泥花母草 水虾子草
Lindernia antipoda (L.) Alston
凭证标本：平乐县普查队 450330170726049LY（IBK）
功效：全草，清热、解毒、消肿。
功效来源：《全国中草药汇编》

母草
Lindernia crustacea (L.) F. Muell.
凭证标本：平乐县普查队 450330180910048LY（IBK）
功效：全草，清热利湿、活血止痛。
功效来源：《中华本草》

陌上菜
Lindernia procumbens (Krocker) Philcox
凭证标本：平乐县普查队 450330170726045LY（IBK）
功效：全草，清热解毒、清肝泻火、凉血利湿、消炎退肿。
功效来源：《药用植物辞典》

旱田草
Lindernia ruellioides (Colsm.) Pennell
凭证标本：平乐县普查队 450330181110030LY（IBK）
功效：全草，理气活血、消肿止痛。
功效来源：《广西壮族自治区壮药质量标准 第三卷》（2018年版）

通泉草属 Mazus Lour.
通泉草
Mazus pumilus (Burm. f.) Steenis
凭证标本：平乐县普查队 450330170725047LY（IBK）
功效：全草，清热解毒、消炎消肿、利尿、止痛、健胃消积。
功效来源：《药用植物辞典》

泡桐属 Paulownia Sieb. et Zucc.
白花泡桐 泡桐叶
Paulownia fortunei (Seem.) Hemsl.
凭证标本：平乐县普查队 450330180914012LY（IBK）
功效：叶，清热解毒、止血消肿。
功效来源：《中华本草》

台湾泡桐
Paulownia kawakamii T. Ito
凭证标本：平乐县普查队 450330180517001LY（IBK）
功效：树皮，解毒消肿、止血。
功效来源：《中华本草》

野甘草属 Scoparia Linn.
野甘草
Scoparia dulcis L.
凭证标本：平乐县普查队 450330180516077LY（IBK）
功效：全株，疏风止咳、清热利湿。
功效来源：《中华本草》

独脚金属 Striga Lour.
独脚金
Striga asiatica (L.) Kuntze
功效：全草，清肝、健脾、消积、杀虫。
功效来源：《广西中药材标准 第一册》（1990年版）

蝴蝶草属 Torenia L.
光叶蝴蝶草 水韩信草
Torenia asiatica L.
凭证标本：平乐县普查队 450330180807056LY（IBK）
功效：全株，清热利湿、解毒、散瘀。
功效来源：《中华本草》

单色蝴蝶草 蓝猪耳
Torenia concolor Lindl.
凭证标本：平乐县普查队 450330180913002LY（IBK）
功效：全草，清热解毒、利湿、止咳、和胃止呕、化瘀。
功效来源：《全国中草药汇编》

黄花蝴蝶草
Torenia flava Buch.-Ham. ex Benth.
凭证标本：平乐县普查队 450330180910035LY（IBK）
功效：全草，用于阴囊肿大。
功效来源：《广西药用植物名录》

紫萼蝴蝶草
Torenia violacea (Azaola ex Blanco) Pennell
凭证标本：平乐县普查队 450330181013025LY（IBK）
功效：全草，清热解毒、利湿止咳、化痰。
功效来源：《药用植物辞典》

婆婆纳属 *Veronica* L.

多枝婆婆纳

Veronica javanica Blume

功效：全草，祛风散热、解毒消肿。

功效来源：《全国中草药汇编》

腹水草属 *Veronicastrum* Heist. ex Fabr.

四方麻

Veronicastrum caulopterum (Hance) T. Yamaz.

凭证标本：平乐县普查队 450330181101006LY（IBK）

功效：全草，清热解毒、消肿止痛。

功效来源：《全国中草药汇编》

253. 列当科 Orobanchaceae

野菰属 *Aeginetia* L.

野菰

Aeginetia indica L.

凭证标本：平乐县普查队 450330180912001LY（IBK）

功效：全草，解毒消肿、清热凉血。

功效来源：《全国中草药汇编》

254. 狸藻科 Lentibulariaceae

狸藻属 *Utricularia* L.

挖耳草

Utricularia bifida L.

凭证标本：平乐县普查队 450330181108061LY（IBK）

功效：叶，用于小儿发疹。全草，用于中耳炎。

功效来源：《药用植物辞典》

256. 苦苣苔科 Gesneriaceae

半蒴苣苔属 *Hemiboea* C. B. Clarke

贵州半蒴苣苔

Hemiboea cavaleriei H. Lév.

凭证标本：平乐县普查队 450330181106017LY（IBK）

功效：全草，清热解毒、利水除湿。

功效来源：《药用植物辞典》

华南半蒴苣苔

Hemiboea follicularis C. B. Clarke

凭证标本：平乐县普查队 450330180914032LY（IBK）

功效：全草，用于咳嗽、肺炎、骨折。

功效来源：《广西药用植物名录》

半蒴苣苔 降龙草

Hemiboea subcapitata C. B. Clarke

凭证标本：平乐县普查队 450330181101039LY（IBK）

功效：全草，清暑利湿解毒。

功效来源：《中华本草》

吊石苣苔属 *Lysionotus* D. Don

吊石苣苔 石吊兰

Lysionotus pauciflorus Maxim.

凭证标本：平乐县专业队 6-6061（GXMI）

功效：全株，清热利湿、祛痰止咳、活血调经。

功效来源：《中国药典》

马铃苣苔属 *Oreocharis* Benth.

长瓣马铃苣苔

Oreocharis auricula (S. Moore) C. B. Clarke

凭证标本：平乐县普查队 450330180515028LY（IBK）

功效：全草，凉血止血、清热解毒。

功效来源：《中华本草》

石山苣苔属 *Petrocodon* Hance

石山苣苔

Petrocodon dealbatus Hance

凭证标本：平乐县普查队 450330180908004LY（IBK）

功效：全草，用于肺热咳嗽、吐血、肿痛、出血。

功效来源：《药用植物辞典》

报春苣苔属 *Primulina* Hance

羽裂小花苣苔

Primulina bipinnatifida W. T. Wang

凭证标本：平乐县普查队 450330181109001LY（IBK）

功效：全草，外治疮疡肿毒。

功效来源：《药用植物辞典》

牛耳朵 牛耳岩白菜

Primulina eburnea (Hance) Yin Z. Wang

凭证标本：平乐县普查队 450330170726060LY（IBK）

功效：根状茎、全草，清肺止咳、凉血止血、解毒消痈。

功效来源：《中华本草》

蚂蝗七 石蜈蚣

Primulina fimbrisepala (Hand.-Mazz.) Yin Z. Wang

凭证标本：平乐县普查队 450330180515120LY（IBK）

功效：根状茎或全草，清热利湿、行滞消积、止血活血、解毒消肿。

功效来源：《中华本草》

药用报春苣苔

Primulina medica (D. Fang ex W. T. Wang) Yin Z. Wang

凭证标本：方鼎 48634（GXMI）

功效：根状茎，用于痢疾。

功效来源：《药用植物辞典》

线柱苣苔属 *Rhynchotechum* Blume

线柱苣苔

Rhynchotechum ellipticum (Wall. ex D. Dietr.) A. DC.

凭证标本：平乐县普查队 450330180808033LY（IBK）

功效：全草，清肝、解毒。
功效来源：《药用植物辞典》

257. 紫葳科 Bignoniaceae

梓属 *Catalpa* Scop.

梓

Catalpa ovata G. Don

功效：根，用于湿热黄疸、咳嗽痰多。外用治小儿热痱。有小毒。
功效来源：《广西中药资源名录》

菜豆树属 *Radermachera* Zoll. et Moritzi

菜豆树

Radermachera sinica (Hance) Hemsl.

凭证标本：平乐县普查队 450330181101030LY（IBK）
功效：根、叶或果实，清暑解毒、散瘀消肿。
功效来源：《中华本草》

硬骨凌霄属 *Tecomaria* Spach

硬骨凌霄

Tecomaria capensis (Thunb.) Spach

功效：茎、叶，散瘀消肿。花，通经利尿。
功效来源：《全国中草药汇编》

258. 胡麻科 Pedaliaceae

胡麻属 *Sesamum* L.

芝麻 黑芝麻

Sesamum indicum L.

凭证标本：平乐县普查队 450330181107002LY（IBK）
功效：种子，补益肝肾、养血益精、润肠通便。
功效来源：《中华本草》

259. 爵床科 Acanthaceae

十万错属 *Asystasia* Blume

十万错

Asystasia chelonoides Nees

凭证标本：平乐县普查队 450330181109012LY（IBK）
功效：全草，外用治跌打肿痛、骨折。
功效来源：《广西中药资源名录》

白接骨属 *Asystasiella* Lindau

白接骨

Asystasiella neesiana (Wall.) Lindau

凭证标本：平乐县普查队 450330180807023LY（IBK）
功效：全草，化瘀止血、续筋接骨、利尿消肿、清热解毒。
功效来源：《中华本草》

钟花草属 *Codonacanthus* Nees

钟花草

Codonacanthus pauciflorus (Nees) Nees

凭证标本：平乐县普查队 450330181110018LY（IBK）
功效：全草，清心火、活血通络。
功效来源：《中华本草》

狗肝菜属 *Dicliptera* Juss.

狗肝菜

Dicliptera chinensis (L.) Juss.

凭证标本：平乐县普查队 450330180910026LY（IBK）
功效：全草，清热、凉血、利湿、解毒。
功效来源：《广西壮族自治区壮药质量标准 第一卷》（2008年版）

喜花草属 *Eranthemum* L.

喜花草

Eranthemum pulchellum Andrews

功效：叶，清热解毒、散瘀消肿。
功效来源：《药用植物辞典》

水蓑衣属 *Hygrophila* R. Br.

水蓑衣

Hygrophila salicifolia (Vahl) Nees

凭证标本：平乐县普查队 450330181112015LY（IBK）
功效：种子，清热解毒、消肿止痛。全草，清热解毒、散瘀消肿。
功效来源：《中华本草》

爵床属 *Justicia* L.

小驳骨

Justicia gendarussa L. f.

功效：地上部分，祛瘀止痛、续筋接骨。
功效来源：《广西壮族自治区壮药质量标准 第一卷》（2008年版）

爵床

Justicia procumbens L.

凭证标本：平乐县普查队 450330180910047LY（IBK）
功效：全草，清热解毒、利湿消积、活血止痛。
功效来源：《中华本草》

杜根藤

Justicia quadrifaria (Nees) T. Anderson

凭证标本：平乐县普查队 450330180910002LY（IBK）
功效：全草，清热解毒。
功效来源：《药用植物辞典》

观音草属 *Peristrophe* Nees

九头狮子草

Peristrophe japonica (Thunb.) Bremek.

功效：全草，发汗解表、清热解毒、镇痉。
功效来源：《全国中草药汇编》

紫云菜属 Strobilanthes Blume

板蓝 青黛

Strobilanthes cusia (Nees) Kuntze

功效：叶或莲叶经加工制得的粉末、团块或颗粒，清热解毒、凉血消斑、泻火定惊。

功效来源：《中国药典》（2020年版）

球花马蓝 温大青

Strobilanthes dimorphotricha Hance

凭证标本：平乐县普查队 450330181107017LY（IBK）

功效：地上部分或根，清热解毒、凉血消斑。

功效来源：《中华本草》

四子马蓝

Strobilanthes tetrasperma (Champ. ex Benth.) Druce

凭证标本：平乐县专业队 6-6075（GXMI）

功效：全草，清热解表、消肿、解毒疗疮。

功效来源：《药用植物辞典》

山牵牛属 Thunbergia Retz.

山牵牛 老鸦嘴

Thunbergia grandiflora Roxb.

凭证标本：平乐县普查队 450330180913044LY（IBK）

功效：全株，舒筋活络、散瘀消肿。

功效来源：《广西壮族自治区壮药质量标准 第一卷》（2008年版）

263. 马鞭草科 Verbenaceae

紫珠属 Callicarpa L.

紫珠 珍珠风子

Callicarpa bodinieri H. Lév.

凭证标本：李荫昆 401944（IBK）

功效：果实，发表散寒。

功效来源：《中华本草》

华紫珠

Callicarpa cathayana H. T. Chang

凭证标本：钟树权 60844（WUK）

功效：根、叶，清热解毒、祛风除湿、凉血、止血。

功效来源：《药用植物辞典》

白棠子树 紫珠

Callicarpa dichotoma (Lour.) K. Koch

凭证标本：钟树权 A60844（IBK）

功效：叶，收敛止血、清热解毒。

功效来源：《中华本草》

老鸦糊 紫珠

Callicarpa giraldii Hesse ex Rehder

凭证标本：平乐县普查队 450330180516005LY（IBK）

功效：叶，收敛止血、清热解毒。

功效来源：《中华本草》

全缘叶紫珠

Callicarpa integerrima Champ.

凭证标本：平乐县专业队 6-6007（GXMI）

功效：根、叶、果实，清热、凉血、止血。

功效来源：《药用植物辞典》

藤紫珠

Callicarpa integerrima Champ. var. *chinensis* (C. P'ei) S. L. Chen

凭证标本：平乐县普查队 450330180913001LY（IBK）

功效：全株，用于泄泻、感冒发热、风湿痛。

功效来源：《药用植物辞典》

枇杷叶紫珠 牛舌癀

Callicarpa kochiana Makino

凭证标本：平乐县普查队 450330181110033LY（IBK）

功效：根、茎、叶，祛风除湿、活血止血。

功效来源：《中华本草》

尖尾枫 尖尾风

Callicarpa longissima (Hemsl.) Merr.

凭证标本：李荫昆 402320（IBK）

功效：茎、叶，祛风散寒、散瘀止血、解毒消肿。根，祛风止痛、活血。

功效来源：《中华本草》

大叶紫珠

Callicarpa macrophylla Vahl

功效：叶或带叶嫩枝，散瘀止血、消肿止痛。

功效来源：《广西壮族自治区壮药质量标准 第三卷》（2018年版）

红紫珠

Callicarpa rubella Lindl. f. *rubella*

凭证标本：平乐县普查队 450330181108037LY（IBK）

功效：叶、嫩枝，解毒消肿、凉血止血。

功效来源：《中华本草》

狭叶红紫珠

Callicarpa rubella Lindl. f. *angustata* C. P'ei

凭证标本：平乐县普查队 450330180914015LY（IBK）

功效：全株，止血散瘀、消炎、截疟。

功效来源：《药用植物辞典》

莸属 Caryopteris Bunge

兰香草

Caryopteris incana (Thunb. ex Houtt.) Miq.

凭证标本：平乐县普查队 450330181101015LY（IBK）

功效：全草，疏风解表、祛痰止咳、散瘀止痛。

功效来源：《药用植物辞典》

大青属 *Clerodendrum* L.

臭牡丹

Clerodendrum bungei Steud.

凭证标本：平乐县普查队 450330181112006LY（IBK）

功效：茎、叶，解毒消肿、祛风湿、降血压。

功效来源：《中华本草》

灰毛大青 大叶白花灯笼

Clerodendrum canescens Wall. ex Walp.

凭证标本：平乐县普查队 450330170727073LY（IBK）

功效：全株，清热解毒、凉血止血。

功效来源：《中华本草》

重瓣臭茉莉

Clerodendrum chinense (Osbeck) Mabb. var. *chinense*

功效：根、叶，祛风利湿、化痰止咳、活血消肿。

功效来源：《药用植物辞典》

臭茉莉

Clerodendrum chinense (Osbeck) Mabb. var. *simplex* (Moldenke) S. L. Chen

凭证标本：平乐县普查队 450330170726051LY（IBK）

功效：根、叶，祛风湿、强盘骨、活血消肿。

功效来源：《中华本草》

大青 路边青

Clerodendrum cyrtophyllum Turcz.

凭证标本：平乐县普查队 450330170728077LY（IBK）

功效：全株，清热解毒、凉血、利湿。

功效来源：《广西壮族自治区壮药质量标准 第二卷》（2011年版）

白花灯笼

Clerodendrum fortunatum L.

功效：根或全株，清热解毒、止咳定痛。

功效来源：《全国中草药汇编》

赪桐

Clerodendrum japonicum (Thunb.) Sweet

凭证标本：平乐县普查队 450330180518042LY（IBK）

功效：地上部分，清肺热、散瘀肿、凉血止血、利小便。

功效来源：《广西壮族自治区壮药质量标准 第二卷》（2011年版）

尖齿臭茉莉 过墙风

Clerodendrum lindleyi Decne. ex Planch.

凭证标本：平乐县专业队 6–6146（GXMI）

功效：全株，祛风除湿、活血消肿。

功效来源：《中华本草》

假连翘属 *Duranta* L.

假连翘

Duranta erecta L.

功效：叶、果实，散热透邪、行血祛瘀、止痛杀虫、消肿解毒。

功效来源：《全国中草药汇编》

马缨丹属 *Lantana* L.

马缨丹 五色梅

Lantana camara L.

凭证标本：平乐县普查队 450330170712044LY（IBK）

功效：根、花、叶，清热泻火、解毒散结。

功效来源：《中华本草》

过江藤属 *Phyla* Lour.

过江藤 蓬莱草

Phyla nodiflora (L.) E. L. Greene

凭证标本：平乐县普查队 450330180911048LY（IBK）

功效：全草，清热解毒。

功效来源：《中华本草》

豆腐柴属 *Premna* L.

豆腐柴

Premna microphylla Turcz.

凭证标本：平乐县普查队 450330180809020LY（IBK）

功效：根、茎、叶，清热解毒。

功效来源：《中华本草》

四棱草属 *Schnabelia* Hand.-Mazz.

四棱草 四楞筋骨草

Schnabelia oligophylla Hand.-Mazz.

凭证标本：平乐县普查队 450330180910015LY（IBK）

功效：全草，祛风除湿、活血通络。

功效来源：《中华本草》

马鞭草属 *Verbena* L.

马鞭草

Verbena officinalis L.

凭证标本：平乐县普查队 450330170728001LY（IBK）

功效：地上部分，活血散瘀、解毒、利水、退黄、截疟。

功效来源：《中国药典》（2020年版）

牡荆属 *Vitex* L.

灰毛牡荆

Vitex canescens Kurz

凭证标本：平乐县普查队 450330170728003LY（IBK）

功效：果实，祛风、除痰、行气、止痛。

功效来源：《药用植物辞典》

黄荆 五指柑

Vitex negundo L. var. *negundo*

凭证标本：平乐县普查队 450330170712020LY（IBK）

功效：全株，祛风解表、止咳化痰、理气止痛。

功效来源：《广西壮族自治区壮药质量标准 第一卷》（2008年版）

牡荆 五指柑

Vitex negundo L. var. *cannabifolia* (Sieb. et Zucc.) Hand.-Mazz.

凭证标本：平乐县普查队 450330170712065LY（IBK）

功效：全株，祛风解表、止咳化痰、理气止痛。

功效来源：《广西壮族自治区壮药质量标准 第一卷》（2008年版）

山牡荆

Vitex quinata (Lour.) F. N. Williams

凭证标本：钟树权 A60852（IBK）

功效：根、茎，止咳定喘、镇静退热。

功效来源：《广西壮族自治区壮药质量标准 第三卷》（2018年版）

264. 唇形科 Labiatae

筋骨草属 *Ajuga* L.

金疮小草 白毛夏枯草

Ajuga decumbens Thunb.

凭证标本：平乐县普查队 450330180517010LY（IBK）

功效：全草，清热解毒、化痰止咳、凉血散血。

功效来源：《中华本草》

广防风属 *Anisomeles* R. Br.

广防风

Anisomeles indica (L.) Kuntze

凭证标本：平乐县普查队 450330180908041LY（IBK）

功效：全草，祛风解表、理气止痛。

功效来源：《药用植物辞典》

肾茶属 *Clerodendranthus* Kudo

肾茶 猫须草

Clerodendranthus spicatus (Thunb.) C. Y. Wu ex H. W. Li

功效：茎、叶，清热祛湿、排石利尿。

功效来源：《全国中草药汇编》

风轮菜属 *Clinopodium* L.

风轮菜 断血流

Clinopodium chinense (Benth.) Kuntze

凭证标本：平乐县普查队 450330170725087LY（IBK）

功效：全草，收敛止血。

功效来源：《中国药典》（2020年版）

邻近风轮菜

Clinopodium confine (Hance) Kuntze

凭证标本：平乐县普查队 450330180516041LY（IBK）

功效：全草，清热解毒、散瘀消肿、止血。

功效来源：《药用植物辞典》

细风轮菜

Clinopodium gracile (Benth.) Matsum.

凭证标本：平乐县普查队 450330180910006LY（IBK）

功效：全草，清热解毒、消肿止痛、凉血止痢、祛风止痒、止血。

功效来源：《药用植物辞典》

灯笼草 断血流

Clinopodium polycephalum (Vaniot) C. Y. Wu et S. J. Hsuan

凭证标本：平乐县普查队 450330170712018LY（IBK）

功效：地上部分，收敛止血。

功效来源：《中国药典》（2020年版）

匍匐风轮菜

Clinopodium repens (Buch.-Ham. ex D.Don) Benth.

凭证标本：平乐县普查队 450330180810014LY（IBK）

功效：全草，疏风清热、解毒止痢、活血止血。

功效来源：《药用植物辞典》

鞘蕊花属 *Coleus* Lour.

肉叶鞘蕊花 小洋紫苏

Coleus carnosifolius (Hemsl.) Dunn

凭证标本：平乐县普查队 450330181010011LY（IBK）

功效：全草，清热解毒、消疳杀虫。

功效来源：《中华本草》

水蜡烛属 *Dysophylla* Blume

齿叶水蜡烛

Dysophylla sampsonii Hance

凭证标本：平乐县普查队 450330181101008LY（IBK）

功效：全草，外用治湿疹、跌打肿痛、毒蛇咬伤。

功效来源：《广西中药资源名录》

香薷属 *Elsholtzia* Willd.

紫花香薷

Elsholtzia argyi H. Lév.

凭证标本：平乐县普查队 450330181108033LY（IBK）

功效：全草，祛风、散寒解表、发汗、解暑、利尿、止咳。

功效来源：《药用植物辞典》

水香薷

Elsholtzia kachinensis Prain

凭证标本：平乐县普查队 450330181101009LY（IBK）

功效：全草，消食健胃。

功效来源：《药用植物辞典》

活血丹属 Glechoma L.

活血丹 连钱草

Glechoma longituba (Nakai) Kuprian.

功效：地上部分，利湿通淋、清热解毒、散瘀消肿。

功效来源：《广西壮族自治区壮药质量标准 第一卷》（2008年版）

香茶菜属 Isodon (Schrad. ex Benth.) Spach

香茶菜

Isodon amethystoides (Benth.) H. Hara

功效：地上部分，清热利湿、活血散瘀、解毒消肿。

功效来源：《中华本草》

细锥香茶菜

Isodon coetsa (Buch.-Ham. ex D. Don) Kudo

凭证标本：平乐县普查队 450330181111015LY（IBK）

功效：根，行血、止痛。

功效来源：《全国中草药汇编》

线纹香茶菜 溪黄草

Isodon lophanthoides (Buch.-Ham. ex D. Don) H. Hara var. *lophanthoides*

凭证标本：李荫昆 402315（IBK）

功效：地上部分，清热利湿、凉血散瘀。

功效来源：《广西壮族自治区瑶药材质量标准 第一卷》（2014年版）

狭基线纹香茶菜

Isodon lophanthoides (Buch.-Ham. ex D. Don) H. Hara var. *gerardianus* (Benth.) H. Hara

凭证标本：平乐县普查队 450330181108024LY（IBK）

功效：全草或根，清热利湿。

功效来源：《药用植物辞典》

益母草属 Leonurus L.

益母草

Leonurus japonicus Houtt.

凭证标本：平乐县普查队 450330181107022LY（IBK）

功效：地上部分，活血调经、利尿消肿、清热解毒。

功效来源：《中国药典》（2020年版）

薄荷属 Mentha L.

薄荷

Mentha canadensis L.

凭证标本：平乐县普查队 450330170728019LY（IBK）

功效：地上部分，疏散风热、清利头目、利咽、透疹、疏肝行气。

功效来源：《中国药典》（2020年版）

留兰香

Mentha spicata L.

凭证标本：平乐县普查队 450330181112027LY（IBK）

功效：全草，祛风散寒、止咳、消肿解毒。

功效来源：《全国中草药汇编》

石荠苎属 Mosla (Benth.) Buch.-Ham. ex Maxim.

石香薷 香薷

Mosla chinensis Maxim.

凭证标本：平乐县普查队 450330180909040LY（IBK）

功效：地上部分，发汗解表、和中利湿。

功效来源：《中国药典》（2020年版）

小鱼仙草 热痱草

Mosla dianthera (Buch.-Ham. ex Roxb.) Maxim.

凭证标本：平乐县普查队 450330180909066LY（IBK）

功效：全草，发表祛暑、利湿和中、消肿止血、散风止痒。

功效来源：《中华本草》

长苞荠苎

Mosla longibracteata (C. Y. Wu) C. Y. Wu et H. W. Li

凭证标本：平乐县普查队 450330180913039LY（IBK）

功效：全草，清热解毒、祛风解暑。

功效来源：《药用植物辞典》

石荠苎 小鱼仙草

Mosla scabra (Thunb.) C. Y. Wu et H. W. Li

凭证标本：平乐县普查队 450330181110024LY（IBK）

功效：全草，疏风解表、清暑除湿、解毒止痒。

功效来源：《广西中药材标准 第一册》（1990年版）

罗勒属 Ocimum L.

罗勒 九层塔

Ocimum basilicum L. var. *basilicum*

凭证标本：李荫昆 402335（IBK）

功效：全草，疏风解表、化湿和中、行气活血、解毒消肿。

功效来源：《广西中药材标准 第一册》（1990年版）

疏柔毛罗勒

Ocimum basilicum L. var. *pilosum* (Willd.) Benth.

凭证标本：平乐县普查队 450330170726001LY（IBK）

功效：全草，发汗解表、祛风利湿、散瘀止痛。

功效来源：《药用植物辞典》

紫苏属 Perilla L.

紫苏

Perilla frutescens (L.) Britton var. *frutescens*

凭证标本：李荫昆 401888（IBK）

功效：果实，降气化痰、止咳平喘、润肠通便。茎、理气宽中、止痛、安胎。

功效来源：《中国药典》（2020年版）

回回苏

Perilla frutescens (L.) Britton var. *crispa* (Benth.) Deane ex Bailey

功效：果实（苏子），下气消痰、平喘润肺、宽肠。叶，发表散寒、理气和胃。梗，理气、舒郁、止痛安胎。

功效来源：《药用植物辞典》

野生紫苏

Perilla frutescens (L.) Britton var. *purpurascens* (Hayata) H. W. Li

凭证标本：平乐县普查队 450330181107044LY（IBK）

功效：根、近根老茎，除风散寒、祛痰降气。茎，理气宽中。

功效来源：《药用植物辞典》

刺蕊草属 *Pogostemon* Desf.

水珍珠菜 蛇尾草

Pogostemon auricularius (L.) Hassk.

功效：全草，清热解毒、消肿止痛。

功效来源：《广西壮族自治区壮药质量标准　第三卷》（2018年版）

广藿香

Pogostemon cablin (Blanco) Benth.

功效：地上部分，芳香化浊、开胃止呕、发表解暑。

功效来源：《中国药典》（2020年版）

夏枯草属 *Prunella* L.

夏枯草

Prunella vulgaris L.

凭证标本：平乐县普查队 450330180516003LY（IBK）

功效：果穗，清肝泻火、明目、散结消肿。

功效来源：《中国药典》（2020年版）

鼠尾草属 *Salvia* L.

鼠尾草

Salvia japonica Thunb.

凭证标本：平乐县普查队 450330180516014LY（IBK）

功效：全草，清热利湿、活血调经、解毒消肿。

功效来源：《中华本草》

荔枝草

Salvia plebeia R. Br.

功效：全草，清热解毒、利水消肿。

功效来源：《中华本草》

黄芩属 *Scutellaria* L.

半枝莲

Scutellaria barbata D. Don

凭证标本：平乐县普查队 450330181112032LY（IBK）

功效：全草，清热解毒、散瘀止血、利尿消肿。

功效来源：《广西壮族自治区壮药质量标准　第二卷》（2011年版）

韩信草

Scutellaria indica L. var. *indica*

凭证标本：平乐县普查队 450330180910020LY（IBK）

功效：全草，祛风活血、解毒止痛。

功效来源：《中药大辞典》

小叶韩信草 韩信草小叶变种

Scutellaria indica L. var. *parvifolia* Makino

功效：全草，外用治跌打肿痛、蛇咬伤。

功效来源：《广西中药资源名录》

缩茎韩信草

Scutellaria indica L. var. *subacaulis* (Sun ex C.H.Hu) C.Y.Wu & C.Chen

功效：全草，清热解毒、消肿止痛。

功效来源：《药用植物辞典》

偏花黄芩

Scutellaria tayloriana Dunn

凭证标本：覃方思，方鼎 48622（GXMI）

功效：根，清热燥湿。

功效来源：《全国中草药汇编》

筒冠花属 *Siphocranion* Kudo

光柄筒冠花

Siphocranion nudipes (Hemsl.) Kudo

凭证标本：平乐县普查队 450330181108015LY（IBK）

功效：茎、叶，外用治痈疮肿毒。

功效来源：《药用植物辞典》

香科科属 *Teucrium* L.

铁轴草

Teucrium quadrifarium Buch.-Ham. ex D. Don

凭证标本：平乐县普查队 450330180909001LY（IBK）

功效：全草、根或叶，利湿消肿、祛风解暑、凉血解素。

功效来源：《中华本草》

血见愁 山藿香

Teucrium viscidum Blume

凭证标本：平乐县普查队 450330170713017LY（IBK）

功效：全草，消肿解毒、凉血止血。

功效来源：《中华本草》

266. 水鳖科 Hydrocharitaceae

黑藻属 *Hydrilla* Rich.

黑藻

Hydrilla verticillata (L. f.) Royle

凭证标本：平乐县普查队 450330181107037LY（IBK）

功效：全草，清热解毒、利尿祛湿。

功效来源：《药用植物辞典》

苦草属 *Vallisneria* L.

苦草

Vallisneria natans (Lour.) H. Hara

凭证标本：平乐县普查队 450330180910011LY（IBK）

功效：全草，燥湿止带、行气活血。

功效来源：《中华本草》

267. 泽泻科 Alismataceae

慈姑属 *Sagittaria* L.

野慈姑

Sagittaria trifolia L. var. *trifolia*

凭证标本：平乐县普查队 450330181013012LY（IBK）

功效：球茎，用于哮喘、狂犬咬伤。

功效来源：《广西中药资源名录》

慈姑

Sagittaria trifolia L. var. *sinensis* Sims

凭证标本：平乐县普查队 450330181112036LY（IBK）

功效：球茎，活血凉血、止咳通淋、散结解毒。

功效来源：《中华本草》

280. 鸭跖草科 Commelinaceae

穿鞘花属 *Amischotolype* Hassk.

穿鞘花

Amischotolype hispida (A. Rich.) D. Y. Hong

凭证标本：平乐县普查队 450330181106006LY（IBK）

功效：全株，清热利尿、解毒。

功效来源：《中华本草》

鸭跖草属 *Commelina* L.

饭包草

Commelina benghalensis L.

凭证标本：平乐县普查队 450330180910025LY（IBK）

功效：全草，清热解毒、利湿消肿。

功效来源：《全国中草药汇编》

鸭跖草

Commelina communis L.

凭证标本：平乐县普查队 450330180909037LY（IBK）

功效：地上部分，清热泻火、解毒、利水消肿。

功效来源：《中国药典》（2020年版）

竹节菜 鸡谷草

Commelina diffusa Burm.

凭证标本：平乐县普查队 450330181111018LY（IBK）

功效：全草，清热利湿。

功效来源：《全国中草药汇编》

大苞鸭跖草 大苞甲跖草

Commelina paludosa Blume

凭证标本：平乐县普查队 450330170727071LY（IBK）

功效：全草，利水消肿、清热解毒、凉血止血。

功效来源：《中华本草》

聚花草属 Floscopa Lour.

聚花草

Floscopa scandens Lour.

凭证标本：李荫昆 401904（IBK）

功效：全草，清热解毒、利水。

功效来源：《中华本草》

水竹叶属 *Murdannia* Royle

裸花水竹叶 红毛草

Murdannia nudiflora (L.) Brenan

凭证标本：平乐县普查队 450330181013019LY（IBK）

功效：全草，清肺止咳、凉血止血。

功效来源：《全国中草药汇编》

细竹篙草

Murdannia simplex (Vahl) Brenan

功效：全草，清热、凉血、解毒。

功效来源：《中华本草》

杜若属 *Pollia* Thunb.

杜若 竹叶莲

Pollia japonica Thunb.

凭证标本：平乐县普查队 450330180807032LY（IBK）

功效：根状茎或全草，清热利尿、解毒消肿。

功效来源：《中华本草》

竹叶子属 *Streptolirion* Edgew.

竹叶子

Streptolirion volubile Edgeworth

凭证标本：平乐县普查队 450330181013018LY（IBK）

功效：全草，祛风除湿、养阴、清热解毒、利尿。

功效来源：《药用植物辞典》

紫万年青属 *Tradescantia* L.

吊竹梅

Tradescantia zebrina Bosse

功效：全草，清热解毒、凉血、利尿、止咳。

功效来源：《药用植物辞典》

注：栽培。

285. 谷精草科 Eriocaulaceae
谷精草属 *Eriocaulon* L.
谷精草
Eriocaulon buergerianum Koern.
凭证标本：平乐县普查队 450330181108041LY（IBK）
功效：花序，疏散风热、明目退翳。
功效来源：《中国药典》（2020年版）

287. 芭蕉科 Musaceae
芭蕉属 *Musa* L.
野蕉 山芭蕉子
Musa balbisiana Colla
凭证标本：平乐县普查队 450330181013022LY（IBK）
功效：种子，破瘀血、通大便。
功效来源：《中华本草》

大蕉
Musa × paradisiaca L.
功效：果实，止渴、润肺、解酒、清脾滑肠。
功效来源：《药用植物辞典》

290. 姜科 Zingiberaceae
山姜属 *Alpinia* Roxb.
长柄山姜
Alpinia kwangsiensis T. L. Wu et S. J. Chen
凭证标本：黄增任 48602（GXMI）
功效：根状茎、果实、种子，用于脘腹冷痛、呃逆、寒湿吐泻。
功效来源：《药用植物辞典》

箭秆风
Alpinia sichuanensis Z. Y. Zhu
凭证标本：平乐县普查队 450330181106007LY（IBK）
功效：根状茎，除湿消肿、行气止痛。
功效来源：《中药大辞典》

豆蔻属 *Amomum* Roxb.
三叶豆蔻
Amomum austrosinense D. Fang
凭证标本：平乐县普查队 450330181106021LY（IBK）
功效：果实，用于胸腹胀痛、食积不消。
功效来源：《广西中药资源名录》

闭鞘姜属 *Costus* L.
闭鞘姜 樟柳头
Costus speciosus (Koen.) Sm.
凭证标本：平乐县普查队 450330181107010LY（IBK）
功效：根状茎，利水消肿、解毒止痒。
功效来源：《中华本草》

姜黄属 *Curcuma* L.
郁金
Curcuma aromatica Salisb.
凭证标本：平乐县普查队 450330180518029LY（IBK）
功效：块根，行气化瘀、清心解郁、利胆退黄。
功效来源：《广西壮族自治区壮药质量标准 第一卷》（2008年版）

姜黄 郁金
Curcuma longa L.
凭证标本：平乐县普查队 450330170728023LY（IBK）
功效：根状茎，活血止痛、行气解郁、清心凉血、利胆退黄。
功效来源：《中国药典》（2020年版）

姜花属 *Hedychium* J. König
黄姜花
Hedychium flavum Roxb.
凭证标本：平乐县普查队 450330180810034LY（IBK）
功效：花，温中散寒、健胃止痛。花的挥发油，芳香健胃。
功效来源：《药用植物辞典》

姜属 *Zingiber* Mill.
蘘荷
Zingiber mioga (Thunb.) Roscoe
凭证标本：平乐县普查队 450330181110045LY（IBK）
功效：根状茎，温中理气、祛风止痛、止咳平喘。
功效来源：《全国中草药汇编》

姜 生姜
Zingiber officinale Roscoe
功效：根状茎，解表散寒、温中止呕、化痰止咳、解鱼蟹毒。
功效来源：《中国药典》（2020年版）

291. 美人蕉科 Cannaceae
美人蕉属 *Canna* L.
美人蕉 蕉芋
Canna indica L.
凭证标本：平乐县普查队 450330180912044LY（IBK）
功效：根状茎，清热利湿、解毒。
功效来源：《中华本草》

292. 竹芋科 Marantaceae
竹芋属 *Maranta* L.
花叶竹芋
Maranta bicolor Ker Gawl.
功效：根状茎，清热消肿。
功效来源：《全国中草药汇编》

293. 百合科 Liliaceae

葱属 *Allium* L.

薤头 薤白
Allium chinense G. Don
凭证标本：平乐县普查队 450330181106001LY（IBK）
功效：鳞茎，通阳散结、行气导滞。
功效来源：《中国药典》（2020年版）

韭 韭菜
Allium tuberosum Rottler ex Spreng.
凭证标本：平乐县普查队 450330180910010LY（IBK）
功效：根，补肾、温中行气、散瘀、解毒。
功效来源：《广西壮族自治区壮药质量标准 第二卷》（2011年版）

天门冬属 *Asparagus* L.

天门冬 天冬
Asparagus cochinchinensis (Lour.) Merr.
凭证标本：平乐县普查队 450330180514043LY（IBK）
功效：块根，清肺生津、养阴润燥。
功效来源：《中国药典》（2020年版）

蜘蛛抱蛋属 *Aspidistra* Ker Gawl.

小花蜘蛛抱蛋
Aspidistra minutiflora Stapf
凭证标本：平乐县普查队 450330180908031LY（IBK）
功效：根状茎，活血通淋、泄热痛络。
功效来源：《药用植物辞典》

广西蜘蛛抱蛋
Aspidistra retusa K. Y. Lang et S. Z. Huang
凭证标本：平乐县普查队 450330170712016LY（IBK）
功效：根状茎，用于跌打损伤。
功效来源：《药用植物辞典》

绵枣儿属 *Barnardia* Lindl.

绵枣儿
Barnardia japonica (Thunb.) Schult. et Schult. f.
凭证标本：平乐县普查队 450330170725105LY（IBK）
功效：鳞茎或全草，活血解毒、消肿止痛，用于乳痈、肠痈、跌打损伤、腰腿痛。
功效来源：《药用植物辞典》

开口箭属 *Campylandra* Baker

开口箭
Campylandra chinensis (Baker) M. N. Tamura, S. Y. Liang et Turland
凭证标本：平乐县普查队 450330181107023LY（IBK）
功效：根状茎，清热解毒、祛风除湿、散瘀止痛。
功效来源：《中华本草》

朱蕉属 *Cordyline* Comm. ex Juss.

朱蕉
Cordyline fruticosa (L.) A. Chev.
功效：花，清热化痰、凉血止血。叶或根，凉血止血、散瘀定痛。
功效来源：《中华本草》

山菅属 *Dianella* Lam.

山菅 山猫儿
Dianella ensifolia (L.) DC.
凭证标本：平乐县普查队 450330180515118LY（IBK）
功效：根状茎或全草，拔毒消肿、散瘀止痛。
功效来源：《中华本草》

万寿竹属 *Disporum* Salisb. ex D. Don

宝铎草 竹林霄
Disporum sessile D. Don
凭证标本：平乐县普查队 450330181108050LY（IBK）
功效：根、根状茎，清热解毒、润肺止咳、健脾消食、舒筋活络。
功效来源：《中华本草》

萱草属 *Hemerocallis* L.

萱草 萱草根
Hemerocallis fulva (L.) L.
凭证标本：李荫昆 402294（IBK）
功效：根，清热利尿、凉血止血。
功效来源：《中华本草》

山麦冬属 *Liriope* Lour.

禾叶山麦冬
Liriope graminifolia (L.) Baker
凭证标本：平乐县普查队 450330170729011LY（IBK）
功效：块根，养阴润肺、清心除烦、益胃、生津、止咳。
功效来源：《药用植物辞典》

矮小山麦冬
Liriope minor (Maxim.) Makino
凭证标本：平乐县普查队 450330181112029LY（IBK）
功效：块根，养阴生津、润肺、清心。
功效来源：《药用植物辞典》

阔叶山麦冬
Liriope muscari (Decne.) L. H. Bailey
凭证标本：平乐县普查队 450330181113007LY（IBK）
功效：块根，养阴生津、润肺、清心、止咳养胃。
功效来源：《药用植物辞典》

山麦冬 土麦冬
Liriope spicata (Thunb.) Lour.

凭证标本：平乐县普查队 450330180910007LY（IBK）

功效：块根，养阴生津。

功效来源：《中华本草》

沿阶草属 *Ophiopogon* Ker Gawl.

短药沿阶草

Ophiopogon angustifoliatus (F. T. Wang et T. Tang) S. C. Chen

凭证标本：平乐县普查队 450330181109006LY（IBK）

功效：全草、块根，润肺养阴、生津止咳、清热。

功效来源：《药用植物辞典》

间型沿阶草

Ophiopogon intermedius D. Don

凭证标本：平乐县普查队 450330181108028LY（IBK）

功效：块根，清热润肺、养阴生津、止咳。

功效来源：《药用植物辞典》

麦冬

Ophiopogon japonicus (L. f.) Ker-Gawl.

凭证标本：平乐县普查队 450330170713005LY（IBK）

功效：块根，养阴生津、润肺清心。

功效来源：《中国药典》（2020年版）

黄精属 *Polygonatum* Mill.

多花黄精 黄精

Polygonatum cyrtonema Hua

凭证标本：平乐县普查队 450330180810032LY（IBK）

功效：根状茎，补气养阴、健脾润肺、益肾。

功效来源：《中国药典》（2020年版）

玉竹

Polygonatum odoratum (Mill.) Druce

凭证标本：钟树权 A63832（IBK）

功效：根状茎，养阴润燥、生津止渴。

功效来源：《中国药典》（2020年版）

295. 延龄草科 Trilliaceae

重楼属 *Paris* L.

华重楼 重楼

Paris polyphylla var. *chinensis* (Franch.) Hara

凭证标本：平乐县专业队 6-6027（GXMI）

功效：根状茎，清热解毒、消肿止痛、凉肝定惊。

功效来源：《中国药典》（2020年版）

296. 雨久花科 Pontederiaceae

凤眼蓝属 *Eichhornia* Kunth

凤眼蓝 凤眼兰

Eichhornia crassipes (Mart.) Solms

凭证标本：平乐县普查队 450330170713006LY（IBK）

功效：全草，清热解暑、利尿消肿。

功效来源：《全国中草药汇编》

雨久花属 *Monochoria* C. Presl

鸭舌草

Monochoria vaginalis (Burm. f.) C. Presl ex Kunth

凭证标本：平乐县普查队 450330181013014LY（IBK）

功效：全草，清热解毒。

功效来源：《全国中草药汇编》

297. 菝葜科 Smilacaceae

肖菝葜属 *Heterosmilax* Kunth

短柱肖菝葜

Heterosmilax yunnanensis Gagnep.

凭证标本：平乐县普查队 450330180911004LY（IBK）

功效：根状茎，清热解毒、祛风利湿、利筋骨、消肿。

功效来源：《药用植物辞典》

菝葜属 *Smilax* L.

尖叶菝葜

Smilax arisanensis Hayata

凭证标本：平乐县普查队 450330180516020LY（IBK）

功效：根状茎，清热利湿、活血。

功效来源：《药用植物辞典》

菝葜

Smilax china L.

凭证标本：平乐县普查队 450330180909046LY（IBK）

功效：根状茎，利湿去浊、祛风除痹、解毒散瘀。

功效来源：《中国药典》（2020年版）

土茯苓

Smilax glabra Roxb.

凭证标本：平乐县普查队 450330181106008LY（IBK）

功效：根状茎，除湿、解毒、通利关节。

功效来源：《中国药典》（2020年版）

黑果菝葜 金刚藤头

Smilax glaucochina Warb.

凭证标本：平乐县普查队 450330170725068LY（IBK）

功效：根状茎或嫩叶，祛风、清热、利湿、解毒。

功效来源：《中华本草》

马甲菝葜

Smilax lanceifolia Roxb. var. *lanceifolia*

凭证标本：平乐县普查队 450330170727064LY（IBK）

功效：根状茎，用于腰膝疼痛、水肿、腹胀。

功效来源：《广西中药资源名录》

折枝菝葜

Smilax lanceifolia Roxb. var. *elongata* (Warb.) F. T. Wang et T. Tang

凭证标本：平乐县普查队 450330180517013LY（IBK）

功效：根状茎，解毒、除湿。

功效来源：《药用植物辞典》

抱茎菝葜 九牛力

Smilax ocreata A. DC.

凭证标本：平乐县普查队 450330180913014LY（IBK）

功效：根状茎，健脾胃、强筋骨。

功效来源：《中华本草》

牛尾菜

Smilax riparia A. DC.

凭证标本：平乐县普查队 450330181107012LY（IBK）

功效：根、根状茎或全草，补气活血、舒筋通络、祛痰止咳。

功效来源：《广西壮族自治区壮药质量标准 第一卷》（2008年版）

302. 天南星科 Araceae

菖蒲属 *Acorus* L.

石菖蒲

Acorus tatarinowii Schott

凭证标本：袁世臣 6674（GXMI）

功效：根状茎，醒神益智、化湿开胃、开窍豁痰。

功效来源：《中国药典》（2020年版）

海芋属 *Alocasia* (Schott) G. Don

海芋 广狼毒

Alocasia odora (Roxb.) K. Koch

凭证标本：平乐县普查队 450330180516044LY（IBK）

功效：根状茎或茎，清热解毒、行气止痛、散结消肿。

功效来源：《广西中药材标准 第一册》（1990年版）

磨芋属 *Amorphophallus* Blume

磨芋 蒟蒻

Amorphophallus konjac K. Koch

凭证标本：平乐县普查队 450330180514016LY（IBK）

功效：块茎，化痰散积、行瘀消肿。

功效来源：《中药大辞典》

雷公连属 *Amydrium* Schott

穿心藤

Amydrium hainanense (Ting et C. Y. Wu) H. Li

凭证标本：平乐县普查队 450330181106020LY（IBK）

功效：藤茎，清热解毒、消肿止痛、祛风除湿。

功效来源：《药用植物辞典》

雷公连

Amydrium sinense (Engl.) H. Li

凭证标本：平乐县普查队 450330181013030LY（IBK）

功效：全株，舒筋活络、祛瘀止痛。

功效来源：《中华本草》

芋属 *Colocasia* Schott

芋

Colocasia esculenta (L.) Schott

功效：块茎，宽胃肠、破宿血、去死肌、调中补虚、行气消胀、壮筋骨、益气力。茎、叶，除烦止泻。花，用于子宫脱垂、小儿脱肛、痔疮核脱出及吐血等。

功效来源：《全国中草药汇编》

野芋

Colocasia antiquorum Schott

凭证标本：平乐县普查队 450330180808028LY（IBK）

功效：全草、块茎，解毒、消肿止痛。

功效来源：《全国中草药汇编》

半夏属 *Pinellia* Ten.

半夏

Pinellia ternata (Thunb.) Breitenb.

凭证标本：平乐县普查队 450330180929004LY（IBK）

功效：块茎，燥湿化痰、健脾和胃、消肿消结。

功效来源：《中华本草》

大薸属 *Pistia* L.

大薸

Pistia stratiotes L.

凭证标本：平乐县普查队 450330181112011LY（IBK）

功效：全草，凉血活血、疏风解表、祛湿止痒。

功效来源：《广西壮族自治区壮药质量标准 第二卷》（2011年版）

石柑属 *Pothos* L.

石柑子

Pothos chinensis (Raf.) Merr.

凭证标本：平乐县普查队 450330180515036LY（IBK）

功效：全草，舒筋活络、散瘀消肿、导滞去积。

功效来源：《广西壮族自治区壮药质量标准 第三卷》（2018年版）

犁头尖属 *Typhonium* Schott

犁头尖

Typhonium blumei Nicolson et Sivadasan

凭证标本：平乐县普查队 450330180516076LY（IBK）

功效：块茎或全草，解毒消肿、散瘀止血。

功效来源：《中华本草》

303. 浮萍科 Lemnaceae

浮萍属 *Lemna* L.

浮萍

Lemna minor L.

功效：全草，发汗解表、透疹止痒、利水消肿、清热解毒。

功效来源：《中华本草》

紫萍属 *Spirodela* Schleid.

紫萍 浮萍

Spirodela polyrrhiza (L.) Schleiden

功效：全草，宣散风热、透疹、利尿。

功效来源：《中国药典》（2020年版）

306. 石蒜科 Amaryllidaceae

文殊兰属 *Crinum* L.

文殊兰

Crinum asiaticum L. var. *sinicum* (Roxb. ex Herb.) Baker

功效：全草，行血散瘀、消肿止痛。

功效来源：《全国中草药汇编》

注：栽培。

水鬼蕉属 *Hymenocallis* Salisb.

水鬼蕉

Hymenocallis littoralis (Jacq.) Salisb.

凭证标本：平乐县普查队 450330170725102LY（IBK）

功效：叶，舒筋活血、消肿止痛。

功效来源：《中华本草》

石蒜属 *Lycoris* Herb.

忽地笑 铁色箭

Lycoris aurea (L'Hér.) Herb.

凭证标本：平乐县普查队 450330180908010LY（IBK）

功效：鳞茎，润肺止咳、解毒消肿。

功效来源：《中华本草》

307. 鸢尾科 Iridaceae

射干属 *Belamcanda* Adans.

射干

Belamcanda chinensis (L.) DC.

凭证标本：平乐县普查队 450330181107021LY（IBK）

功效：根状茎，清热解毒、消痰利咽。

功效来源：《中国药典》（2020年版）

310. 百部科 Stemonaceae

百部属 *Stemona* Lour.

大百部 百部

Stemona tuberosa Lour.

凭证标本：平乐县普查队 450330170724003LY（IBK）

功效：块根，润肺下气止咳、杀虫灭虱。

功效来源：《中国药典》（2020年版）

311. 薯蓣科 Dioscoreaceae

薯蓣属 *Dioscorea* L.

参薯 毛薯

Dioscorea alata L.

功效：块茎，健脾止泻、益肺滋肾、解毒敛疮。

功效来源：《中华本草》

黄独

Dioscorea bulbifera L.

功效：块茎，化痰消瘦、止咳、止血。

功效来源：《广西壮族自治区壮药质量标准 第三卷》（2018年版）

薯莨

Dioscorea cirrhosa Lour.

凭证标本：平乐县普查队 450330180914031LY（IBK）

功效：块茎，活血补血、收敛固涩。

功效来源：《中华本草》

日本薯蓣 山药

Dioscorea japonica Thunb.

凭证标本：平乐县普查队 450330180909053LY（IBK）

功效：根状茎，生津益肺、补肾涩精、补脾养胃。

功效来源：《中国药典》（2020年版）

褐苞薯蓣 山药（广山药）

Dioscorea persimilis Prain et Burkill

凭证标本：平乐县普查队 450330181110049LY（IBK）

功效：块茎，补脾养胃、生津益肺、补肾涩精。

功效来源：《广西壮族自治区壮药质量标准 第一卷》（2008年版）

薯蓣

Dioscorea polystachya Turcz.

功效：块茎，补脾养胃、生津益肺、止咳平喘、补肾涩精、止泻。珠芽，补虚损、强腰脚、益肾、食之不饥。

功效来源：《药用植物辞典》

马肠薯蓣

Dioscorea simulans Prain et Burkill

凭证标本：平乐县普查队 450330170724022LY（IBK）

功效：块茎，解毒、散血、消肿。

功效来源：《中华本草》

绵萆薢

Dioscorea spongiosa J. Q. Xi, M. Mizuno et W. L. Zhao

功效：块茎，利湿去浊、祛风除痹。

功效来源：《中国药典》（2020年版）

314. 棕榈科 Arecaceae

鱼尾葵属 *Caryota* L.

鱼尾葵

Caryota ochlandra Hance

功效：叶鞘纤维、根，收敛止血、强筋骨。

功效来源：《全国中草药汇编》

蒲葵属 *Livistona* R. Br.

蒲葵 蒲葵子

Livistona chinensis (Jacq.) R. Br.

功效：成熟果实，抗癌。

功效来源：《广西中药材标准 第二册》（1996年版）

棕榈属 *Trachycarpus* H. Wendl.

棕榈

Trachycarpus fortunei (Hook.) H. Wendl.

凭证标本：钟树权 A62792（WUK）

功效：叶柄，收敛止血。

功效来源：《中国药典》（2020年版）

318. 仙茅科 Hypoxidaceae

仙茅属 *Curculigo* Gaertn.

大叶仙茅 大地棕根

Curculigo capitulata (Lour.) Kuntze

凭证标本：平乐县普查队 450330180808025LY（IBK）

功效：根状茎，补肾壮阳、祛风除湿、活血调经。

功效来源：《中华本草》

仙茅

Curculigo orchioides Gaertn.

凭证标本：平乐县普查队 450330180909042LY（IBK）

功效：根状茎，补肾壮阳、祛除寒湿。

功效来源：《广西壮族自治区壮药质量标准 第二卷》（2011年版）

小金梅草属 *Hypoxis* L.

小金梅草 野鸡草

Hypoxis aurea Lour.

功效：全株，温肾壮阳、理气止痛。

功效来源：《中华本草》

321. 蒟蒻薯科 Taccaceae

裂果薯属 *Schizocapsa* Hance

裂果薯 水田七

Schizocapsa plantaginea Hance

凭证标本：平乐县普查队 450330180516010LY（IBK）

功效：块根，清热解毒、止咳祛痰、理气止痛、散瘀止血。

功效来源：《广西壮族自治区壮药质量标准 第二卷》（2011年版）

326. 兰科 Orchidaceae

金线兰 金线莲

Anoectochilus roxburghii (Wall.) Lindl.

凭证标本：平乐县普查队 450330181108058LY（IBK）

功效：全草，清热解毒、祛风除湿、凉血平肝、固肾。

功效来源：《广西壮族自治区壮药质量标准 第三卷》（2018年版）

石豆兰属 *Bulbophyllum* Thouars

梳帽卷瓣兰 一匹草

Bulbophyllum andersonii (Hook. f.) J. J. Sm.

功效：全草，润肺止咳、益肾补虚、消食、祛风活血。

功效来源：《中华本草》

虾脊兰属 *Calanthe* Ker Gawl.

长距虾脊兰

Calanthe sylvatica (Thouars) Lindl.

凭证标本：平乐县专业队 6-6052（GXMI）

功效：全草，解毒止痛、活血化瘀、拔毒生肌。

功效来源：《药用植物辞典》

隔距兰属 *Cleisostoma* Blume

大序隔距兰

Cleisostoma paniculatum (Ker Gawl.) Garay

凭证标本：平乐县普查队 450330170725099LY（IBK）

功效：全草，养阴、润肺、止咳、清热解毒、接骨。

功效来源：《药用植物辞典》

兰属 *Cymbidium* Sw.

兔耳兰

Cymbidium lancifolium Hook.

功效：全草，补肝肺、祛风除湿、强筋骨、清热解毒、消肿、润肺、宁神、固气、利水。

功效来源：《药用植物辞典》

石斛属 *Dendrobium* Sw.

钩状石斛

Dendrobium aduncum Wall. ex Lindl.

凭证标本：平乐县普查队 450330180908052LY（IBK）

功效：茎、全草，滋阴、清热、益胃、生津、止渴。

功效来源：《药用植物辞典》

重唇石斛 石斛

Dendrobium hercoglossum Rchb. f.

凭证标本：平乐县普查队 450330180810038LY（IBK）

功效：茎，益胃生津、清热养阴。

功效来源：《中药大辞典》

细茎石斛
Dendrobium moniliforme (L.) Sw.
凭证标本：桂林医药站 73875（GXMI）
功效：茎，益胃生津、滋阴清热。
功效来源：《药用植物辞典》

石斛
Dendrobium nobile Lindl.
凭证标本：钟树权 A64055（IBK）
功效：茎，益胃生津、滋阴清热、止渴。鲜茎、蒸馏液（石斛露），养胃阴、平胃逆、除虚热、安神志。
功效来源：《药用植物辞典》

铁皮石斛
Dendrobium officinale Kimura et Migo
凭证标本：平乐县普查队 450330170728007LY（IBK）
功效：茎，益胃生津、滋阴清热。
功效来源：《药用植物辞典》

毛兰属 Eria Lindl.

半柱毛兰 蜢臂兰
Eria corneri Rchb. f.
凭证标本：平乐县普查队 450330170728065LY（IBK）
功效：全草，滋阴清热、生津止渴。
功效来源：《中华本草》

斑叶兰属 Goodyera R. Br.

高斑叶兰 石风丹
Goodyera procera (Ker Gawl.) Hook.
功效：全草，祛风除湿、行气活血、止咳平喘。
功效来源：《中华本草》

玉凤花属 Habenaria Willd.

线瓣玉凤花
Habenaria fordii Rolfe
凭证标本：平乐县普查队 450330180908049LY（IBK）
功效：块根，消食化积。
功效来源：《药用植物辞典》

橙黄玉凤花
Habenaria rhodocheila Hance
凭证标本：平乐县普查队 450330180807010LY（IBK）
功效：块茎，清热解毒、活血止痛。
功效来源：《中华本草》

羊耳蒜属 Liparis Rich.

镰翅羊耳蒜 九莲灯
Liparis bootanensis Griff.
凭证标本：平乐县普查队 450330180517071LY（IBK）
功效：全草，解毒、利湿、润肺止咳。
功效来源：《中华本草》

大花羊耳蒜 虎石头
Liparis distans C. B. Clarke
凭证标本：平乐县普查队 450330181101034LY（IBK）
功效：全草，清热止咳。
功效来源：《中华本草》

见血青 见血清
Liparis nervosa (Thunb. ex A. Murray) Lindl.
凭证标本：平乐县普查队 450330181108057LY（IBK）
功效：全草，凉血止血、清热解毒。
功效来源：《中华本草》

钗子股属 Luisia Gaudich.

纤叶钗子股
Luisia hancockii Rolfe
凭证标本：平乐县普查队 450330170725097LY（IBK）
功效：全草，散风祛痰、解毒消肿。
功效来源：《药用植物辞典》

白蝶兰属 Pecteilis Raf.

龙头兰 白蝶花
Pecteilis susannae (L.) Raf.
凭证标本：平乐县专业队 6–6064（GXMI）
功效：根，补肾壮阳、健脾。
功效来源：《全国中草药汇编》

齿唇兰属 Odontochilus Blume

西南齿唇兰
Odontochilus elwesii C. B. Clarke ex Hook. f.
凭证标本：平乐县普查队 450330180810050LY（IBK）
功效：全草，消肿、止痛。
功效来源：《药用植物辞典》

齿唇兰
Odontochilus lanceolatus (Lindl.) Blume
凭证标本：平乐县专业队 6–6053（GXMI）
功效：全草，清热解毒、凉血、消肿。
功效来源：《药用植物辞典》

石仙桃属 Pholidota Lindl. ex Hook.

细叶石仙桃 小石仙桃
Pholidota cantonensis Rolfe
凭证标本：平乐县普查队 450330180517073LY（IBK）
功效：全草、假鳞茎，清热凉血、滋阴润肺、解毒。
功效来源：《中华本草》

石仙桃
Pholidota chinensis Lindl.
凭证标本：平乐县普查队 450330180515079LY（IBK）
功效：全草，养阴润肺、清热解毒、利湿、消瘀。
功效来源：《中华本草》

苞舌兰属 *Spathoglottis* Blume

苞舌兰 黄花独蒜

Spathoglottis pubescens Lindl.

凭证标本：平乐县普查队 450330180909044LY（IBK）

功效：假鳞茎，补肺、止咳、清热解毒。

功效来源：《中华本草》

绶草属 *Spiranthes* Rich.

绶草 盘龙参

Spiranthes sinensis (Pers.) Ames

功效：根、全草，滋阴益气、清热解毒。

功效来源：《广西壮族自治区壮药质量标准 第一卷》（2008年版）

327. 灯心草科 Juncaceae

灯心草属 *Juncus* L.

灯心草

Juncus effusus L.

凭证标本：平乐县普查队 450330180517063LY（IBK）

功效：茎髓，清心火、利小便。

功效来源：《中国药典》（2020年版）

笄石菖

Juncus prismatocarpus R. Br.

凭证标本：平乐县普查队 450330180517056LY（IBK）

功效：茎髓，清热降水、利尿通淋、清凉、镇静、安神。全草，清热除烦、利水通淋。

功效来源：《药用植物辞典》

野灯心草 石龙刍

Juncus setchuensis Buchenau ex Diels

功效：全草，利水通淋、泄热、安神、凉血止血。

功效来源：《中华本草》

331. 莎草科 Cyperaceae

薹草属 *Carex* L.

浆果薹草 山稗子

Carex baccans Nees

凭证标本：平乐县普查队 450330181111002LY（IBK）

功效：种子，透疹止咳、补中利水。

功效来源：《中华本草》

青绿薹草

Carex breviculmis R. Brown

凭证标本：平乐县普查队 450330180516021LY（IBK）

功效：全草，用于肺热咳嗽、咳血、哮喘、顿咳。

功效来源：《药用植物辞典》

十字薹草

Carex cruciata Wahlenb.

凭证标本：平乐县普查队 450330180912014LY（IBK）

功效：全草，清热凉血、止血、解表透疹、理气健脾。

功效来源：《药用植物辞典》

穹隆薹草

Carex gibba Wahlenb.

凭证标本：平乐县普查队 450330180516040LY（IBK）

功效：全草，清肺平喘。

功效来源：《药用植物辞典》

条穗薹草

Carex nemostachys Steud.

凭证标本：平乐县普查队 450330180517061LY（IBK）

功效：全草，利水。

功效来源：《药用植物辞典》

镜子薹草 三棱马尾

Carex phacota Spreng.

凭证标本：平乐县普查队 450330180517064LY（IBK）

功效：带根全草，解表透疹。

功效来源：《中华本草》

花葶薹草 翻天红

Carex scaposa C. B. Clarke

凭证标本：平乐县普查队 450330180809044LY（IBK）

功效：全草，清热解毒、活血散瘀。

功效来源：《中华本草》

莎草属 *Cyperus* L.

砖子苗

Cyperus cyperoides (L.) Kuntze

凭证标本：平乐县普查队 450330170728090LY（IBK）

功效：全草，祛风解表、止咳化痰、解郁调经。

功效来源：《中华本草》

异型莎草 王母钗

Cyperus difformis L.

凭证标本：平乐县普查队 450330181112016LY（IBK）

功效：带根全草，利尿通淋、行气活血。

功效来源：《中华本草》

畦畔莎草

Cyperus haspan L.

凭证标本：平乐县普查队 450330180516075LY（IBK）

功效：全草，解热、息风止痉、镇惊。

功效来源：《药用植物辞典》

碎米莎草 野席草

Cyperus iria L.

凭证标本：平乐县普查队 450330180911019LY（IBK）

功效：全草，祛风除湿、调经利尿。

功效来源：《全国中草药汇编》

垂穗莎草
Cyperus nutans Vahl
凭证标本：平乐县普查队 450330170725027LY（IBK）
功效：根，用于小儿发热。
功效来源：《广西药用植物名录》

毛轴莎草
Cyperus pilosus Vahl
凭证标本：平乐县普查队 450330181013013LY（IBK）
功效：全草，活血散瘀、利水消肿。
功效来源：《中华本草》

香附子 香附
Cyperus rotundus L.
凭证标本：平乐县普查队 450330180929003LY（IBK）
功效：根状茎，疏肝解郁、理气宽中、调经止痛。
功效来源：《中国药典》（2020年版）

窄穗莎草
Cyperus tenuispica Steud.
凭证标本：平乐县普查队 450330170727038LY（IBK）
功效：全草提取物，抑制人体黑色素细胞产生黑色素的活性，用于增白皮肤。
功效来源：《药用植物辞典》

荸荠属 *Eleocharis* R. Br.
荸荠
Eleocharis dulcis (Burm. f.) Trin. ex Hensch.
凭证标本：平乐县普查队 450330180518030LY（IBK）
功效：球茎，清热生津、化痰消积。
功效来源：《中华本草》

飘拂草属 *Fimbristylis* Vahl
两歧飘拂草 飘拂草
Fimbristylis dichotoma (L.) Vahl
凭证标本：平乐县普查队 450330180913006LY（IBK）
功效：全草，清热利尿、解毒。
功效来源：《中华本草》

水虱草
Fimbristylis miliacea (L.) Vahl
凭证标本：平乐县普查队 450330180913040LY（IBK）
功效：全草，清热利尿、活血解毒。
功效来源：《中华本草》

芙兰草属 *Fuirena* Rottb.
芙兰草
Fuirena umbellata Rottb.
功效：全草，散风热、止疟。
功效来源：《药用植物辞典》

黑莎草属 *Gahnia* J. R. (Forst.) et G. Forst.
黑莎草
Gahnia tristis Nees
凭证标本：平乐县普查队 450330181108039LY（IBK）
功效：全草，用于子宫脱垂。
功效来源：《广西药用植物名录》

水蜈蚣属 *Kyllinga* Rottb.
短叶水蜈蚣 水蜈蚣
Kyllinga brevifolia Rottb.
凭证标本：平乐县普查队 450330180911037LY（IBK）
功效：全草，祛风利湿、止咳化痰。
功效来源：《广西壮族自治区壮药质量标准 第一卷》（2008年版）

单穗水蜈蚣 一箭球
Kyllinga nemoralis (J. R. et G. Forst.) Dandy ex Hatch. et Dalziel
凭证标本：平乐县普查队 450330181108007LY（IBK）
功效：全草，宣肺止咳、清热解毒、散瘀消肿、杀虫截疟。
功效来源：《中华本草》

刺子莞属 *Rhynchospora* Vahl
刺子莞
Rhynchospora rubra (Lour.) Makino
凭证标本：平乐县普查队 450330180909020LY（IBK）
功效：全草，清热利湿。
功效来源：《全国中草药汇编》

水葱属 *Schoenoplectus* (Rchb.) Palla
萤蔺
Schoenoplectus juncoides (Roxb.) Palla
功效：全草，清热解毒、凉血利水、清心火、止吐血。
功效来源：《药用植物辞典》

珍珠茅属 *Scleria* P. J. Bergius
毛果珍珠茅
Scleria levis Retz.
凭证标本：平乐县普查队 450330181108034LY（IBK）
功效：根，解毒消肿、消食和胃。
功效来源：《中华本草》

332. 禾本科 Poaceae
水蔗草属 *Apluda* L.
水蔗草
Apluda mutica L.
凭证标本：平乐县普查队 450330181107051LY（IBK）
功效：根、茎、叶，祛腐解毒、壮阳。
功效来源：《中华本草》

荩草属 *Arthraxon* P. Beauv.

荩草

Arthraxon hispidus (Thunb.) Makino

功效：全草，清热、降逆、止咳平喘、解毒、祛风湿。

功效来源：《全国中草药汇编》

野古草属 *Arundinella* Raddi

野古草

Arundinella hirta (Thunb.) C. Tanaka

凭证标本：平乐县普查队450330181112013LY（IBK）

功效：全草，清热、凉血。

功效来源：《药用植物辞典》

芦竹属 *Arundo* L.

芦竹

Arundo donax L.

凭证标本：李荫昆402325（IBK）

功效：根状茎，清热泻火。

功效来源：《全国中草药汇编》

箣竹属 *Bambusa* Schreb.

粉单竹 竹心

Bambusa chungii McClure

功效：卷而未放的叶芽，清心除烦、解暑止渴。竹沥，清热、除痰。

功效来源：《广西中药材标准 第一册》（1990年版）

撑篙竹 竹心

Bambusa pervariabilis McClure

凭证标本：平乐县普查队450330180516066LY（IBK）

功效：卷而未放的叶芽，清心除烦、解暑止渴。

功效来源：《广西中药材标准 第一册》（1990年版）

车筒竹 刺竹茹

Bambusa sinospinosa McClure

功效：茎秆除去外皮后刮下的中间层，清热、和胃、降逆。

功效来源：《中华本草》

酸模芒属 *Centotheca* Desv.

假淡竹叶

Centotheca lappacea (L.) Desv.

凭证标本：平乐县普查队450330170727041LY（IBK）

功效：全草，清热除烦、利尿。

功效来源：《药用植物辞典》

薏苡属 *Coix* L.

薏苡

Coix lacryma-jobi L.

功效：根，健脾和中、清热祛湿、利尿、杀虫。种子，健脾补肺、清热、渗湿、止泻、排脓、杀虫。

功效来源：《药用植物辞典》

狗牙根属 *Cynodon* Rich.

狗牙根

Cynodon dactylon (L.) Pers.

功效：全草，祛风活络、凉血止血、解毒。

功效来源：《中华本草》

龙爪茅属 *Dactyloctenium* Willd.

龙爪茅

Dactyloctenium aegyptium (L.) Beauv.

凭证标本：平乐县普查队450330181112014LY（IBK）

功效：全草，补虚益气、健脾。

功效来源：《药用植物辞典》

牡竹属 *Dendrocalamus* Nees

麻竹

Dendrocalamus latiflorus Munro

凭证标本：平乐县普查队450330170726027LY（IBK）

功效：花，止咳化痰。竹笋，解毒。

功效来源：《药用植物辞典》

马唐属 *Digitaria* Haller

马唐

Digitaria sanguinalis (L.) Scopoli

凭证标本：平乐县普查队450330180911043LY（IBK）

功效：全草，明目润肺。

功效来源：《中华本草》

紫马唐

Digitaria violascens Link

凭证标本：李荫昆402275（IBK）

功效：药用。

功效来源：《药用植物辞典》

稗属 *Echinochloa* P. Beauv.

光头稗

Echinochloa colona (L.) Link

凭证标本：平乐县普查队450330170726031LY（IBK）

功效：全草，利尿、止血。

功效来源：《药用植物辞典》

稗 稗根苗

Echinochloa crusgalli (L.) P. Beauv. var. *crusgalli*

凭证标本：平乐县普查队450330181101012LY（IBK）

功效：根、苗叶，凉血、止血。

功效来源：《中华本草》

无芒稗

Echinochloa crusgalli (L.) P. Beauv. var. *mitis* (Pursh)

Peterm.

凭证标本：平乐县普查队 450330170726057LY（IBK）

功效：全草，用于金疮、损伤出血、麻疹。

功效来源：《药用植物辞典》

䅟属 *Eleusine* Gaertn.

牛筋草

Eleusine indica (L.) Gaertn.

凭证标本：平乐县普查队 450330170729020LY（IBK）

功效：全草，清热解毒、祛风利湿、散瘀止血。

功效来源：《全国中草药汇编》

画眉草属 *Eragrostis* Wolf

乱草 香榧草

Eragrostis japonica (Thunb.) Trin.

凭证标本：平乐县普查队 450330181108035LY（IBK）

功效：全草，凉血、止血。

功效来源：《中华本草》

画眉草

Eragrostis pilosa (L.) P. Beauv.

功效：全草，利尿通淋、清热活血。

功效来源：《中华本草》

鲫鱼草

Eragrostis tenella (L.) P. Beauv. ex Roemer et Schult.

凭证标本：邓志农 13097（IBSC）

功效：全草，清热凉血。

功效来源：《药用植物辞典》

蜈蚣草属 *Eremochloa* Büse

假俭草

Eremochloa ophiuroides (Munro) Hack

凭证标本：平乐县普查队 450330181107046LY（IBK）

功效：全草，用于劳伤腰痛、骨节酸痛。

功效来源：《药用植物辞典》

球穗草属 *Hackelochloa* Kuntze

球穗草

Hackelochloa granularis (L.) O. Kuntze

凭证标本：平乐县普查队 450330181013015LY（IBK）

功效：全草，用于小儿发热、淋症。

功效来源：《药用植物辞典》

牛鞭草属 *Hemarthria* R. Br.

扁穗牛鞭草

Hemarthria compressa (L. f.) R. Br.

凭证标本：平乐县普查队 450330170725104LY（IBK）

功效：全草，用于感冒发烧。

功效来源：《药用植物辞典》

白茅属 *Imperata* Cirillo

白茅

Imperata cylindrica (L.) Beauv.

功效：根、茎，清热、抗炎、祛瘀、利尿、凉血、止血。

功效来源：《药用植物辞典》

柳叶箬属 *Isachne* R. Br.

柳叶箬

Isachne globosa (Thunb.) Kuntze

凭证标本：平乐县普查队 450330180517066LY（IBK）

功效：全草，用于小便淋痛、跌打损伤。

功效来源：《药用植物辞典》

假稻属 *Leersia* Sw.

李氏禾 游草

Leersia hexandra Sw.

凭证标本：平乐县普查队 450330170726055LY（IBK）

功效：全草，疏风解表、利湿、通络止痛。

功效来源：《中华本草》

假稻 游草

Leersia japonica (Honda) Honda

凭证标本：平乐县普查队 450330180518038LY（IBK）

功效：全草，疏风解表、利湿、通络止痛。

功效来源：《中华本草》

淡竹叶属 *Lophatherum* Brongn.

淡竹叶

Lophatherum gracile Brongn.

凭证标本：平乐县普查队 450330180807049LY（IBK）

功效：茎、叶，清热泻火、除烦止渴、利尿通淋。

功效来源：《中国药典》（2020年版）

莠竹属 *Microstegium* Nees

蔓生莠竹

Microstegium fasciculatum (Linn.) Henrard

凭证标本：李荫昆 402291（IBSC）

功效：全草，当地民间用于止血。

功效来源：《药用植物辞典》

芒属 *Miscanthus* Andersson

五节芒 苦芦骨

Miscanthus floridulus (Labill.) Warburg ex K. Schumann

凭证标本：平乐县普查队 450330180516008LY（IBK）

功效：虫瘿，发表、理气、调经。

功效来源：《全国中草药汇编》

类芦属 *Neyraudia* Hook. f.

类芦 篱笆竹

Neyraudia reynaudiana (Kunth) Keng ex Hitchc.

凭证标本：平乐县普查队 450330181107029LY（IBK）
功效：嫩苗，清热利湿、消肿解毒。
功效来源：《全国中草药汇编》

稻属 *Oryza* L.
稻 稻芽
Oryza sativa L.
凭证标本：平乐县普查队 450330181112020LY（IBK）
功效：发芽的果实，消食和中、健脾开胃。
功效来源：《中国药典》（2020年版）

黍属 *Panicum* L.
心叶稷
Panicum notatum Retz.
凭证标本：平乐县普查队 450330181110002LY（IBK）
功效：全草，清热、生津。
功效来源：《药用植物辞典》

铺地黍
Panicum repens L.
功效：全草，清热解毒、利湿、利尿、平肝。
功效来源：《药用植物辞典》

雀稗属 *Paspalum* L.
双穗雀稗
Paspalum distichum L.
凭证标本：平乐县普查队 450330170726059LY（IBK）
功效：全草，活血、生血、养血。
功效来源：《药用植物辞典》

圆果雀稗
Paspalum orbiculare G. Forst.
凭证标本：李荫昆 402274（IBK）
功效：全草，清热、利尿。
功效来源：《药用植物辞典》

狼尾草属 *Pennisetum* Rich. ex Pers.
狼尾草
Pennisetum alopecuroides (L.) Spreng.
凭证标本：平乐县普查队 450330181112019LY（IBK）
功效：根、根状茎、全草，清肺止咳、凉血明目。
功效来源：《全国中草药汇编》

显子草属 *Phaenosperma* Munro ex Benth.
显子草
Phaenosperma globosa Munro ex Benth.
凭证标本：平乐县普查队 450330170729012LY（IBK）
功效：全草，补虚、健脾、活血、调经。
功效来源：《全国中草药汇编》

芦苇属 *Phragmites* Adans.
芦苇
Phragmites australis (Cav.) Trin. ex Steud.
凭证标本：李荫昆 401903（IBK）
功效：根状茎，清热、生津、止呕。
功效来源：《广西药用植物名录》

卡开芦 水芦荻根
Phragmites karka (Retz.) Trin ex Steud.
凭证标本：李阴昆 401903（IBSC）
功效：根状茎，清热解毒、利尿消肿。
功效来源：《中华本草》

刚竹属 *Phyllostachys* Siebold et Zucc.
桂竹 刚竹
Phyllostachys reticulata (Rupr.) K. Koch
功效：根、果实，祛风热、通经络、止血。
功效来源：《全国中草药汇编》

金发草属 *Pogonatherum* P. Beauv.
金丝草
Pogonatherum crinitum (Thunb.) Kunth
功效：全草，清热凉血、利尿通淋。
功效来源：《广西药用植物名录》

金发草
Pogonatherum paniceum (Lam.) Hack.
功效：全草，清热、利湿、消积。
功效来源：《中华本草》

矢竹属 *Pseudosasa* Makino ex Nakai
篲竹
Pseudosasa hindsii (Munro) C. D. Chu et C. S. Chao
功效：叶，用于热病烦渴、小便不利。
功效来源：《广西中药资源名录》

筒轴茅属 *Rottboellia* L. f.
筒轴茅 筒轴草
Rottboellia cochinchinensis (Lour.) Clayton
凭证标本：平乐县普查队 450330180911009LY（IBK）
功效：全草，用于小便不利。
功效来源：《广西中药资源名录》

甘蔗属 *Saccharum* L.
斑茅
Saccharum arundinaceum Retz.
凭证标本：邓志农 13085（IBSC）
功效：根，活血通经、通窍利水。
功效来源：《中华本草》

甜根子草

Saccharum spontaneum L.

凭证标本：李荫昆 402280（IBK）

功效：根状茎，清热利水、止咳。

功效来源：《药用植物辞典》

囊颖草属 *Sacciolepis* Nash

囊颖草

Sacciolepis indica (L.) Chase

凭证标本：平乐县普查队 450330181110020LY（IBK）

功效：全草，生肌埋口、止血。

功效来源：《药用植物辞典》

狗尾草属 *Setaria* P. Beauv.

大狗尾草

Setaria faberi R. A. W. Herrmann

凭证标本：平乐县普查队 450330180913030LY（IBK）

功效：全草，清热消疳、杀虫止痒。

功效来源：《全国中草药汇编》

棕叶狗尾草 竹头草

Setaria palmifolia (J. Konig) Stapf

凭证标本：平乐县普查队 450330180517055LY（IBK）

功效：全草，益气固脱。

功效来源：《中华本草》

皱叶狗尾草

Setaria plicata (Lam.) T. Cooke

凭证标本：平乐县普查队 450330180914024LY（IBK）

功效：全草，解毒杀虫、驱风。

功效来源：《全国中草药汇编》

金色狗尾草

Setaria pumila (Poir.) Roem. et Schult.

凭证标本：平乐县普查队 450330170725084LY（IBK）

功效：全草，除热、祛湿、消肿。

功效来源：《药用植物辞典》

高粱属 *Sorghum* Moench

拟高粱

Sorghum propinquum (Kunth) Hitchc.

凭证标本：李荫昆 401900（IBK）

功效：根状茎，清肺热、益气血。根，清热利湿、消肿止痛、安神。

功效来源：《药用植物辞典》

鼠尾栗属 *Sporobolus* R. Br.

鼠尾粟

Sporobolus fertilis (Steud.) Clayton

凭证标本：平乐县普查队 450330170729022LY（IBK）

功效：全草、根，清热、凉血、解毒、利尿。

功效来源：《中华本草》

菅草属 *Themeda* Forssk.

菅 菅茅根

Themeda villosa (Poir.) A. Camus

凭证标本：李荫昆 402269（IBK）

功效：根状茎，祛风散寒、除湿通络、利尿消肿。

功效来源：《中华本草》

棕叶芦属 *Thysanolaena* Nees

棕叶芦

Thysanolaena maxima (Roxb.) O. Kuntze

凭证标本：李荫昆 P01111（IBSC）

功效：根、茎，清热解毒、生津止渴，用于疟疾、烦渴。

功效来源：《药用植物辞典》

玉蜀黍属 *Zea* L.

玉蜀黍

Zea mays L.

凭证标本：平乐县普查队 450330181112008LY（IBK）

功效：花柱、花头，利尿消肿、平肝利胆。

功效来源：《全国中草药汇编》

附表2　平乐县药用动物名录

环节动物门 Annelida
寰毛纲 Oligochaeta
后孔寰毛目 Opisthopora
背暗异唇蚓
Allolobophora caliginosa trapezoides
功效来源：《中国药典》（2020年版）

蛭纲 Hirudinea
无吻蛭目 Arynchobdella
日本医蛭
Hirudo nipponica
功效来源：《中国动物药资源》

光润金线蛭
Whitmania laevis
功效来源：《中国动物药资源》

宽体金线蛭
Whitmania pigra
功效来源：《广西中药资源名录》

软体动物门 Mollusca
腹足纲 Gastropoda
中腹足目 Mesogastropoda
方形环棱螺
Bellamya quadrata
功效来源：《广西中药资源名录》

梨形环棱螺
Bellamya purificata
功效来源：《中国动物药资源》

中国圆田螺
Cipangopaludina chinensis
功效来源：《中国动物药资源》

长螺旋圆田螺
Cipangopaludina longispira
功效来源：《广西中药资源名录》

胀肚圆田螺
Cipangopaludina ventricosa
功效来源：《广西中药资源名录》

柄眼目 Stylommatophora
野蛞蝓
Agriolimax agrestis
功效来源：《广西中药资源名录》

黄蛞蝓
Limax flavus
功效来源：《中国动物药资源》

双线嗜粘液蛞蝓
Philomycus bilineatus
功效来源：《广西中药资源名录》

江西巴蜗牛
Bradybaena kiangsinensis
功效来源：《中国动物药资源》

灰巴蜗牛
Bradybaena ravida ravida
功效来源：《中国动物药资源》

同型巴蜗牛
Bradybaena similaris
功效来源：《中国动物药资源》

褐云玛瑙螺
Achatina fulica
功效来源：《中国动物药资源》

皱疤坚螺
Camaena cicatricosa
功效来源：《广西中药资源名录》

双壳纲 Bivalvia
真瓣鳃目 Eulamellibranchia
圆蚌
Anodonta pacifica
功效来源：《广西中药资源名录》

背角无齿蚌
Anodonta woodiana
功效来源：《广西中药资源名录》

褶纹冠蚌
Cristaria plicata
功效来源：《广西中药资源名录》

背瘤丽蚌
Lamprotula leai
功效来源：《广西中药资源名录》

佛耳丽蚌
Lamprotula mansuyi
功效来源：《广西中药资源名录》

失衡丽蚌
Lamprotula tortuosa
功效来源：《广西中药资源名录》

河蚬
Corbicula fluminea
功效来源：《中国动物药资源》

节肢动物门 Arthropoda
甲壳纲 Crustacea
十足目 Decapoda
平甲虫
Armadillidium vulgare
功效来源：《广西中药资源名录》

日本沼虾
Macrobrachium nipponense
功效来源：《广西中药资源名录》

罗氏沼虾
Macrobrachium rosenbergii
功效来源：《广西中药资源名录》

秀丽白虾
Palaemon modestus
功效来源：《广西中药资源名录》

中华绒螯蟹
Eriocheir sinensis
功效来源：《中国动物药资源》

蛛形纲 Arachnida
蜘蛛目 Araneae
大腹园蛛
Araneus ventricosus
功效来源：《中国动物药资源》

迷路漏斗网蛛
Agelena labyrinthica
功效来源：《中国动物药资源》

蟏蛸
Latouchia pavlovi
功效来源：《广西中药资源名录》

华南壁钱
Uroctea compactilis
功效来源：《中国动物药资源》

花背跳蛛
Menemerus confusus
功效来源：《广西中药资源名录》

倍足纲 Diplopoda
蟠马陆目 Sphaerotheriida
尖跗陇马陆
Kronopolites svenhedini
功效来源：《广西中药资源名录》

燕山蛩
Spirobolus bungii
功效来源：《广西中药资源名录》

唇足纲 Chilopoda
蜈蚣目 Scolopendromorpha
模棘蜈蚣
Scolopendra subspinipes
功效来源：《中国动物药资源》

内颚纲 Entognatha
衣鱼目 Iygentoma
毛衣鱼
Ctenolepisma viuosa
功效来源：《广西中药资源名录》

衣鱼
Lepisma saccharina
功效来源：《中国动物药资源》

昆虫纲 Insecta
蜻蜓目 Odonata
大蜻蜓
Anax parthenope
功效来源：《广西中药资源名录》

赤靖蜓
Crocothemis servilia
功效来源：《广西中药资源名录》

蜚蠊目 Blattaria

东方蜚蠊
Blatta orientalis
功效来源：《广西中药资源名录》

澳洲蜚蠊
Periplaneta australasiae
功效来源：《广西中药资源名录》

等翅目 Isoptera

家白蚁
Coptotermes formosanus
功效来源：《广西中药资源名录》

螳螂目 Mantodea

拒斧螳螂
Hierodula saussurei
功效来源：《广西中药资源名录》

薄翅螳螂
Mantis religiosa
功效来源：《广西中药资源名录》

长螳螂
Paratenodera sinensis
功效来源：《广西中药资源名录》

直翅目 Orthoptera

中华蚱蜢
Acrida cinerea
功效来源：《广西中药资源名录》

飞蝗
Locusta migratoria
功效来源：《广西中药资源名录》

二齿稻蝗
Oxya bidentata
功效来源：《广西中药资源名录》

中华稻蝗
Oxya chinensis
功效来源：《中国动物药资源》

小稻蝗
Oxya intricata
功效来源：《广西中药资源名录》

长翅稻蝗
Oxya velox
功效来源：《广西中药资源名录》

蝈蝈
Gampsocleis gratiosa
功效来源：《广西中药资源名录》

纺织娘
Mecopoda elongata
功效来源：《广西中药资源名录》

花生大蟋蟀
Brachytrapes portentosus
功效来源：《广西中药资源名录》

油葫芦
Gryllus testaceus
功效来源：《广西中药资源名录》

棺头蟋蟀
Loxoblemmus doenitzi
功效来源：《广西中药资源名录》

迷卡斗蟋
Scapsipedus aspersus
功效来源：《广西中药资源名录》

非洲蝼蛄
Gryllotalpa africana
功效来源：《中国动物药资源》

台湾蝼蛄
Gryllotalpa formosana
功效来源：《中国动物药资源》

半翅目 Hemiptera

黑蚱蝉
Cryptotympana atrata
功效来源：《中国动物药资源》

华南蚱蝉
Cryptotympana mandarina
功效来源：《广西中药资源名录》

蚱蝉
Cryptotympana pastulata
功效来源：《中国动物药资源》

褐翅红娘子
Huechys philamata
功效来源：《广西中药资源名录》

黑翅红娘子
Huechys sanguine
功效来源：《广西中药资源名录》

九香虫
Aspongonpus chinensis
功效来源：《中国动物药资源》

水黾
Rhagadotarsus kraepelini
功效来源：《广西中药资源名录》

臭虫
Cimex lectularius
功效来源：《广西中药资源名录》

脉翅目 Neuroptera
黄足蚁蛉
Hagenomyia micans
功效来源：《广西中药资源名录》

蚁狮
Myrmeleon formicarius
功效来源：《广西中药资源名录》

鳞翅目 Lepidoptera
黄刺蛾
Cnidocampa flavescens
功效来源：《广西中药资源名录》

高粱条螟
Proceras venosatus
功效来源：《广西中药资源名录》

玉米螟
Ostrinia nubilalis
功效来源：《广西中药资源名录》

家蚕
Bombyx mori
功效来源：《广西中药资源名录》

柞蚕
Antheraea pernyi
功效来源：《广西中药资源名录》

蓖麻蚕
Philosamia cynthia ricin
功效来源：《广西中药资源名录》

灯蛾
Arctia caja phaeosoma
功效来源：《广西中药资源名录》

白粉蝶
Pieris rapae
功效来源：《广西中药资源名录》

黄凤蝶
Papilio machaon
功效来源：《广西中药资源名录》

柑橘凤蝶
Papilio xuthus
功效来源：《广西中药资源名录》

双翅目 Diptera
江苏虻
Tabanus kiangsuensis
功效来源：《广西中药资源名录》

中华虻
Tabanus mandarinus
功效来源：《广西中药资源名录》

褐虻
Tabanus sapporoensis
功效来源：《广西中药资源名录》

黧虻
Tabanus trigeminus
功效来源：《广西中药资源名录》

长尾管蚜蝇
Eristalis tenax
功效来源：《广西中药资源名录》

大头金蝇
Chrysomyia megacephala
功效来源：《广西中药资源名录》

鞘翅目 Coleoptera
豉虫
Gyrinus curtus
功效来源：《广西中药资源名录》

黄边大龙虱
Cybister japonicus
功效来源：《广西中药资源名录》

东方潜龙虱
Cybister tripunctatus orientalis
功效来源：《广西中药资源名录》

虎斑步甲
Pheropsophus jessoensis
功效来源：《中国动物药资源》

行夜
Theropsophus jessoensis
功效来源：《广西中药资源名录》

萤火
Luciola vitticollis
功效来源：《广西中药资源名录》

有沟叩头虫
Pleonomus canaliculatus
功效来源：《广西中药资源名录》

中华豆芫菁
Epicauta chinensis
功效来源：《广西中药资源名录》

锯角豆芫菁
Epicauta gorhami
功效来源：《广西中药资源名录》

毛角豆芫菁
Epicauta hirticornis
功效来源：《广西中药资源名录》

胫毛豆芫菁
Epicauta tibialis
功效来源：《广西中药资源名录》

绿芫菁
Lytta caraganae
功效来源：《广西中药资源名录》

眼斑芫菁
Mylabrls clchorii
功效来源：《广西中药资源名录》

大斑芫菁
Mylabris phalerata
功效来源：《广西中药资源名录》

竹蠹虫
Lyctus brunneus
功效来源：《广西中药资源名录》

桑天牛
Apriona germari
功效来源：《广西中药资源名录》

云斑天牛
Batocera horsfieldi
功效来源：《中国动物药资源》

桔褐天牛
Nadezhdiella cahtori
功效来源：《广西中药资源名录》

柑桔星天牛
Anoplophora chinensis
功效来源：《广西中药资源名录》

黑色金龟子
Alissonotum impreassicolle
功效来源：《广西中药资源名录》

蜣螂
Gatharsius molossus
功效来源：《广西中药资源名录》

独角蜣螂虫
Allomyrina dichotoma
功效来源：《广西中药资源名录》

竹象鼻虫
Cyrtotruchelus longimanus
功效来源：《广西中药资源名录》

日本吉丁虫
Chalcophora japonica
功效来源：《广西中药资源名录》

膜翅目 Hymenoptera

华黄蜂
Polistes chinensis
功效来源：《广西中药资源名录》

胡蜂
Polistes fadwigae
功效来源：《广西中药资源名录》

长足蜂
Polistes hebraeus
功效来源：《广西中药资源名录》

大胡蜂
Vespa magnifica var. *nobiris*
功效来源：《广西中药资源名录》

斑胡蜂
Vespa mandarinia
功效来源：《广西中药资源名录》

蜾蠃
Allorhynchium chinense
功效来源：《中国动物药资源》

中华蜜蜂
Apis cerana
功效来源：《中国动物药资源》

意大利蜂
Apis mellifera
功效来源：《中国动物药资源》

黄胸木蜂
Xylocopa appendiculata
功效来源：《广西中药资源名录》

竹蜂
Xylocopa dissimilis
功效来源：《广西中药资源名录》

灰胸木蜂
Xylocopa phalothorax
功效来源：《广西中药资源名录》

中华木蜂
Xylocopa sinensis
功效来源：《广西中药资源名录》

黑蚂蚁
Formica fusca
功效来源：《广西中药资源名录》

脊椎动物门 Vertebrata
硬骨鱼纲 Osteichthyes
鲤形目 Cypriniformes
鳙鱼
Aristichthys nobilis
功效来源：《广西中药资源名录》

鲫鱼
Carassius auratus
功效来源：《广西中药资源名录》

金鱼
Carassius auratus
功效来源：《广西中药资源名录》

鲮鱼
Cirrhinus molitorella
功效来源：《广西中药资源名录》

草鱼
Ctenopharyngodon idellus
功效来源：《广西中药资源名录》

鲤鱼
Cyprinus carpio
功效来源：《广西中药资源名录》

鲦鱼
Hemiculter leucisculus
功效来源：《广西中药资源名录》

鲢鱼
Hypophthalmichthys molitrix
功效来源：《广西中药资源名录》

青鱼
Mylopharyngodon piceus
功效来源：《广西中药资源名录》

泥鳅
Misgurnus anguillicaudatus
功效来源：《广西中药资源名录》

鲇形目 Siluriformes
海鲇
Arius thalassinus
功效来源：《广西中药资源名录》

小胡子鲇
Clarias abbreviatus
功效来源：《广西中药资源名录》

胡子鲇
Clarias fuscus
功效来源：《广西中药资源名录》

鲇
Parasilurus asotus
功效来源：《广西中药资源名录》

合鳃鱼目 Synbranchiformes
黄鳝
Monopterus albus
功效来源：《广西中药资源名录》

鲈形目 Perciformes
鳜鱼
Siniperca chuatsi
功效来源：《广西中药资源名录》

圆尾斗鱼
Macropodus chinensis
功效来源：《广西中药资源名录》

叉尾斗鱼
Macropodus opercularis
功效来源：《广西中药资源名录》

月鳢
Channa asiatica
功效来源：《广西中药资源名录》

斑鳢
Channa maculate
功效来源：《广西中药资源名录》

两栖纲 Amphibia
无尾目 Anura
大蟾蜍华西亚种
Bufo bufo andrewsi
功效来源：《广西中药资源名录》

黑眶蟾蜍
Bufo melanostictus
功效来源：《中国动物药资源》

沼蛙
Rana guentheri
功效来源：《广西中药资源名录》

泽蛙
Rana limnocharis
功效来源：《广西中药资源名录》

虎纹蛙
Rana tigrina rugulosa
功效来源：《中国动物药资源》

斑腿树蛙
Rhacophorus leucomystax megacephalus
功效来源：《广西中药资源名录》

花姬蛙
Microhyla pulchra
功效来源：《广西中药资源名录》

爬行纲 Reptilia
龟鳖目 Tesudines
乌龟
Chinemys reevesii
功效来源：《广西中药资源名录》

眼斑水龟
Clemmys bealei
功效来源：《广西中药资源名录》

黄喉水龟
Clemmys mutiea
功效来源：《广西中药资源名录》

三线闭壳龟
Cuora trifasciata
功效来源：《广西中药资源名录》

花龟
Ocadia sinensis
功效来源：《广西中药资源名录》

平胸龟
Platysternon megacephalum
功效来源：《广西中药资源名录》

中华鳖
Trionyx sinensis
功效来源：《爬行类动物药概述》《中国动物药资源》

山瑞鳖
Trionyx steindachneri
功效来源：《中国动物药资源》

有鳞目 Squamata
中国壁虎
Gekko chinensis
功效来源：《广西中药资源名录》

蹼趾壁虎
Gekko subpalmatus
功效来源：《广西中药资源名录》

石龙子
Eumeces chinensis
功效来源：《广西中药资源名录》

蟒蛇
Python molurus
功效来源：《广西中药资源名录》

尖吻蝮
Agkistrodon acutus
功效来源：《中国动物药资源》

白唇竹叶青
Trimeresurus albolabris
功效来源：《广西中药资源名录》

竹叶青
Trimeresurus stejnegeri
功效来源：《广西中药资源名录》

王锦蛇
Elaphe carinata
功效来源：《中国动物药资源》

三索锦蛇
Elaphe radiata
功效来源：《中国动物药资源》

黑眉锦蛇
Elaphe taeniura
功效来源：《中国动物药资源》

中国水蛇
Enhydris chinensis
功效来源：《广西中药资源名录》

铅色水蛇
Enhydris plumbea
功效来源：《中国动物药资源》

锈链游蛇
Natrix craspedogaster
功效来源：《广西中药资源名录》

乌游蛇
Natrix percarinata
功效来源：《广西中药资源名录》

渔游蛇
Natrix piscator
功效来源：《中国动物药资源》

草游蛇
Natrix stolata
功效来源：《广西中药资源名录》

虎斑游蛇
Natrix tigrina
功效来源：《广西中药资源名录》

灰鼠蛇
Ptyas korros
功效来源：《广西中药资源名录》

滑鼠蛇
Ptyas mucosus
功效来源：《广西中药资源名录》

乌风蛇
Zaocys dhumnades
功效来源：《广西中药资源名录》

银环蛇
Bungarus multicinctus
功效来源：《爬行类动物药概述》

眼镜蛇
Naja naja
功效来源：《广西中药资源名录》

鸟纲 Aves
鹈形目 Pelecaniformes
鸬鹚
Phalacrocorax carbo
功效来源：《广西中药资源名录》

雁形目 Anseriformes
绿头鸭
Anas platyrhynchos
功效来源：《广西中药资源名录》

家鸭
Anas platyrhynchos domestica
功效来源：《中国动物药资源》

家鹅
Anser cygnoides domestica
功效来源：《中国动物药资源》

番鸭
Cairina moschata
功效来源：《广西中药资源名录》

隼形目 Falconiformes
草原鹞
Circus macrourus
功效来源：《广西中药资源名录》

鸡形目 Galliformes
灰胸竹鸡指名亚种
Bambusicola thoracica thoracica
功效来源：《广西中药资源名录》

红腹锦鸡
Chrysolophus pictus
功效来源：《中国动物药资源》

鹌鹑
Coturnix coturnix
功效来源：《中国动物药资源》

鹧鸪
Francolinus pintadeanus
功效来源：《广西中药资源名录》

家鸡
Gallus gallus domesticus
功效来源：《中国动物药资源》

乌骨鸡
Gallus gallus domesticus
功效来源：《中国动物药资源》

白鹇指名亚种
Lophura nycthemera nycthemera
功效来源：《广西中药资源名录》

鹤形目 Gruiformes

棕三趾鹑华南亚种
Turnix suscitator blakistoni
功效来源：《广西中药资源名录》

鸽形目 Columbiformes

家鸽
Columba livia domestica
功效来源：《中国动物药资源》

鹃形目 Cuculiformes

褐翅鸦鹃指名亚种
Centropus sinensis sinensis
功效来源：《广西中药资源名录》

佛法僧目 Coraciiformes

普通翠鸟
Alcedo atthis
功效来源：《中国动物药资源》

䴕形目 Piciformes

蚁䴕普通亚种
Jynx torquilla chinensis
功效来源：《广西中药资源名录》

雀形目 Passeriformes

家燕普通亚种
Hirundo rustica gutturalis
功效来源：《广西中药资源名录》

八哥指名亚种
Acridotheres cristatellus cristatellus
功效来源：《广西中药资源名录》

喜鹊普通亚种
Pica pica sericea
功效来源：《广西中药资源名录》

麻雀
Passer montanus
功效来源：《广西中药资源名录》

山麻雀
Passer rutilans
功效来源：《广西中药资源名录》

黄胸鹀指名亚种
Emberiza aureola aureola
功效来源：《广西中药资源名录》

灰头鹀东方亚种
Emberiza spodocephala sordida
功效来源：《广西中药资源名录》

黑尾蜡嘴雀指名亚种
Eophona migratoria migratoria
功效来源：《广西中药资源名录》

哺乳纲 Mammalia

食虫目 Insectivora

华南缺齿鼹
Mogera insularis
功效来源：《广西中药资源名录》

灵长目 Primates

猕猴
Macaca mulatta
功效来源：《广西中药资源名录》

短尾猴指名亚种
Macaca arctiodes arctiodes
功效来源：《广西中药资源名录》

啮齿目 Rodentia

赤腹松鼠
Callosciurus erythraeus
功效来源：《中国动物药资源》

中华竹鼠
Rhizomys sinensis
功效来源：《广西中药资源名录》

大家鼠
Rattus norvegicus
功效来源：《广西中药资源名录》

沼泽田鼠
Microtus fortis
功效来源：《广西中药资源名录》

兔形目 Lagomorpha

灰尾兔
Lepus oiostolus
功效来源：《广西中药资源名录》

华南兔
Lepus sinensis
功效来源：《广西中药资源名录》

家兔
Oryctolagus cuniculus domesticus
功效来源：《广西中药资源名录》

鳞甲目 Pholidota

中国穿山甲
Manis pentadactyla
功效来源：《广西中药资源名录》

食肉目 Carnivora

狗
Canislupus familiaris
功效来源：《广西中药资源名录》

鼬獾
Melogale moschata
功效来源：《广西中药资源名录》

黄鼬
Mustela sibirica
功效来源：《中国动物药资源》

豹猫
Felis bengalensis
功效来源：《中国动物药资源》

家猫
Felis catus
功效来源：《中国动物药资源》

小灵猫
Viverricula indica
功效来源：《广西中药资源名录》

偶蹄目 Artiodactyla

野猪华南亚种
Sus scrofa chirodontus
功效来源：《广西中药资源名录》

家猪
Sus scrofa domestica
功效来源：《中国动物药资源》

小麂
Muntiacus reevesi
功效来源：《广西中药资源名录》

黄牛
Bos taurus
功效来源：《中国动物药资源》

水牛
Bubalus bubalis
功效来源：《中国动物药资源》

山羊
Capra hircus
功效来源：《中国动物药资源》

鬣羚
Capricornis sumatraensis
功效来源：《广西中药资源名录》

奇蹄目 Perissodactyla

驴
Equus asinus
功效来源：《中国动物药资源》

马
Equus caballus
功效来源：《中国动物药资源》

附表3　平乐县药用矿物名录

磁石

为氧化物类矿物尖晶石族磁铁矿，主含四氧化三铁。采挖后，除去杂石。

功效：镇惊安神、平肝潜阳、聪耳明目、纳气平喘。

功效来源：《中国药典》（2020年版）

铁落

含四氧化三铁的生铁锻至红赤，外层氧化时被锤落的铁屑。

功效：用于癫狂症。

功效来源：《广西中药资源名录》

铁粉

含金属铁或四氧化三铁，由生铁粉碎而成或钢铁飞炼而成的粉末。

功效：用于贫血。

功效来源：《广西中药资源名录》

白石脂

含水化硅酸铝的硅酸盐类矿物，白色块状白陶土。

功效：用于小儿水泻。

功效来源：《广西中药资源名录》

伏龙肝

久经草或木柴熏烧的灶心土。在修拆柴火灶或柴火烧的窑时，将烧结成的土块取下，用刀削去焦黑部分及杂质即得。

功效：温中、止呕、止血。

功效来源：《广西中药资源名录》

黄土

含三氧化二铝和二氧化硅的黄土层地带的地下黄土。

功效：用于野蕈中毒。

功效来源：《广西中药资源名录》

花蕊石

为变质岩类岩石，蛇纹大理岩，主含碳酸钙。采挖后，除去杂石和泥沙。

功效：化瘀止血。

功效来源：《中国药典》（2020年版）

钟乳石

碳酸盐类矿物，方解石族方解石，主含碳酸钙。采挖后，除去杂石，洗净、砸成小块，干燥。

功效：温肺、助阳、平喘、制酸、通乳。

功效来源：《中国药典》（2020年版）

钟乳鹅管石

含碳酸钙的碳酸盐类矿物，钟乳石顶端细长而中空如管状部分。

功效：与钟乳石相同，常作为钟乳石入药。

功效来源：《广西中药资源名录》

石灰

含碳酸钙的石灰岩，经加热煅烧而成的白色块状生石灰，水解后而成的白色粉末状熟石灰。

功效：用于烧烫伤、外伤出血。有毒，忌内服。

功效来源：《广西中药资源名录》

寒水石

含碳酸钙的碳酸盐类矿物，方解石的矿石。

功效：用于发热、烧烫伤。

功效来源：《广西中药资源名录》

无名异

含二氧化锰的氧化物类矿物，结核状软锰矿石。

功效：用于跌打损伤、外伤肿痛。

功效来源：《广西中药资源名录》

参考文献

［1］邓家刚.桂本草（第一卷）［M］.北京：北京科学技术出版社，2013.

［2］邓家刚.桂本草（第二卷）［M］.北京：北京科学技术出版社，2015.

［3］广西中药资源普查办公室.广西中药资源名录［M］.南宁：广西民族出版社，1993.

［4］广西植物研究所.广西植物志（第1~6卷）［M］.南宁：广西科学技术出版社，1991–2017.

［5］广西壮族自治区食品药品监督管理局.广西壮族自治区瑶药材标准（第一卷）［M］.南宁：广西科学技术出版社，2014.

［6］广西壮族自治区食品药品监督管理局.广西壮族自治区壮药质量标准（第一卷）［M］.南宁：广西科学技术出版社，2008.

［7］广西壮族自治区食品药品监督管理局.广西壮族自治区壮药质量标准（第二卷）［M］.南宁：广西科学技术出版社，2011.

［8］广西壮族自治区食品药品监督管理局.广西壮族自治区壮药质量标准（第三卷）［M］.南宁：广西科学技术出版社，2018.

［9］广西壮族自治区卫生厅.广西中药材标准第一册［M］.南宁：广西科学技术出版社，1990.

［10］广西壮族自治区卫生厅.广西中药材标准第二册［M］.南宁：广西科学技术出版社，1996.

［11］国家药典委员会.中华人民共和国药典（2020年版）［M］.北京：中国医药科技出版社，2020.

［12］国家中医药管理局.中华本草［M］.上海：上海科学技术出版社，1999.

［13］黄璐琦，王永炎.全国中药资源普查技术规范［M］.上海：上海科学技术出版社，2015.

［14］林春蕊，许为斌，刘演，等.广西靖西县端午药市常见药用植物［M］.南宁：广西科学技术出版社，2012.

［15］林春蕊，许为斌，黄俞淞，等.广西恭城瑶族端午药市药用植物资源［M］.南宁：广西科学技术出版社，2016.

［16］缪剑华，张占江，黄浩，等.桂林中药资源典［M］.广州：广东科技出版社，2021.

［17］南京中医药大学.中药大辞典［M］.上海：上海科学技术出版社，2006.

［18］平乐县地方志编纂委员.平乐县志［M］.北京：国家图书馆出版社，2018.

［19］覃海宁，刘演.广西植物名录［M］.北京：科学出版社，2010.

［20］《全国中草药汇编》编写组.全国中草药汇编［M］.北京：人民卫生出版社，1996.

［21］汪松，解焱.中国物种红色名录（第一卷）［M］.北京：高等教育出版社，2004.

［22］中国植物志编辑委员会.中国植物志（第2~80卷）［M］.北京：科学出版社，1959–2004.

［23］IUCN. IUCN Red List Categories and Criteria（version3.1）［R］. IUCN Pulications service Unit，Gland Switzerland and Cambridge，2001.

［24］2022年桂林市平乐县政府工作报告. http：//www.pingle.gov.cn/zwgk/zfgzbg/2022 03/=t20220318_2238885.html.